Maimonides *Medical Aphorisms*

The Medical Works
of Moses Maimonides

Series Editor

Gerrit Bos (*Cologne*)

VOLUME 16

The titles published in this series are listed at *brill.com/mwmm*

This series, now published by Brill, used to be part of the

Middle Eastern Texts Initiative

Founding Editor

Daniel C. Peterson

Director

D. Morgan Davis

∴

The Medical Works of Moses Maimonides

Academic Board

Gerrit Bos (*University of Cologne*), *general editor*
Lawrence I. Conrad (*University of Hamburg*)
Alfred I. Ivry (*New York University*)
Y. Tzvi Langermann (*Bar Ilan University, Israel*)
Michael R. McVaugh (*University of North Carolina, Chapel Hill*)

∴

NEAL A. MAXWELL INSTITUTE
FOR RELIGIOUS SCHOLARSHIP
BRIGHAM YOUNG UNIVERSITY

Maimonides
Medical Aphorisms

Hebrew Translation by
Zeraḥyah ben Isaac ben She'altiel Ḥen

By

Gerrit Bos

BRILL

LEIDEN | BOSTON

Cover illustration: MS Paris, BN, héb. 1103, fol. 45^b, the beginning of Maimonides' *Talkhīṣ K. Ḥīlat al-burʾ* (*Summary of Galen's "De Methodo Medendi"*). The illumination hails from the workshop of Ferrer and Arnau Bassa in Barcelona. Cf. M. Garel, *D'une main forte: Manuscrits hébreux des collections françaises*, Paris 1991, no. 48. The cover design is a copy of the original design by Brigham Young University Press.

The Library of Congress Cataloging-in-Publication Data is available online at http://catalog.loc.gov
LC record available at http://lccn.loc.gov/2020007368

Typeface for the Latin, Greek, and Cyrillic scripts: "Brill". See and download: brill.com/brill-typeface.

ISSN 2589-6946
ISBN 978-90-04-42818-8 (hardback)
ISBN 978-90-04-42819-5 (e-book)

Contents

Preface

I am happy to offer to the reader this edition of the Hebrew translation of Maimonides' *Medical Aphorisms* by Zeraḥyah ben Isaac ben She'altiel Ḥen, also known as Zeraḥyah Gracian. Born in Barcelona, he emigrated at a later date to Italy where he was active in Rome between the years 1277–1291 as a teacher of philosophy, commentator of the Bible, and translator. In this capacity, he translated major works in the field of medieval philosophy, such as Aristotle's *De anima*, the commentaries of Averroes on Aristotle's *Physica* and *Metaphysica*, and Themistius' *Paraphrase of Aristotle's* De caelo. These translations might have been intended as a sort of Hebrew adaptation of the contents of the Latin *Corpus Aristotelicum* diffused in Europe from 1250 onwards. As to medical compositions, he translated works by Galen, Ibn Sīnā's *K. al-Qānūn fi al-ṭibb*, bks. 1–2, and several works from the hand of Maimonides. These works include: *On Poisons and the Protection against Lethal Drugs, On Coitus, Commentary on Hippocrates'* Aphorisms, *On Hemorrhoids, On the Regimen of Health*, and his *Medical Aphorisms*. His intention with these translations may have been to provide Italian Jewish physicians with a corpus of medical works in Hebrew parallel to the Latin translations of Greek and Arabic medical works. This intention is also clear from the insertion of many loanwords in Latin and/or Italian as they feature in his translation of the *Medical Aphorisms* that was copied in sixteen manuscripts, most of them in Italian script. Zeraḥyah's translation has not been edited so far, with the exception of aphorisms 25.59–68, which were edited by Moritz Steinschneider on the basis of MSS Berlin, Preußische Staatsbibliothek, Or. Qu. 512, and Munich, Bayerische Staatsbibliothek, hebr. 111, and of the entire treatise 25, which was edited by Suessman Muntner on the basis of the latter manuscript.

This edition is part of a project to critically edit Maimonides' medical works that have not been edited at all or have been edited in unreliable editions. The project started in 1995 at the University College London with the support of the Wellcome Trust and was continued at the University of Cologne with the support of the Deutsche Forschungsgemeinschaft. It resulted in the publication of critical editions of Maimonides' *On Asthma* (2 vols.), *Medical Aphorisms* (5 vols.), *On Poisons and the Protection against Lethal Drugs, On Hemorrhoids, On Rules Regarding the Practical Part of the Medical Art, On Coitus, On the Regimen of Health, On the Elucidation of Some Symptoms and the Response to Them, Commentary on Hippocrates'* Aphorisms (2 vols.), and *Medical Aphorisms: Hebrew Translation by Nathan ha-Me'ati*. The first ten volumes in the series were published by the Middle Eastern Texts Initiative at Brigham Young's

Neal A. Maxwell Institute for Religious Scholarship. From *On Coitus* on, the publication is continued by E.J. Brill, Leiden. I thank Felix Hedderich for copy editing and proofreading the text.

Introduction

Little is known about the philosopher and translator Zeraḥyah ben Isaac ben
She'altiel Ḥen, also known as Zeraḥyah Gracian.[1] The years of his birth and
death are unknown. We know, however, that he was born in Barcelona into
a prominent family that for several generations produced rabbis and sages,[2]
and at a later date emigrated to Italy. In the years 1277–1291, he was active in
Rome as a teacher of philosophy, commentator of the Bible,[3] and translator.
He became a recognized authority on philosophy and philosophical Bible exe-
gesis, and for some years taught Maimonides' *Guide of the Perplexed*. In contrast
to the rabbinic leadership of the Barcelona community, which at that time
was decisively influenced by the teachings of Naḥmanides, the Jewish com-
munal leadership in Rome was supportive of Zeraḥyah's rationalist-naturalist
approach.[4] He corresponded with other scholars, such as Hillel ben Samuel of
Verona, a talmudic scholar, philosopher, physician, and translator of medical
works, in a bitter controversy over Hillel's conservative interpretation of Mai-
monides' philosophy.[5] And when Hillel boasted about his theoretical medical
knowledge, Zeraḥyah asked him whether he had studied the writings by Hip-

---

1   For his life and works, see Steinschneider, "Ẓiyyunim le-Toledot R. Zeraḥyah ben Yiẓḥak ben
    She'altiel Ḥen;" idem, *Hebräische Übersetzungen des Mittelalters*, pp. 111–114; Bos, ed., intro-
    duction to Aristotle, *De anima: Translated into Hebrew by Zeraḥyah ben Isaac ben She'altiel
    Ḥen*, pp. 1–4. For a detailed account of all the relevant sources, see Ravitsky, "Mishnato shel
    R. Zeraḥyah ben Yiẓḥak ben She'altiel Ḥen." See also the summary account in art. "Zerahiah
    ben Isaac ben Shealtiel," in *Encyclopaedia Judaica*, vol. 21, pp. 514–515 (Ravitsky).
2   In the title of some of his translations, he is named as "Zeraḥyah ben Yiẓḥak ha-Sefaradi
    ha-Bargeloni," i.e., "the Spaniard from Barcelona," and in a passage of his commentary on
    Proverbs, he remarks that he was "from the nobles of Barcelona." In his commentary on Job,
    he explicitly mentions Barcelona as a place "in our land," he also states: "While in Rome (...),
    while I was there, I wrote this commentary for one of the pious men from Gerona, near the
    land of Barcelona, the city of my residence," and, in another passage of the same work, he
    writes: "In Rome I stayed for years, [but] the place of my residence and of the residence of my
    father and my family is Barcelona (...), in the kingdom of Aragon."
3   In addition to his Biblical commentaries, he also composed a commentary (extant only in
    manuscript) on parts of Maimonides' *Guide of the Perplexed* (bk. 1, chs. 1–71 and other pas-
    sages, especially the 25 propositions appearing at the beginning of bk. 2). See art. "Zerahiah
    ben Isaac ben Shealtiel;" Friedman, "R. Zerahiah ben Shealtiel Hen's Commentary," pp. 3–14.
4   Cf. art. "Zerahiah ben Isaac ben Shealtiel."
5   Zeraḥyah's correspondence with Hillel ben Samuel has been published in Kirchheim, *Oẓar
    Neḥmad*, vol. 2, pp. 124–143. On Hillel ben Samuel, see Bos, *Novel Medical Terminology*, vol. 1,
    pp. 9–16.

pocrates and Galen, such as Galen's תועלת האברים (*De usu partium*), ספר החליים והמקרים (*De causis et symptomatibus*), ספר תחבולות הבריאות בחבלות ובנגעים (*De methodo medendi*): בידימיא (*Epidemics*, i.e., his commentary on Hippocrates' *Epidemics*); ששה ספריו הגדולים (his six major works?);[6] ספר עשרה מאמרים (*De compositione medicamentorum secundum locos*), and whether it is enough for him to diagnose an illness by examining the urine of the patient and consulting al-Rāzī's *K. al-Manṣūrī*,[7] or whether he also consulted Ibn al-Jazzār's ספר צידת האורח (*Viaticum*).[8] Little is known about his life after 1291. It is possible, that around that time he returned to Barcelona in order to be buried with his ancestors.[9]

1   Zeraḥyah as a Translator

Zeraḥyah translated the following philosophical works from Arabic into Hebrew:[10]

1.   Aristotle, *De anima* (*On the Soul*).[11]
2.   Themistius, *Paraphrase of Aristotle's* De caelo (On the Heavens).[12]

---

6   Steinschneider, *Hebräische Übersetzungen des Mittelalters*, p. 113 n. 40, surmises that one might have to correct the number six into sixteen, and that Zeraḥyah is referring to the sixteen summaries of Galenic works compiled in Alexandria around 500. These summaries, which have been lost in the original Greek and are only known through the Arabic tradition, under the name *Jawāmiʿ al-Iskandarāniyīn* (*Alexandrian Summaries*), are probably associated with those Galenic treatises that formed a curriculum of sixteen books and were taught with formal commentaries and read in a specific order in pre-Islamic Alexandria and in the early centuries of Islam (see Bos, "Maimonides on Medicinal Measures and Weights," p. 255).

7   For this work by the famous philosopher and physician al-Rāzī (865–932), see Ullmann, *Medizin im Islam*, p. 132.

8   For this work composed by the physician Ibn al-Jazzār from Kairouan (fl. tenth century), see ed. Bos, introduction to Ibn al-Jazzār, *On Sexual Diseases*, pp. 8–11.

9   In a letter to Hillel ben Samuel, Zeraḥyah states: "Because I have the intention to return to my native country to be buried with my ancestors ..." (Kirchheim, *Oẓar Neḥmad*, vol. 2, p. 124).

10   For his translations, cf. the bio-bibliographical literature mentioned above; see also: Zonta, "Tradizione Ebraica."

11   Aristotle's *De anima* has been preserved in Greek and in Latin, but the extant Arabic version is different from that used by Zeraḥyah for his Hebrew translation, ed. Bos.

12   Themistius' *Paraphrase* is lost in Greek and Arabic. For the Hebrew translation, see Landauer, ed., *In libros Aristotelis De caelo*. This edition should now be revised on the basis of the archetype copied from the lost autograph, MS Florence, Biblioteca Nazionale Centrale, II.II.528 (cf. Zonta, "Hebraica Veritas").

3. Averroes, *Middle Commentary on Aristotle's* Physica (Physics).[13]
4. Averroes, *Middle Commentary on Aristotle's* Metaphysica (Metaphysics).[14]
5. Aristotle, *De generatione et corruptione* (*On Generation and Corruption*).[15]
6. Pseudo al-Fārābī, *Treatise on the Essence of the Soul*.[16]
7. Pseudo-Aristotle, *Liber de causis* (*Book of Causes*).[17]

Zeraḥyah translated Aristotle's *De anima*, the commentaries of Averroes on Aristotle's *Physica* and *Metaphysica*, Themistius' *Paraphrase of Aristotle's* De caelo, and Pseudo-al-Fārābī's *Treatise on the Essence of the Soul* in the year 1284 at the request of Shabbetai ben Solomon, Rabbi of Rome, and a friend and staunch defender of Zeraḥyah in his polemics with Hillel ben Samuel.

As to the question why Zeraḥyah turned to translate major works in the field of medieval philosophy during his residence in Rome, Mauro Zonta has suggested that these works were possibly part of a *Corpus Aristotelicum Hebraicum*, similar (but not identical) to the Latin *Corpus Aristotelicum* diffused in Europe from 1250 onwards; they might have been intended as a sort of Jewish adaptation of the contents of that *Corpus*.[18]

In addition to these philosophical works Zeraḥyah translated the following medical works from Arabic into Hebrew:

1. Galen, *De causis et symptomatibus*.[19]
2. Galen, *Katagenos*, chs. 1–3.[20]

---

13 Averroes' commentary is lost in Arabic, but preserved in Latin and Hebrew. Zeraḥyah's Hebrew translation of this commentary has been collated by Steven Harvey for his edition of the first two books of the Hebrew translation by Qalonimos ben Qalonimos. Cf. Harvey, "Averroes on the Principles of Nature."

14 This work is lost in Arabic and Latin. Mauro Zonta rediscovered the archetype copied from Zeraḥyah's lost autograph in MS Turin, Biblioteca Nazionale Universitaria, A.II.13. An edition can be found in his "Tradizione Ebraica."

15 For the Hebrew translation of this work, which is preserved in Greek and in Latin but lost in Arabic, cf. Aristotle, *De generatione et corruptione*, ed. Tessier.

16 This treatise is lost in Arabic. The Hebrew translation, entitled *Ma'amar be-mahut ha-nefesh* was edited by H. Edelmann in his collection *Ḥemdah Genuzah*, Königsberg 1856, and by S. Rosenthal: *Sefer Mahut ha-nefesh*, Warsaw 1857. A new, revised edition was published by Gad Freudenthal: "*La Quiddité de l'Âme*."

17 Ed. I. Schreiber, Budapest 1916. See also J.P. Rothschild, "Traductions hebraïques du *Liber de causis;*" idem, "Traductions du *Livre des causes*."

18 See Zonta, "Zeraḥyah Ben Isaac Hen." I thank Mauro Zonta for providing me with a copy of this paper.

19 Zeraḥyah translated an Arabic papraphrase of this work consisting of four books; cf. Steinschneider, *Hebräische Übersetzungen des Mittelalters*, p. 652.

20 The introduction to the translation was edited by Steinschneider, in: idem, *Catalog Hamburg*, pp. 197–199; for a description of the MS, see ibid., pp. 143–144.

3. Ibn Sīnā, *K. al-Qānūn fī al-ṭibb*, bks. 1–2.[21]
4. Maimonides, *Medical Aphorisms*.
5. Maimonides, *On Poisons and the Protection against Lethal Drugs*.[22]
6. Maimonides, *On Coitus*.[23]

In addition to these translations, featuring in the bio-bibliographical literature, some new hitherto unknown translations from his hand have been discovered recently. Giuliano Tamani discovered a copy of Zeraḥyah's translation of Maimonides' *Commentary on Hippocrates*' Aphorisms, found in a unique MS in the Biblioteca Arcivescovile in Udine.[24] Mauro Zonta identified Zeraḥyah as the translator of Hippocrates' *De superfoetatione*, extant in a unique MS in Parma, Biblioteca Palatina.[25] I identified Zeraḥyah as the translator of Maimonides' *On Hemorrhoids*, extant in MS Parma 2642, De Rossi 354, Richler 1531;[26] of *On the Regimen of Health*, extant in MS Paris, BN, héb. 1127 (as fragment only);[27] and of *On Poisons and the Protection against Lethal Drugs*, extant in MSS Munich 43 and 280 (both also fragmentary). I was able to identify Zeraḥyah as the author of these translations because of my edition of Zeraḥyah's translation of Aristotle's *De anima*[28] and the critical editions I prepared of Maimonides' *On Hemorrhoids*, *On the Regimen of Health*, and *On Poisons*, as part of the project that aims at providing critical editions of Maimonides' medical works in the original Arabic as well as medieval translations.[29] In particular, the compilation of Arabic-Hebrew glossaries and separate alphabetical indexes to the different

---

21 Zeraḥyah's translation prepared around the year 1280 was not an independent translation but a corrected version based on the translation prepared by his colleague Nathan ha-Me'ati; cf. Rabin, "Toledot Targum," pp. 133–147, esp. p. 134.

22 Zeraḥyah's translation has been published in Maimonides, *On Poisons and the Protection against Lethal Drugs*, ed. Bos.

23 Zeraḥyah's translation has been published in the past in Maimonides, "Shene ma'amare ha-Mishgal," ed. Kroner. Kroner's edition of the translation by Zeraḥyah is unreliable, since it suffers from editorial mistakes. A new edition features in: Maimonides, *On Coitus*, ed. Bos.

24 MS Udine, Biblioteca Arcivescovile, 246 ebr. 12, fols. 1ᵃ–29ᵇ; cf. Giuliano Tamani, "Codici ebraici," p. 18. For the critical edition, see Maimonides, *Commentary on Hippocrates*' Aphorisms, ed. Bos.

25 See Zonta, "Hebrew Translation of Hippocrates' *De superfoetatione*."

26 See Richler, *Hebrew Manuscripts Parma*. The critical edition features in Maimonides, *On Hemorrhoids*, ed. Bos.

27 An edition of this fragment features in Maimonides, *On the Regimen of Health*, ed. Bos.

28 Especially the analysis of his translation technique in Aristotle, *De anima: Translated into Hebrew by Zeraḥyah ben Isaac ben She'altiel Ḥen*, ed. Bos, pp. 23–43, proved to be very useful.

29 *The Medical Works of Moses Maimonides*, vols. 1–10 published by Brigham Young University Press, Provo/UT 2002–2017, vols. 11–16 published by Brill, Leiden 2019–2020.

Hebrew translations of Maimonides' medical works proved to be very useful for the purpose of identification, as it provided me with the technical terminology typical for the major translators of these works, namely Moses ibn Tibbon, Nathan ha-Me'ati, and Zeraḥyah.

According to Mauro Zonta, Zeraḥyah turned to the translation of these medical works in order to "diffuse Graeco-Arabic medicine among Italian Jewish physicians, who apparently were not yet interested in it. He may have been trying to emulate the phenomenon of Latin translations of Greek and Arabic medical works, conspicuous in Italy starting around the end of the eleventh century and continuing, especially in Southern Italy, through the first half of the thirteenth century."[30] Freudenthal remarks that Zeraḥyah translated these works in reply to the need felt by Jewish physicians to have Graeco-Arabic medical works at their disposal. Until the thirteenth century, Jewish physicians in Italy worked within the framework of traditional medicine, transmitted from father to son. However, once non-Jewish physicians became familiar with Graeco-Arabic medicine through the translations into Latin, Jewish physicians felt a growing need to gain access to this new corpus of medical literature. In the introduction to his translation of Ibn Sīnā's *K. al-Qānūn*, Zeraḥyah's colleague Nathan ha-Me'ati states that the reason for translating this work was that non-Jewish physicians ridiculed their Jewish colleagues as they were not familiar with the theoretical works that form the basis for the medical art.[31]

If one studies Zeraḥyah's translations themselves, especially his translation technique as I did in the case of my edition of his translation of Aristotle's *De anima* mentioned above, one is perplexed by their peculiarities, inconsistencies, idiosyncrasies, and faults. In many cases, his translations are so difficult and so slavishly follow the Arabic that one cannot understand them without the original text at hand. It is therefore no wonder that his translations are only preserved in a few manuscripts, in some cases even only in one.[32] One wonders whether some of these peculiarities result from a lack of medical Hebrew

---

30   Zonta, "Zerahyah Ben Isaac Hen."

31   Freudenthal, "Sciences dans les communautés juives médiévales," pp. 29–136, esp. p. 68. For Nathan's statement, see also Steinschneider, *Hebräische Übersetzungen des Mittelalters*, p. 659 n. 45; Rabin, "Toledot Targum," p. 133.

32   A notable exception is his translation of Maimonides' *Medical Aphorisms*, which survives in sixteen manuscripts and was only copied in non-Sephardic scripts, ten of them in Italian script. This means that his translation was mostly distributed in Italy; see Richler, "Manuscripts of Moses Ben Maimon's *Pirke Moshe*," pp. 352–354; and ed. Bos, introduction to Maimonides, *Medical Aphorisms*, vol. 1, p. xxv.

terminology or can also be explained as resulting from a deliberate choice to closely follow the Arabic, as is clear from his introduction to his translation of Galen's *Katagenos*: "Before I begin to translate this work, I want the reader to know that [...] I follow the [grammatical rules of the] Arabic in many places. For instance, I use a word in the third person feminine singular [instead of the plural]; ... and a word in the feminine gender and vice versa."[33] That Zeraḥyah had problems in finding the proper Hebrew terminology is clear from his own statements in two places in his translation of Maimonides' *Medical Aphorisms*. After translating Aphorism 23.25, in which Maimonides points out the failure of Galen's commentators to distinguish between three different kinds of membranes (*aghshiyya*, *ṣifāqāt*, and *ṭabaqāt*) by using the term *ṣifāqāt* for all of them, Zeraḥyah remarks:

> Says the translator: I know that one should not translate this text from the Rabbi, of blessed memory, at all, since in our Hebrew language I cannot find [equivalents for] the terms mentioned here. For these three [kinds of] membranes as they are found in the Arabic language, namely the three mentioned in this place: *aghshiyya*, *ṣifāqāt*, and *ṭabaqāt*—although in Hebrew one [uses the terms] *qelippot* and *qerumot* for them—anyhow, only the term *qerum* is applicable to them in the Hebrew language. For the term *qelippah* is not at all applicable to any of these three [membranes], because it is mostly used for the peels of edible fruits. For this reason I truly know that my translation does not at all elucidate nor clarify what the Rabbi, of blessed memory, wants to say. May the reader accept this apology of mine for the embarrassment caused to him just by this text on the explanation of the membranes.

And in Aphorism 23.107 he states:

> Says the translator: Of all these nine names [of substances] which are the result and product of milk, which he mentioned in this section, I can only find two [equivalents] in the Hebrew language, namely: *he-ḥalav* and *miẓ-he-ḥalav* because the term *ḥem'ah* is not part of these nine [terms], and the terms *he-ḥalav ha-niqpa* and *he-ḥalav he-ḥamuẓ* are derivative terms: *ha-niqpa* from *ha-haqpa'ah* and *he-ḥamuẓ* from *ha-ḥimmuẓ*. For this reason I have mentioned all these nine terms in the Arabic language and they

---

33   Cf. Steinschneider, *Catalog Hamburg*, pp. 197–199; English translation in Aristotle, *De anima: Translated into Hebrew by Zeraḥyah ben Isaac ben She'altiel Ḥen*, ed. Bos, p. 23.

are milk, which is the highest class with seven species derived from the milk beneath it and each of the seven is different from the others; one can also call them "individuals" when using the term "species" for milk. The nine terms including the seven species of milk for which I do not know a Hebrew name except for *miẓ ḥalav* are respectively: *maḥīḍ*, i.e. [milk] from which the butter has been removed and the rest is [called] *maḥīḍ*; it is also called *dūgh*. The third term mentioned by him is *kashk*, the fourth *maṣl*, the fifth *rā'ib* and is also called *māsit*, the sixth *ḥāriz* (= *ḥāzir*), and the seventh *al-aqiṭ*.

2   Critical Edition of Zeraḥyah's Translation of Maimonides' *Medical Aphorisms*

Zeraḥyah's translation has not been edited so far, with the exception of aphorisms 25.59–68, which were edited by Moritz Steinschneider on the basis of MSS Berlin, Preußische Staatsbibliothek, Or. Qu. 512, and Munich, Bayerische Staatsbibliothek, hebr. 111,[34] and of the entire treatise 25, which was edited by Suessman Muntner on the basis of the latter manuscript.[35]

For my critical edition of Zeraḥyah's translation of Maimonides' *Medical Aphorisms*, prepared in the year 1277 in the city of Rome, the following MSS were consulted:[36]

1)   Berlin, Preußische Staatsbibliothek, Or. Qu. 512 (ב), pp. 1–281. The MS was copied in the year 1521 in an Italian script.[37] From p. 83 it was copied in a different Italian script. Many technical terms and terms referring to *materia medica* have been vowelized.

2)   Florence, Biblioteca Mediceo-Laurenziana, Plut. 88.29 (פ), fols. 1ª–134ᵇ. The MS was copied in the fourteenth century in an Italian script.[38]

---

34   See Steinschneider, *Al-Farabi*, pp. 230–238.

35   The text features as part of the edition of Nathan ha-Me'ati's translation; cf. Maimonides, *Pirkei Mosheh [ba-refu'ah]*, ed. Muntner, pp. 323–397. For the new critical edition of Nathan's translation, see Maimonides, *Medical Aphorisms: Hebrew Translation by Nathan ha-Me'ati*, ed. Bos.

36   For a descriptive list of all the manuscripts, see Richler, "Manuscripts of Moses Ben Maimon's *Pirke Moshe*," pp. 352–354. Zeraḥyah's translation is also extant in MS New York, Jewish Theological Seminary, Mic. 2767, fols. 1ª–83ª, which Richler, ibid., p. 352, attributes to Nathan ha-Me'ati.

37   Cf. Steinschneider, *Verzeichniss Berlin*, no. 63.

38   The Online Catalogue of the Institute of Microfilmed Hebrew Manuscripts (IMHM) at the National Library of Israel mistakenly ascribes the translation to Nathan ha-Me'ati; the folio numbers given, i.e., 2ª–125ᵇ, are wrong as well.

3) Munich, Bayerische Staatsbibliothek, hebr. 111 (**מ**), fols. 1ª–83ᵇ. The MS was copied in the year 1330 by the scribe Jeḥiel ben Solomon ben Joab. The MS begins at aphorism 2.5: ויצא.[39]
4) Udine, Biblioteca Arcivescovile, 246 ebr. 12 (**א**), fols. 31ª–98ᵇ. The MS was copied in Tivoli in 1342 in an Italian script by Joseph ben Benjamin ben Joseph for Joab ben Abraham da Sinagoga. It ends at aphorism 20.65: וימלאו גוף.[40]
5) Vatican, Biblioteca Apostolica, ebr. 567 (**ג**), fols. 1ᵇ–116ᵇ. The MS was copied in the fourteenth century in a Sephardic semi-cursive script by Shabbetai ben Isaac for Nissim ben Maimon. The MS begins at 3.95.[41] The section starting with **הנמצאות** in aphorism 21.6 until **ופחד** in aphorism 24.6 is missing.
6) Vatican, Biblioteca Apostolica, Urb. ebr. 38 (**ד**), fols. 110ª–278ª. The MS was copied in the fourteenth century in an Italian script.[42] Just as in the case of MS Berlin, many technical terms and terms referring to *materia medica* have been vowelized.

MSS Frankfurt am Main, Stadt- und Universitätsbibliothek, Oct. 157, and Oxford, Bodleian Library, Opp. Add. 108, have not been used for the critical edition since they have many corruptions and omissions, belong to the family **אבדמ**, and do not have any unique readings. The following MSS have not been used since they are fragmentary: Berlin, Preußische Staatsbibliothek, Or. Qu. 545 and Or. Fol. 1058; Frankfurt am Main, Stadt- und Universitätsbibliothek, Oct. 233; Paris, BN, héb. 335; Parma, Biblioteca Palatina, 2642 and 3169. I did not see St. Petersburg, Russian National Library, Evr. I 339, which is a rather late copy, dating from the year 1600.

The used MSS consist of two families: **גפ** and **אבדמ**. MSS **אבדמפ** have several annotations and/or corrections in the margins and/or above the lines.[43] As to the nature of these notes one gets the impression that some of those featuring in **פ** originate from a MS belonging to family **אבדמ**, while some of those featuring in **אבדמ** are derived from the same family of MSS as **פ**. Cf. aphorism 4.25: במיצוע: מכח **א^{1}ב^{1}ד^{1}מ^{1}פ^1** and aphorism 3.52: המדרגה: **א^{1}ב^{1}ג^{1}ד^{1}מ^1** הסדר **אבגדמ** ס"א הסדר **פ^1**. In addition to these corrections, **פ** has many alternative marginal

39 Cf. Steinschneider, *Hebräische Handschriften München*.
40 Cf. Tamani, "Codici ebraici," no. 5.
41 Cf. Richler, *Hebrew Manuscripts Vatican*.
42 Cf. ibid.
43 Because of their large number and (partly) poor quality of their transcription, these corrections have—but for some notable exceptions—not been noted in the critical apparatus.

readings introduced by ס"א (another version), which do not feature in any of the other MSS. Some of these marginal notes are derived from Ibn Sīnā's *K. al-Qānūn*: in aphorism 1.48 we find a quotation of the different tunics of the eye; in aphorism 3.2 of the different ages of man, in aphorism 4.1 of a definition of the pulse, in aphorism 7.59 of the different sorts of afflictions affecting a body both when it is free of superfluities and when it is not, and in aphorism 21.69 of the properties of cabbage. Other marginal readings without the abbreviation ס"א seem to be comments by a learned scribe or (modern) scholar.[44] All these readings are at times hard or impossible to read due to staining and/or fading of the ink.

The critical edition of Zeraḥyah's Hebrew translation is based on פ since it is nearly complete[45] and generally has better readings than אבדמ. It belongs to the same family as the incomplete ג with which it shares many of these better readings. In case of corruptions, mistakes and/or omissions, I first consulted ג and in case this MS was corrupt or mistaken, I consulted one of the MSS belonging to family אבדמ. It should be noted that actually all MSS suffer from occasional corruptions, which as a rule have not been adopted into the critical apparatus. The same holds good for variants in orthography, with the exception of technical terms and *materia medica*. Especially the different transcriptions of the technical terms and *materia medica* in Romance are meaningful as they may reflect different Romance dialects. As to the Arabic vorlage consulted by Zeraḥyah for his Hebrew translation, it is clear that especially MSS E (= Escorial, Real Bibliotheca de El Escorial, 868, fols. 117–126) and/or L (Leiden, Bibliotheek der Rijksuniversiteit, 1344, Or. 128.1, fols. 1–140) were consulted by him, as their specific readings are often at the basis of Zeraḥyah's translation. Zeraḥyah's translation has been compared throughout with Maimonides' original text, whereby significant deviations have been mentioned in the critical apparatus to the edition. A glossary of the technical terms and *materia medica* as they feature in Zeraḥyah's translation will be published in a separate volume in which the terminology employed by Zeraḥyah and that used by his contemporary Nathan ha-Meʾati for his translation of the *Medical Aphorisms* will be joined. An analysis of the technical terminology, as far as it does not feature in the current dictionaries, has been published as part of a more comprehensive study of major thirteenth century Jewish translators.[46]

---

44 Cf. for instance the comment to aphorism 8.62, that Maimonides, dealing with the different degrees of dryness, discusses this subject in a different way in aphorism 3.15.

45 Aphorisms 6.16–20 are missing.

46 See Bos, *Novel Medical Terminology*, vol. 1, pp. 121–195 (Zeraḥyah) and vol. 2, pp. 21–94 (Nathan); the discussed terms also feature in idem, *Concise Dictionary*.

Sigla and Abbreviations

Hebrew Manuscripts

א   Udine, Biblioteca Arcivescovile, 246 ebr. 12, fols. 31ᵃ–98ᵇ
ב   Berlin, Preußische Staatsbibliothek, Or. Qu. 512, pp. 1–281
ג   Vatican, Biblioteca Apostolica, ebr. 567, fols. 1ᵇ–116ᵇ
ד   Vatican, Biblioteca Apostolica, Urb. ebr. 38, fols. 110ᵃ–278ᵃ
מ   Munich, Bayerische Staatsbibliothek, hebr. 111, fols. 1ᵃ–83ᵇ
פ   Florence, Biblioteca Mediceo-Laurenziana, Plut. 88.29, fols. 1ᵃ–134ᵇ

A superscripted 1 after a siglum indicates a note in the margin of that manuscript.
A superscripted 2 indicates a note above the line.

Arabic Manuscripts

B   Oxford, Bodleian Library, Uri 412, Poc. 319 (cat. Neubauer 2113)
E   Escorial, Real Bibliotheca de El Escorial, 868
G   Gotha, orient. 1937
L   Leiden, Bibliotheek der Rijksuniversiteit, 1344, Or. 128.1
O   Oxford, Bodleian Library, Hunt. Donat 33, Uri 423 (cat. Neubauer 2114)
P   Paris, BN, héb. 1210
S   Escorial, Real Bibliotheca de El Escorial, 869
U   Oxford, Bodleian Library, Hunt. 356, Uri 426 (cat. Neubauer 2115)

Editions

a   Maimonides, *Medical Aphorisms*, Arabic text, 5 vols., ed. Bos, Provo/UT 2004–2017.
n   Maimonides, *Medical Aphorisms*, Hebrew translation by Nathan, ed. Bos, Leiden 2020.

Abbreviations and Symbols

add.   added
conj.   conjecture

© KONINKLIJKE BRILL NV, LEIDEN, 2020 | DOI:10.1163/9789004428195_003

del.   deleted
ditt.   dittography
inv.   inverted
om.   omitted
(sic!)   literal quotation of a word that appears odd or erroneous
⟨...⟩   to be added
⟩...⟨   to be deleted
(?)   doubtful reading

Medical Aphorisms: Hebrew Translation (Zeraḥyah ben Isaac ben She'altiel Ḥen)

אמר החכם הפילוסוף השלם רבינו משה בן עביד אלה הישראלי ממדינת קרטבה אשר בספרד ז״צל: הרבה בני אדם חברו ספרים על דרך הפרקים במיני החכמות והחכמה היותר צריכה לפרקים היא חכמת הרפואות מפני שיש חכמות שציורם קשה כרוב הלימודים ושם חכמות שהם קשות מצד שאדם לא יוכל להיות זוכר כל אשר חובר בהם כידיעת לשון מן הלשונות השלמים. אמנם חכמת הרפואות אין ציורה ולא הבנת עניניה דבר קשה כמו שיקשה הבנת הלימודים אבל יהיה ענין חכמת הרפואות קשה ברוב הענינים מפני היותם קשים לזכרם מאד לא לזכור הכללים לבד אלא שהוא צריך לזכור החלקים כמעט שקרוב לו שיהיה צריך לזכור כל דבר ודבר וזה דבר שלא יוכל לעשותו שום אדם בעולם כמו שהתבאר זה.

ואלו החבורים אשר חוברו על דרך הפרקים הם בלא ספק נקלים עוזרים לקורא בהם להבין כוונתם ולזכור אותם ולכן חבר הנכבד שברופאים אבקראט ספרו הידוע על דרך הפרקים. וגם זולתו מן הרופאים שבאו אחריו חברו פרקים כפרקי אלרזי המפורסמים ופרקי הסוסי ופרקי מאסויה וזולתם.

ואשר הוא מבואר לכל אחד מן המעיינים במעט עיון כי כל מי שחבר פרקים באחת מן החכמות לא חברם על שאותם הפרקים מספיקים באותה החכמה או שמקיפים בכל עקרי החכמה ההיא אבל חוברו הפרקים ההם בענינים שהם ראויים לזכור אותם תמיד אם שאותם הענינים יצאו חוץ מדעתו או שהם ענינים יועיל רובם וצריך האדם אליהם. זה הכלל כי הכוונה אשר יכוונה כל מי שחבר פרקים הוא שאינם מקיפים בכל מה שצריך אליו האדם לא פרקי אבוקרט ולא אבו נצר אלפרבי בכל מה שחברו על דרך הפרקים וכל שכן זולתם.

ואמנם הקדמתי מה שהקדמתי להתנצל על אלו הפרקים אשר חברתי בספרי זה ואלו הפרקים אשר חברתי איני אומר חברתים אבל אני אומר בחרתים כי לקטתים מדברי גליאנוס מכל ספריו כלומר מדבריו אשר הבאתי על דרך החבור ומדבריו כמו כן שעשה בפרושיו לפרקי אבוקרט. ולא עשיתי באלו הפרקים מה שעשיתי בספרים שקצרתי בהם ספרי אבוקרט מפני

1 אמר: كتاب الفصول في الطبّ تأليف موسى ابن ميمون ابن عبيد الله القرطبي الإسرائيلي بسم الله الرحمن الرحيم ربّ يسّر قال a ‖ החכם הפילוסוף השלם (الحكيم الفاضل الفيلسوف الأكمل الأوحد العلّامة L): om. a ‖ עביד: עבד ז ‖ אלה: אלוה ז om. ב ‖ ממדינת קרטבה: om. a 5 עניניה: ענינה פ 6 ענין חכמת הרפואות: مرام هذا العلم a ‖ חכמת: om. א ‖ מפני היותם קשים לזכרם מאד: من كونه يحتاج إلى محفوظ كثير جدّا a 8 בעולם: om. ד שבעולם א ‖ כמו שהתבאר זה: om. ג 9 ואלו: ואולם ד ‖ נקלים: الحفظ add. a ‖ לקורא: לקרוא א 11 זולתו מן הרופאים: كثير من الأطبّاء a 15–16 אם שאותם הענינים יצאו חוץ מדעתו: أو أنّ تلك المعاني مغفولا عنها a 17–18 בכל ... בכל: פ1 21 לפרקי: ב1 لكتب a 22 בספרים שקצרתי בהם ספרי אבוקרט: في المختصرات a

 | DOI:10.1163/9789004428195_004

היותי מביא בהם דברי גליאנוס ממש כמו שאמרתי זה בהקדמת הספרים אשר קצרתי. אבל אלו הפרקים אשר בחרתים רובם הם לשון גליאנוס או לשונו ולשון אבוקרט מפני חלוף מאמריהם בבאורי גליאנוס לדברי אבוקרט וקצתם יהיה קצת אותו הפרק לשון דברי גליאנוס וקצתו ממאמרי וקצת פרקים מהם הם מדברי מליצה מאותו הענין אשר זכרו גליאנוס. ואשר הביאני לזה הוא היות אותו הפרק בלתי מובן אלא במקומות מפוזרים מדברי גליאנוס שיהיו מאריכים ולקטתי כל ענין אותו הפרק וזכרתיו בלשון קצר. ומפני היותי יודע כי בעלי הקבלה הם יותר מבעלי העיון והרעות יותר מן הטובות עלה בדעתי שאעירך בכל פרק ופרק באיזה פרק מספרי גליאנוס הוא אותו הפרק. ובהיותו חושב שום אדם לשון אותו הפרק או ענינו ישוב לאותו המאמר בנקלה וימצא אותו הפרק אם שיהיה לשון גליאנוס או רובו או שימצא אותו הענין בחסרון או בתוספת כמו שאמר גליאנוס באותו המאמר ואע״פ שהמליצה תשתנה יסתלק הספק.

ושום אדם אינו צריך שיתפוש עלי בהיותי מודיע שאותו הפרק זכרו גליאנוס במאמרו הפלוני מפני היות גליאנוס זוכר ענין אותו הפרק לכמו כן במאמר אחר או ששנה אותו במקומות הרבה. כי אני אלו התרתיו על אחד מאותם המקומות היה ראויה אותה הקושיא בעצמה. וזכרון המקומות כולם מותר אין בו תועלת כלל אבל רבוי דברים. אבל ישרתי לשונו מאותו הענין המוכפל בלשונו באחד מהמקומות ההם ודעהו. ואין להקשות עלי לאמר למה זה זכרת פרקים בענין כך ולא זכרת פרקים בענין הפלוני ובענין הפלוני? כיון שכוונת כל מי שחבר פרקים כמו שזכרתי לך אינו להקיף על כל הענינים. ואם שום אדם כיון אל פרק מאלו הפרקים והיה מקשה והיה אומר מה הכוונה להביא זה הפרק בלתי זולתו? כי אם עשית זה לזכרון זה מפורסם מאד וידוע אצל בעלי זאת המלאכה אין צריך לכפול וכן יאמר בפרק אחר זה שחשבת אותו זר יהיה אצל זולתך בלתי זר ומה שאתה חושב אותו שהרבה יסכלוהו יהיה זולתך מן הרופאים בלתי יסכלוהו תהיה תשובת זאת הקשייא כי האדם לא יבחר לזולתו אבל יבחר לעצמו.

ואלו הפרקים אמנם בחרתים לעצמי כמו הזכרון וכן יועילו לכל מי שהוא כמוני או פחות ממני בידיעה ולא בחרתים להועיל למי שהוא במדרגת גליאנוס או קרוב ממנו. ואין ספק אצלי כי פרקים הרבה מאלו הפרקים הם אצל זולתי מן הידיעה והקיום עד שאין צריך להם לזכרם על פה. וכן מי שחשבתיו אני שהוא זר יהיה לזולתי בלתי זר ומה שאני חושב שהרבה יהיו אותם שיסכלוהו יהיה זולתי לא יסכלוהו וכל מה שראיתי אני שאני סלקתי בו ספק אחד אם בדקדוק ענינים או לבאר עניני שמות יהיה זולתי לא יהיה לו בהם ספק בשום פנים למען היותו אדם שלם במלאכה.

2–1 ממש ... לשון גליאנוס: ב .om   1 קצרתי: בהם ד .add   3 בבאורי: ד[1] בדברי ד ‖ אותו: ב[1] מאותו ד   6 כל: בככל ב   7 בבכל: על כל ד   8 הוא אותו הפרק: التي بيّن فيها ذلك الفصل a ‖ חושב: اتّهم a   9 אם: שם פ ס״א [...] פ[1]   10 בחסרון או בתוספת: بلا نقص فيه ولا زيادة a   14 התרתיו על: أحلته علي a   16 ודעהו: فأثبته a   17 בענין הפלוני ובענין הפלוני: [...] פ[1]   25 הרבה: ד .om ‖ והקיום: في حيز a   26 וכן: כי אפ[2] .add ‖ מי: מה פד   27 שיסכלוהו: ד .om   28–14.1 עניני ... זוכר אותם: פ[1]

והבאתי באלו הפרקים ענינים שראיתי אותם ואני זוכר אותם בשמי וכן אני זוכר פרקים הם לחכמים האחרונים אני זוכר אותם בשמם. והנה חלקתי אלו הפרקים במנין מאמרים למען יהיה נקל לזכרם או לגלות מה שירצה לגלותו ושמתיהו בחמשה ועשרים מאמרים.

המאמר הראשון ישלם על פרקים יהיו נתלים בהנחת המלאכה כלומר צורת אברי גוף האדם ופעולותיו וכוחותיו.

המאמר השני ישלם בפרקים מדברים בליחות.

המאמר השלישי יכלול בו שרשי המלאכה וסדרים כוללים.

המאמר הרביעי יכלול בו עניני הדפק ועל מה שהוא מורה.

המאמר החמישי יכלול בו פרקים מדברים בשתן ועל מה שהוא מורה.

המאמר הששי ישלם על פרקים נתלים בשאר הסימנים.

המאמר השביעי ישלם על פרקים נתלים בתת סיבות שהרבה הם נסכלות או שישתבש המאמר בהם.

המאמר השמיני יכלול בו הנהגת רפואת החלאים בכלל.

המאמר התשיעי יכלול בו פרקים נתלים בחלאים מיוחדים.

המאמר העשירי מדבר בפרקים נתלים בענין הקדחות.

המאמר הי״א מדבר בפרקים נתלים על רגעי החלי והאלבחראן שלו.

המאמר הי״ב ישלם על פרקים נתלים בהרקה ביציאת הדם.

המאמר הי״ג ישלם על פרקים מדברים בהרקות עם רפואות משלשלות והקרישטירי.

המאמר הי״ד ישלם על פרקים נתלים בהקאה בכלל.

---

1 שראיתי אותם: لحسّتها a 4 בהנחת: בהנחות **פ** על צורת **ד** 8 ועל: וכל **א** 10 הסימנים: הסמים **ד** 11 שישתבש: שיתביש **ד** 13 יכלול בו: فصول تتعلّق ب- add. a 17 בהרקה ביציאת הדם: בהרקת הדם **פ** 18 בהרקות (= بالاستفراغات B): בהרקה **פ** ‖ עם רפואות משלשלות: ברפואה משלשלת **פ** ‖ והקרישטירי: והקרישטיאי **בפ** 19 בכלל: om. a

המאמר הט״ו ישלם על פרקים נתלים על מלאכת היד.

המאמר הי״ו ישלם על פרקים נתלים בנשים ועניניהם.

המאמר הי״ז ישלם על פרקים נתלים בהנהגת הבריאות בכלל.

המאמר הי״ח ישלם על פרקים מדברים בענין התנועה והטורח.

המאמר הי״ט ישלם על פרקים מדברים בענין המרחץ.

המאמר הכ׳ ישלם על פרקים מדברים במזונות ובמימות ולקיחתם מהם.

המאמר הכ״א ישלם על פרקים נתלים בענין הרפואות כלו׳ הסמים הנפרדים.

המאמר הכ״ב ישלם על פרקים נתלים בענין הסגולות.

המאמר הכ״ג ישלם על פרקים מדברים בענין ההבדל אשר בין חלאים או מקרים ששמותם מפורסמים ולבאר עניני שמות המפורסמים אצל הרופאים שסכלו שמותם על הדקדוק.

המאמר הכ״ד ישלם על ענינים זרים שעברו ונזכרו בספרי הרפואות ועל ענינים זרים כמו כן שלא יבאו אלא לעתים רחוקות.

המאמר הכ״ה ישלם על קושיות וספקות שנתחדשו לי במקומות הרבה מדברי גליאנוס.

המאמר הראשון ישלם על פרקים יהיו נתלים בהנחת המלאכה כלומר צורת אברי גוף האדם ופעולותיו וכוחותיו

[1] העצבים אשר יביאו המושקולי בכח החוש והתנועה מהמוח ומן החוט של שדרה יהיה דבק בכל מושקולי או בהתחלתה או בתוך ההתחלה והאמצע ויהיה המקום האמצע הוא ראש אותו המושקולי. בשביעי מתועלת האברים.

[2] המושקולי הנקרא אלחגאב הוא דיאפרגמא והוא המסך המבדיל ראשו באמצע שלו והוא המקום העצביי מן המסך המבדיל אשר בו יהיו דבקים חלקי העצבים וקצותיו והוא החוט המקיף בגלגל המסך המבדיל. בי״ג מתועלת האברים.

---

2 ועניניהם: om. a 6 ולקיחתם: **א**[1]**ב**[1] והניזון מהם **אבדמפ**[1] 7 כלו׳ הסמים הנפרדים: om. a 10 שסכלו שמותם על הדקדוק: **ב**[1] 11 ונזכרו: במלאכת **ד** add. 14 יהיו: **ד** om. 16 יביאו: יביא **אבדמ** ‖ המושקולי: למושקולי **אבדמ** 17 בהתחלתה: בתחילתה **ד** ‖ אותו: **ד** om. a 19 הוא: היא **א** ‖ דיאפרגמא: דיאפרמא **אד** דִיאַפְרְמַא **ב** 20 החוט: الخطّ a

[3] העורקים הדופקים ובלתי דופקים בכל הגוף יהיו דבקים באברים אשר יהיו דבקים בהם והם שכנים ואפשר שיגיעו להיותם שהדופק יגע בשאינו דופק ותמצא לעולם הגיד הבלתי דופק מונח למעלה מהגיד הדופק אלא המוח לבדו כי הגידים הדופקים יעלו אליו ממטה לקלות תנועת הרוח למעלה והגידים הבלתי דופקים יורדים אל המוח מעליון הראש להיות הגרת המזון נקלה אל המוח. בט׳ של תועלת האברים.

[4] האברים כלם יבואום הגידים הדופקים ושאינם דופקים ממקום יותר קרוב מהם ונתיחדו הבצים והשדיים בלתי כל האברים כי מה שיבוא להם מן הגידים לא יבואם מן הגידים הקרובים מהם אבל מן הרחוקים מהם להאריך עמידת הדם שם עד שיתבשל הזרע והחלב בתכלית הבשול. בי״ז מהתועלת.

[5] יבאו בעצמות גידים בלתי דופקים נסתרים מהראות ולא תמצא בגוף שום דבר מהמושקולי יהיה נעדר מגידים בלתי דופקים ודופקים ולא ימצא גיד דופק במקום מן המקומות אלא ויש בו גיד בלתי דופק. אבל הגידים שאינם דופקים מעט מהם יהיה נחלק ולא ימצא עמו גיד דופק וזה קרוב מהעור בנראה הגוף בידים ורגלים והצואר. י״ו תועלת האברים.

[6] סבכי הגידים הדופקים וסבכי העצבים יתערבו קצתם עם קצתם ועל כן כשיתמשך גוף העצבים ישתתפו עמו הגידים בכאב. בי׳ מהדפק.

[7] הקשרים העגולים והיתרים יחשוב מי שאין לו עיון בניתוח שהן עצבים ולא היינו כמו כן מכירים אחד מהם לולי רפואת הניתוח. בז׳ מספר השתדלות הרפואה.

[8] העצבים לא יהיה דבק שום דבר מהם בתנוד ולא בקישור ולא בשמן ולא בעצם אלא בשנים לבדם מן כל העצמות כי הם יתדבקו בשרשיהם עצבים חלקים. וכן לא יהיה מתדבק העצב בשום דבר מן הגרנדולי אשר יעמדו במקום המילוי והעמודים. אמנם הגרנדולי הם להוליד הלחות הצריך אליו יתדבק בו בזמן רחוק מעט עצבים כמו שימצא בהם כמו כן גידים דופקים ובלתי דופקים. בי״ו מהתועלת.

[9] היתרים יותר הם חלקים מן הקשרים ויותר הם קשים מן העצבים ושיעור גודל עצם היתרים הוא השיעור אשר יהיה מן הקשרים והעצבים כלם. ובמקומות הרבה מן המושקולי

---

1 יהיו דבקים: ⟨تحتاج أن⟩ تتّصل a   2 ואפשר: פ² ‖ ואפשר שיגיעו להיותם: وربّما بلغ بها القرب a
3 ממטה: מלמטה ד   4 הבלתי: א¹   8 שם: om. a   9 בי״ז: سادسة عشر a   14 גוף (= جسم B¹EL): جنس a   16 שהן: כי הם אבדמ ‖ עצבים: עצביים ד   18 לא יהיה דבק שום דבר מהם: לא יהיה שום דבר מהם דבק א ‖ שום דבר: בהם ד ‖ בתנוד: בלעז קרטילייני add. א בלעז קַרְטַלַיְינִי add. ב בלעז קַרְטִילַיְנִי add. ד הנק׳ קרטיליינא add. פ¹ ‖ בשמן: בשומן ד   19 חלקים: חלקיים ד מול בלעז add. א מולי בלעז add. דב מולי בלעז פ¹   20 הגרנדולי: הגלנדולי אד ‖ הם להוליד: المحتاج إليها لتوليد a
21 יתדבק: ותדבק ב

תמצא היתרים עשרה פעמעם יותר מהעצבים אשר נדבקו באותו המושקולי מראשו. וכל עצב מרגיש וכל קשר בלתי מרגיש וכל יתר הרגשו בלתי הרגש העצבים לפי מה שעירבהו מהקשר. בראשון מתנועת המושקולי.

[10] בגוף שלשה כלים מתקרבים בענינם בצורות גופותם האחד מהם עצבה והאחר קשורים והשלישי יתר והיתר הוא אחד מקצות המושקולי והוא עצביי ותולדתו מן העצבים והקשירה. וכל העצבים עגולים מאד ואין היתרים כלם כן אבל יש מהם שהם עגולים ויש מהם שהם פשוטים מעט. ואמנם הקשורים ברוב יקרו עד שישובו כדמות הקרום. בראשון מדעות אבוקרט ואפלטון.

[11] הקרומות כלם הם בתכלית הדקות והחלקות ואמנם הקשורים הם ברוב הענינים קשים ועבים וקצת הקשורים במה שבין טבע העצבים והתנוך. ואין שם לא קרום ולא עצב ולא יתר יהיה במקום מן המקומות בקושי הקשירה וכן הקשה שבעצבים לא יבוא עד קושי היתר. באותו המאמר.

[12] אלו השלשה כלים והם העצב והיתר והקישור כלם הם לבנים ומעשה מקשה נעדרים מהדם וכשתתירם יותרו אל חוט הולך אל האורך מלבד מה שיהיה מן הקישורים קשה מאד כי אי אפשר שיתיר וישוב חוט. בראשון מדעות אבוקרט ואפלטון.

[13] המושקולי הנקרא בערבי עצלה הוא כלי לתנועה ואינו כלי לחוש כי כל תנועה רצונית לא תהיה אלא במוסקולי וגם ירגיש מה שאינו עצלה כי כל מה שיהיה דבק בו העצב הוא מרגיש ואע״פ שלא תהיה לו תנועה רצונית. באותו המאמר.

[14] הקשרים אשר יתקשרו בהם המושקולי בעצם הם התיילד הקרומות אשר תכסנה המושקולי וישתלחו סעפים מהם אל פנימה בבשר המושקולי. באותו המאמר.

[15] כל יתר יהיה מתדבק בעצם ברוב הענין ואין כל מושקולי יכלה אל יתר כי המושקולי המניע ללשון והמניע לשפתים ולעינים לא ימצא לאחד מהם יתר שהוא לא יניע עצם ורוב אברי הפנים יתנועעו ברצון והעצמות שוכנות ואינם צריכים ליתרים. באותו המאמר.

[16] אשר ימהר הסתימה אל כבדו הוא מי שיהיו קצוות העורקים אשר יעלה המזון בהם מן הצד החלול מן הכבד אל הצד המגובן צרים. בשלישי מן המזונות.

---

1 עשרה: ס״א **פ**[1] 3 מתנועת: מתנועות **במ** 4 בגוף: **אד** .om 5 והקשירה (= والرباط L): والرباطات a 9 הם: **אדהפ** .om || הקשורים: הקשרים **אבדמ** 10 ועבִים: **פ**[1] 16 הנקרא: הנקראים **אבדמ** || לתנועה: התנועה **אדפ** فقط add. a 18 לו: בו **ד** 19 התיילד: تولِد a 20 סעפים: פעמים **ב** שעפים **ד** 24 המזון: המצות **ב**

[17] תכונות הגופות שהם שרופים בתכלית אמנם הם מורכבים מאברים משתנים במזגם וזה כמו שיהיה האסטומכא על דרך משל חמה בתכלית החמימות והמוח קר. וכן הרבה שתהיה ריאתם וכל החזה קרים והאסטומכא חמה והרבה הם שיהיה הענין הפך זה והרבה הם שיהיו שאר האברים קרים והכבד יהיה יותר חם. וחשוב זה בעצמו בשאר האברים. בשלישי מן המזונות.

[18] כל מקום מהגוף יצטרך להתמשך עצב או יתר בקצה גדול מאד ואין ספק מהיות בו ג׳ ענינים או שיאחוז בעצם או יקוב או שיקיף עליו העצב או היתר ולא ימשוך על תנועת העצם והוא מגולה מכל. וכל העצבים והיתרים והגידים המוגבלים מן העצם מוחזק מכוסה בקרומות חזקים. בשנית מהתועלת.

[19] הגידים הדופקים ובלתי הדופקים הדם והרוח נמצאים בהם אלא כי מה שבעורקים מן הדם יש בהם מעט ודק קרוב מטבע האדים ואשר בגידים בלתי דופקים מן הרוח מעט והוא כערפל. והגידים הדופקים בכל הגוף עוברים אל הגידים בלתי דופקים יקח קצתם מקצתם דם ורוח ממעברות נסתרות מהראות. בששית מהתועלת.

[20] ואמר במאמרו בתועלת הדפק כי הגידים הדופקים ישובו אל הלב דבר מועט בזמן התקבצם. היותר דק שבגוף והיותר נקל הוא הרוח והשני לו הוא האיד והשלישי הדם המבושל היטב והדק. בשלישי מהכחות הטבעיות.

[21] האברים אשר יחשב בהם שהם בגוף נפרדים הם באמת זוג כמו המוח והלשון והלחי והריאה והחזה והרחם ודומיהם כי מה שבצד הימין בכל אחד מהם יש בו מספר מן החלקים משתוה למה שבצד השמאל וכן אותם החלקים משתוים בשעורם ועביים ודקיקותם ומראיהם וכל טבעם לא ישתנה כלל. וכן גוף הגידים הדופקים ובלתי הדופקים והעצבים אשר יבוא בכל צד מהם כמו אשר יבוא בצד האחר. במאמרו בהשגחת הבורא.

[22] הלשון ואע״פ שיראה אחד בנגלהו הוא באמת שנים כי כל מין ממנו לפי ארכו ידבקו בו לבדו גידים דופקים ובלתי דופקים ועצב ייחדהו. וכן מושקולי של זה הצד בלתי המושקולי של זה הצד האחר ולא יעבור בו מושקולי ולא גיד דופק ובלתי דופק ולא עצב מן הצד הימני אל השמאלי ולא מן השמאלי אל הימני. בי״א מהתועלת.

1–5 תכונות ... המזונות: פ[1] 1 שרופים בתכלית: مستقامة غاية السقم a 2 חמה: דומה **אד** 3 והרבה הם שיהיה הענין הפך זה: **ב** .om 4 האברים: הדברים **ב** 7 שיאחוז: أن يحزّ a ‖ תנועת: حدبة a 8 מגולה: מוגלה **אד** ‖ המוגבלים: المحزوزة a ‖ מוחזק: موقاة a 10 נמצאים: = موجودان .Arab. trans. Galen, *De usu partium* (MS Paris, BN, arabe 2853) جزئان a ‖ שבעורקים: הדופקים **פ** .add 11–12 מן ... בלתי דופקים: **ב** .om 13 ממעברות נסתרות מהראות: من منافذ خفية عن البصر ضيّقة a 16 בשלישי: **אבד** .om 17 זוג: זוגין **ב** 22 מין: نصف a 25 השמאלי: צד השמאלי **ב**

[23] כשיצטרך ללכת עצב קטון דרך רב או הופקד להניע עצלה חזקה בתנועה נתחזקה אותה העצם הקטון ונסמכה בגוף יותר עב מגרם העצבים והוא כעצם העצבים. וכשאתה רואה אותו תחשוב שהוא עצב עגול ותחשבנו מדובק באותו העצב עטוף עמו ואינו מדובק עם העצם ולא מדובק בה. וכשתתעבה העצב באותה העצם תראה העצב אשר תהיה נמשך אחריו גדול בעגול. בי"ו מהתועלת.

[24] כל מיני תנועות המושקולי ארבעה וזה או שיתקבץ או שיתפשט או שיתעקם או שישאר נמשך מיותר. החצי הראשון והרביעי היא פעולה מיוחדת בכל המושקולי. בראשון מספר תנועות המושקולי.

[25] אמר משה: זה שגמר דעתו במאמרו באלו הארבעה תנועות הוא שהרצון כשישלח הכח הנפשיי בעצבים נוכח מושקולו מן המושקולי כשירצה להכפיל בהם אותו האיבר לצד התחלתו יכפול האבר ההוא. וכן כשירצה להשאיר האבר נמשך תפשוט הרצון אותו המושקולי עם המושקולי שהוא נכחו ויתיתרו יחד. ואם הרצון יבטל פעולתו בכלל ולא תשלח למושקולי כח כלל תשאר המושקולי כדמות שאר האברים הנקפאים ויטה למטה במושקולו הטבעי עם אותו העצם שהוא כרוך בו כמו האבר המת. וזאת היא תנועה תיוחס למושקולי מפני שהיא מפעולת המושקולי ועל כן לא תמנה בכלל התנועות הרצוניות. ואמנם תנועת הפישוט היא רצונית והיא תנועת המושקולי במקרה כי הרצון כשירצה לפשוט האבר הכפול תבטל הכח הנפשיי מן המושקולי אשר נכפל מקווץ ושולח אותו הכח למושקולי הנכחי לו ונתקבץ אותו הנוכח ויתפשט הראשון אשר היה מכפיל האבר כיון שלא נשאר בו כח מונע. וכשנרצה לפשוט בתכלית תעשה הכח הנפשיי פישוט המושקולי בתכלית.

[26] כל מושקולי שיפשוט אבר אחד אמנם יפשטנו כשיהיה נכפל וכן כל מושקולו שיכפלנו אמנם יכפלנו כאשר יהיה פשוט והאבר יהיה נכפל עם המושקולו הפנימי ויהיה נפשט עם החיצון. ועל כן אם חתכת אחד מהם יתבטלו שתי התנועות כולם כלומר שלא ישאר מתקבץ ומתפשט אבל ישאר על הנחה אחת לפי המושקולי הבריא אשר יעשה אותה הפעולה.

[27] הצורות אשר בין הצורות אשר הם בתכלית ובין הצורה האמצעית הוא לעולם צורות אברינו בהיותנו ישנים ואין פעולת המושקולי אז בהם מתבטלת. אבל מי שהוא ישן ויש בו שכרות או טורח חזק או חולשה הוא ירפה כל אברי גופו בתכלית הרפיון וישיב המושקולי בצורה הממוצעת ויהיה שוכן שכינה שלמה בהיותו ישן. בשמיני מספר תנועת המושקולי.

---

2 העצם: العصبة a 3–4 עטוף ... באותה העצם: om. **א** 3 העצם: العصبة a 7 החצי: فالصنف a || המושקולי: האיברים **אב** האיברים בעלי המושקולי **פ** 9 שגמר דעתו: الذي تلخّص a 11 נמשך: مشالا add. a 12 שהוא: עם **ד** 13 כדמות שאר: כשאר **ד** || האברים: הדברים **ב** 14 מפני: ليس من أجل a 15 לא: אל **פ** 16 במקרה (= بالعرض a): بالغرض emendation editor 22 ישאר: om. **ד** 23 הבריא: השלם **אב** 25 הם בתכלית: בהם תכלית **ד** 28 תנועת: תנועות **אבמ**

[28] המושקולי אשר בפי הטבעת ואשר בשלפוחית ואשר במסך המבדיל כל אחד מאלו עגולים אבל אשר סביב השלפוחית וסביב פי הטבעת אינו נברא לדחות המותרות כמו שחשבו הרבה בני אדם אבל נברא לעצרם והוא עוצר ומונע להגרת המותרות בזולתי זמנם. וכשיתירהו הרצון והניח מעצור וממנוע ידחה אז המותרות הכחות הדוחות הטבעיות ויעזרם פועל המושקולי אשר על הבטן ויתיתר המסך המבדיל. באותו המאמר.

[29] כשהמסך המבדיל יתיתר היתרות אשר הוא פעולת כל המושקולי כלומר התקווצותו והתקבצו יכנס הנופש וכשיתפשט מאותו הכווץ וזה בזמן שיתקווץ המושקולי שלהבטן לבדו או בזמן שיתקווץ המושקולי שלהבטן לבדו או בזמן שיתקווץ המושקולי שבין הצלעות לבדם יצא הנפוש. באותו המאמר.

[30] המסך לבדו יפעל הכנסת הניפוש ויציאתו אבל צאת הניפוש בכח והכנסת הניפוש בכח המושקולי אשר בין הצלעות והמושקולי אשר לחזה משתי הכתפים והצואר יעשנו. באותו המאמר.

[31] כל אחד מן המושקולי ישאנו העצם הדבק בו כאלו הוא ישא אבן וכל זמן שהוא חזק לא ייעף בו. וברב לא ירגיש בכבדותו ולא ההרגש המועט וכשיכבד אז ירגיש בכבדותו ויתחזק עליו שאתו וכאלו הוא יאהב לדחותו מעליו וישמר להעתיקו מצורה אל צורה. וזה הסיבה בהיות החולים ישנו צורת איבריהם במעט זמן ולא יסבלו צורה אחת. בראשון מספר תנועות המושקולי.

[32] פעולות המושקולי כולם בזמן השינה יהיו פושרים ופעולת המושקולי המגיע אל החזה כלו לבדו יהיה נשאר על ענינו. בחמישי מהקדמת ההכרות.

[33] לא תפלא מהיות רוב הישנים פועלים רוב הפעולות הרצוניות כמו הדבור והצעקות וההליכה והתהפכו מצד אל צד כי הניעור יעשה פעולות שהוא ילך ולא ידע אנה ילך ולא יכוון ללכת עד שיגמור אותו הדרך כלו. בשני מתנועות המושקולי.

[34] אמר משה: אלו הפעולות הרצוניות אשר יעשם הישן והניעור האריך גליאנוס באמת זה בזה המאמר בספרו במה שראה ולא יתן הסיבה בזה ולא התיר הספק אשר יחשוב להתירו

---

3 הרבה: om. a || בזולתי: בלתי **ד** 6 יתיתר: ימשוך **דפ** 7 יכנס הנופש: دخل النفس رسيلا a 7–9 וכשיתפשט ... באותו המאמר: **ב[1]** 7 הכווץ: הקווץ **אבדמ** 7–9 לבדו ... הנפוש: om. **א** 9 יצא הנפוש: رسيلا add. a 10 יפעל הכנסת הניפוש ויציאתו: رسلا add. a || ויציאתו אבל צאת הניפוש בכח והכנסת הניפוש: **פ[1]** 14 וכשיכבד: فإذا ضعفت a 15 וישמר: فتوّق a 18 יהיו פושרים: ירגעו **ב[1]ד[1]פ[1]** || המגיע אל: المحرّك a 19 כלו: om. a || כלו לבדו יהיה נשאר על ענינו: ישאר על עניינו הוא לבדו כלו **ד** 20 והצעקות: והאנקות **פ** 21 והתהפכו: והתהפכות **ב** 21–22 ולא יכוון ללכת: **פ[1]** 23 הרצוניות: כמו הדבור והאנקות **פ** add. || והניעור: والساهي a || באמת: לאמת **אבדמ** 24 שראה: שידמה **א** || יחשוב: يروم a

והוא אמרינו איך נתבטל הרצון מן הישן והניעור והוא יתנועע התנועות הרצוניות? והנה הודה גליאנוס במבוכה ובספק באלו התנועות ואמר: ואע״פ שלא נדע סבות זה לא נכזב במה שראינו ונתן הטעם בזה בהעברה יתבאר אחר ההערה על אלו ההקדמות.

[35] הקדמה: התנועות החיוניות תהיינה נמשכות אחר מחשבה וראייה כתנועתינו לראות כוכב מן הכוכבים ויהיו נמשכות גם כן לאחד מן הדמיונים בהיות האדם מתקשה בציירו אחת מן הצורות ויהיו נמשכות לטבע כלומר ההרגשה כמו שהאדם יקבץ רגלו כשינשכנו הפרעוש.

[36] הקדמה שניה: כל תנועות שאר בעלי חיים בלתי מדבר הרצוניות אמנם היא נמשכת אחר הדמיון או מפני ההרגש.

[37] הקדמה שלישית: כבר ידעת כי הכח הדמיוני יעשה פעולתו על השלמות והתמימות בזמן השינה וכן הצורה הדמיונית אשר בדמיון הניעור ואע״פ שהוא מחשב בדברים אחרים.

[38] הקדמה רביעית: ידוע שהחוש בבעל חיים בזמן שהוא ישן לא יהיה בטל כמו שבאר גליאנוס בזה המאמר אבל יחסר ויפחות והוא כדמות כח מי שטרח הרבה ועמד ונרפה. ואחר אלו ההקדמות יתבאר לך כי כל מה שזכר גליאנוס מפעולות הישן הוא נמשך או לדמיון פשוט או לטבע ההרגשה כי הישן כשיתקרב האור מעיניו או שמע קול גדול או שנעקץ במחט או שגבר על גופו חמימות גדול או קרירות גדול או שאחזו רעב או צמא וייקץ משנתו. וכן כשיכאב לו צד אחד נתהפך לצד אחר. וכן כלם תנועות נמשכות אחר הטבע. ולא יקשה עליך היות השכור והשתוק כשלא יעורו בשום דבר מאלו כי אלו הם חולים לא בריאים. ואשר הוא מתבטל בכלל מן הישן הוא הפעולות הנמשכות אחר מחשבה אמתית. והליכת הישן והניעור בלכתו אמנם הוא נמשך לצורה הדמיונית המגעת תחלה בזמן ההערה מאשר הוא עתה ישן או בזמן הכוונה מאשר הוא עתה ניעור.

[39] הפעולות והמאמרים אשר אנו עושים בזמן הבריאות אנו זוכרים אותם מעצמינו או כשאנו זוכרים אותם כשאחר יזכרנו בהם. אבל פעולות השכורים והמבולבלי הדעת בלבול מרובה לא יזכרו שום דבר מזה כשהם נרפאים ואפילו כשנזכירם. בשני מספר תנועות המושקולי.

1 והניעור (= والساهر): والساهي a   4 הקדמה: أولى a add. ‖ התנועות החיוניות: התנועה החיונית ב ‖ החיוניות: الإرادية a ‖ וראייה: (= ورؤية): وروية a ‖ כתנועתינו: כתנועתנו במ   5 הדמיונים: הדמיונות ד   6 אחת מן הצורות: شخص ما a   8 תנועות: תנועת ב ‖ הרצוניות: הרצונית ב   11 הניעור (= الساهر): الساهي a ‖ מחשב: מחבב אבד   14 כי: ב om. ‖ נמשך: אחר ד add.   15 מעיניו: בעיניו ד ‖ במחט: לו מחט ד   19 והניעור (= والساهر): والساهي a   20 הוא נמשך: הם נמשכים ד   21 הכוונה: א^יפ¹ הרצון אפ הרצון ד add. ‖ ניעור (= ساهر): ساه a   22 עושים: بقصد a add.

[40] אמר משה: הסבה בזה כי הכח השומר אמנם ישמור מה שיונח בו מן הכח המחשב הבריא ברצון וכוונה. וממה שיאמת זה היות הדברים אשר נרצה לשמרם שמירה גדולה יתקיים בכחנו השומר יותר מן הדברים אשר תהיה השגחתנו בשמירתו פחות.

אשר ישמרו בידיהם הדבר בעודם ישנים יורו הוראה ברורה כי תנועת היתרים נשארת במושקולי שלהם ואצבעותם תהיה נשארת על עצם קטן ודבקות שני הלחיים כמו כן בזמן שינת הבריאים סימן גדול על פעולת היתרים בזמן השינה. וכן המושקולי המונח על מקום שיהיה בו פה שממנו יצאו המותרות יעשה פעולתו בכח חזק בעודנו ישן. בשני מספר תנועות המושקולי.

[41] המוח יש לו תמיד תנועת הקבוץ ופשוט ילך בדרך הדפק במשקל הגידים הדופקים והלב. וזה מבואר בנערים הקטנים ובמי שנתגלה עצם ממוחו וכשיצעק האדם יפתח המוח כלו ויוסיף. וחשוב כי הסיבה בזה כי אצל הצעקות הגדולות יגדל החמימות ביותר ועוד כי החמרים יהיו נעצרים ויטו אל צד מעלה. ובהתפשט המוח ימשוך האויר משתי הנחירים ובהתקבצו יעצור על מה שבתוכו מן מותר עשני וזולתו מן המותרות ויוציאם ממנו וישאר חמימותו לעולם שמור ובריא. במאמרו בכלי הריח.

[42] קרום המוח הרקיק דבק במוח והקרום העב והקשה נבדל לקרום הרקיק ואין בינו ובינו דבקות אלא במה שיעבור בו מן הגידים. והקרום הקשה נקוב נקבים ישרים כמו הכלי שמציעין בו שהוא כלו נקוב. ואותם הנקבים ינקו בשני חלקי הנפוש ניקוי תמידי ביציאת האויר ובהכנסתו. אבל העצם אשר יגן בעד המוח סמוך לפנים ולחיך הוא חלול ובעלי הנתוח יקראוהו המצעת כי נקביו משתנים כמו האספוג כדי שהאויר המרובה בקרירות לא יכנס בבטני המוח ביושר. בשמיני מהתועלת.

[43] בין עצמות העליון שבגרון ובין קרום המוח הקשה תעמוד השכבה הנארגת מן הגידים הדופקים והיא נסתרת תחת המוח כלו אלא המועט ממנו. וזאת השכבה היא כתות הרבה כמו אלו חשבת בעצמך שכבות הרבה משכבות הציידים פשוטות קצתם על קצתם כדי שיאריך במקום הדם עד שיתבשל וידקדק ויצא לבטני המוח. בתשיעי מהתועלת.

[44] חוט של שדרה כלומר הגוף החלק אשר יצא מן המוח בחליות השדרה כלה יקיף בו אותן הקרומות בעצמן המקיפין במוח ואחד משתי הקרומות דבק באחר ויקיף בהם קרום כרוך עליהם מנראיהם כמו קרום שלישי חזק קשה מסוג העצבים לחזקו מפני חוזק תנועתו וכחו וקשייו.

---

5 עצם: גשם **במפ**1 עצם גשם **א**   10 יפתח (= ينفتح B): ينتفخ a   12 נעצרים: נדחקים **א**1**ב**1**ד**2**פ** ‖ יעצור: **פ**2 ידחק **א**1**ב**1**פ**   16 נקבים ישרים: ثقبا صلبة مستقيمة a   16–17 הכלי שמציעין בו שהוא כלו נקוב: المصفاة a   17 שמציעין: שמסעין **אב**1**ד**1**פ**   19 המצעת: المصفاة a   21 העליון שבגרון: أعلى الحنك a ‖ שבגרון: ס״א שבלשון **פ**1 ‖ השכבה: الشبكة a   22 כתות (= כתנות?): طبقات a   26–27 בהם קרום כרוך: om. **ב**   27 לחזקו: ليقيه a

[45] חוש הטעם וחוש המישוש בלשון מעצב אחד בעצמו והוא אשר יבוא מן הסוג השלישי מעצבי המוח. אמנם יקרה פעמים הרבה שישתנה חוש הטעם ולא יתבטל חוש המשוש בלשון כמו אותו ההיזק מצד שחוש הטעם יצטרך אל ידיעה יותר בתכלית. ברביעי מההכרות.

[46] כל אשר יהיה מחלקי החוט שלשדרה מקום יותר עליון הוא יותר מעולה ויותר יש לפחד עליו מאותו שהוא מתחת. ברביעי מההכרות.

[47] היותר מעולה מכלי הדבור הוא הלשון והיותר מעולה מכלי הקול הוא הגרון והמושקולי המניע לו והעצב הבא אל אותו המושקולי ויביא כח מן המוח. ברביעי מההכרות.

[48] פנימי של הקרום הענבי יש בו דבר חלק ורטוב להיות פוגש הלחות הכפורי כפגוש האספוג. והושם לחות רקיק והיא הביציית מורקת על הלחות הכפורי להיות מסך בין מה שהוא נוכח מן הקרנית נקב הענבית ובין הכפורית והקרום העכבישי והיא המרוטה כמראה לבוש על מה שהוא מן הלחות הכפורי יוצא חוץ ללחות הזכוכית. בעשירי מהתועלת.

[49] אם תחתוך הקרום המקיף במוח וכן אלו אתה חתכת מעצם המוח בעצמו לא יזיק זה הבעל חיים שום דבר. אבל כשיגיע החתוך אל בטנו זה ישוללו ממנו מיד כל התנועות הרצוניות. בשני מניתוח החיים.

התנועות אשר ישיגם החוש מתנועות הגוף שני סוגים: התנועות הרצוניות ותנועת הלב והגידים הדופקים ושם סוג שלישי מסוגי התנועות שיהיו בגידים בלתי הדופקים לא ישיגנו החוש ואין לי לזכור זה הסוג בזה המקום. במאמרו ברעדה וברפפות ובקרירות.

[50] אמר משה: זאת התנועה השלישית אשר רמז בה בזה המקום היא אשר ביאר אותה במאמר השלישי מספרו בכחות הטבעיות והוא שהגידים שאינם דופקים לפעמים יתנועעו למשוך המזון ולפעמים הפך אותה התנועה לדחות שום דבר ממה שבהם באותו הדרך בעצמו והאריך שם בביאור זה.

[51] כיון שאנו מוצאים הרחם והאסטומכא והמרירה כלם מושכים ודוחים בצואר אחד בעצמו אינו מן הפלא מהיות הטבע דוחה אל האסטומכא בגידים מותרי הגוף. ויותר מזה

---

2 שישתנה (= يتغيّر GS): שינזק **ב[1]ד[1]פ** 3 ההיזק: החזק **פ[1]** 4 שלשדרה: השדרה **בדמ** 8 דבר חלק: خمل a 9 והיא הביציית: **פ** .om והוא הביציית **פ[1]** 11 הכפורי: קרישטלינה **פ[1]** ‖ חוץ: לחוץ **אב פ** .om ‖ הזכוכית: ויטריאה **פ[2]** אמר עלי בץ (= אבץ?): כתנות העינים הם ז׳ וג׳ ליחות: המחברת קוניונטיבה הקרנית קורנואה העינבית אוביאה הליחה הביצית אלבוגיניאום העכבישית טילה רניאה הליחה כפורית קרישטלינה והויטריאה זכוכית השומר חזק איסקלידום השיליית סיקונינא הרשת ריטחנא הראשונה אשר כנגד האויר הוא המחברת **פ[1]** 13 שום: בשום **פ** ‖ בטנו: بطونه a ‖ מיד: **פ** .om 14 החיים: **ד[1]** האברים **ד** 17 ובקרירות: a .om 20 ולפעמים: تحرّك a .add 22 ודוחים: **ד** .om 23 דוחה: كثيرا ما a .add

כי האסטומכא אפשר שתדחה המזון מן הכבד בעורקים אשר ישאו ממנה המזון אל הכבד ויהיה זה זמן הצום הארוך כי הגידים האמצעיים בין הכבד ושאר צדדי האסטומכא כשיהיה באסטומכא ומה שדבק בה מזון הרבה יעבור באותם הגידים אל הכבד. וכשתריק האסטומכא ותצטרך אל המזון ימשכנו מן הכבד פעם שנית באותם הגידים בעצמם. בג׳ מהכחות.

[52] ההליכה ישלם בקיום ובהעתקה והכפות של הרגלים הם כלי הקיום והרגלים והיריכים הם כלי התנועה. בג׳ מהתועלת.

[53] החלל הימיני מחללי הלב אמנם נברא בעבור היות הריאה כלי הניפוש והקול וכל בעל חיים שלא יתנפש בנחיריו ופיו הוא בלתי ריאה ואין בו חלל ימיני מן חללי הלב. בששי מהתועלת.

[54] צורת האסטומכא עגולה וארוכה ובמקום הסמוך לגב היא שטוחה ולמטה היא יותר רחבה מעליונה. והכבד יקיף עליה ויתדבק בה עם התוספות כמו שהחזיק הדבר באצבעותיו וימצאנה הטחול מן הצד השמאלי. ולמטה מהאסטומכא ילך לצד הימיני ומאחריה הוא הגב והמושקולי המשוך עליו ומפניה הוא קרום החלב והוא יכרוך על האסטומכא כלה לחממה. ברביעי מהתועלת.

[55] החלב המכסה על הקרב מחובר משתי קרומות קשים ורקיקים האחד מהם דבק על האחר ומגידים דופקים ובלתי דופקים וחלב שאינו מעט ואין אנו מוצאים בגוף החי יותר קשה ויותר קל מן הקרום. ברביעי מהתועלת.

[56] על האסטומכא קרום יקיף בבשר היוצא וזה הקרום יקשרנו עם הגב ומזה הקרום יולד החלב אשר יכסה הכבד ויקשרנו ויהיה מקיף בו והוא לה כעור לחזקנה וממנו כמו כן יולדו קרומות הטחול והכיס שלהשתן והכליות והמעים. ברביעי מהתועלת.

האסטומכא והמעים יהיו מתפרנסים בשני דברים: האחד מהם המזון אשר ילך בהם ויתעכל בהם והאחר מה שימשכו מן הכבד. ברביעי מהתועלת.

[57] האסטומכא אחר שתמלא מן המזון בשיעור המספיק ותאסוף אל קרומותיה המשובח שבה ותוסיף עליה תדחה מה שישאר אחר זה ממנה כמו פצולת יוצא משעורו לפי טבעו וכן יעשה כל אחד מהמעים. בשלישי מהכחות הטבעיות.

---

1 שתדחה: שתמשוך **פ**[1] (= أن تجذب a) 5 והכפות: **ב** om. 7 היות הריאה כלי הניפוש: لمكان الرئة والرئة آلة التنفّس a لمكان كون الرئة آلة التنفّس EL ‖ הריאה: **ב**[1] 10 ולמטה: في الإنسان add. a 15 קשים: كثيفتين a 16 החי: **אבד** om. الحيوان a 18 בבשר: بطبقتها اللحمية a ‖ הקרום: غشاء الثرب ومنه add. a 19 לחזקנה: ليقيها a 24 תדחה (= تدفع PS): بدفع a وتدفع L ‖ פצולת: מותר **א**[1]**ב**[1]**ד**[1] מותר פצולת **פ** ‖ לפי: عن a

[58] חלוק במחשבתך הנהגת המזון אל שלשה זמנים. הזמן הראשון שעומד באסטומכא לקבל הבשול ויוסיף בעצם האסטומכא עד שתשבע ממנו. ובזה העת כמו כן יעלה ממנו שום דבר אל הכבד. והעת השני הוא בעבור במעים ויוסיף בקרומותיה ובעצם הכבד וישוב ממנו כמו כן באותו זמן מעט דבר אל הגוף כלו. ותחשוב בזה הזמן כי הדבר אשר נוסף בגרם האסטומכא בזמן הראשון שנתדבק בה. והזמן השלישי שתחשוב שהאסטומכא תתפרנס בו כשתדמה בעצמותה מה שכבר נתדבק בזמן השני. ואמנם המעים והכבד בזה העת יתדבק מה שנוסף בעצמותה ויעבור הנשאר אל כל הגוף ויוסיף בו. בג׳ מהכחות.

[59] העיכול אשר יהיה באסטומכא הוא מין מן מיני השנוי והעיכול אשר יהיה בגידים הוא כמו כן מין מן מיני השנוי וכן כמו כן העיכול ההווה בכל אחד מהאברים. ואחר זה השנוי השלישי שנוי אחר רביעי יאמר לו הדמיון ושם הדמיון זולתי שם הפרנסה ועניניהם אחד. בששי מהחלאים והמקרים.

[60] החלב המכסה את הקרב הוא אחד מן האברים שאינם מוכרחים במציאות הבעל חיים ותועלתו בגוף מעוטה אבל מפני שנתארגו בו הגידים הדופקים ושאינם דופקים נשמור עצמינו שלא נחתוך שום דבר ממנו אלא אחר קשור מה שלמעלה מן החיתוך כדי שלא יגר הדם. בששי מהתועלת.

[61] הטחול בעצמו אספנגי ורפה ויש בו גידים דופקים הרבה וגדולים למען יחממוהו עד שתבשל הליחה הגסה אשר ימשכנה ולנקות ממנו המותר העשני הנולד מרוע הליחה אשר תלך בו ומפני גסותו. ברביעי מהתועלת.

[62] הכוליה הימנית היא עומדת למעלה מהאחרת עד שבקצת בעלי חיים תגע בכבד והכוליה השמאלית עומדת למטה כדי שלא תיצר האחת מהן לאחרת במשיכה אלו היו זה נוכח זה. ברביעי מהתועלת.

[63] השלפוחית וכיס המרירה יבואום גידים שמפרנסים אותה מלבד שני הגידים אשר ימשכו בהם המותר כי המותר יבואם והוא פשוט לא יתערב עמו שום דבר. ויבוא לצואר המרירה ביחוד גיד דופק ובלתי דופק ועצב לא יסור כל אחד מהם מהיותו נחלק בעצם המרה בעצמה וכן השלפוחית. בחמישי מהתועלת.

[64] הרחם הוא מטבע העצבים והוא קשה והושם לאשה שני רחמים יכלו אל התחלה אחת והוא צואר הרחם. ויכסה הרחם בעצמו קרום שעליו מחוצה יקבץ שני הרחמים אל מקום אחד וידביק מה שביניהם ויקשרם. והושמו לו שתי שדים כל שד כמו משרת לרחם אשר מצדו. ומן הדברים המופלאים בבריאה שווי מספר חללי הרחם למספר השדים ⟨ו⟩בשאר בעלי חיים ⟨ו⟩שווי שדיהם למנין ילדיו. בי״ד מהתועלת.

---

6 יתדבק: בהם **פ** .add   16 אספנגי ורפה: رخو متخلخل سخيف شبيه بالأسفنج a   20 תיצר: תדחק תמנע **א^{1}ב^{1}ד^{1}פ^1** تعيق a   23 המותר: הפסולת **א^{1}ב^{1}ד^{1}פ^2** ‖ פשוט: خالصة محضة a

[65] השלפוחית והרחמים אין ביניהם הפרש במקום אבל השלפוחית יותר קשה ויותר קרובה מגרם העצבים ועל כן יהיו מורסותיו יותר מביאים קושי בדופק ממורסות הרחם. בי״ו מהדופק.

[66] ארבעה אברים הם שהם בעלי שתי קרומות והם הושט והאסטומכא והמעים כולם והגידים הדופקים כולם אלא מה שיהיה מהם בריאה לבדה. בראשון ובשלישי מהכחות הטבעיות ובששית מתועלת האברים.

[67] תולדת ראש האמה היא מעצם הערוה וממעלה מאלו העצמות כשאר היתרים ונתיחד זולתי הקשרים בחללות למען יתמלא מהרה ויריק מהרה ויתיתר ויתקשה ואחר כן יתדלדל ויתרפה. וזה העצב החלול אם תרצה שתקראנו עצב או בשם אחר כלומר ראש האמה מרוצתו רחוק מהגיד ומרוצת הזרע בו ממה שסמוך הצד השפל משוך בארך באמצעיתו. י״ו מהתועלת.

[68] בקרום הכליות עצב כמו עצב הטחול והכבד והמרה כי כל אלו האברים אמנם יבואום עצבים קטנים כלם יהיו דבקים בקרום המכסה עליהם מבחוץ. ואמנם השלפוחית יבואו לה עצבים גדולים למען היות חושה יותר דק ויותר גמור. וכל אלו האברים מחוזקים בקרומות שיצמחו מן הקרום הנמשך על הבטן. בה׳ מהתועלת.

[69] הלחויות אשר ידבקו ויסתמו בגופות שהם יותר קשים יחדשו כאב יותר חזק מהכאב אשר מתחדש באברים אשר הם הפך אלו האברים כי אלו האברים יתמשכו יותר ויהיה נמשכת ההמשכה גודל הכאב. ועל כן יהיו כאבי השלפוחית יותר חזקים מכאבי הרחם ואע״פ שיהיו העצבים בשני אלו האברים בשוה. בי״ו מהתועלת.

[70] המושקולי אשר בידים וברגלים ובפנים כשיתיתרו יצא מפני קושי העצמות אשר תחתיו בהתקבצו לאמצעיתו וכשיתרפה ונתפשט יתלחץ ויתרחב ואמנם המושקולי שלחזה ולבטן הוא הפך למושקולי של הידים והרגלים כי כשיתיתר יתרחב כי ימצא תחתיו גופות חלקים יכפפו לו בזמן התיתרותו ויסתיר הגבנינות שבמקומות הנחבאים ובהתרפותו יתגבן כי הוא יהיה נראה בו יציאתו ויצא. בראשון מספר תנועות המושקולי.

[71] לתנועות כל המושקולי צד אחד והוא הכווץ והקבוץ אל התחלתו. אמנם יתחדשו התנועות הנסתרות כתנועות היד והראש במושקולי הרבה. כל תנועה מאותם התנועות תשלם במושקולי בלתי האחר. באותו המאמר.

---

2 מגרם: من جنس a 4 לבדה: وأربعة أعضاء هي ذات طبقة طبقة وهي كيس المرارة والمثانة والرحم والعروق الغير ضاربة كلّها إلا ما كان منها في الرئة خاصّة add. a 5 ובששית מתועלת האברים: **פ1** 8 או בשם: או בשום **פ** אם בשם **פ1** ‖ מרוצתו (= مجراه L): مجراها E مغرّزة a מחצתו(?) **פ1** 9 מהגיד: من الدبر a ‖ ומרוצת: מחצת(?) **פ1** ‖ י״ו: خامسة عشر a 12 מחוזקים: موقّاة a 14 יחדשו: **ב1** יתחדשו **ב** 18 יצא: يحدودب a ‖ תחתיו: ينتأوا add. a (except for EL) 19 יתלחץ ויתרחב ואמנם המושקולי: = يلطى وعرض وأمّا عضل الصدر EL يلطى وعرض لعضل الصدر a 21 ובהתרפותו: ובהתרפאותו **ב** ובהתרפאתו **א** 23 הכווץ: הקווץ **אבדמ** 24 הנסתרות: المتفنّنة a 25 בלתי: מלבד **ד**

[72] הכח אשר בזרע אשר בו ימצא מן הדם חומר שהוא טוב להיות ממנו עצם וחומר שיהיה ממנו עצב וכן שאר החמרים מהאברים המתדמים בחלקיהם הוא אשר יקרא הכח המוליד מפני שהוא מוליד וימצא חומר שלא היה קודם נמצא וימצא כמו כן הכח המשנה והכח אשר תצייר אותו החומר עד שישים זה העצם בשיעור זה או בצורה כזו. וכן בשאר המתדמים החלקים הוא הנקרא הכח המצייר והוא אשר לו התחלה אחרת שכליית זולתי ההתחלות הטבעיות. והכח אשר יצמיח אותו העצם הקטון והעצב הקטון אשר יגדל וירבה הוא אשר יקרא הכח המצמיח. והכח אשר יפרנס האבר עד שיצמח ויגדל או שיחליף עליו מה שהותך ממנו הוא הכח המפרנס. וישלם בארבע כחות: מושכת ומחזיקה ומשנה ודוחה. ואותו הכח המשנה והוא אשר נקרא המעכל לא ישלם תכליתו אלא בכח מדבק ובכח מדמה. בראשון מן הכחות הטבעיות.

[73] כל זמן היות הולד ברחם יהיה הכח המוליד והמצייר גוברים ויהיה הכח המפרנס והמגדל כמו משרתים להם. ואחר הלידה יבטל הכח המצייר ועד כלות הבחרות יגבר הכח המגדל ויהיה הכח המפרנס והכח המשנה והוא המוליד כמו עוזרים להם וכמו משרתים. ומאחר כלות ימי הבחרות יבטל המגדל והמשנה וישאר הכח המפרנס עד סוף השנים.

[74] החוטים בכל אחד מן המעים הם עגולים יכרכו ברוחב בשתי כרומות כלם כי המעים אמנם יקיפו על מה שבהם לבד ויאספוהו ולא ימשכו שום דבר מן הדברים. אמנם האסטומכא קצת מהחוטים אשר בהם יתמשכו באורך בעבור המשיכה וקצתם ימשך ברוחב בסבת העצבים. נשלם המאמר הראשון ומנין פרקיו שבעים ושלשה.

המאמר השני מדבר בענין הליחות

[1] הדם הוא הדבר המורכב מכל הליחות לפי היחס הטבעי ונקרא בשם הדם מפני תגבורת הדם ושליטתו על הליחות האחרות וזה הוא מה שיצא בהקזה ובכוסות. וכשאנו אומרים כי יש בגוף ארבעה ליחות הדם והליחה הלבנה והמרה האדומה והמרה השחורה לא נרצה לומר במאמרינו הדם הדבר המורכב מכל הליחות אבל נרצה לומר הדבר אשר ימצא במחשבה בלתי מעורב לזולתו מן הליחות. ברביעי מפרושו לשנית פדימיאה.

[2] כמו שימצא בגוף לחות מימיי כאלו הוא רחיצת החלק הגס אשר בו כן ימצא בכל הליחות לחות מימיי רקיק וישתנה לפי לחות הליחה אשר היא מימיותו. והיותר רעה מימיות המרה השחורה ופחות ריעות ממנה מימיות המרה האדומה ופחות מזה הוא מימיות הליחה הלבנה והיותר חמה והיותר טובה היא מימיות הדם והטרי שלו. בשני של פרושו לששי מאפידימיא.

---

3 וימצא: وهي تسمّى a 6 והעצב: פ[2] והעצם פ ‖ אשר: حتّى a 12 יגבר: יגדל ב 14–12 ויהיה ... יבטל המגדל: .om א 14 השנים: ב[1] הימים אבמ 18 העצבים: العصر a ‖ add. a في ثالثة القوى ‖ נשלם המאמר הראשון ומנין פרקיו שבעים ושלשה: .om ד ‖ ומנין פרקיו שבעים ושלשה: .om a 20 מכל: לכל ד 23–22 לא ... אבל נרצה לומר הדבר: פ[1] 25 בגוף: في اللبن a 26 לחות: طبيعة a

[3] המרה האדומה צבועה הרבה או בלתי צבועה הרבה וכן כשתתרבה בה החמימות עד שתשוב כאודם הביצה תתילד בעורקים ובגידים הדופקים. ואמנם הבטן יתילד בו לפעמים מרה ירוקה כמראה הכרתי וירקות הזינגאר ומראה האינדיקו רקיק. במאמרו במרה השחורה.

[4] המרות העבות האדומות אשר אינם אדומות מאד הוא אשר יקראו קצת בני אדם במוח הביצים. ואפשר שתראהו יותר לח ופחות אדמימות והוא אשר נקרא ביחוד המרות הציטריני. ואפשר שראיתיהו שעירבתו ליחה לבנה דקה או לחות מימיי. והנה יתילד סוג אחר מן המרות ומראהו כמראה הכרתי וזה מתילד באסטומכא הרבה בסיבת מזונות שאינם מקבלות הבשול כמו הבלרי והבצלים והכרתי. ואפשר שיתילד בעורקים מחמימות יוצא חוץ מהטבע ואחר כן ישפך אל האסטומכא או אל המעים. בפרושו לשינית הקדמת ההכרה.

[5] בקיא יצא מרות אדומות כמראה הארסניש האדום ויקרא המרה הארסנישיאה בערבי זרניכיה ויצא בשתן שמר ממנו כמו זה כמו כן. בראשון מפירושו לששית מאיפידימיא.

[6] כל ליחה קרה וליחה שתהיה בגוף אנו נקרא אותה ליחה לבנה בלעז פליאומא ולזאת הליחה מינים הרבה. ממנו מין שהוא קר מאוד שיחדש כאבים בתכלית החוזק תדמה כמראה זכוכית הניתך. וזה המין הזכוכיי יש עמו מעט מן הטעם החמוץ. ומין אחר שברוב ירוקנו האדם ויקיאנו ויש עמו מתיקות מורגש ואינו קר לבדו מפני מתיקותו. ומין שלישי ירגשנו מי שיקיאנו שהוא חמוץ והוא פחות קרירות מן הזכוכיי והוא יותר קר מן המתוק. ומין אחר מליח וזה יהיה או מפני עיפושו או מפני לחות מימיי מליח שעירבתו. בשני מהקדחות.

[7] כשהמזון יהיה מבושל בכבד המותר הדומה כקצף אשר יצוף על התירוש הוא המרה האדומה בלעז קולורא טבעית ואשר ישקע בו שהוא דומה לשמרים הוא המרה השחורה. זה הוא כשיהיה ענין הגוף רץ ברוב לפי המנהג הטבעי. אמנם בהיותו יוצא מן הטבע המרה האדומה תשוב דומה כמות הביצים במראה ובעובי כשיקרה בזמן מן הזמנים שישרף זאת המרה ותקלה מפני החמימות האשיי. ואמנם שאר מיני המרירות כאילו הוא מתמצע ביניהם. בשני מן הכחות הטבעיות.

[8] בזכרו גליאנוס בסוף המאמר השני מן הכחות הטבעיות כי הליחה הלבנה הטבעית לא שם הטבע מקום לה בהנקותה מן הדם אמר: ואמנם המותר אשר ירד מהראש אין מן הנכון שתקרא ליחה לבנה אבל יקרא מותר היורד מהאף. והטבע השתדל לנקותו מן הגוף כמו שנבאר זה בתועלת האברים. וההשתדלות היותר מבואר אשר השתדל הטבע להריק הליחה הלבנה במהירות מן האסטומכא והמיעים כי הוא הפך מאשר יגר בעורקים יועיל לגוף ועל

---

1 או בלתי צבועה הרבה: **פ**[1] 4 אשר אינם אדומות מאד: النّاصع a ‖ בני אדם (= النّاس BELPS): الأطبّاء a 7 הרבה: **ד** .om 8 הבלרי: הבֵילְרִי **בד** 10 הארסניש: הַאַרְסְנִישְׁי **ב** הארסַנִישי(?) **ד** 11 בשתן: בשמן **אבמ** ‖ כמו זה: **פ** .om 12 פליאומא: פְלֵיאוֹמַא **ב** ‖ ולזאת: **פ**[1] ולהיות **פ** 13 תדמה: תימה **אדמ** יתדמה **ב** 17 או מפני: **ב**[1] 19 שהוא: **פ**[2] 20 רץ: הולך **פ** 21 כמות: למות **ד** 25 בהנקותה: להנקותה **מ** ‖ אמר: **ב** .om 26 השתדל: השגיח **אבדמ** 28 מאשר: אשר **אבדמ**

כן אין צורך בטבע להריקו. ואמר ראוי שתבין ממאמרי באמרי בלתי מבושל בליחה הלבנה אשר בגידים אשר הכינו הטבע לעשות ממנו דם בלתי מה שיובן ממאמרי בלתי מבושל בליחה הלבנה אשר תהיה באסטומכא ובמיעים כי זה אינו מוכן שיהיה ממנו דם כלל.

[9] הטחול והמרות ינקו הדם וימשוך כל אחד מהם מן הדם מהמרות והכחות השחורות בשיעור בכמות ובאיכות אשר אילו עבר אל כל הגוף יזיק לו. ויתנועעו הנשאר בו כי מה שיהיה ממנו חזק מאד בעובי ובעפריות ובכלל מה שיחסר הכבד לשנותו ימשכנו הטחול אליו. ומה שיהיה נשאר ממנו אחר מיכן ממה שהוא ממוצע בעובי ובבישול יעבור אל כל הגוף. כי הדם יצטרך באברים הרבה כדי שיהיה בו עובי וכן העניין במרה האדומה. באותו המאמר.

[10] כמו ששתי המרות קצתם מועיל לבעלי חיים הטבעיים וקצתו חוץ מהטבע אינו מועיל כן הליחה הלבנה. מה שיהיה ממנה מתוק הוא מועיל לבעלי חיים כי הוא טבעי ומה שיהיה ממנו חמוץ או מליח החמוץ ממנו לא יקבל שום בישול מהבישול השני אשר יהיה בכבד. ואמנם המליח הוא מעופש. אמנם כל מה שלא יתבשל הבישול הראשון אשר יהיה באסטומכא אינו ליחה מהליחות. בכחות הטבעיות.

[11] האסטומכא אפשר שיתקבץ בה כימוס פליאומטיקו או מרה. והליחה הלבנה תשתנה כי יש ממנה חמוצה ומלוחה ומתוקה ושאין לה טעם מורגש. וממנה כמו כן מה שהוא לח ורקיק ויש ממנו עב ויש ממנו דבק ויש ממנו מה שהוא נקל להתיך ולפרק. כן המרה יש ממנה אדומה ויש ממנה ציטרינא. וכל אחד משני המינים יוסיף ויחסר באדומה ובציטרינא. וזה מלבד מיני המרה אשר תהיה מתיילדת בגופות החולים. בראשון מן המזונות.

[12] הקולורא כחה חם ויבש והמרה השחורה קרה ויבשה והדם חם ולח והליחה הלבנה קרה ולחה. וכל אחת מן הליחות הרבה פעמים יהיו מורקות באברים פשוטות לא יתערבו עם שום דבר ולפעמים הורקו מעורבות קצתם עם קצתם. בשני מהחליים והמקרים.

אילו הליחות יתערבו קצתם בקצתם ואי אפשר להמצא אחת מהם פשוטה שלא יתערב בה זולתה אלא לעתים רחוקות. בט׳ מהחליים והמקרים.

[13] באמרינו ליחות פליאומטיקי נרצה בהם כל הליחות אשר הגובר על מזגיהם הקרירות והלחות. ובאמרינו ליחות מלינקוניקי נרצה בהם כל הליחות אשר הגובר עליהם היובש והקרירות. ולליחות הפליאמטיקי והמלינקוניקי פרקים ומינים רבים שייחד כל אחד מהם בפני עצמו. בג׳ מההכרות.

---

4 והכחות (sic!) השחורות: والسوداء a　5 ויתנועעו: وتركان a　15 כימוס: קיבוץ **אדמ** ‖ פליאומטיקו: פילאומטיקו **ד**　16 מורגש: מורגשי **דמ**　17 מה: **אבדמ** om.　22 עם קצתם: בקצתם **מ**　23 יתערבו: יערבו **אמ** ‖ בקצתם: עם קצתם **ד**

[14] ההפרש אשר בין המרה השחורה ובין שאר הכימוסים השחורים אשר יצאו פעמים רבות בקיא ובשלשול הוא שהמרה השחורה ירגיש ממנה עם הטעם ובריח בחימוץ נראה או עיפוש נראה או בשני גמיעא העניינים יחד ולא יתקרב לו זבוב. וכשיושם על הארץ יקרה ממנו מה שיקרה מהחומץ החזק ויהיה בעצמותו עובי והיא מתיילדת בגופות החולים לבד. ואמנם שאר הכימוסים השחורים לא יורגש ממנו בטעם ולא יברח ממנו השרץ ולא יתבעבע ממנו האדמה ואע״פ שאנו נקרא המרה השחורה אשר תתיילד בגופות הבריאים בקצת הזמנים מרה שחורה אינה היא אשר קדמנו לתארה. במאמרו במרה השחורה.

[15] מה שיהיה מן המרה השחורה דומה לעכירות הדם ושמריו והוא עב בתכלית העובי כמו שמרי יין אם יהיה לו שריפה כמו קדחת השורפת יתחדש בארץ אבעבועות ויהיה עם זה מעט חימוץ או לא יהיה חמוץ כלל. וממנהגי אני שאקראנו ליחה מלינקוניקא או דם מלינקוניקו כי מה שיהיה מזה הגדר לא יהיה ראוי להקרא מרה שחורה. בג׳ מההכרות.

[16] החליים המתחדשים מהמרה השחורה הם הסרטן והצרעת והגרב והחולי אשר יתקלף בו העור וקדחת רביעית והוסוסא הוא השעמום ועובי הטחול. בג׳ מהמזונות

[17] הכימוס אשר יאמר לו הוא הנא בער׳ אלכם בלעז קרודו הוא כמו אותו שנראה נשקע בשתן מי שיש לו קדחת מפני ריבוי המילוי הנקרא אמפונימנטו וישקע כמו כן בשתן מי שיטרח מן הבריאים ויאכל מזון קשה ושאינו מתעכל אלא בקושי והוא דומה למוגלא. וההפרש אשר ביניהם כי הנא אינו מסריח ולא דבק והוא כמוהו במראה ובעצמות. בראשון מהמזונות.

[18] אסטומכת גוף הנער אינה מספקת בעיכול הצריך אליו מן הגידול והמזון. ועל כן ימשוך גופם המזון מאסטומכתם קודם התבשלו היטב בה ויתרבה המותר הנא בהם. בראשון מהאלבחראן.

[19] מטבע ליחת המרה האדומה שתייבש כמו המים המלוחים ומי הים ובעבור זאת הסבה ישים קרומות גידי בעל האיקטרציאה יותר יבש ואם יהיה בלא קדחת יסור דפקו קשה ויותר קטון. בי״ב מהדפק.

[20] הליחה הנושכת אשר תהיה באסטומכא בהיותה מסוג המרה האדומה מפני קלותה תעלה נוכח פי האסטומכא ובהיות הליחה הנושכת כרתית או חמוצה או מלוחה תשקע בחללי האסטומכא ולא יעלה ולא יצוף בפיה. בב׳ מהמיאמיר.

---

2 עיפוש (= عفونة): عفوصة a 3 גמיעא (= جميعا): **פ** .om || זבוב: שרץ **ב[1]ד[1]מ[1]** ס״א שרץ **פ[1]** 5 השרץ: الذباب a 6 הבריאים: **פ[1]** 9 זה: זמן **אמ** 13 והוסוסא: = ووسواس a 14 הנא: **ב[1]** הבא **ב פ** .om || קרודו: קרוּדוֹ **ב** קְרוּדוֹ **ד** || הוא: **אפ** .om 15 המילוי (= التخم BELPS): النخم(?) a || אמפונימנטו: אמפוניטו **בדמ** 16 הבריאים: האברים **ד** 17 הנא: הוא **ד** 19 מאסטומכתם: מאצטומכתו **פ** 21 ליחת: **ב[1]** ליחות **במ** || שתייבש: שיתיבש **מ** 22 גידי: **פ[1]** || יסור: ישים **אפ[1]** || קשה: أصلب a 24 מפני: מעט **אדמ** 25 בחללי: في تجويف خمل a 26 מהמיאמיר: מהמיאמר **דפ** מהמאמר **אמ**

[21] לצד פי הטבעת תרד ליחה מן הליחות החמות והאדם יהיה עוצר אותה ותשוב הליחה ותעלה למעלה פעם שנייה ויחדש באסטומכה נשיכה וימלא הראש מן האדים אשר ידחם אליו ועל זה המשל יחדש פעמים רבות כשהרות יהיה נעצר אשר יבקש לצאת מתחת כי הוא ישוב ויעלה למעלה. בו׳ מהחליים והמקרים.

[22] המותר כשיהיה מורק אל אבר מהאברים יתעפש ויוסיף רעה ויפסיד מה שיבוא אל האברים אחר מיכן מן המזון. ואם יהיה טוב מעצמו ומועיל. בו׳ מהחליים והמקרים.

[23] הליחות אשר יעמדו בגוף זמן ארוך אי זו מהם שיהיה יתעפש עיפוש מבואר קצתו בזמן מועט וקצתו בזמן ארוך. כשיהיה בזה העניין ינשכו ויזיקו האברים אשר היא עצורה בהם. ולא יקרה זה לכיס המרה מפני מיעוט היות בה מעט עצבים אבל כשיכבד עליו המרות לריבויו או שינוי איכותו ישוב נושך וחריף יתאווה אז לדחותו. וגם ידחה המרירה אל הכבד בצואר אשר משכה המותר. בג׳ מהכחות.

[24] המילויים הבאים זה אחר זה יולידו הכימוס הרע בכח גדול ויולידו החליים בין שיהיו המילויים ממאכלים טובים בכימוס או ממאכלים רעים בכימוס אלא שההווה מהרעים בכימום יותר חזק מהמילוי האחר מאד. במאמרו בכימוס הטוב ובכימוס הרע.

[25] מפני היות המזונות שהם רעים בכימוס שתי מינים דקים ועבים כי מה שהוא מן הכימוס הרע דק יחדש חליים חדים וקדחות פוראלינטי ואם יבוא אל אבר יחדש מורסת הריזיפילה בער׳ חמרה והמורסא השורצת כלומר המתפשטת הנה והנה וכאבים וחליים אחרים. ומה שיהיה ממנו עב יחדש כאב הפרקים והפודגרא וכאב הכליות והשיעול וקושי הטחול והכבד. ומה שיהיה ממנו עם עביו בעל מרה שחורה יחדש הסרטנים וקילוף העור והחיכוך וקדחות רביעיות והמלנקוניאה ורוע פנים והטחורים. במאמרו בכימוס הטוב והרע.

[26] יקרה הליחה הלבנה עם חמימות הגוף מפני שהאסטומכה תשוב בכח החמימות לא תעכל מה שיהיה בה ממזון ויתרבה בה הליחה הלבנה. בפירושו לכאבי הנשה.

[27] הכימוסים אשר יגברו בכמותם או באיכותם חמשה: הליחה הלבנה והמרה השחורה והדם ומימיות הדם והמרה האדומה. בפירושו לא׳ מהפרקים.

---

1 החמות (= الحارّة): الحادّة a ‖ יהיה עוצר אותה (= ويمنعه L): ويستكرهه على منعه a 4 בו׳: ثانية a 5 ויוסיף: ויוציא **ב** 6 ואם: ואע״פ אם **אדמ** ואע״פ **פ**[1] وإن a ‖ והמקרים: המותרות **ד**[1] **אמ** add. 9–10 או שינוי (= واستحالة L): أو استحالت a 10 וגם: وقد a 12 יולידו: יוליד **אבדמ** ‖ ויולידו: وتوليد a 16 פוראלינטי: פולאלינטי **ד** פרידלינטי **פ** פירלינטי **ב** ‖ מורסת: מורסות **דפ** ‖ הריזיפילה: הריציפילא **בדמ** הריצִיפלא **א** 17 וחליים: om. a 22 הנשה: הנשים **א**[1] النساء a 23 באיכותם: הם **בדמ** add. ‖ חמשה: **פ**[1] 24 בפירושו: בפירוש גליאינוס **פ**

[28] הליחה הלבנה לבדה בין שאר הליחות לא תתיילד ממנה מרה שחורה ואם יקיף בה חמימות נוסף חזק ושורף. בפירושו לשני מהאוירים.

[29] המותר השחור פחות מהמותרות כולם והמותר הקוליריקו הוא יותר מהמרה השחורה והמותר המימיי יותר מהם בכפל הרבה. בה׳ מתועלת האיברים.

[30] הליחה השחורה כל זמן שלא יתחדש ממנה כשתורק בארץ שום רתיחה וניפוח הוא טבעי ומה שיהיה ממנו שנעתק אל אילו העניינים הוא יוצא מן הטבע כי הוא קנה חדוד בסבת שירופו מן החמימות היוצא מהטבע ויתחדש זה בהתעפש הליחה המלנקוניקא הטבעית. בשני מן הכחות הטבעיות. נשלם המאמר השני ומניין פרקיו שלשים.

המאמר השלישי מדבר בשרשי המלאכה וסדרים כוללים

[1] שני הילדות המשובח שבשנים והיותר ממוצעים. בפירושו לטבע האדם.

[2] השנים אשר בין י״ד שנים ובין כ״ה שנים שנים שצמח להם השיער בעצם הערוה. בפרושו לחמישי מן הפרקים לאיפוקרט.

[3] מזג שני הכהול והוא מבן ארבעים ועד ששים והזקנים קר ויבש. והגדר המבדיל בין שני הבחרות ושני הזקנה הוא תגבורת המותרות הלחות עם התבאר חולשת כל פעולות הגוף. במאמרו בהתכה בער׳ אלדבול.

[4] גוף האדם כולו מתנפש ניפוש טוב והוא נקי מופשט מן המותרות ומן הלחיצה. וגוף האשה הפך זה כי המקומות אשר במה בין העורקים בהם צרים אלא מפני השומן והבשר הרך והמותרות הפילואמטיקי והגלד מהם קשה ובלתי ניתך. י״א מהדפק.

[5] מהירות התכת הגופות לנערים היא טובה גדולה להם בתיקון מה שיתחדש בגופם מן החולי ולתקן מזגם המשתנה ותיקון ריבוי ליחותם ועבים. בי״ד מהדפק.

2 חזק: **פ**[1] ‖ מהאוירים: מהאברים **ד** 3 והמותר הקוליריקו הוא יותר מהמרה השחורה: **פ**[1] 6 קנה: הועיל **א**[1]**ב**[1]**ד**[1] [...] **פ**[1] הואיל **פ**[2] 7 המלנקוניקא: המלנקוניאה **ד** המלינקוניקה **ב** 8 נשלם המאמר השני ומניין פרקיו שלשים: **ד** .om ‖ שלשים: ואחד **ב** .add 10 ממוצעים: הזמנים כלומר הא[...] הם ד׳ בכלל שני הגדול והם קרוב לל׳ שנה ושני העמידה והם עד קרוב למ׳ והם שני הבחרות ושני החסרון עם השארות הכח והם עד ס׳ שנה ושני החסרון עם חולשת הכח הם השיבה וסוף החיים ב״ק. **פ**[1] .add 13 הכהול: = الكهول a ‖ והזקנים: והזקנה **פ**[1] 14 הבחרות: المكتهلين a ‖ הוא: הם **ד** 15 בער׳ אלדבול: **ב** .om 16 גוף: **ב** .om ‖ האדם: האדם אשר **פ** .del האבר של גיד הדופק באדם **פ**[1] האבר **אדמ** האיש **מ**[1] אשר **ב** 17 העורקים: הדופקים והמוח **פ**[1] .add ‖ אלא: לא **אבדמ** ס״א לא **פ**[1] 19 להם: ليس بيسير الموقع a .add 20 ריבוי: דברי **אמ**

[6] הגופות הרכות והנרפות ימהר אליהם החליים אשר סבתם מחוץ ויתמעט בהם תולדת החוליים אשר סיבתם ממותרות הליחות. אבל הגופות הקשים העניין בהם הפך זה. במאמרו בתכונות הנכבדות.

[7] הגופות הקלים יותר חלושים ובריאותם יותר מתמיד וכשיחלו יתרפאו מהרה. והגופות הקשים הפך באילו העניינים. בפירושו לג׳ מהמזון.

[8] בהיות קצת מהאברים חלושים ירגיש האדם בו בכבידות ואע״פ שיהיה מעט מה שיורק בהם. וברוב יתחדש המורסה החמה בעבור חולשת האבר מבלתי היות הגוף מלא. במאמרו בהקזה.

[9] בהוסיף הבשר והשומן והכימוסים בגוף שום אדם על השיעור אשר היה ונשאר הכח על עניינו הראשון על כל פנים בהכרח יחלשו התנועות כיון שהמניע נשאר על עניינו הראשון והנה הוספו הדברים המתנועעים על השיעור הראשון. במאמרו בריבוי.

[10] הגופות שהם מקבלים מהר הכיווץ ומוכנים לו הם גופות הנערים מפני חולשת עצם העצבים בהם ועל כן תמהר עליהם זאת המחלה ממעט סבה והוא בהם פחות פחד. בשני מפירושו לראשון מפידימיא.

[11] אי אפשר מהיות כח מי שהוא בשני הזקנה כח חזק. וחשבו הרבה רופאים שהנערים כמו כן אין להם כח חזק וחטאו בזה הדין וטעו בו. במאמרו בהקזה.

בני אדם יאריכו ימים לפי חיוב מזגם הלח. ואילו הם יותר טובים מזולתם בהשארות על הבריאות ויהיה בגופם חוזק עד סוף הכלח יותר מהיות זה לזולתם מבעלי אילו השנים ובתנאי שישגיחו בהגרת המותרות מגופותם בטורח ובהכנסה למרחץ קודם המזון ובהתרת השתן והרעי והמשלשלים בזמניהם וניקוי הראש עם הגרגריזמי והלעיסות בקצת הזמנים כי בעלי זה המזג והמזג החם ולח יתיילדו המותרות בגופותם. בו׳ מהנהגת הבריאים.

[12] הרע שבמזגים כולם הוא המזג היבש. וזה ראוי מפני כי אשר לזקנים לפי אורך הזמן הוא נמצא באלה מתחילה והתשמיש מזיק להם יותר מכל דבר והוא מנגד לבריאות לכל מי שמזגו נוטה אל היובש. בו׳ מהנהגת הבריאות.

---

1 הרכות והנרפות: المتخلخلة a ‖ מחוץ: ויתמעט בהם תולדות החליים אשר סבתם מחוץ add. **ב** 2 זה: om. **ד** 4 הקלים: السخيفة a 6 ואע״פ: **מ**[1] ואם **מ** 9 והכימוסים: והכימוס **דפ** והכימוסאת **א** 11 הדברים: **ד**[1] הענינים **ד** 12 הכיווץ: הקיווץ **אבדמ** 13 המחלה: **א**[1] הסיבה **א** 15 כח חזק: תקיף וחזק **פ** 16 וטעו: ותעו **פ** 18 ויהיה: ויהיו **אבדמ** ‖ הכלח: הפלא **ב** 19 ובהכנסה: ובהכנסתם **אדפ** ובהכנסם **ב** 20 וניקוי: om. **ב** ‖ הגרגריזמי: הגרגריזמו **ב** 21 בגופותם: בגופם **ד** ‖ הבריאים: הבריאות **ב** 22 כי אשר לזקנים (= EL): من قبل أنّ الذي يعرض للمشايخ a 23 מתחילה: בתחילה **ב** ‖ יותר: גדול add. **ב** 23–24 והוא מנגד לבריאות לכל מי שמזגו נוטה אל היובש: **פ**[1]

[13] ראוי לך שתדע ידיעה אמיתית כי מה שיהיה מן הגופות מלא או שהיו ליחותיו רעות או שהיה זך החוש או שהיה מקבץ לאילו העניינים כולם כשיאחזהו כאב באיזה אבר שיהיה על כל פנים יתחדש לו מורסא ועל כן ראוי שלא ישים מעלה בשר במקום החבלה וישים עליה הדברים המחליקים המחממים הרחוקים מכאב עד שלא יחדשו מורסא. בו׳ מהתחבולה.

[14] מי שנתייבש לבו יובש מועט זה יבוא לידי זקנה וכלח מהרה אבל לפי העניין יחיה שנים. אבל מי שגמר יובש עצם לבו עניינו יבוא לידי חולי ההתכה מהרה וימות מהרה. ואחר זה ההתכה המתחדשת מיובש הכבד ואחריו ההתכה אשר התחלתה מן האסטומכא כשתתייבש ואחריו ההתכה אשר תתחיל מאיברים אחרים זולתי אילו. בז׳ מהתחבולה.

[15] ראוי לדעת כי יובש האברים השרשיים כשיאריך עמידתו בהם על כל פנים יהיה נמשך אחריו קרירות כי האברים יתפרנסו מכימוס חם והוא הדם וכשיתייבשו האברים מזונם יחסום ויתייבש ויהיה נמשך אחר זה הקרירות. בז׳ מהתחבולה.

[16] מותרי הגוף בזמן הקור הם מעט כי הקרירות יקפיאם ובימות החמה יתרבו כי החמימות יאריכם ומעט הם שימצאו שיתקבץ בהם הרחקת המזון והרחקת המשתה. בפירושו הראשון מספר האוירים.

[17] הזרע והדם יהיו בקיץ מזג בפני עצמו ובימות הגשמים מזג בפני עצמו ועל כן ישתנו העוברים באילו הזמנים כי חמימות הקיץ ייבש הזרע ויחממהו וקרירות ימות הגשמים יקררהו וילחלחהו. בפירושו לג׳ מהאוירים.

[18] בעלות הכוכבים הנקראים עששית הוא תחלת הקיץ וכשהם נעלמים הוא תחלת הקור בלעז איוירנו ובעלות הכוכב הנקרא אלסמאך הוא תחלת החורף וכשהוא נעלם הוא תחלת יומי ניסן הנק׳ בער׳ רביע ובלעז ויר׳. בפירושו לשנית מספר האוירים.

[19] הגידים ראום בני האדם שנתילדו בחבלות הגדולות כמו שראינו אותם אנחנו כמו כן בראש ובאברים אחרים שנתיילדו בהם גידים הרבה בעצמות ובגרנדולי ולא יתיילד זה בהרבה

---

2 כאב (= وجع B): وجبة EGLPS 3 מעלה: תעלה **אבדמ** 6 לבו: جرم قلبه a 7 שגמר: **פ**[2] שגבר **פ** 8–7 מהרה וימות מהרה: **ב** .om 8 הכבד: **ב** .om 9–8 התחלתה מן האסטומכא כשתתייבש ואחריו ההתכה אשר: **א** .om 9 ההתכה: הדבול **א[1]ד[1]מ[1]פ[1]** ‖ אילו: עיין במאמר ח׳ שאומר כי מדרגות היובש הם ד׳ בפס״ג(?) **פ[1]** .add ‖ בז׳: בשיני **פ** 11 ראוי: לך **מ** .add ‖ עמידתו: **ב[1]** עתידתו **ב** 13–12 אחריו ... מהתחבולה: **ב** .ditt 12 קרירות: מה **פ[2]** .add ‖ יחסום: יחסר **פ[2]** انحسم a 14 יקפיאם: ובימות החמה יקפיאם **ב** .add 15 יאריכם: يذيبها a ‖ הרחקת: كثرة a ‖ והרחקת: وكثرة a 17 בקיץ: **ב** .om ‖ ישתנו: ישתנה **אמ** 20 עששית: الثريّا a 21–20 הקור בלעז איוירנו: الشتاء a 21 החורף: الخريف a 22 ובלעז: **אמ** .om 24 בעצמות (= في العَظْم): في العِظَم a ‖ ובגרנדולי (= في الغدد P): في الغدد a ובגלנדולי **ב**

בני אדם אבל באחד אחר אחד ולעתים רחוקות. אבל הגידים הדופקים והעצבים לא ראם אדם בעולם שמעולם נתיילדו בשום אדם ואפילו לעתים רחוקות. בראשון מספר הזרע.

[20] המקומות הריקים אשר בין האברים השרשיים הם מליאים לחות. וזה הלחות הוא המזון המיוחד לאברים דומים החלקים אשר ימשכוהו בשכנות לא מן הגידים. במלאכה הקטנה.

[21] בין חוליות השדרה כשיתרחקו קצתם מקצתם לחות לבן דבק דומה בלחות המוצק בשאר הפרקים ועל החוט שלשדרה כמו כן לחות דבק מוצק כמו הלחות המוצק על הקשרים הקשור בהם חוליות השדרה ובפרקים כולם והלשון והגרון וכל האברים שיצטרכו להתנועע תנועות זו אחר זו. בשלושה עשר מהתועלות.

[22] היתרים כלי ראשון לתנועה והמושקולי האחת נבראת להיות ממנה היתרים ויהיה עם זה יועיל תועלת הבשר וקצתו יהיה מתדבק בשרשי הידים והרגלים בחלקיו הבשריים. י״ב מהתועלת.

הנחירים הם תחלת כלי הניפוש ומדרגתם הראשונה אבל הפה אע״פ שימלט הבעל חיים מן החליים אינו ראשון בכלי הניפוש. בי״א מהתחבולה.

[23] אין בגוף אבר אחד מוטבע להתמשך ולהתרחב התרחבות מרובה ואחר כן ישוב ויתקבץ אל מקום מועט מלבד הרחם ומפני שהיא קשורה בקישורים עם הגב ומשני הצדדים על כן בלא ספק לאילו הקישורים שיתמשכו כמו כן וישובו עם הבשר ויהיו נמשכים בהליכתם וביאתם ובעבור זה יהיו נמלטים מן החיתוך ותמלט הרחם. בי״ד מהתועלת.

[24] העצבים יותר קרים ממזג זולתם ועל כן יהיה הקרירות פועל בהם מהרה ויביאנו אל המות. על כן אין ראוי לקרב מן העצבים שום דבר קר ולא יגע בו וכל שכן בחבלות. בו׳ מהתחבולה.

[25] המדינות שהם יותר רעות לעמוד בהם הם אותם שהם נסתרות מהרוחות המזרחיות וינשב בהם הרוחות הקרות והחמות. בפירושו לראשון מספר האוירים.

[26] רוע המזג יזיק בכח בעצמותו המיוחד בו. ובהיות רוע המזג מרובה יעביר הכח אי זה כח שיהיה. בו׳ מהחליים והמקרים.

---

1 אחר: **אמ** .om   3 השרשיים: והאחרים **פ**[1] .add   9 האחת: ואשר האחת **פ**[1]   10 הבשר: المركّب a .add ‖ בשרשי: بأوصال a   12–13 מן החליים: من الآفات والعاهات التي تضطرّه وترهقه a   13 מהתחבולה: מהתועלת והתחבולה **פ**   15 על כן: **ד**[1] ‖ בלא: אין **ד**   16 עם הבשר (= مع اللحم): כמו כן **פ** ס״א עם הבשר **פ**[2] مع الرحم a   22 וינשב: וינשבו **מ**   23 יעביר: יחליש **א**[1]**ב**[1]**מ**[1]**פ**[2] يذهب ب- a

[27] רוע המזג המשתנה יהיה בגוף כולו כמו ההידרוקן הבשריי ובקדחות כולם מלבד קדחת האטיקא. ויוכל להיות באבר אחד כמו האלתרהל שהוא מורסה פליאומטיקא או במורסא החמה כי כל מורסא מזה הסוג יש בה מזג משתנה. במאמרו ברוע המזג המשתנה.

[28] התעורה שני מינים: אשר יהיה בעסקי האדם בענייניו לא תתן לכח הזק מבואר. ואשר תהיה מבלתי סבה מבחוץ תחליש הכח ויחליש התאווה והעיכול ושאר הפעולות הטבעיות. בד׳ מפירושו לו׳ איפידימיא.

[29] כל רוע מזג גדול שיתחדש בלב על אי זה צד שיתחדש בין שיתחדש חידוש ראשון או בסבת אבר מן הקרב זה יתץ הכוח החיוני ויפילנו. ועל זה המשל יהיה נמשך אחר רוע מזג המוח הגדול חולשת הכח הנפשיי. אמנם חניקתו יהיה נמשך למילוי בטני המוח ולסתומים ההוים בדרכים העוברים אל אותם הבטנים. י״ו מהדפק.

[30] עניין הכח הוא עניין שיש להתפחד עליו והוא דבר שההשגחה צריכה להשים בו יותר מכל דבר ועמידת הכח ועצמותו הוא בהתקבץ שלשה עניינים והוא עצם הרוח הנק׳ אישפיריטו ועצם האברים השרשיים ועצם הבשר וכל אחד מהם נשמר במה שדומה לו. הרוח נשמר עם הניפוש אשר הוא עם החזה ובכלל נקבי הגוף אם יהיה זה הולך על מנהגו הטבעי וכן האד המתיילד בגוף אם הוא טוב. אבל האברים השרשיים ישמרו במזון החזק הקשה. אבל הבשר ישמר במזון הבינוני בין הלח והקשה. י״א מההשתדלות.

[31] שינוי הדם הטוב הוא כשהאברים יתפרנסו בו. ושינויו הרע הוא שיתעפש עיפוש שיהיה עמו סרחון. ושינויו הממוצע בין טוב ורע הוא שישוב טרי כי תולדת הטרי יהיה מן החמימות היוצא מן הטבע ומן החום היסודי יחד. בפירושו בב׳ מהפרקים.

[32] ואע״פ שיהיה כל אבר מאברי הגוף ימשוך המזון אל עצמו אין כלם שוים בכח המושך ועל כן יהיה כחשם בפחות הדם לא יתדמה. וכח המשיכה בלב בתכלית החיזוק ושני לו הכבד. ועל כן לא יהיה הלב נעדר מזון לעולם בלתי שוב שאר אברי הגוף בתכלית החיסרון מן הדם. ועל כן אין ראוי לנו בראותנו שהגוף ניתך באורך החולי שעניין הלב והכבד בכחש כעניין שאר האברים. במאמרו בהתכה.

[33] העניין הטבעי הכולל בבני אדם ובשאר בעלי חיים שהלב יתפרנס וימשוך מה שיועילנו וידחה מה שימאסנו יותר בחוזק ובכח מהיות הכבד מושך ודוחה וגם הכבד יעשה זה יותר

---

2 האטיקא: האיטיקא **אבגדמ** ‖ האלתרהל (= الترهل BEL): האלתרקל **אבדמ** נפח הנקרא בולו בלעז **ב**[1] נפח הנקרא בולסו בלעז **א**[1] נפח הנקרא בולסו **מ**[1]**פ**[1] נופח הוא בולסו **ד**[1] 3 מזג: سوء مزاج a 7 צד: שיהיה **ד** .add ‖ או: בין **ד** 8 אחר: **מ**[1]**פ**[2] **אבד** .om 12 ועמידת הכח ועצמותו: وثبات جوهر القوة وقوامه a ‖ אישפיריטו: אישפירישט **מ** ספיריטו **ב** אישפיריט **א** 15 האברים השרשיים: جوهر الأعضاء الأصلية a 17 הטוב: **א**[1]**ב**[1]**מ**[1] המשובח **אבמ** ‖ הוא: **פ**[2] 21 הכבד: **פ**[1] הדם **פ** 22 בלתי: בלא **פ** 23 לנו: أن نتوهّم add. a

בחוזק ובכח מהמיעים והאסטומכא ושהגידים הדופקים יעשו זה יותר בכח גם כן מהגידים שאינם דופקים ובהיות הכבד מלא ומתמשך והאסטומכא תהיה ריקה ומתאוה למשוך תהיה כח המושך נעתק אל האסטומכא ותמשוך מהכבד. בג׳ מהכחות הטבעיות.

[34] מיץ המזון אשר יגיע מן האסטומכא אל הכבד ירתח ויתבשל בכבד וישתנה לדם ושם יבדלו שתי המותרות שהם הקולורא והמרה השחורה וימשכם כיס המרה והטחול. ויעבור הדם והוא רקיק העצמות בגיד הגדול הצומח מגבנונית הכבד וירוץ אל שני צידי הגוף העליון והתחתון. וכל זמן היות הדם בזה הגיד יהיה מעורב עם לחות מרובה רקיק מימיי יצטרך אליו למען יעבור בקלות בעורקים אשר בכבד לפי רבויו וצרותו. ובהיות הדם אל הגיד הרחב הקרוב מן הצד הימני מן הלב שם יהיה נבדל אותו המותר וימוצו אותו שתי הכליות וישלחום אל השלפוחית. בד׳ מהתועלות.

[35] הכבד ניזון בדם אדום ועב והטחול ניזון בדם דק ושחור והריאה תתפרנס בדם שנתבשל בתכלית הבישול ושאדמימותו יהיה זורח וזך קרוב מטבע הרות. בד׳ מהתועלת.

[36] המעים כולם כמו שהם מקיפים הם מוקפים בגידים לא ימנה מספרם. חלליהם עוברים אל תוך המעים לחטוף הדבר הטוב מהמזון. והגידים הדופקים העוברים אל המעים יקחו מן המזון חלק קטון. בד׳ מהתועלת.

[37] הכליות ניזונות במה שמושכות מימיות הדם והשארית היא מותר מימיי אשר ידחו לשלפוחית והכליות יספיק להם גיד שלישי שיפרנס כמו שיבוא לכיס המרות והשלפוחית. בה׳ מהתועלת.

[38] אין בגוף אבר שיגיע לו דם שבישולו יהיה גמור בגידים הדופקים ובלתי דופקים יותר מבישול הדם הבא אל השדיים כי זה הדם ילך בלב בעלותו וישיגנו כמו כן ברדתו ויתנועע תמיד בתנועת החזה וינוח באורך שבתו לאורך הדרך. בז׳ מהתועלת.

[39] האברים אשר יזונו מהדם הנקי והם האברים אשר בצד השמאלי ואין לך להפלא ממותר חמימות הביצה הימנית מהזכרים ומהרחם הימני על הביצה השמאלית והרחם השמאלי. ואין רחוק מהיות האברים אשר בצד הימני יולידו זכרים ואשר בצד השמאלי מולידים נקבות. בי״ד מהתועלת.

[40] מפני היות השדיים והרחם נבראים למעשה אחד נשתתף ביניהם בגידים דופקים ובלתי דופקים וישובו אלו הגידים המשותפים התחלתם מבוארת להתחלת שאר העורקים כי קצתם

---

1 ושהגידים: והגידים **מ** 2–1 ושהגידים ... והאסטומכא: **ד** om. 4 מיץ: מן **פ** ס״א מיץ **פ**^{1} || בכבד: في جرم الكبد a || לדם: הדם **ב** 6 מגבנונית: מגבנינות **מ** 12 זורח: מציץ **א**^{1}**ב**^{1}**ד**^{1}**מ**^{1} || וזך קרוב: **פ**^{1} 13 כמו: **אדמ** om. 16 והשארית: והנשארית **אדמ** 17 יספיק: واستغنتا a 22 השמאלי: الأيمن a 24 מולידים: שיולידו **מ** 26 אחד נשתתף: **פ**^{1}

יתחילו ממעלה למסך המבדיל הנקרא דיאפרמא וירדו למטה וקצתם יתחילו ממטה ויעלו למעלה להיות מה שבאותם הגידים כולם יבוא אל הרחם בזמן ההריון. ואחרי כן יבוא הכל אל השדיים בזמן היניקה. בי״ד מהתועלת.

[41] במקום זה חמשה תנועות קצתם סמוך מקצתם על סדר ומדרגה. הראשונה ההרקה והשני התאוה הטבעית אשר באברים המורקים. והשלישי מציצת הגידים לאסטומכא והרביעי חוש האסטומכא בזאת המציצה והחמישי התאוה הנפשיית והיא האחרונה שבהם והיא הרעב. בד׳ מהחליים והמקרים.

[42] במקום זה חמשה פעולות קצתם סמוכות מקצתם והם צאת האויר בניפוש והנפיחה אשר אין עמה קול והנפיחה אשר עמה קול והקול והדיבור. וכשיבוא לשום אחד מאילו החמשה שום הזק ינזק כל שאר אחריו ולא ינזק כל מה שלפניו. בד׳ מההכרות.

[43] צאת האויר בניפוש יעשנו המושקולו שלהחזה. והנפיחה החזקה יעשנה המושקולו אשר בין הצלעות והנפיחה אשר אין עמה חבטת הקול יעשה המושקולו שלהגרון והקול יעשנו הגרון והמושקולי שלו והדבור יתם בלשון ויעזרהו השינים והשפתים וישאר הנחירים ועליון החיך והאובולא. בד׳ מההכרות.

[44] הדבר אשר יחטיא בו הטבע מעשותו במזון בשנותו אותו הוא אשר ישקע בשתן ולא ישתנה וישוב דם ולא הוא כמו הטרי אשר יעשהו העניין הטבעי והעניין היוצא מהטבעי. בפירושו לראשון מהקדמת ההכרות.

[45] אמר משה: נראה לי והוא אשר יגזור עליו ההקש כי אשר יחטיא הטבע מן המזון שתשנהו דם בכבד הוא הדבר הנא הוא אשר יראה בקצת השתנים. ואשר שיחטא הטבע משנות הדם המגיע אל האברים ממזון אותם האברים הוא השמרים אשר נראה בשתני החולים ובקצת הבריאים.

[46] הדם לא יהיה ממנו פרנסת האברים לבדם אלא גם לשמירת החמימות הטבעי. ועל כן כשישתנה כמות הדם כשירבה מזון או ימעטנו ונשתנה איכותו כשיחמם הרבה או שיפחות חמימותו חיסרון מרובה החמימות הטבעי יהיה נפסד. ואם יהיה זה בלב יכלול הפסדו כולו. ואם יהיה באבר רחוק מן הלב יהיה אותו ההפסד בחמימות אותו האבר לבד אלא אם ישוב מן האבר עד שיגיע אל הלב. במאמרו בהקזה.

---

2 הכל: **פ**[2] 4 קצתם: צריכות לה[...] **פ**[2] 8 צאת: ציאת **פ** ‖ והנפיחה: והנפיחה החזקה(?) **פ**[2] 11 צאת: ציאת **פ** 12 אין: **דפ** om. ‖ שלהגרון: الحلق a ‖ הגרון: الحنجرة a 13 וישאר (= وتبقى): ושאר(?) **פ**[1] وثقي a ‖ הנחירים: **פ**[1] החניכים **פ** ‖ החיך: **ד**[1] **אבמ** om. 15 מעשותו: **פ**[2] מעשהו **פ** ‖ במזון: בזמן **פ** ס״א במזון **פ**[1] 16 יעשהו: הטבע **מפ** add. 18–19 שתשנהו דם: שתשנהו לדם **פ**[1] 19 השתנים: במראה הדם **פ**[1] add. ‖ שיחטא: **ב**[1] יחטיא **ב** ‖ הדם: **פ**[2] 23 מזון (= غذاء): جدّا a 24 יכלול: **א**[1]**ב**[1]**מ**[1] עם **אבמ** 26 בהקזה: מהקזה **אמ**

[47] הגידים שאינם דופקים הבאים אל המוח ידחו מה שבהם מן המותר אל בטני המוח וישמרו הדם אשר בהם. בט׳ מהתועלת.

[48] העניין הטבעי הוא שיהיה העור בלתי מתמשך ובין העור והבשר מקום פנוי. וכן מקומות הבשר עצמו פנויים כולם וכל שכן המקומות אשר סביבות הגידים הדופקים בעבור התפשטותם בהם. אמנם במורסות החמות ימלאו אילו המקומות כולם והעור יתמשך וכשהמורסה תתמיד)ו(ישפע מן החומר ויבוא לקרומות ולקליפות ולעורקים עד העצם אשר תחת המורסא. ובכלל אין מן האברים אבר שיהיה נשאר על עניינו הטבעי כאבר המתחדש בו המורסא החמה כשיתמיד. במאמרו במורסות.

[49] בגוף שני חמימיות האחד מהם טבעית ועצמותה בדם והאחרת חריפה נושכת. ויכנס בזה הסוג הקדחת וזאת נקרא חמימות זר ותקרא יוצאת מן הטבע ותקרא כמו כן חמימות נקנה. בד׳ מפירושו לו׳ מאפידימיא.

[50] הגידים אשר בהם ישולח המזון מן הבטן אל כל האברים בהם בעצמם יורקו מותרות הרבה מכל האברים אל הבטן והמיעים בזמן שהרפואה תהיה משלשלת וזמן הבחראנים. והרבה פעמים יקרה לבריאים בזמן הרעב החזק שישתפך באסטומכא דם נקי לזון אותה. והליחה הלבנה אשר תתילד באסטומכא תעלה אל הכבד עם מה שיבוא לו מן המזון. במאמרו במרה השחורה.

[51] הרוח יתקבץ לפעמים תחת העור ולפעמים תחת הקרומות המכסות לעצמות והמכסות למושקולי או תחת הקרום המכסה אחד מן האברים הפנימיים. בסוף ההשתדלות.

[52] הלחות הכפורי והביציי הזכוכיי וכן הכת הקרניי אין בו גידים בשום פנים אבל תתפרנס הלחות הכפוריי בהזיע הלחות הזכוכיי והזכוכיית במה שיגיע לה מן הקלפה השכבית אשר היא מרובה בגידים הדופקים ובלתי דופקים וכן הקרניית תתפרנס במה שיבוא לה מן הקרום הענבי כי הענביית כמו כן הרבה גידים יש בו. בי׳ מהתועלת.

יכנס אל חוט השדרה מצמיחת העצב גידים דופקים ושאינם דופקים להיות לו תחת מה שהוא לשאר האברים. בג׳ מהתועלת.

האברים אשר יצטרכו לבשר דק יבואו לו עצבים חלקים והאברים הצריכים אל התנועה הרצונית יבוא להם עצבים קשים. ולאברים אשר יצטרכו אל שני העניינים יחד יבואו להם

2–1 הגידים ... בט׳ מהתועלת: om. א   2 וישמרו: פ[2] וישארו פ   5 התפשטותם: ב[1] התפשטם ב || החמות: פ[1] החדות א[1]ב[1]דפמ[1]   10 בזה: בה מ   11 נקנה: נקצה פ[1]   17 יתקבץ לפעמים: inv. אבדמ   19 הכת: הכתונת פ   20 הקלפה: א[1]ב[1]ד[1]מ[1] הכת אבדמפ[1] || השכבית: השכנית אבדמ   21 היא: הוא פ || בגידים: והגידים פ || ובלתי: ושאינם ב || הקרום: א[1]ב[1]ד[1]מ[1] הכת אבדמ הכתונת פ[1]

עצבים חלקים ועצבים קשים. והאבר הצריך אל הרגש יהיו לו עצבים הרבה או עצב גדול. ומה שלא יצטרך אל חוש לא יגיע בו עצב. י״ו מהתועלת.

כבר ידעת מן הניתוח כי כל אחד מן העצבים אנו רואים אותם בתולדותם עומד בפני עצמו נפרד מזולתו כמו הגיד עד שיחשוב בו שהוא עצב אחד כמו שהגיד אחד ושכל אחד מזה העצב מתחלתו והתחלת מקום צמיחתו הם עצבים הרבה מחוזקים ומקויימים כולם בכרוכים שכוללים אותם ואילו הכרוכים משתי אילו הקרומות הכרוכים על חוט שלשדרה ועל המוח. בראשון מן ההכרות.

[53] כמו שיכלול החוש לעור ואע״פ שלא יבואנו עצב מיחדו כי הוא קנה מן העצבים כח החוש לא כח התנועה ולא יתנועע כן ירגשו כמו כן הקרומות והקליפות והגידים הדופקים ובלתי הדופקים והרחם והמעים והשלפוחית והאסטומכא וכל הקרבים ואע״פ שיהיה בעצבים שני הכחות יחד וכלי התנועה היא המושקולי. י״ו מהתועלת.

[54] אין להפלות אם יהיה העור אשר על המושקולי יתבטל הרגשתו ולא תתבטל תנועת המושקולי כי העצב אשר יצמח ויתפרק במושקולי אין היזק לו. ומה שיתפרק ויצמח ממנו בעור יבואנו הזק. אמנם מי שיפשוט העור מהמושקולי אי אפשר שתתנועע אותו המושקולו ולא תרגיש. אבל אפשר ותרגיש ולא תתנועע כי אותו המושקולי קרה לו היזק מרובה עד שיקבל מן הכח הנפשיי שיעור שיספיק בשירגיש ההפעלות ולא יוכל להתנועע כיון שהתנועה פעל והחוש הוא הפעלות. בד׳ מהחליים והמקרים.

לא הושם לעור עצב יבואנו נפרד לו ביחוד אבל יבואנו מן האברים הפנימיים שיהיו לו חלקים קטנים מחלקי העצבים אשר יבואו אותם האברים להיות קישורים לעור במה שיהיה לו פנימי מן האברים ויעמוד לו מקום כלי ירגיש בו. י״ו מהתועלת.

הסבה אשר קצת האיברים יבטלו חושם ולא תבטל תנועתם וקצתם תבטל תנועתם ולא תבטל חושם לפי הנראה לעין למי שיש לו חכמה בניתוח העצבים והוא זה: אני אומר כי כל תנועה רצונית אמנם היא מן המושקולי כי אין מן העצבים עצב אחד יפעל באברי בעלי חיים כמו זאת הפעולה והיא נפרדת בעצמה מלבד היות בה מושקולי ואין בעצבים אחד שיפעל זה ולא שום דבר ממנו יעשה זה בשום מן האברים. אבל העצב כולו יפעל מה שיפעלהו מן התנועות הרצוניות באמצעות המושקולי תמיד. ואמנם המשקולי יורד אל האברים אשר נרצה להניעו לפעמים יהיה בלא אמצעי ולפעמים יהיה עם אמצעי והוא היתר. והיתרים יקראום בני אדם קצוות ותכליות עצבניות. והיתרים המניעים לאצבעים הם מזה הסוג והם עגולים כמו

1 הרגש: كثير add. a 3–7 כבר ... ההכרות: om. a (except for EL) 3 עומד: ב om. 9 החוש: فقط add. a ‖ כן: ولا تحرّك add. a 10 וכל הקרבים: והקרביים א 13 יצמח (= ينبت): تنبتّ a ‖ שיתפרק: ויתחבר פ[1] add. ‖ ויצמח (= ينبت): ينبتّ a 16 שהתנועה: א[1] שהפעולה א 18–20 לא ... מהתועלת: om. a 21–41.3 הסבה ... מההכרות: om. a (except for EL) 21 תבטל: פ[2] 24 אחד: פ[2] 26 הרצוניות: פ[2] 27 לפעמים יהיה בלא אמצעי: פ[1]

הגופות אשר יקראם אבוקראט דרך. ובהיות החולי המתחדש בעצבי האצבעות כמי שמתבטל מהאצבעות תנועותיו וכשיהיה החולי בעצבים אשר יבואו בעור האצבעות כמי שיתבטל מן האצבעות חוש המישוש. בראשון מההכרות.

[55] הרפפות יתחדש בכל האברים אשר אפשר שיתפשטו כי העצמות והתנוכים לעולם לא יתפשטו ועל כן יתרבה הרפפות בעור ואפשר שיקרה כמו כן ויתחדש במושקולי אשר תחתיו ויקרה באסטומכא ובשלפוחית וברחם ובמעים ובכבד ובטחול ובמסך המבדיל ובגידים הדופקים ובלב בעצמו. בה׳ מהחליים והמקרים.

[56] הבשר הרך ומה שנקרא בשר הכח המשנה בו לבד כמוהו בשאר האברים. אבל השלשה הכחות הנשארות בו הם בבשר יותר חלושים ממה שהם בשאר האברים ועל כן ימהר בו שיקבל החמרים יותר משאר האברים. והשני אחר הבשר הרך במהירות קבול החומרים הריאה מפני רכות עצמותה ומפני שהשלשה כחות הם חלושות בה. ואחר הריאה במהירות קבול החומרים הוא הטחול. ואמנם המוח הוא דומה לאילו במהירות קבול החומרים ויותר אלא שיש לו יתרון בהרכבתו הטובה והוא רוחב בטניו ורבוי דרכי מותריו והיותם נדחות ממעלה למטה. במאמרו בהקזה.

[57] כל אבר חזק ישלח כחו לאבר הסמוך לו החלוש ויגיע בחלוש כח מורכב מכחו המיוחד בו ומן הכח המשולח אליו. בפירושו לראשון מן המזון.

[58] אפשר שתצוה לעשות לגוף מנוחה ונחת בהיות הגוף בעל מזג רע שהיו בו ליחות חריפות רעות. ואם יאריך המנוחה יקרה לו מזה קדחת. ואפשר שתייבש הגוף אותה המנוחה ולא יתפרנס מזון טוב וכשלא יתפרנס הגוף ייבש ויתנגב. במאמרו בשינה וביקיצה.

[59] החומרים אשר יהיו בכל המורסות והליחות אשר יהיו בגידים הדופקים ובלתי דופקים בהיות שם מוגלא עניין כולם ענין אחד הוא כי הכח המשנה המבשל אשר באותם האברים אשר בהם המורסא או באותם הגידים אשר בהם הליחה אם תהיה קיימת חזקה תשנה מה שבמורסות אל מוגלא טובה לבנה ממוצעת בעצמות ותשנה מה שבגידים אל הפצולת אשר ישקע בשתן. וזה הסוג מן העיפוש אינו הוא עיפוש לבדו אבל יתערב עמו בישול. ואם תהיה אותו הכח המשנה שנתחלש מאד)ו(היה העיפוש המוחלט ויצא מן המורסות אותם הלחויות המשתנות ושקע בשתן מן המוקדחים אותם השמרים הרעים. בראשון מן הקדחות.

1–3 ובהיות ... חוש המישוש: فمتى كانت الآفة الحادثة بعضل الأصابع فالذي يتعطّل من الأصابع حاسّة اللمس EL 4 אפשר: אי אפשר ד ‖ לעולם: ב¹ 5 יתרבה: פ¹ יתרפה פ 9 בו: om. a 10 אחר: om. פ ‖ הרד: om. מ ‖ החומרים: השלישי add. פ¹ 13 בטניו: פ¹ בניניו פ 17 אפשר שתצוה לעשות לגוף: ربّما سكن البدن السكون والدعة a 21 מוגלא: سدد a ‖ ענין: פ¹ 22 המורסא או באותם הגידים אשר בהם: פ¹

[60] הרבה פעמים ינקה הטבע כל הגוף בחליים ובזמן קחתו הרפואה המשלשלת והמקיא ובזמן האנשטיאון בער׳ היצה ויהיה בוא המותרות או צאתם בעורקים בעצמם אשר מהם משכו האברים עד שיבואו אותם המותרות מאבר אל אבר אל העורקים אשר יתמשכו מן המעים והאסטומכא ואינו פלא אם ישוב המזון משטח הגוף הנראה פעם שנית אל גידי הגוף ולא אם יבוא אל האסטומכא מן הכבד והטחול באותם הגידים בעצמם אשר יעלו בו מן האסטומכא. בג׳ מן הכחות הטבעיות.

[61] בהאריך לעמוד הלחויות המורקות אל המקום הפנוי באברים אשר נתמרסמו יתחדש בהם שינויים משונים מאד וימצא במורסות הנקראות דבילאת גופות דומים לאבנים ולחול ולחרס ולעצים ולפחם ולשמרי השמן ולשמרי התירוש ולזולת זה ממינים רבים. בשני מאגלוקן.

[62] האמה והערוה שלאשה וצואר הרחם יהיה בהם עצבים מרובים לצורך חוש מרובה בזמן התשמיש. אבל מה שזולתו משאר אברי התולדת ככל הרחם וביצי הזכר עם כיסיהם והם הגידים הנק׳ צופון יבואום עצבים קטנים כמו העצבים אשר יבואו לשאר האברים הפנימיים כמו הכבד והטחול והכליות. בי״ד מהתועלת.

[63] כשידחה הדם אל המקומות הריקים ונתחדשה מורסא אם תהיה אותו האבר שיצא חומו היסודי מישרו יציאה רבה יתעפש אותו הדם כמו שיתעפשו גופות המתים. ואם יהיה נשארת ולא יצאה יציאה מרובה יתחזק האבר על אותו הדם וישנהו טרי. ולפי שנוי שתי אילו העניינים ישתנה ענייני הטרי בקרבו להתעפש או בקרבו מהבשול. בפירושו לראשון מהקדמת ההכרות.

[64] כשיהיו הגידים אשר לאחד מן המושקולי מלאים דם חם ופתח פיותיו ויגר אותו הדם לאותו המקום הפנוי אשר בבשר המושקולי ואשר מחוצה לו וישוב עצם בשר המושקולי יתחמם ממה שהוא פנימה לו וממה שהוא חוצה לו כל זמן היות הבשר בזה ההפעלות הוא מרוע מזג משתנה וירגיש בכאב ובחולי. וכשהתיחדה החמימות על המושקולי כולו ויהיה חמימות הבשר נסתר ונגלה דבר אחד השינוי נסתלק והיה באותה שעה למושקולו רוע מזג שוה וההרגש יסור מעליו. כן תבין באברים כולם. במאמרו ברוע המזג המשתנה.

[65] יתקבץ בגוף ליחה רעה דומה לסם הממית ויעשה מעט מעט באיברי הגוף וכשיגיע אל תכלית הריעות ייראו פעולותיו פתאם וימית במהירות. וכמו שהפעולות ברפואות הממיתות איכותם לא כמותם כן ראוי שיחשוב על החליים אשר יתעוררו וימיתו פתע פתאום כאילו אכל האדם רפואה ממיתה או כמי שנשכו אפעה. במאמרו מפירושו למאמר השלישי מפידימיא.

---

2 האנשטיאון: האינישטיאון מ האינישטיאון מפ[1] האוינישטיאון ד האנושטיאון ב האנישטיאון א ‖ בוא: בו אדמ 3 משכו: ניזונו א[1]ב[1]ד[1] اغتذت a 4 והאסטומכא: אל האסטומכא מ ‖ גידי: عمق a 5 אל: om. ב 7 יתחדש: פ[2] 9 השמן: פ[1] השתן אדמ היין ב ‖ ולשמרי: om. פ 17 ענייני: עניינו פ 18 חם: وغصّت به add. a ‖ ופתח: יפתח פ ס״א ופתח פ[1] 21 וכשהתיחדה: וכשהתחרה(?) פ[2] 22 שעה: om. ב 23 וההרגש: והכאב אב[1]ד[1]מ[1]פ[2] 24 הממית: המות ב 25 ברפואות: ב[1]מ[1] באלאדוייה א[1]בדמפ[1] 26–27 כאילו אכל האדם רפואה ממיתה או כמי שנשכו אפעה: פ[1] 27 כמי: כמו ב

[66] האברים שהטורח קדם להם הם אשר יקבלו הנזל היורד מן הראש. ואם היה הטורח בקול תתחדש האשקיננציאה או ביד יחדש הפלג או ברכיבה יחדש הכאב בגב וכן בשאר האברים. בז׳ משרחה לו׳ מאפידימיה.

[67] היותר חזק והיותר מהר שיש לפחד עליו בהנהגת החליים הוא רוע המזג כי סוג המזג הוא היותר חזק בטבע. בז׳ מספר ההשתדלות.

[68] הסבות היותר חזקות בתולדת החליים אמנם הוא הכנת הגוף המקבל לחולי ועל כן לא ימותו בני אדם כולם בהתחדש הדֶבר ולא יחלו כולם בעלות כוכב הכלב. בראשון מהקדחות.

[69] שינוי האויר המרובה המחליא ורבוי המזון עד שימית הכח ורבוי הטורח וכן רבוי המרחצאות ורבוי השינה כל אילו נמנים מן הסבות היוצאות מהטבע. ואע״פ שסוגיהם בלתי יוצא מהטבע. בדפק הקטון.

[70] הכחות החלושות יחלישו פעמים רבות מסבות מועטות והכחות החזקים לא יאנוס אותם ולא ישלוט בהם אלא הסבות הגדולות. על כן יהיו הגופות החזקים אשר עמדו זמן ארוך בלתי חולי כשיחלו יגיעו עד שערי מות. והגופות החלשים אשר יתמידום החליים ימלטו מן החולי בפנים קלות. י״ד מהדפק.

[71] מי שבריאותו קיים ועומד אפילו הסבות החזקות לא ישנו גופו. אמנם הזקנים והנקיים מן החולי וכל דל בשר הסבות אשר בתכלית החולשה ישתנה גופם שינוי גדול. וכן אם הזקן והנקי יעברו בכמות המזון או באיכותו העברה קטנה יבואם מזה הזק גדול. אמנם הבחורים אשר יבואם מזה יהיה מעט. בה׳ מהנהגת הבריאות.

[72] ההפסד יקרה לבעלי חיים תחלה מעצמו על שני מינים או שיתייבש ויכלה ויבוא למות או שיתך עצמותו והוא החמימות הטבעי התכה תמידית עד היותו כלה. ואחר כך יקרה לו ההפסד כמו כן על פנים אחרות דבק למה שיאכל וישתה במה שיתילד בו מן המותרות. ואילו כולם מעצמותו ויקרה לו כמו כן ההפסד בדברים יוצאים מעצמותו. האחד מהם בלתי נבדל ממנו והוא האויר והאחר שאר מה שימצאנו ממה שישנה מזגו ויבדיל דבקותו. בראשון בהנהגת הבריאות.

---

1 קדם: **פ**[1] יקרה **פ** 2 האשקיננציאה: האשכוינגציאה **מ** 3 משרחה (= من شرحه a): emendation editor במי שרחה **פ** משררוה **אבדמ** 9 מהטבע: لأنّ تزيّد هذه الأسباب التي ليست بطبيعية تخرجها لأن تصير خارجة عن الطبيعة add. a 11 יחלישו: יחלשו ויכלו **פ**[1] יכלחו **ד**[1]**מ**[1] יחלשו **ב** تخور وتهزم a ‖ יאנוס: **מ**[1] ינאוס **אדמ** 12–13 בלתי חולי: **ד** .om 13 יתמידום החליים: تقارع الآفات المتوالية a 15–16 והנקיים מן החולי: والناقهون من المرض BELP والناقهون a 16 דל בשר: مسقام a ‖ ישתנה: ישנה **פ**[1] ‖ והנקי: والناقه a 18 יבואם: יבואום **באדמ** ‖ מזה: من الجنايات العظيمة a 19 מינים: האחת על דרך ההתכה והוא גם כן על שני פנים האחת שיתיבש ויכלה(?) **פ**[1] .add

[73] כל מי שתראהו שלא יחלה אלא לעתים רחוקות לא תעתיקנו משום דבר ממנהגו בכל הנהגתו. וכל מי שירגיל להיות חולה ראוי לך שתחקור על הסבות ההם ותדעם. ואין ספק כי זה ישתנה בשינוי המנהג הרגיל לו. וראה כמו כן במי שתעתיקהו ממנהג אל מנהג אם יוכל לסבלו או לא יוכל לסבלו. בו׳ מהנהגת הבריאים.

[74] כל מי שיחלה חוליים זו אחר זו סבת חליו אחד משני עניינים או מילוי יתר וימעט שיאכל וישתה או ליחה רעה שתתילד בגוף ותמנע ממנו הדברים המולידים לו זה. ולא תשכח להחליק הטבע בכל זמן. באותו המאמר.

[75] הגוף אשר חלש מפני חולי ארוך או בעבור הרקה או בעבור ליחה רעה יצטרך אל מזון לח מהר להתעכל ושיהיה לו ריח טוב וערב כי הריח הטוב יוסיף בגוף ויישר מזגו הרע ותתחזק החמימות היסודי. בפירושו לד׳ מהמזון.

[76] החליים הארוכים כמו צרות הניפוש והחול והטחורים באף והחבלות הרעות ודומיהם כי רוב אילו הכאבים אשר יתילדו לנערים ולילדים יתרפאו עד מ׳ יום או לז׳ חדשים או לז׳ שנים וקצתם עד הצמיח שערות הערווה ובבתולות עד זמן הוסת. במאמרו בסימני המות.

[77] כשתקרה הכאה או חולי לשתי עצבי הצדעים יהיה ברוב בא לידי כווץ וקדחות ולתרדמה ולשעמום יותר משאר המושקולי כולם מפני שהם קרובים מהתחלת העצבים ועל כן הוקף על זה המושקולי והוחבא בין שני עצמות. בי״א מן תועלת האברים.

[78] כשתקרע הקרום הענביי שבעין קריעה מגונה תהיה הלחות הביציי נגר ויצא חוצה מהקרום הענביי וימצא הקרום הקרניי ויקרה מזה שני חליים: האחד מהם כי הקרום הענבי יפול על הלחות הכפוריי והאחר כי הרות ילך ויצא מאותה החבלה. בד׳ מהחליים והמקרים.

[79] מורסות האיברים המעולים ממיתים אבל המורסות שבשאר האברים הפנימיים בלתי המעולים ימיתו כשהם מורסות גדולות או מפני חולשת הכוח או בעבור שגגה שתכנס בהנהגה. בפירושו לראשון מהקדמת ההכרות.

[80] גופותינו בלתי קיים על עניין אחד לא בכמותו ולא באיכותו מפני ההתכה ולא באיכותו מפני מה שיפגשהו מחוצה. לכן הושם בגופינו לתקן ההפסד המתחדש בכמות הכחות הזנות. והושם

---

2 ותדעם (= وتعرفه ELO): وترفعه a   3 הרגיל: פ1 הראוי פ ‖ לו: أو أكثر add. a   4 או לא יוכל לסבלו: om. ד ‖ לסבלו: לסבול אבמ ‖ הבריאים: الصحة a   5 וימעט: מה add. פ2   7 זמן: نازلة a   9 כי הריח הטוב: om. א   12 רוב אילו: רובם מאילו מ רוב כל אילו ד   13 ובבתולות: פ1 ובתולדת פ   14 הכאה: כאב פ2 ‖ עצבי: פ1 עצם פ ‖ כווץ: קיווץ אבדמ   17 שבעין: om. a   17–19 הביציי … הלחות: א1   25 לכן: וכן אמ ‖ ההפסד: פ2 הנפסד פ   25–45.1 בכמות הכחות הזנות. והושם לתקן ההפסד המתחדש באיכות: פ1   25 הכחות: הכח ד

לתקן ההפסד המתחדש באיכות סוג הניפוש אשר אחד מהם יניעהו החזה והאחר הדפק. בה׳ מפירושו לו׳ אפידמיא.

[81] קשה לעמוד על מי שתהיה אסטומכתו חמה ויהיה יורד לה מן הראש מותרות קרים או שתהיה האסטומכא קרה וירד לה מן הראש מותרות חמות. וניסיתי ומצאתי שהקשה שבשניהם הוא האסטומכא החמה שירדו אליה ליחות פליאומטיקי קרות. והיותר רע שיהיה בזה הוא בהיותו עם יובש הבטן ועוצר הקיא. בו׳ מהנהגת הבריאות.

[82] הכאב החזק הבא מפני היובש הוא קשה להתרפאות או בלתי מקבל לרפואה ורוב היות זה היובש הוא עם הקדחת אשר תהיה עם מורסא חמה במוח. בי״ב מהתחבולה.

[83] לא ידעתי שום אדם שאחזו הכווץ ממורסא חמה במוח ושנתרפא לא שמעתי זה. אבל הכווץ שנתחדש ממילוי האברים העצביים או מפני ליחה נושכת שיאכלם או מפני קרירות חזק יתחדש ממנו כדמות ההקפאה בעצבים אילו הם שלשה מינים מן הכווץ ברוב יקבלו הרפואה. י״ב מתחבולות הרפואה.

[84] כאב הראש החזק יקרה מן החמימות ומן הקרירות אבל הכאב הבא מיובש הוא חלוש אבל הלחות לא יקרה ממנו כאב לעולם ואמנם רבוי הלחות שיהיה בראש יחדש כובד לא כאב אלא אם יחדש סתימה כי כאב הראש יהיה לפי שיעור הסתימה. בשני מהמיאמיר.

[85] הצמחים הנולדים בשרשי האזנים אין דרך להם לפי רוב העניין שתזירם ותמנע בהתחלת הראותם כמו שתעשה בשאר המורסות אבל יעשה בהם הפך זה. והוא שתרפאם ברפואה מושכת ואם לא יספיק זה ולא תעשה משיכה נעשה בכוסות עד שנמשוך הליחה המזיקה מתוך הגוף אל צד העור. ולא ארמוז בהזרתו לעולם אלא לעתים רחוקות שנזיר במעט הזרה כשלא יהיה שם כאב ויהיה הגוף נקי. בג׳ מספר המיאמיר.

[86] הצמחים הנולדים בשרשי האזנים כשיתחילו בהתרה מעצמם לא תניעם בשום דבר ולא תמשוך והניח העניין כולו אל הטבע. ואם קבץ טרי או שתפתח ותגר אותו הטרי או שתתירנו ותסירנו ברפואה. בג׳ מהמיאמיר.

[87] בהיות חומר חם ימשך מן הראש אל העין נתחיל בהרקת הגוף בכלל בהקזת הגיד או בשלשול הבטן. ואחר כן תריק הראש בייחוד בגרגריסמו ובמשיכת החומר אל הפך הצד

---

1 יניעהו: **פ**[1] ענהו(?) **פ** del. 3 לעמוד על: الاحتياط a 4 או שתהיה האסטומכא קרה וירד לה מן הראש מותרות חמות: **פ**[1] **ב** om. 9 הכווץ: הקיווץ **אבדמ** ‖ במוח: **ד** om. 10 הכווץ: הקיווץ **אבדמ** ‖ שנתחדש: אשר יבוא ויתחדש **ד** 11 הכווץ: הקיווץ **אבדמ** 12 י״ב מתחבולות הרפואה: **פ** om. י״ב מתחבולת הרפואה **ד** 14 כאב: לחות **ד** 15 סתימה: סתומה **אמ** 16 שתזירם: שתשירם **ב** 19 בהזרתו: **ד**[1] בהסרתו **ד** ‖ הזרה: הסרה **ד** 22 הטרי: **פ** om. ‖ או שתתירנו: אז תתירנו **פ** 25 בגרגריסמו: בגרגריזימיי **מ** בגרגריזמו **אבד**

בכוסות ודומיהם. ואפשר שנקיז הגידים הדופקים או נחתוך אותם או אשר סמוך לאזנים או אשר סמוך לצדעים ואחרי כן תרפא העין בעצמו. בד׳ מהמיאמיר.

[88] אי אפשר להיות בחזה ובכבד מורסא פליאומטיקה כי החזה יותר קשה מהגיע לו זה החומר אבל הכבד אין מפני היותו קשה לבד אבל עם זה ישנה המזון ויהפכהו מטבעו ועל כן לא יכנס בגוף המסך בעת מן העתים מפני קושי הליחה הלבנה הדבקה או הדם הגס וכל שכן החלק העצביי ממנו. בו׳ מהדפק.

[89] הכבד והאסטומכא כשיחלשו יביאו האדם לידי סכנה ועל כן ראוי לחזקם תמיד. אבל שאר המעים אם יחלש כוחם אין פחד בזה אבל שתי הכליות והחזה חולשת כוחם למה שלא יהיה האדם בטוח מסוף רע אבל עניינם ממוצע כי לפי קצורם מעילוי הכבד והאסטומכא יהיו מעל לשאר האברים. בי״א מההשתדלות.

[90] כשיתמרסם החזה או האסטומכא או אחד מאברי הצואר והרחם תקשור הידים והרגלים. ואם יתמרסמו הידים תקשור הרגלים. ואם יתמרסמו הרגלים תקשור הידים. י״ג מהתחבולה.

[91] הכבד והטחול יותר מהירים מהאברים ויותר הם מוכנים לקבל הקושי כשיתרשל האדם מהם בעשותו המאכלים הויסקוסי. וכן שתי הכליות יקרה להם הקושי מהרה ועל כן יהיה קצת חוליי שתי הכליות בלתי נתך וקצתו יקשה התרתו. י״ג מהתחבולה.

[92] שים עינך והשגחתך שלא יתחדש בכבד ובטחול ובכליות קושי וברוב יקרו אילו המורסות הקשות למי שימצאנו מורסא חמה באחד מאילו השלשה אברים ואחר כן יעשה מאכלים שמולידים ליחות גסות או דבקות. י״ג מהתחבולה.

[93] בהיות החבלה או הנגע במעים הגסים בריאותם יהיה נקל מפני שהם יותר בעלי בשר ויותר עבים והרפואה תעמוד בהם ותתקיים. והמעים הדקים רפואתם יותר קלה והמעים הצמים כאילו הם בלתי מקבלים רפואה כלל בבוא להם חבלה מפני שעצמותם דק וחושם זך ורבוי גידיו והליכת המרירות בהם. בו׳ מהתחבולה.

[94] הקליפה אשר בשטח העור היא לבדה תעצור הליחות הבאות אל העור מה שהוא גס ארצי וממנו יהיה הגרב והחולי אשר יתקלף בו העור והצרעת. בסוף הרפואות הנפרדות.

---

1 ואפשר שנקיז: وربّما فجّرنا a   3 החזה יותר קשה: ס״א קרומות החזה והצלעות יותר קשים **פ**¹   9–10 יהיו מעל לשאר האברים: ס״א תהיה סכנתם פחות **פ**¹   11 והרחם: والرأس a   12 ואם יתמרסמו הידים תקשור הרגלים. ואם יתמרסמו הרגלים תקשור הידים: om. **פ**   14 כשיתרשל: **פ**¹ כשיתמרסם **פ**   15 מהם: om. **מ** ‖ בעשותו: לעשותו **מ** ‖ הויסקוסי: הויסקוזי **אד** הויזקוסי **מ**   21 הדקים: הדקיק **אבדמ** הדקין **ב**¹ ‖ קלה (= أيسر): أعسر a   22 כאילו: خاصّة a ‖ בלתי: om. **ב**   24 תעצור: ويلحج add. a

[95] יקרה חולי ההתכה מעט מעט מפני מורסות שאינם ניתרות ומפני מורסות נעלמות מן החוש. בדופק הקטן.

[96] קבוץ הטרי ברוב יתאחר במורסות החמות עד כ׳ ימים ובמורסות הקרות עד ס׳ יום. בפירושו לראשון מהקדמת ההכרות.

[97] על כל פנים יבוא ללב חולי בהגיע המות והמות הוא נמשך תמיד לרבוי רוע מזג הלב כי מה שהוא מרבוי רוע מזג הלב גדול בשיעורו ומיוחד באברים הדומים בחלקים לא יבואנו המות פתאם. ומה שהוא מיוחד באברים המורכבים המות יבואנו פתאם ויקדים לו העילוף החזק פעמים רבות. בה׳ מההכרות.

[98] אי אפשר לעולם שישתנו כל הגידים הדופקים שינוי כולל בלתי שיחלה הלב בשיתופם לו בחלותו במהירות יותר משאר האברים והם הריאה ואחר הריאה הכבד ואחר הכבד המסך המבדיל ואחריו החזה. בי״ו מהדפק.

[99] בהתקבץ דקות הליחה ואספוגות האבר וחמימות האויר הסובב וכח הרפואה הנעשית וחוזק כח החולה אז תתיר המורסה במהרה ואפשר שתתיר פתאם. ובהתקבץ הפכי אילו העניינים יהיה הענין הפך. בפירושו לשני מהקדמת ההכרות.

[100] החולים ימותו על אחד מד׳ פנים: או שיבוא לחולה בחראן רע שלם בריעותו וימות באותו היום או שתתך כח החולה מעט מעט עד שימות וזה נקרא התכה או שיקבץ שני הענינים והוא שישתנה פתאם אל העניין אשר הוא יותר רע ואחרי כן לא יסור כח החולה מהיותו ניתך מעט מעט עד שימות ויוכל למות החולה פתאם בלתי שום בחראן. בג׳ אלבחראן

[101] אמר משה: ידוע כי זאת המות שתבוא פתאם בלא בוחראן אי אפשר היותו בעת ירידת החולי אלא בג׳ זמנים המתקדמים לירידה כי גליאנוס זכר בשלישי מהאלבחראן שלא יבוא מות כלל בירידת החולי אלא אם יהיה משגגה שתקרה לחולה.

[102] כל חולי שינות בלא הרקה נראית או ביציאה בעל שיעור הוא ישוב ביותר עניין רע ממה שהיה תחילה. בג׳ מספר האלבחראן.

---

1 מעט: **פ** .om ‖ שאינם: **אדמ** .om   12 האבר: הכבד **ג**   15 לחולה: **פ**^{2} לעין **פ** ‖ בחראן: **פ**^{2} לטין קריפיש (sic!) **א**^{1}**ד**^{1}**מ**^{1} קריסיס **ב**^{1} קריסיש **פ**   17 הענינים: העניין **אדמ**   18 החולה: החולי **אבגדמ** ‖ בג׳: מספר **אבדמ** .add   21 זכר: גזר **אבדמפ**^{2} אמר **ג**   22 לחולה: או מאויר דבריי(?) או **פ** .add מכעס חזק ושאר מקרים נפשיים **פ**^{1} .add   23 ביציאה: בצמח **ב**^{1}**ד**^{1}**מ**^{1}

[103] אותם שימותו בלא בחראן ימותו ביום העונה ויש מהם שימותו בתחלת עונות הקדחות ויוכל למות בעמידת העונה ויוכל למות בירידת העונה בהתיך הכח. ג׳ מהאלבחראן.

[104] הדברים כולם אשר יורקו מן הגוף אמנם יהיו באים לידי הרקה בשני מינים: פעם הורקו מפני הגרמים הסובבים יוציאום וינקום ולפעמים תהיה הרקתם כי אותם הלחויות בעצמם ילכו ויצאו בהיות הגופות המקיפים להם חלושים עד שלא יחזיקם ולא יסבלם. בו׳ מההכרות.

[105] השמר מלשלשל הבטן בתחלת מורסות פי הטבעת ומה שסביבו ולא תביא השתן אם התחילה המורסא בשלפוחית ובראש האמה ובכליות ולא תביא הווסת בתחלת התחדש המורסא ברחם או בערוה. אבל הגרון ועליון הפה והלשון וכל מה שבפה בהתחילם לעשות מורסא תשמר מהגרגריסמו כי הוא במקום זה דומה לשלשול הבטן במורסות המעים והגרת השתן במורסת השלפוחית או הקיא בהתמרסם האסטומכא והוסת.

[106] תליית הכוסות מן הדברים החזקים למשוך מה שהוא בעומק הגוף והעתיק המורסות אשר נגמרה קשים ולא תעשה זה אלא אחר הריק הגוף כולו כי אתה אם תלית הכוסות על האבר והגוף מלא תמשוך אליו החומר. אבל תתלה הכוסות על הצד הרחוק מהאבר החולה עד שתמשוך החומר ממנו אל הפך הצד כמו שהקבענו ויסדנו. י״ג מהתחבולה.

[107] בתלות הכוסות על העורף מאחור במקום החפירה הוא מן הדברים החזקים והמועילים מהריק החומר אל העין ואין ראוי שתעשה זה אלא אחר הריק כל הגוף. י״ג מהתחבולה.

[108] תהיה זוכר כי הרפואה המתירה כשתרפא בה אבר אחד ויהיה בגוף מילוי היא עד שתמשוך אל האבר וימלאנו הוא יותר טוב ויותר קרוב מהיותך מריק ועל כן כשתרפא המורסות החמות וזולתם לא תבטח בעשותך הדברים המתירים עד שתריק כל הגוף. בי״ג מהתועלת.

[109] ברופאים כת שחושבים כי כל אשר יהיה יותר קובץ בחוזק יהיה יותר טוב במה שירצו בו לעשות דברים מקבצים וכן מה שהיה מן הרפואות יותר מתיר שהוא יותר טוב ומועיל יותר במה שירצו להתירו. ולא יבינו כי כל אחד משתי אילו הכחות כל אשר הוא יותר חזק יהיה מה שיתחדש באבר הממורסם מן הכאב יותר חזק כי המקבץ בכח יעשה עניין דומה לריצוץ

2–1 אותם ... ג׳ מהאלבחראן: ס״א באותם שימותו בתחילת עונות הקדחות ויוכל למות בתחילת (del.) בעמידת העונה בהתוך הכח פרק הדברים **פ1** 3 מינים: פנים **פ** 4 וינקום: وتنفضها a 5 בעצמם: כי **א** || יסבלם: تمسكها a 8 תביא: תבוא **מ** 9 מה: מי **א** 10 מהגרגריסמו: מהגרגריזמו **בגדמ** והמתיכים והמריקים **פ1** add. 12 למשוך: **מ1** במשיכת **מ** || והעתיק: قلع a 15 הרחוק: **ד** om. 17 הכוסות: הכוס **בגדמ** || העורף: **ב1** הצואר **אבגדמ** || החפירה: الفأس a 18 אחר: **גמ** om. 23 קובץ: **ב1** עוצר **אבגד1מ1** 25 יבינו: ידעו **אבמ1**

ולהפסד כי עצם האבר יתקבץ ויתאסף אסיפה מרובה והרפואה המחודדת אשר תתיר התרה חזקה יתחדש ממנה באבר המתמרסם דבר דומה לאיכול. אם כן מן הדין יהיה הממוצע בכל אחת משני אילו הכחות יותר משובח מן המרובה. בה׳ מן המיאמיר.

[110] לא תקרר ולא תזיר מורסת הריזיפילא בערבית אלחמרה עד שתריק כל הגוף בשלשול הבטן ברפואה מוציאה המרה האדומה. ואם הקדמת לקרר ולהזיר קודם ההרקה הרבה פעמים תדחה מהאבר אשר בו הריזיפילה אל אבר יותר מעולה ונכבד. בי״ד מהתחבולה.

[111] זה העניין גדול ובעל שיעור מאד ראוי שתהיה זוכר אותו והוא שהרפואה המחוברת לעשות בה דבר אחד הרבה פעמים יתערב עמה רפואה אחרת בלתי נאותה לאותה הכוונה ובלתי ראויה לתועלת ההוא אשר היה מכוון לו אבל נערב אותה כדי שלא תזיק אותה הרפואה בשום פנים. בז׳ מהמיאמיר.

[112] אמר משה: כמו שנערב המסטיכי שהיא רפואה מקבצת עם הדברים המשלשלים כדי שיחזק פי האסטומכא וימנע למשלשלים שלא יחמיצו ולא יקיאם הלוקח אותם. וכמו שנערב הגומא דרגנטי למנוע הזק הקולוקוינטידא למיעים.

[113] מי שהיו ליחותיו דקות ורקיקות ויתקרב העילוף בעבור מה שיחייב דקות הליחות כמי שהותך הרוח ונתמרסם כבדו או אסטומכתו חוליו אין לו רפואה ולא בריאות כלל אחר היות כחם נופל והמזון נמנע בעבור המורסא. י״ב מהתחבולה.

[114] אי אפשר שתחובר רפואה אחת שתהיה טובה לכל הגופות כי שינוי הגופות במזגם ושינוי השנים יחייב שינויים מאד ברפואות. ובעבור זאת הסבה ראוי שיהיה לך שתי רפואות מוכנות האחד יותר חזק מן האחר מכל הרפואות הנכנסות בסוגו והרפואה האחרת יותר חלושה מכולם ותערבם לפי הצורך כשתרצה. בג׳ מקטאגאניס.

[115] הזיעה הוא עניין חוץ מן הטבע כי עניין הגוף כשילך לפי הראוי ותגבר הטבע על המזון ויאנוס אותו לא יזיע הגוף. בפירושו לראשון מפרקי אפוקרט.

נשלם המאמר השלישי מניין פרקיו קי״ד.

---

1 ולהפסד: والفسخ a ‖ המחודדת (= الحادّة): الحارّة a 4 הריזיפילא: הריסיפלא **א** הרישיפילה **ב** הריציפלא **גד** הריציפילא **מ** 5 האדומה: בלעז קולוֹרַא **ד** .add בלעז קולורא **אמ** .add בלעז קולורה **ב** .add 6 הריזיפילה: הריסיפלא **א** הרישיפילה **ב** הריציפלא **גד** הריצפילא **מ** 11 המסטיכי: המצטכה **ב** המצטכא **אדמ** המצטיכי **ג** 12 וימנע למשלשלים שלא יחמיצו: ويمنع من تغثية المسهلات a 13 דרגנטי: דרגאנטי **ב** דרגאנט **אגד** דרגנט **מ** ‖ הקולוקוינטידא: הקולוקינדידא **א** הקולוקווינטידה **ב** הקוליקנטידא **ד** הקולוקינטידא **גמ** ‖ למיעים (= بالمعى a): לרפואת המיעים **אבדמפ** 19 בסוגו: בזוגו **פ** בסוגה **פ**2 23 נשלם המאמר השלישי מניין פרקיו קי״ד: .om **ד**

המאמר הרביעי ישלם על פרקים מדברים בדפק ועל מה שהוא מורה

[1] הצורך להיות הדפק והתועלת בו הוא לשני ענינים: האחד מהם והוא הגדול הוא לשמור החום הטבעי והשני להוליד הרוח. י״ג מהדפק.

[2] עניין המשקל הנזכר בסוגי הדפק הוא להקיש בין זמן הפישוט עם זמן המנוחה אשר אחריו ובין זמן הקבוץ עם המנוחה אשר אחריו כי בשני אילו הזמנים האחד מהם לאחר בלא ספק יחס לפי טבעו וישתנה ולפעמים ישתנה. בראשון מהדפק הגדול.

[3] ידיעת המשקל יהיה השגתו בדפק החזק בתכלית החוזק ומה שזולת זה בדפק כי המשקל לא יושג בו כלל או יושג השגה רחוקה מן האמת. בז׳ מהדפק.

[4] הראיה המורה על חוזק הכח תמיד ולא יכזבנו הדפק הוא הכח השוה וכן הדפק הגדול. במאמרו בהקזה.

[5] הקטון בהתילד דפקו הוא בתכלית המהירות ודפק הזקנים בתכלית האיחור והעיכוב ושאר בני אדם אשר הם בין אילו לפי הסדר. ובשני תכלית הבחרות יהיה הדפק יותר גדול שיוכל להיות ויותר חזק ויחסר הגודל והכח לפי הסדר עד שיהיה בשני הזקנים יותר ממה שיוכל להיות חלוש ויותר קטון ⟨ואמנם⟩ מיום שנולד עד כלות ימי הבחרות כי הדפק יוסיף גודל וכח לפי המדרגה. י״א מהדפק.

[6] איחור הדפק וחלשתו או קטנותו מאילו השלשה מינים בהיותם בתכלית אשר אין אחריו תכלית הם לפחד עליהם ובעליהם בכאב תמיד ומבוכה ואין הגדל הכח בתכלית כן. אבל המהירות בתכלית היא יותר בלא פחד ויותר בטוח מן היותר מאוחר בתכלית. בי״ד מהדפק.

[7] הדפק המשתנה שנוי בלתי מסודר יורה על שסבת השינוי נעתק בלתי קיים והמחלה תהיה נעתקת אל אבר מגונה וינצל החולה או תהיה נעתקת אל אבר מעולה וימות החולה. אם כן לא תקבל ראיה משינוי הסדר על שום דבר אמתי. בי״ד מהדפק.

2–3 הצורך ... י״ג מהדפק: ב״ץ: הדפק היא תנועה יוצאת ממשכנות הרוח מחוברת מפישוט וקיבוץ לשמור הרוח מן האויר המושך והיא מורכבת משתי תנועות ושתי מנוחות **פ1** 4 המשקל: **ב1** המוסקול **ב** המושקל **אד** המושקלי **מ** ‖ הדפק: **ב** om. ‖ הפישוט: הקיבוץ **א1ב1ד1מ1** הפישוט עם זמן המנוחה אשר אחריו ובין זמן(?) **פ1** 5 ובין זמן הקבוץ עם המנוחה אשר אחריו: **ד** om. 6 וישתנה: **פ** del. بحسب كلّ واحد من الأسنان فقد توجد تلك النسبة على طبيعتها a ‖ ישתנה: לא (del.) ישתנה **פ** 7 בתכלית החוזק: **ג** om. 12 בני אדם (= الإنسان): الأسنان a 15 המדרגה: **א1ב1ג1ד1מ1** הסדר **אבגדמ** ס״א הסדר **פ1** 16 איחור: מהירות **אבגדמפ** ס״א איחור **פ1** 17 עליהם: جدّا add. a ‖ בכאב תמיד ומבוכה: على وجل دائما a 21 מגונה: גרוע **א1ב1ד1מ1פ1** פחות **פ2** 22 אמתי: אמת **אמ**

[8] הדפק המשתנה הדבק לדרך אחד יורה על שהסבה הגורמת השינוי קיימת ועומדת ובזולתו בלתי קיים עומד. ב״ מהדפק.

[9] כל מיני הדפק המשתנה ביותר מדפיקה אחת אמנם יהיה נמשך ודבק לרוע המזג שללב המשתנה או החולי המתחדש בכלי או בכח. ב״ מהדפק.

[10] הכח בהיותו חלוש בעצמו רחוק הוא שישים הדפק משתנה בדפיקותיו. אבל כשיהיה הכח בעצמו חזק ויכבידוהו ריבוי הליחות הדפק יהיה משתנה בדפיקותיו. ב״ מהדפק.

[11] תחלת מדרגות חולשת הכח ופחותיה ישים הדפק יותר נוסף בקטנות ויותר מאוחר. והמדרגה אשר סמוך אליו מחולשתו הוא אשר ישימנו שישקול עליו תשומת האצבעות אשר יושמו על הגיד וישים הדפק הנק׳ זנב העכבר השב פעם שנית. ואם נדחה הכח יותר ונשבר מזה ישים הדפק כזנב העכבר. ב״ מהתחבולה.

[12] הדפק החזק יחבוט לעולם חבטה גדולה וכן מין הדפק הקשה יחבוט חבטה גדולה כמו הדפק המתרעד והדפק המתואתר. ח׳ מהדפק.

[13] לא ימצא לעולם דפק אחד בעצמו קשה מאד גדול מאד כאחד. ולא תמצא כמו כן דפק אחד בעצמו גדול מאוד חזק מאוד מאוחר. אבל אתה תמצא רוב הדפק הגדול מאד מהיר או בלתי מתאחר. בה׳ מהדפק.

[14] הדפק אשר יקבוץ להיות גדול מאד חזק קשה לפי מה שאפשר שימצא הקושי מן הגודל מאד כי התקבץ זה הדפק יהיה יותר מבואר ויותר נגלה מכל מה שזולתו. אבל הדפק השלם קבוצו נסכל לא יודע ולא יורגש ממנו בשום פנים בהתחלת תנועת הפישוט ולא בתכלית תנועת הקבוץ. בה׳ מהדפק.

[15] כל חולי שישנה הדפק למהירות הנקרא תואתר כשיאריך ויתחזק ויתקשה ישים הדפק תולעי וכל חולי שישנה הדפק אל האיחור הוא עם היותו נוסף והאריכו וחזקתו ישים לדפק שינוי ייחשב כי הגיד של הדפק בעצמו יתפוצץ עד שישוב הגיד חלקים קטנים בלתי דבקים. בדפק הקטון.

---

1 אחד: **פ**[2] **אבדמ** om.   5 משתנה: המשתנה **אדמ**   5–6 אבל ... בדפיקותיו: **אבדמ** om.   7 ופחותיה: **פ**[2] וכחותיה **אבגדמפ** ‖ מאוחר: ויותר **מ** **אבגד** om.   8 אליו: אילו **אבגדמ**   9–10 השב ... העכבר: **פ**[1]   10 העכבר: الثابت add. a   12 המתרעד: المرتعد a ‖ המתואתר: המהיר **א**[1]**ב**[1]**ד**[1]**מ**[1]**פ**[2] המהיר המתואתר **ג** المتواتر a   16 מן: مع a   17 התקבץ: **פ**[1] מתקבץ **פ** ‖ מכל: אל **מ** ‖ השלם (= الكامل): الخامل a   21 האיחור: **א**[1]**ב**[1]**ד**[1]**מ**[1]**פ**[1] התניאות **אבדמ** התנייות **פ** התניאות **פ**[2]   22 ייחשב: ויחשוב **פ**[2] **פ** om. ‖ יתפוצץ: تفتّت a

[16] השינוי ברוב העניינים לא יסור ממנו רוע סדר ולא תוכל למצוא דפק משתנה מסודר אלא בזמן רחוק ובהיות המחלה קטנה יהיה הדפק משתנה לא בזמן רחוק ובהיות המחלה גדולה תשים הדפק משתנה בלתי מסודר. בדפק הקטון.

[17] כשהכח יהיה ניתך יהיה הדפק קטון חלוש מתואתר מאד וכשילחצנו שום דבר ויכבד עליו יהיה הדפק משתנה בלתי מסודר וכל אשר יהיה החולי יותר גדול יהיו מיני השנוי יותר וכל שכן השינוי בכח ובגודל. והשינוי ברוב יהיה נמשך אחריו רוע הסדר. במאמרו בדפק הקטון.

[18] לפעמים מזג הלב יהיה יותר חם ממה שראוי ומזג הגידים הדופקים יותר קרים ממה שראוי או בהפך. וכן הלב בעצמו יזדמן כמה פעמים שיהיה הלב בעצמו יותר קר ממזגו הטבעי ויהיה העצם אשר יקיף עליו חלוליו יותר חד או בהפך. וכמו אילו החליים יטעה החריף שברופאים כל שכן זולתו. ט״ו מהדפק.

[19] הרבה פעמים יתקבץ בפי האסטומכא ליחה רעה וינשכנה או יקררנה ויהיה הדפק קטון משתנה. וממה שיוכר בו מה שינשוך ממה שיקרר כי קטנות הדפק המתחדש מן הדבר המקורר יותר ושינוי הדפק המתחדש מן הדבר הנושך יותר. בראשון מהקדחות.

[20] כשיתחדש בפי האסטומכא נשיכה או רצון קיא או צער או קיא או התעלפות או פיהוק בלעז סונגלוצו הדפק ישוב מתואתר מאד קטון חלוש ואפשר שיהיה מהיר כמו כן. וכשידחק פי האסטומכא או שילחצנו רבוי המזון או ליחות בלתי נושכות שהורקו בה ישוב הדפק מתפאות מאוחר קטון חלוש. בדפק הקטון.

[21] בהיות בגיד הדופק רוע המזג משתנה כי החלק ממנו שהוא יותר לחות וחמימות יהיה דפקו יותר גדול ויותר מהיר והחלק ממנו אשר יהיה או קר או יבש יהיה דפקו יותר קטון ויותר מאוחר. בי׳ בדפק.

[22] בתחלת קדחות העיפוש כולם יהיה קיבוץ הגיד שלדפק יותר מוסיף מהירות וזה סימן רחוק מאד מהכזב וראוי שתאמין בו בשער ההכרות יותר בהאמינך בכל סימן אחר. וכן כמו כן יהיה הדפק בתוספת אותם העונות ועלייתם. אמנם בזמן עמידתם תנועת הקבוץ והפשוט יהיו מהירים. ט״ו מהדפק.

---

2 ובהיות המחלה קטנה יהיה הדפק משתנה לא בזמן רחוק: **אבמ** .om ובהיות המחלה גדולה תשים (יהיה **ג**[1]) הדפק משתנה בלתי (.del) מסודר **ג** ובהיות המחלה קטנה יהיה הדפק משתנה בלתי מסודר **פ**[1]   3–5 בדפק הקטון. כשהכח ... בלתי מסודר: **ב** .om   4 מתואתר: **ד**[1] מתפוצץ **אגדמפ**[1]   5 יותר: גדול **פ** .add   7 לפעמים: **אדמ** .om   9 יותר חד: יותר חם **פ**[2] = أحرّ a ‖ בהפך: يكون النبض شبيها بالنبض الطبيعي a .add ‖ יטעה: تضلّ وتغلط a   13 המקורר יותר ושינוי הדפק המתחדש מן הדבר: **פ**[1]   14 נשיכה: **אדמ** .om ‖ רצון קיא: توجع a ‖ או צער או קיא: **ג** .om   15 סונגלוצו: שונגלוצו **א** שנגלוצו **ג** שינגלוטצו **ד** ‖ מתואתר: מהיר **מ**[1]   16 מתפאות: מתניאות **אבדמ** מאוחר **מ**[1]   18 בגיד הדופק: בגיד הפרק **אבדמ**   19 מהיר: וֶילוֹצֵי בלעז **פ**[1]   22 בשער: בשעת **פ** ס״א בשער **פ**[1]

[23] כשתמצא בזמן מן הזמנים בהתחלת הקדחת הדפק חזק או גדול או נפשט מן הקושי אין אותו הקדחת אטיקה בשום פנים. ובהיות הדפק חזק גדול נעדר מהקושי זה יורה שהקדחת קדחת יום. וכשתמצא הדפק חלוש וקטון או הגיד שלדפק קשה זאת היא קדחת אטיקא. בט״ו מהדפק.

[24] בסור חומר קר ורב אל הלב בזמן תחלת עונת הקדחת החולה מסוכן. ויורה על זה שינוי הדפק בשיעור מרובה מאד נוטה אל התפאות והעכוב והקטנות. ואם יהיה נמשך אחר אילו השלשה חולשה בעלת שיעור שיתמיד עליו ימות החולה מיד. ט״ו מהדפק.

[25] הגידים שהם מן האבר החולה יותר קרובים הם יותר משתנים אל החלקות והקושי. אבל הגידים הרחוקים מן האבר החולה לא ישתנו אלא במיצוע הלב שבינם ובין האבר החולה. בי״ז מהדפק.

[26] בהיות דפק הגידים כולם חלושים הכח החיוני חלוש בעצמו בסבת רוע מזג גרם הלב כמו שידוע. ואם היה זה באבר אחד מהגוף אותו האבר לבדו הוא אשר הרע מזגו. ובהיות הגיד אחד בעצמו פעם אחת דפיקה חלושה ופעם אחרת חזקה אין הכח חלוש בעצמו. אבל יש שם חומר מרובה שיכבד על הכח ויחנק אותו. י״ו מהדפק.

[27] כשיתקרר גרם הלב בעצמו או שנתחמם או שנתלחלח או שנתייבש מאד לפי מה שיהיה בו מרוע המזג ישים הדפק חלוש וזה הוא הכנס החולי בכח הלב בעצמו. אבל כשיתחמם או שיתקרר הדם והרוח אשר יקיף עליהם הלב או שיחם או שיתקרר עצם הריאה וישוב אותו הרוע מזג אל הלב ולא יהיה גמור בעצמותו לא יתחדש דבר אחד יותר משינוי הצורך לבד חוץ מהכנס החולי בכח. י״ג מהדפק.

[28] אם היה הדם והרוח אשר יקיף עליהם הלב או קרום שעל הלב או הריאה שנשתנה מזגם ליובש או ללחות לא ישתנה הצורך ממה שהיתה עליו כי החום והקור לבד הם אשר ישנו הצורך. י״ג מהדפק.

[29] דפיקת הגיד ברוב ענייני הבחראן יהיה משתנה וכל שכן בהיות עם הבחראן השתדלות גדול כי אם היה הדפק קשה יורה על קיא. והדפק הגלי יורה על הזיעה והגדול שאינו גלי יורה על הדם כי הוא יורה על תנועת הטבע לשטח הגוף בדם שיגר מן שני הנחירים או מזולתם. והדפק המתנשא או החזק הוא סימן מפורסם בבחראן לכל מיני ההרקה. בג׳ מהאלבחראן.

---

1 נפשט: **א**[1]**ב**[1]**מ**[1] ערום **אבדמפ**[2]   2 אטיקה: איטיקא **אגדמ** איטיקה **ב**   2–3 שהקדחת קדחת: קדחת חדה **ג**   3 אטיקא: אטיקה **ב**   5 תחלת: om. **ג**   6 התפאות: התניאות **אבדמ**   7 שיתמיד עליו: يعتدّ به a   9 במיצוע: מכח **א**[1]**ב**[1]**ד**[1]**מ**[1]**פ**   11 גרם: עצם **א**[1]**ב**[1]**מ**[1]**פ**[2]   12 אותו האבר לבדו הוא אשר הרע מזגו: **פ**[1]   16 הכנס: وقوع a   17 שיתקרר: جرم غلاف القلب أو add. a ‖ וישוב: وتعدّى a   19 מהכנס: من وقوع a   20–22 אם ... י״ג מהדפק: om. **ב**   20 הריאה: קרום שעל הריאה **פ**   23 יהיה משתנה וכל שכן בהיות עם הבחראן: om. **ג**   26 מפורסם (= مشهورة EL): مشتركة a

[30] כשחמימות הגוף יהיה מוסיף ישתנה הדפק תחילה אל הגודל ואם יוסיף על אילו כמו כן יוסיף עם הגודל מהירות. ואם יוסיף על אילו כמו כן יוסיף עמו התנועה הנקראת תואתר. אבל כשהגוף יתקרר יתבאר בדפק תחלה תנועת תפאות. וסמוך לתפאות המאוחר והשלישי הבא אחריהם יהיה הקטנות. בט׳ מהדפק.

[31] הגידים הדופקים כשיקיף בהם דברים שילחצום ויטריח מקומות התפשטותם בין שיהיו אותם הדברים ליחות או מורסות הדפק יהיה משנה דפיקותם. וכן ריבוי הדם המתפשט בגידים הדופקים והבלתי דופקים ישים הדפק משתנה. זה השינוי ובכלל כשיקרה לעורקים הדופקים מה שידחקם דחיקה גדולה או שיסתום אותם הדפק יהיה משתנה בדפיקותיו. בי׳ מהדפק.

[32] חלקות הכלי גורם הגודל בדפק ותגבורת הקור על הגוף גורם הקטנות. אם כן יהיה מה שמחייב הקור מן הקטנות כמה שיחייב חלקות הכלי מן הגודל וישאר ממוצע. וכן כל שני דברים משתנים שוים בכח מן הסבות המשנות לדפק יהיה הדפק בעבורם ממוצע וייחשב במי שיהיה זה עניינו בחליו שהוא נשאר על ענינו הטבעי ואין הענין כן כי כל דפק טבעי ממוצע בין שתי הקצוות ואין כל דפק ממוצע טבעי. בט׳ מהדפק.

[33] כמו שהדפק הגלי כשיתקטן ויתמעט יבוא אחריו הדפק התולעי כן התולעי כשיתבטלו תנועותיו המרובות ונשארה בו תנועה אחת יבוא אחריו הדפק הנמלי והיא תנועה מועטה מאד דומה להליכת הנמלה ובו באמת שינוי. אבל לקטנותו לא ישיג החוש שינויו. וזה הדפק בתכלית הקטנות והחולשה והתואתר ולא ימצא דפק קטון יותר ולא חלוש יותר ולא מתפוצץ יותר ממנו ויחשב בו המהירות ולא ימהר. בראשון מהדפק.

[34] התכת הכח יהיה נמשך אחריה ברוב העניינים הדפק התולעי ובסופו ירדפנו הנמלי וכשתתך הכח עם זולתי קדחת ירדפנו התולעי לבד ויעמוד זמן ארוך. בדפק הקטון.

[35] הדפק יהיה קשה עם קדחת יום או עם קדחת עיפושית או עם קדחת אטיקא מאחת מסבות המקשות לדפק לא בעבור קדחת כי עצם הקדחת מפני שהיא קדחת לא יתחייב קושי בענין מן הענינים אלא שהוא רוב מה שימצא הדפק קשה עם קדחת אטיקא. בראשון מהקדחות.

---

2 עם הגודל מהירות. ואם יוסיף על אילו כמו כן יוסיף: **פ[1] ב** .om || תואתר: תיאתור **דפ** תיאותר **מ** 6 המתפשט: המורק **א[1]ב[1]ד[1]מ[1]פ[1]** المفرغ a 10 גורם: **א[1]ד[1]מ[1]** יחייב **אגדמפ[1]** || אם כן: وقد a 11 כמה: כמו **ג** 15 יבוא אחריו: **א[1]ב[1]מ[1]** יורה על **אבגמ** 16 המרובות: המורכבות **ג** || תנועה: **ג** .om 18 וזה: כי **ג** .add 19 מתפוצץ יותר: أشدّ تواترا a 22 ויעמוד: **א[1]מ[1]** ויתקיים **אגדמ** 23 אטיקא: איטיקא **אגדמ** איטיקה **ב** 25 אטיקא: איטיקא **אגדמ** איטיקה **ב**

ייחשב דופק בעלי הכיווץ שהוא חזק וגדול אבל באמת אינו לא חזק ולא חלוש ולא קטון ולא גדול אבל המשכתו ייחשב בו הכח וידמה במהירות תנועתו שהוא יתנשא הרבה ויקום. בדפק הקטון.

[36] המנוחה הפנימית אי אפשר לדעת אותה באמת בזמן מן הזמנים אבל יושג כשיהיה הדפק חזק מאד ותלחץ אצבעותיך עליו לחיצה רבה. ו׳ מהדפק.

לא תלחץ על הגיד במין ממיני הדפק אלא בדפק החזק לבדו ולא תדחק עליו כמו כן דחיקה מרובה תאנוס בו הכח. בה׳ מהדפק.

[37] בהיות הכח חזק והגיד קשה והצורך יביא הרבה יהיה הדפק מתרעד וכשתפחות אחת מאילו לא יהיה הדפק מתרעד. בי׳ מהדפק.

[38] הכח אשר יהיה חלוש חולשה יתירה לא ישים הדפק חלוש לבד אבל ישימנו כמו כן קטון ומפני קטנותו ישימנו מתואתר. וכשהכח יהיה חזק ישים הדפק עם כחו גדול ואם יהיה הצורך לא ישתנה כלל. י״ג מהדפק.

[39] הסבה בדפק התולעי היא חולשת הכח ובדפק הגלי ריבוי הלחות ויוכל להיות בקצת הזמנים שיהיה מסבת חלקות הכלי בתכלית האחרון. בי׳ מהדפק.

[40] הדבר הכולל לכל דפק משתנה הוא שהוא יהיה בסבת סתימה או בסבת לחיצה שתקרה לכלי וליחות יתרבו לפי שיעור הכח או רוע מזג משתנה יקרה ללב. והשנוי בדפיקה אחד יותר חזק ויותר קשה מהיותו בדפיקות מרובות. והדפק החלוש אינה ראיה לדבר אחר אלא מרוע מזג הלב ולא יתחייב מחולשתו שינוי אלא אם יתחבר לזה אחת משלשה סבות אשר זכרנו עתה. י״ד מהדפק.

[41] ההדרוקן הנאדי מפני שיתקבץ בבטן ליחות יתמשכו הגידים ויתקררו וישוב הדפק נוטה אל הקושי קטון מתואתר וכל שכן עם קדחת. אבל ההדרוקן הבשרי מפני שהוא יטבול אברי הגוף הקשים כולם וישרה אותם ישים הדפק גלי. י״ב מהדפק.

[42] איני יודע ששום אדם ימלט מחולי הצד בהיות דפק בעליו קשה בתכלית הקושי קטון ומתואתר מאד. י״ו מהדפק.

---

1 הכיווץ: הקיווץ **אבגדמ** ‖ חזק: מאד ד .add 8 והגיד: **פ**^{1} והלב **אבגדהמפ** ‖ יביא: **פ**^{2} יבוא **מפ** تدعو a 10 אשר יהיה: **אדמ** .om 11 ואם: **פ**^{1} ואע״פ **אי**^{1}**פ** 13 הלחות: **פ**^{1} הכחות **אבדמפ** 16 לכלי: ס״א מליחות שנתרבו **פ**^{1} ‖ וליחות: ס״א או מפני ליחות **פ**^{1} 17 אחר: **אמ** .om 20 הנאדי: הנודי ג אסקילינום(?) **פ**^{1} 21 קדחת: **אמ** .om

[44] לא תדמה תנועת הדפק בשלשה קצוותיו כתנועתו בגוף המרובע או המחודד וזולתם אלא תחשוב שהיא תנועה אחת והקפה אחת כתנועת הכדור כי תנועת הגיד תתבאר לחוש עגולה מאד. בז׳ מהדפק.

[45] לא יהיה הדפק מכל וכל בתכלית האיחור והקטנות כל זמן היות הכח חזק ואע״פ שהצורך יתמעט בתכלית המיעוט. בט׳ מהדפק.

[46] הדפק שיהיה בעל שתי חבטות פעם יהיה מרוע מזג וקושי מועט בגיד ופעם יהיה מקושי גדול וחולשת כח או עם עובי ורבוי ליחות. בי׳ מהדפק.

[47] הדפק הצבאי יהיה בהיות הכח ממוצע ונמנע מהתנועה מפני מילוי מרובה או סתימה או דחיקת שום דבר לכלי. בי׳ מהדפק.

[48] רוע מזג הכלי המשתנה ישים הדפק מתפוצץ. בי״ב מהדפק.

נשלם המאמר הרביעי ומניין פרקיו מ״ט.

המאמר החמישי ישלם על הפרקים שהם מדברים בעניין השתן על מה שהוא מורה

[1] ראוי בכל הקדחות שיהיה רוב מה שאתה צריך לראותו תמיד הוא השתן כיון שהקדחות חולי שהוא בגידים. אמנם בחולי הצד תעיין תחילה ברקיקה שהוא מוציא מפיו ואחר כן תעיין בשתן כיון שחולי הצד אינו נמלט מהקדחת. ובהיות החולי בבטן ויהיה עמו קדחת תראה תחילה ביציאה ואחר כן תראה בשתן. ואם לא יהיה לו קדחת תעיין היציאה לבדה. בראשון מהבחראן.

[2] השמר אשר ירד עם השתן בקדחות הבאות מעפוש הטוב שבו הוא אותו שיהיה מן הליחה שנתעפשה כשיבשלהו הגיד המקיף יהיה ממנו בשתן שמר שוקע לבן וחלק משתוה בלתי מוסרת. בראשון מהקדחות.

[3] בהיות חלקי השתן כולם שוים במראה ובעצם יורה זה על שהטבע גובר על החולי ומנצחו. ואשר שיקבץ הרוח בשתן הוא הליחה הקרה ועל כן יורה על אורך החולי. בפירושו לז׳ מפרקי אבקראט.

---

8 הצבאי: الطبيعي **ES** البطي **L** الطي **a**   10 מתפוצץ: متفتّا **a**   11 נשלם המאמר הרביעי ומניין פרקיו מ״ט (= **EL**): **ד** .om   13 תמיד: om. **a**   14 בגידים: **א**[1]**ב**[1]**ד**[1]**מ**[1] בעורקים **אבגדמ** ‖ בחולי הצד: פליאיריסי **פ**[1]   15 תראה: **א**[1]**ד**[1]**מ**[1] תשמר **אגדמ** תעיין **ב**   19 שוקע: טוב **ג**

[4] היותר משובח שבשתני החולים הדומה לשתן הבריאים והשתן המבושל בתכלית ממי שהוא בתכלית הבריאות והוא השתן הממוצע העב הנוטה אל הציטריני והאדום שנוטה יותר אל הציטריני כאילו לקחת מים וערבת בו מעט מהדם ומרה האדומה. בראשון מהבחראן.

[5] השתן היותר טוב ממיני השתן הוא מה שהוא יפה מראה ויהיה בו ענן לבן משתוה או שוקע בשפלי הכלי והוא היותר משובח או שיהיה נתלה באמצע והוא פחות שבח מהראשון או שיהיה צף למעלה והוא תחת השני. ואילו השלשה מינים הם אשר יורו על הבשול. אבל כל מיני השתן הנשארים קצתם יורו על בלתי בשול וקצתם יורו על האבוד. בראשון מספר קריסיש.

[6] השיווי שהותנה בשמרים שני מינים. האחד מהם שלא יהיה מתפרק מתפזר אבל מתקבץ והשני שיהיה כן בכל הזמנים. כי תמצא לפעמים שהשתן יהיה זך בזמן אחד ויהיה בו שמרים ⟩ו⟨בזמן אחר לא יתמיד הראות המשובח וזה יורה שהבשול לא יהיה שלם. בראשון מהאלבחראן.

[7] השתן שהוא בחולים יותר טוב הוא אשר יראה בו בצאתו השמרים הטובים השלמים בצורתם כי יורה על שהטבע נראה על החולי ושם ידו להוציא הליחה המחליאה. ואחריו בשבח הוא אשר ישתין עכור ואחר צאתו במעט ישקע בו שקיעה טובה כי זה יורה על שהטבע התחיל לעשות ובקרוב ישלים מעשהו. ופחות מזה השני בטובה הוא אשר ישתין עכור ואחר כך יזכך ולא ישקעו בו שמרים זה יורה על שזמן הבשול רחוק אע״פ שהטבע התחיל לחשוב אותו. בראשון מהבחראן.

[8] בהכרח ישקע בשתני מי שיקרה לו קדחת מן המנוחה והרבוי מן המאכלים שקיעה מרובה. ואמנם אשר יקרה להם הקדחת מן הטורח והיגיעה ברוב יסוף חליים מבלתי שקוע שום דבר משתניהם ויספיק הסימן על הבשול בהיות נראית ענן לבן וחלק ומשתוה בעליון המים או תלוי באמצעיתו. בראשון מהאלבחראן.

[9] כשיתחדשו החליים מן הליחות הנאות יהיו השמרים בשתן הרבה. וכשיהיה חדושם בעבור ליחות קוליריקי לא יהיה שמר כלל או שיהיה מעט. בפירושו לשני מהקדמת ההכרות.

[10] השתן היותר רע מכל שתני החולים הוא הרקיק הזך הדומה למים והוא בתכלית רחוק מן הבישול. ותחתיו בריעות אשר ישתין רקיק וזך ואחר צאתו בזמן מועט יתעבה כי זה יורה

---

2 העב: הטוב ג ‖ והאדום: اليسيرة add. a 3 הציטריני: الأصفر المشبع a ‖ מים וערבת בו מעט מהדם: מעט דם וערבת אותו עם המים מ ‖ מעט: om. א 7 קריסיש: בער׳ בחראן add. אבדמ 8 השיווי: ס״א השינוי פ[1] 10 הראות: ظهور الرسوب a 13 בצורתם: الصفات a 14–15 ואחר ... עכור: om. ב 14 שקיעה: om. ד 16 התחיל לחשוב אותו: قد بدأت ترومه a 19 הטורח: الإقلال a ‖ ברוב: ברוע אבדמ ‖ יסוף: יוסיף אבדמפ ס״א יסוף פ[1] 22 הליחות: בעבור add. אבדמ add. and del. פ 23 בעבור: עבור אבגדמ 24 למים: במים אגבדמ على الصحّة والاستقصاء الباقي كذلك add. a ‖ והוא בתכלית: om. א

שהטבע אע״פ שלא התחיל לעשות בקרוב יעשה. ותחת זה השני בריעות הוא אשר ישתין עכור שהוא יורה על שהטבע התחיל לחשוב על הבשול ועדיין לא הבדילה שום דבר. בראשון מהאלבחראן.

[11] ויש מחליי הכליות חולי שישתין בו מוגלא רקיקה דומה ליציאה היוצאה בתחלת חולי הכבד וזה יותר בעל דם מאותו במעט דבר. בו׳ מן ההכרות.

[12] בהיות יציאה שהיא מסוג המרות דשן זה יורה על התכת השומן מחמימות הקדחת. ובהיות השתן שמן ומראהו ועצמותו כמראה השמן זה יורה על המות שהוא מהתכת הבשר והחמימות אשר יזיב הבשר הוא יותר חזק מן החמימות אשר יתיך השומן. בשלישי מג׳ אפידימיאה.

[13] בהיות יציאת השתן הדומה למים מהר והוא החולי אשר נקרא דיאביטיס וזה יותר רע שבשתנים שאינם מבושלים וכאילו יורה על מות שני הכחות מן הכחות הטבעיות המשנה והעוצר. א׳ מהבחראן.

[14] השמרים השחורים יורה או על חמימות אשיי או על קרירות מרובה יקרה ממנו ענין דומה למות הכחות הטבעיות והמראה העפרי אמנם יתילד מהקרירות לבד. א׳ אלבחראן.

[15] כל שתן שישוב אל השחרות הוא רע בתכלית הריעות עד שאין אני יודע שום אדם שהשתין שחור שינצל. כי השמרים השחורים יורו על האיבוד פחות. ואם היתה עלטה שחורה באמצע המים היא פחות ראיה על המות מן השמרים השחורים והענן השחור הצף הוא יותר פחות מורה על המות מן התלוי באמצע. בראשון מהאלבחראן.

[16] השתן הלבן הרקיק כמו המים בהיות בעליון שבו ענן נח או שמרים שחורים או שראית אותו חשוך או שיש בו חלקים דומים בקלפות וכעין גרישים זה כולו רע. וכן השתן המוסרח או הדשן והוא הנק׳ השמניי כולם רעים. ואילו השתנים יורו על שהחולי בטבעו גדול. במאמרו בזמני החליים.

[17] כל מראה שיהיה בשתן בלתי הלבן והציטרינו והאדום הוא ראיה על מות. וכן מה שיהיה נראה בשתן חוץ מן השמרים או הענן הנתלה או הצף המשובח שלשתם הוא או ראייה רעה או מורה על מות. א׳ מהאלבחראן.

---

1 שהטבע: הוא נא קרודו בלעז ואע״פ שלא **פ**[1] .add ‖ אע״פ: **פ** .om 2 הבדילה: התחילה **פ** 6 דשן: ישן **אבדמ** 7 השמן: ועצמותו כן **ג** 10 מהר: מוהר **פ** ס״א מהר **פ**[1] נ׳ ממהר **פ**[1] ‖ דיאביטיס: דיאביטס **אב** דיאבינוס **ג** הטיבאביטי **מ** 11 וכאילו: **א**[1]**מ**[1] ויהיה **אדמפ**[1] 13 השחורים: **פ**[2] **אבדמ** .om 14 הכחות: בכחות **אבדמ** ‖ העפרי: الرصاصي a 15 שישוב: **א**[1]**מ**[1] שיטה **אגהמ** ‖ השחרות: בקדחות **פ**[1] .add 16 כי: وأمّا a ‖ עלטה: غمامة a 19 נח (= ساكنة BELP): طافية a 20 בקלפות: بالسويق a ‖ גרישים: صفائح a ‖ רע: قتّال a 21 רעים: مهلكان a

[18] כשיהיה החולי ארוך מעוכב התנועה והשתין החולה שתן רקיק זמן ארוך ממנהג האלבחראן שיהיה בו צמח. ואם היה משתין שתן מרובה ועב שיהיה בו שמר שוקע טוב היותר טוב הוא שיתבשל החולי מעט מעט ולא יתחדש בחראן בצמח. בג׳ מהאלבחראן.

[19] כשיצא בשתן חתיכות דומות בפתותי הכרסנה או פתותי העדשים יורה על שהוא מן הכבד ואע״פ שיהיו אותם החיתוכים דומים בדם יורה שהוא מן הכליות ואם היו דומים לקלפות יורה על שהם מן השלפוחית. והחתיכות שידמו לגרישים בשיעורם וקשים ואינם לבנים יורה על ההתכה בבשר ובעצבים. והחתיכות השחורות יורה על ההתכה בבשר הטחול. והשתן הדשן יורה על התכת השומן. והדומה לשתן הבהמות יורה על ריבוי הניות. בשני מפירושו לששית מאפידימיאה.

[20] אמר משה: אשר יצא מדברי גליאנוס בספר האלבחראן כי היותר משובח שבשתני החולים הוא אשר ישתין ויראו בו השמרים הטובים ויקרא זה הראשון כי הטבע נשלם פעולתו ונתבשל החומר המחליא. ואחריו בשבח השתן אשר ישתינהו עכור ואחר צאתו ישוב זך וישקעו בו שמרים טובים כי יורה על שהטבע לקח לעשות ובקרוב ישלים מעשהו והוא השתן השני. ואחרי כן סמוך לו בשבח אשר ישתין עכור ואחר כך יזכך ולא ישקעו בו שמרים יורה על שהטבע התחיל לעשות ולא קרב זמן הבשול והוא השלישי. וסמוך לו בשבח אשר ישתין עכור וישאר עכור כי זה יותר רחוק מהבשול מאשר קודם והוא הרביעי. ואחריו אשר ישתין זך רקיק ואחר כן יתישב זה יורה על שהטבע עדין לא התחיל לעשות אבל בקרוב יתחיל לעשות. והיותר רע שבשתנים הוא אשר ישתין רקיק וישאר על דקיקותו כי זה יורה על העדר הבשול בכליות לא בזמן ההוא ולא במה שהוא קרוב. נשלם המאמר החמישי ומניין פרקיו עשרים.

המאמר הששי ישלם על פרקים מדברים בשאר ההוראות והסימנים

[1] יורה על השיתוק אם הוא חזק וימית על כל פנים או חלוש ואפשר שיתרפא וזה קשה מענין הניפוש כי העדר תנועת הניפוש בכלל עד שלא יושג ויהיה זה יותר חזק ממה שיהיה מן השיתוק. ואע״פ שהוא מנפש בהרחקה והתרשלות הוא כמו כן חזק וממית והוא בלתי הראשון. ואם יהיה נפושו בלתי התרשלות ולא הרחקה אבל ניפוש משתנה בלתי דבק לסדר הוא כמו כן שתוק חזק אלא שהוא בלתי אותה שהיא קודם. ובהיות ניפושו דבק לסדר אחד ואע״פ שיהיה משתנה ולא היה בו רשול הוא שתוק חלוש ויתכן רפואתו אם היית משתדל בעניינו. בפירושו לשנית מהפרקים.

2–3 היותר טוב: فالأخلق a 5 בדם: باللحم a 7 בבשר ובעצבים: في لحم الأعصاب a ‖ ובעצבים. והחתיכות השחורות יורה על ההתכה בבשר: **פ1** 11 נשלם: השלים **ד** 12 השתן: **ג** .om 13 לקח: **אב1ד1מ1** התחיל **אבגדמ** 14–15 ואחרי ... השלישי: **פ1** 17 יתישב: يتكدّر a ‖ עדין: .om **אדמ** ‖ התחיל: **במ1** לקח **במ** 19 נשלם המאמר החמישי ומניין פרקיו עשרים: **ד** .om تمّت المقالة الخامسة ولله الحمد والمنّة a بسم الله الرحمن الرحيم ربّ يسّر (except for ELOP) add. a 21 וזה: وإن كان a 23 בהרחקה: باستكراه a ‖ והתרשלות: ومجاهدة a 26 רשול: جهد a

[2] בטול הניפוש או מחולשת הכח המתנועע לחזה או מקרירות מרובה שיהיה גובר על המות. בפירושו לד׳ מהפרקים.

[3] מה שהוא מערבוב הדעת מחמימות לבד מבלתי חומר הוא דומה בערבוב ההווה משתיית היין ומה שיהיה ממנו ממרה צפרא ויהיה עמו מחשבה ושמירה. ואם הוסיפה המרה האדומה שרוף יהיה הערבוב מדרך השטות. בפירושו בו׳ מהפרקים.

[4] העיטוש בחליים הארוכים בלתי חוליי החזה והריאה הוא סימן טוב כי יורה על הבשול ועל חוזק הכח הדוחה אשר במות. בפירושו לשני מהקדמת ההכרות.

[5] הראיה המיוחדת במין מן המילוי שיהיה לפי הכח הכובד אבל במין המילוי שיהיה לפי הגידים בהמשכה. במאמרו בהקזה.

[6] הגידים הנראים יהיו מלאים מתמשכים ולא יהיו הפנימיים כן כמו שיקרה בזמן החמימות בהיות האדם מתרחץ במים החמים ויהיו הגידים הנראים ריקים ונעדרים ויהיו הפנימיים מלאים כמו שיקרה זה בקור החזק. ואין מילוי הגידים הנראים ראיה על רבוי הדם עד שיתנה בזה שני תנאים: האחד שיווי החמימות שטח הגוף ונגלהו והשני שלא יכלול לגוף חמימות זר כמו הקדחת השורפת. במאמרו ברבוי.

[7] הכימוסים הנושכים יתחדשו בנו על ד׳ מינים כי אשר יתחדש מהם החיכוך הוא אשר ישוך נשיכה חזקה ואשר יתחדש הפלצות הוא אשר יחדש נשיכה יותר מזה. ואשר יתרבה נשיכתו יתחדש הריגור הנקרא בערבי נאפיץ ואשר הוא נושך יותר מזה יחדש סוג החבלה. במאמרו בריבוי.

[8] אמר משה: הסתכל איך שם הפרש בין החכוך והפלצות והריגור מדרגות חדוד הליחה לבד. ובזה תוספת ביאור ממה שאמרו במאמרו ברעדה וברפפות ובריגור ובכווץ. ואיני אומר שמה שאמרו לשם הוא הפך אשר אמרו שם כי שני המאמרים אמת ובשניהם ישלם הענין כי עם השתנות חוזק הנשיכה וחולשתה ישתנה כמו כן מקומה. וזה מבואר במאמרו ברעדה וברפפות כי הליחה הנושכת בזמן הפלצות הוא בעור לבדו והפועל לריגור הוא באברים כולם אשר תחת העור וזה אמת. וכן ראוי לנו כמו כן שנבין ממאמרו בחכוך הוא בשטח הגוף לא במה שסמוך לבשר ממנו.

3 מה: מי **מ** ‖ מערבוב: מעורבב **מ** 4 ממרה צפרא: עם מרה ירוקה **ג** ‖ ושמירה (= وحرس): وحرص a 5 הערבוב: הערוב **אבמ** 6 העיטוש: הניפוש **פ** ס״א העיטוש **פ**[1] 10 הגידים: אם הגידים **פ** ‖ כן כמו: כמו (.del) כן **פ** 10–11 שיקרה בזמן החמימות בהיות האדם מתרחץ במים החמים: שים האבר ההוא במים חמים **פ**[1] 13 שטח: باطن a 14 ברבוי: הכימוסים **פ** .add 15–16 מהם ... נשיכה: **ב** .om 16 יתחדש: מהם **גפ** .add 20 ובכווץ: ובקיווץ **אבגדמ** 21 לשם: هنا a 24 בחכוך (= في الحكّة EL): أنّ الحكّة a ‖ הוא בשטח הגוף: **ג** .om

[9] יקרה לבני אדם מן הליחה הלבנה כשתתרבה שהשינה תהיה מרובה וברבות הליחה הלבנה החמוצה יקרה להם הרעב וכשיגבר הליחה הלבנה המלוחה יקרה להם הצמא. במאמרו בריבוי.

[10] תולדת הטרי יהיה בהתגבר החמימות היסודי על אותם הליחות לבשלם ולשנותם ובאותו זמן יהיה הכאב יותר חזק והקדחת יתחדש או יתחזק באותו הזמן וכשתצא המוגלא ישאר האבר בריא כמו שהיה. אבל כשהחום הטבעי יחלש ויכנע ולא יוכל לבשל אותם הליחות מפני חולשתן האבר לא יתילד בו מוגלא ולא כאב מתמיד בו ולא קדחת אבל יתעפש ויפסד עד שיהיה מוכרח הרבה לחתכו בעצמו ועל זה המשל יקרה למי שיסתלק מעליו הקדחת אחר הראות בו סימנים מורים על המות ולא יהיו נראים הוראות מורות על טוב. בראשון מפירושו לשלישי מאפידימיאה.

[11] יתרכב השעמום המלנקוניקו והמורסא הנק׳ שרסאם וסימן זה שיתחדש בו פעם דבור מרובה ופעם שתיקה תמידית והוא מסימני השעמום המלינקוניקו. בג׳ מפירושו לג׳ מפידימיאה.

[12] יציאת הלחות המימיי כשיתרבה יהיה באחד מג׳ מינים או בשלשול או בשתן או בזיעה. באיזה צד מאילו השלשה יטה אליו ידחנו הטבע ממנו ויעצרנו משני הצדדים האחרים. ועל כן כשהבטן יהיה עצור והשתן יהיה עצור ויהיה הבחראן קרוב מבוא יתחייב בהכרח שהחולה ימצא ריגור ויבוא אחריו זיעה. בראשון מפירושו לו׳ מפידימיאה.

[13] מי שיתיבש בעינים מן הרמץ ועל הפנים מן הזיעה עד שיהיה זה כמו העפר הוא ראייה רעה וכן חשכת הראות בחליים החדים יורה על מות הכח הרואה. בראשון מפרושו לו׳ פידימיאה.

[14] בהיות הסימנים רעים מאד בין שיהיו מקרים או חליים ויהיו הפנים טובים דומים מאד בענין הטבעי זה סימן טוב ובהיות הסימנים מעטים בין שיהיו מקרים או חליים ויהיו הפנים נפשטים מאד מהענין הטבעי יורה זה על ענין רע. בשיני מפירושו לו׳ מפידימיאה.

[15] לא ימלט שום אדם מבעלי המלינקוניאה מהיותו מפחד משום דבר שאינו מפחד או שידמה בשום דבר שאינו מפחד ואם היה החולי נקל יהיה הדבר המפחד אצלו דבר אחד. ואם היה החולי יותר גדול יהיה לו שלשה פחדים או שנים. ומהם שיפחדנו כל דבר מפני גודל מחלתו. בשלישי מפירושו לששי מפידימיאה.

---

6 יוכל: ترم a 7 חולשתן (= חולשתו (של החום הטבעי)): חולשת ג ‖ מוגלא: **א[1]ב[1]ד[1]מ[1]** מורסא **אבגדהמ** ‖ מתמיד: يعتد a 8 בעצמו: بأسره a 12 מרובה: وهو من علامة السرسام add. a 14 מינים: ענינים **מ** 18 מי: מה **אבדה** 18–22 מי ... מפידימיאה: **גמ** .om 18 הרמץ: = الرمص a 19 הכח הרואה: כח הראות **ד** 20–21 הפנים ... ויהיו: **ד** .om 22 נפשטים: مغايرا a 23 המלינקוניאה: המלינקוניא **ג** המלינקוליאה **מ** 24 מפחד: أنّه هائل add. a

[16] וגם זכר במאמרו כי כחות הנפש נמשכים אחר מזג הגוף כי עניין המלינקוניאה בלשון יון ר״ל הפחד.

[17] הגרת הדם מהאף שיהיה בזמן הבריאות יורה על ריעות הדם. על כן ראוי שיחליף בגוף דם יפה במזון אשר יעבה אשר לא ימלא הגידים כמו האמידו והכנדרוס והחלב והגבינה הלחה ובשר השייות והגדיים והמראות. והגרת הדם מהאף יתחדש בזמן הבריאות מרבוי דם. בשלישי מפירושו לו׳ מפידימיאה.

[18] העינים יורו הוראה אמיתית על כח הגוף כשיהיה ראייתם ופתיחתם בענין הבריאות. בד׳ מפירושו לששי מספר אפידימיאה.

[19] מראות הלשון יורו על הליחה הגוברת באסטומכא וצדדיה. ומראות השתן יורו על הכימוס הגובר בגידים אשר בצדדי הכבד והכליות והשלפוחית. והלשון השחור והוא אשר גבר עליו היובש החזק יורה על קדחת שורפת ששרפה הדם. בה׳ מפירושו לו׳ מפידימיאה.

[20] לא יקבל הנאת המזון הערב והמתוק אלא מי שהוא בריא לבד. אבל החולים יהיו נהנים משאר המזונות מלבד שני אלו לפי חליים. בפרק חמישי מפירושו לו׳ פדימיאה.

[21] גיד המצח והצואר וסביבות החזה יורו על חולשת הכח החיוני והמילוי התמידי ואכילת הדברים אשר ישתפם עיפוש והלחם הגס יוליד תולעים בבטן. בו׳ מפירושו לו׳ פדימיא.

[22] קצת רופאים יחשבו שהדם יהיה מתרבה בגוף ולא נתרבה אבל קרה לו זה מחמימות האויר או מכעס או מקדחת כמו שיקרה לים מהפישוט. ויחשב שהוא חסר ולא חסר אבל קרה לו מן הקרירות אשר דחהו לתוך הגוף כמו שיקרה לים בצאתו ושובו. בראשון מפירוש הליחות.

[23] המרה השחורה ממיתה מאד כשתתראה ברקיקה או בקיא או בשתן או ברעי ואחריה המרה האדומה כשתהיה נראית לבדה באחד מאילו ושאר הליחות פחות רעות כשיהיו נראות לבדם באחד מאילו. בפי׳ מהליחות.

---

1 המלינקוניאה: המלנכוניאה **א** המלינקוניא **ג** המלנכוניא **ד** המלנכוליאה **מ** 3 מהאף: מהגוף **ג** 4 יפה: ברפואה **אבדמ** add. **פ** add. and del. 5 השייות: الخنانيص a ‖ והמראות: والجداء a 7 כח: כל **ד** 10 השחור: القحل a ברונו **א**[1]**ב**[1]**מ**[1] ברון בלעז **פ**[1] 13–14 לא ... לפי חליים: **ב**[1] 13 הערב: الدسم a 15 גיד המצח (= عِرْق الجبهة): عَرَق الجبهة a 18 יחשבו: يخدع a 19 שהוא חסר: פי׳ הדם **פ**[1] 20 בצאתו ושובו: الجزر a 23 לבדה: صرفة a ‖ באחד מאילו: = في أحد هذه EL

[24] כשיתראה בלשון בתר דומה לגרעינת האלכרוע שחור לא יחיה עד יום השני. ואם יהיה נראה על אצבעות הידים עם איזו קדחת שיהיה מורסא שחורה דומה לזרע הכרסנה עם כאב חזק ימות החולה ביום הרביעי. בסימני המוות.

[25] הרבה פעמים יצא בקיא או בשלשול כימוסים שחורים ויורה יציאתם על הרבה טובה פעמים רבות. אבל המרה השחורה כשתצא בקיא או בשלשול יורה על המות כי תולדתה בגוף הוא סימן מות והיא נולדת משריפת עכירות הדם ושמריו. ואם תהיה נולדת משריפת הקולורה יהיה ריעותה יותר חזקה ואיכולה איכול והוא מורה על המות. במאמרו במרה השחורה.

[26] מי שהאריך נסיונו לענין שני אילו הכימוסים יקל עליו לדעת הסבה אשר בה היתה יציאת המרה השחורה מן הגוף סימן על המות. אבל בלתי המנוסה יפלא או ירחיק ויאמר למה היה צאת הדבר המזיק מאד ממית הגוף? במאמרו במרה השחורה.

[27] בהיות החולי יותר חזק מן הכח ימות החולה על כל פנים והסימן בזה כי אתה תראה סימני העדר הבשול נוספות יום אחר יום וכל מה שיוסיף בחולי יהיו נראים הסימנים הממיתים. במאמרו בזמני החולי.

[28] אי אפשר בזמן מן הזמנים שיהיה נראה סימן יורה על הבשול ולא יורה על טובה גדולה. אבל הדם אשר יגר ממקום מן הגוף והזיעה והצמחים אם נראו בזמנם יועילו ואם נראו בזולתי זמנם לא יועילו. בראשון מהבחראן.

[29] סימני הבשול יורו על החולה שינצל ולא יורו בהכרח על שהחולה יבואנו בחראן כי יתך החולי מעט מעט. בראשון מהאלבחראן.

[30] מותר כל אבר יורה על ענינו. אם יהיה אותו המותר מבושל יורה על בריאותו ואם היה בלתי מבושל יורה על ריעותו. והשתן יורה על הבשול אשר יהיה בגידים והצואה תורה על הבשול אשר יהיה בבטן והרקיקה תורה על הבשול אשר יהיה בכלי הניפוש. בא׳ מספר הבחראן.

[31] השכיבה על העורף ופתחון הפה הם שני סימנים מורים על חולשה או על שכרות או רפיון. בשנית מספר תנועת המושקולי.

1 בתר: בתור **מפ** ‖ האלכרוע: האלצְרוַע **אגדמ** האל כְרוַע **ב** 2 הכרסנה: הכרשינא **ג** 4 בקיא או בשלשול: בשלשול או בקיא **פ** 7 ריעותה: للأعضاء add. a 9 ירחיק: ينكر a 11 חזק: **אבגדמ** om. 12 שיוסיף: أمعن a 13 החולי: החולה **אבדמ** 14 נראה: נראית **אבגדמ** 17 סימני ... בחראן: **ג** om. 19–20 ואם היה בלתי מבושל יורה על ריעותו: **פ**[1] 20 ריעותו: سقمه a 21 בבטן והרקיקה תורה על הבשול אשר יהיה: **א**[1] 23 הפה: اللذان لا يكون الغطيط إلا بهما add. a

[32] השטות ההוה מן הליחה השחורה הוא פחות ריעות מן ההווה משריפת המרה האדומה. אבל הליחה הפליאומטיקה לא יתחדש ממנה שטות לעולם. בפירושו בו׳ מהפרקים.

[33] כשיגבר על גרם המוח הליחה אשר תבוא משריפת הקולורא יתחדש ממנה הבלבול והשעמום אשר יהיה עם פחד. אבל הערבוב אשר יבוא בעמידת הקדחות השורפות חידושו בעבור מה שהוא עולה אל המוח מן האדים החדים. ג׳ מההכרות.

[34] מי שקרה לו האישקוטומיאה יחשך עיניהם ויפלו ויקיף בהם מסבות מרובות. ומי שיקרה לו השקוטומיאה מפני פי האסטומכא יקדים לו דפיקת הלב ורצון קיא. בג׳ מההכרות.

[35] בעלי השקיקה והוא חולי הנק׳ מיגרניאה קצתם ימצא מישוש הכאב יוצא מהגולגולת וקצתם ימצאנו יגיע אל עומק הראש והכאב יכלה במגרניאה אל הגבול המגיע בין שני צלעות הראש. ואם היה הכאב בעבור רוח יהיה עם הכאב המשכה דבקה. ואם היה בעבור מותרות מריריות ימצא כאב נושך. ואם היה בעבור רבוי מן הליחות ירגיש עמו כובד. ואם נתחבר עם הכובד אודם מראה וחמימות אילו הליחות המרובות הם חמות ומה שלא יהיה עמו אודם ולא חמימות אילו הליחות המרובות בלתי חמות. ג׳ מההכרות.

[36] תנועת הלשון מן הזוג השביעי מזוגות העצבים שלמוח וכשיבטל החלק הימני והחלק השמאלי מן המוח במקום צמיחת זה החלק השביעי בעל החולי הוא בסכנה מן התרדמה. ואם נתבטל ממנו צד אחד הענין יגמור בבעליו אל הרפיון. וזה הרפיון יזיק בתנועת הלשון בחציו ויזיק לאברים אחרים מתחת הראש בזמן בלתי זמן. בד׳ מההכרות.

[37] סימני קראניטס י״ו עלאמה והם התעורה או השינה המצטערת ובלבול הדעת ויתחיל מעט אחר מעט והקדחת החדה אשר לא תרפה בזמן מן הזמנים והשכחה לדברים ההוים ומיעוט הצמא והניפוש הגדול ומתפאות קטנות הדפק עם קושי ילקט השערות מן המלבושים או התבן מן הקירות גסות הלשון כאב במאוחר הראש יובש העינים וחומר יהיה בהם ודמיעתם

---

1 הליחה: המרה **אמ** ‖ האדומה: השחורה **גפ** השחורה מצאתי **א1ב1ד1** 2 הליחה: השחורה **ג** .add ‖ בו׳: מו׳ **אבגדמ** 4 פחד: حرارة a جذام EL جرأة OP 6 האישקוטומיאה: השקוטומיאה **אגדמ** האיסקוטומיאה **ב** السدر والدوار a ‖ מרובות: يسيرة a 7 השקוטומיאה: האיסקוטומיאה **ב** 8 מיגרניאה: מגראניאה **ד** מיקרניאה **ג** 9 במגרניאה: במקרניאה **ג** 10 דבקה: له add. EOPS 12–13 הם חמות ומה שלא יהיה עמו אודם ולא חמימות אילו הליחות המרובות: **פ1** 12 חמות: חדות **אבגד1מפ1** 14 וכשיבטל: وإذا اعتلّ a 16 התרדמה (= السبات ELOP): السكات S السكتة emendation editor ‖ צד: **א1ב1ד1מ1** צלע **אבגדמפ2** ‖ יגמור: **א1ב1ד1מ1** יסוף **אבדמפ1** ‖ בבעליו: **פ1** בעליו **אמ** מעליו **פ** 19 קראניטס: פירנישיס **פ1** فرانيطس a ‖ עלאמה: **ג** .om נלאמה **פ** علامة a ‖ המצטערת: المضطرب a 21 הצמא: ويبدو من العليل فضل تهجّم وجرأة add. a ‖ ומתפאות: = متفاوت a 22–65.1 ודמיעתם דמע חם (= حارّ): ודמיע קר דמע חם **ד** ודמיע ריר(?) דמע חם **אבמ** ודמיעה דמע הם (sic!) **ג** وتدمع واحدة دمعة حادّة a

דמע חם טיפות דם שיגר מן האף השמיעה הכוזבת בטול חוש המישוש משאר הגוף או קרוב לו לא ישיב מענה אלא בטורח. ואילו הסימנים נמצאים כולם יחד וימצאו רובם. בה׳ מההכרות.

[38] הגרת הדם מהאף בהיותו מהפך הצד אשר בו החולי הוא טוב וכשיהיה מצד החולי הוא טוב. ג׳ מהאלבחראן.

[39] כמו שמי שהוא מבעלי חיים והצמחים מיותר גידול יהיה יותר קצר בזמן. ומה שהוא יותר מאוחר בגידול יהיה יותר מאריך זמן. כן הענין בקדחות ובמורסות ושאר מה שיקרה. ומה שיהיה ממנו יותר ממהר תנועה יהיה יותר קצר זמנו. בראשון מפירושו לשני מפידימיאה.

[40] בקצת החליים החדים ימשכו ליחות רעות אל הריאה ויהיה שיעורם מועט ולא יחדשו מורסא ויצאו ברקיקה ויחשוב מי שאין לו הרגל המלאכה שיהיה בחולה חולי הצד וחולי הריאה ואינם לו. בראשון מפירושו לג׳ פידימיאה.

[41] השעול הפרדולנט הוא אשר סבתו נזל שיורד מן הראש או חבלה או צמח בקצת כלי הניפוש או טרי שיתקבץ בחזה. והשעול המובטח בקדחות אם יהיה חזק יחמם צדי החזה והריאה ויוסיף בכח הקדחת ובחוזק הצמא. ואם יהיה חלוש ובמה שבין זמנים ארוכים ינועע האברים למשוך לחות רקיק ממוצע מהכמות יחסר מהצמא ומחמימות הקדחת. בשני מפירושו לששית פידימיא.

[42] התבאר כי רוע הניפוש ההוה בתנועת כל המושקולי שלחזה ומושקולי שבין הצלעות יש לו שלשה סבות: או חולשת כח או צרות כלי הניפוש או חמימות גובר על הלב והריאה. ואם היתה הסבה שליטת החמימות לבד יהיה הניפוש מהיר חזק מתפוצץ ויהיה יציאת הרוח בניפוש עם נפיחה והוא אויר חם ירתח. ואם היתה הסבה חולשת הכח לבד לא יהיה הניפוש לא מהיר ולא מתואתר ויצא האויר מוחלט בלתי נפיחה בפה ותראה הנחירים בהכנסת האויר יתקבץ קצוותם הנק׳ שתי העלים וזה ראיה גדולה על חולשת הכח. ואם היתה הסבה צרות כלי הניפוש לבדו החזה תראה מתפשט מאד ויהיה פשוטו מהיר מתואתר ויצא האויר בלא נפיחה. בד׳ מההכרות.

2–1 או קרוב לו (= أو يقاربه MSS): وإن يقويه emendation editor 2 לו: كون العليل ملقا add. a
4 הוא טוב: فليس بمحمود a 5–4 וכשיהיה מצד החולי הוא טוב: אמ om. 5 טוב: ד om. 6 מיותר: ממהר פ[1] 8 יותר: מאוחר בתנועה יהיה יותר מאריך זמנו ומה שיהיה ממנו יותר ממהר פ[1] add.
12 הפרדולנט: הפרירולינט פ הפרידולינטי ב הפרידוליטי ד הפרודולינט מ 13 המובטח: هو الذي يكون من سوء مزاج آلات التنفّس أو من خشونة الحلق أو من خشونة قصبة الرئة. والسعال السليم add. a
14 חלוש: ר״ל הפסקותיו גדולות בין שעילה לשעילה פ[1] 16 לששית: לג׳ אדמ 19 מתפוצץ: متواترا a
20 נפיחה: סופלמנטן(?) פ[1] 21 מתואתר: متواترا a 23 מתואתר: متواترا a

[43] כשיתחדש בריאה רוע המזג משתוה או בלתי משתוה יחדש שעול ובהיות רוע המזג השווה מעט בלתי משקל הניפוש. ואם היה חזק מחודד יחדש תאות שאיפת האויר הקר ויהיה נמשך אחריו שירצה לשתות הדבר הקר ובהאריך לו הזמן יחדש הקדחת אבל רוע המזג הקר יהיה נמשך אחריו תאות האויר החם ולשתות הדבר החם כל זמן היותו מעט. וכשיוסיף ויגדל תתמלא הריאה חמרים. בד׳ מההכרות.

[44] הסימנים אשר יורו על עמידת חולי הצד הוא שהכאב בו תמיד ושלא יקל מעליו בחפיפה. והסימנים אשר יורו על גודל בעל חולי הצד וריעותו הוא כשתוסיף הרקיקה דבקות ושימנע מצאת מפני דבקותו באברים החולים. בפירושו לראשון מהחליים המחודדים.

[45] מי שהוא בטבעו דומה לבעל ההדרוקן ימהר אליו וכל מי שהוא כמשועמם השעמום ימהר אליו והוא הדין בכל חולי ובמקרי הניפוש כמי שהוא ממהר התנועה יהיה נופל מהרה בבלבול הדעת. בז׳ מפירושו לו׳ אפידימיאה.

[46] ואמר גם כן בפרושו לג׳ אפידימיאה כי הקל מן האנשים היהיר במדותיו יקרה לו בלבול הדעת ממעט סבה. ואמנם מי שהוא הפך מזה לא יצא מדעתו אלא מסבה גדולה.

[47] מי שכבדו מתמרסם יהיה מראהו לבן וירוק. ומראה מי שטחולו מתמרסם הוא ירוק ושחור. ומי שריאתו מתמרסמת יהיה מראהו לבן מותך. אמנם יהיה מראיהם כן כשתהיה מורסתם בלתי מתלהבת. בפירושו מן הפרק הג׳ לספר הליחות לאבקראט.

[48] הפיהוק בלעז שונגלוצו עם מורסת הכבד ומי שיש בו תעורה וקרה לו כוזאז ומי שיהיה בו הדרוקן וקרה לו שעול ימות. ומי שהיה בו שונגלוצו וקרה לו עיטוש חזק מעצמו יתבו כחותיו. במאמרו בסימני המות.

[49] רוע מזג הלב יהיה על שני מינים או בלחויות אשר להם ייחוד או בעצם עצמותו הקשה ורוע המזג ההווה בלחויותיו יהיה עם רפפות שבלב ורוע מזג בעצמותו הקשה יהיה בלי רפפות. ט״ו מהדפק.

---

1 משתוה: משתנה **פ**[2] ‖ משתוה: משתנה **פ**[2] 2 השווה: **פ** .del ל״א יחדשנו **פ**[1] ‖ בלתי (= غير): غيّر a ‖ מחודד (= حادّا): حارّا a ‖ האויר: **מ**[1] הרוח **מ** 3–2 ויהיה נמשך אחריו שירצה לשתות: وشرب a 4 ויגדל: **ג** .om 8 בפירושו: מפירושו **אבמ** 9 אליו: وكذلك من هو كالمسلول فالسلّ يسرع إليه .add a 10 התנועה: سفيها .add a 12 בפרושו לג׳: פי ג׳ שרחה **אב** לפרושו לשלישי פרק(?) ג׳ שרחה **ד** לג׳ **מ** בפרושו שרחה (.del) לג׳ **פ** ‖ היהיר במדותיו (= الخلق الأخلاق EL): القلق الأخرق a 16–14 מי ... מתלהבת: ס״א פרק מי שכבדו מתמרסם הוא(?) ירוק ושחור ומי שריאתו מתמרסמת יהיה מראהו לבן [...] אמנם יהיה מראיהם כן כשיהיה מורסא בלתי מתלהבת בפירושו פרק **פ**[1] 15 מתמרסמת: מתארגמנת **פ** מתרנגמת **אבדמ** 17 שונגלוצו: שינגלוצו **ב** שנגלוצו **ג** שנגלוטצו **ד** ‖ כוזאז: כיזאז **אבדמ** כוזז **פ**[1] 18–17 ומי שיהיה בו הדרוקן וקרה לו שעול ימות. ומי שהיה בו שונגלוצו: **פ**[1] 18 שונגלוצו: שנגלוצו **אג** שונגלטוש **ד** 21 בלחויותיו: מלחויותיו **מ** ‖ שבלב: كلّه .add a

[50] ההתכה ברוב תתחדש מפני מורסות הכבד והאסטומכא כשלא יתרפאו כראוי. בא׳ מהקדחות.

[51] יתחדש בעבור החבלה אשר תהיה בריאה ותקרא טיסיש עוות הצפרניים ושחרות הלשון והוא סימן על קדחת שורפת. והמראה הפלידו המורה על חולשת הכבד יש לו ייחוד מבלתי ייחוד המראה הפלידו אשר סבתו הטחול. בא׳ מההכרות.

[52] סימני המראקיא שיהיה לו אחר אכלו רוטו חמוץ ורקיקה לחה בשיעור ושריפה מתחת החלצים וקולות לא תתחדש אלא אחר האכילה בשעה אחת ויתחדש ריעות נפש ונכאות ויקרה לשכלו כמו מקרה השעמום המלינקוניקו ויתחדש לקצתם כאב בבטן חזק יגיע בקצתם אל הגב וקצתם יקיאו מזונם אחר זמן או ביום השני ולא ימצאו הנאה אלא בקיא או ברעי או בטוב העיכול. ג׳ מההכרות.

[53] המשך החלצים למעלה סימן מיוחד למורסת המסך המבדיל יהיה נראה בתחלת הענין מיד. וכן כשיהיה חולי הקראניטס גמור יעלו החלצים למעלה בסוף המורסא. ובמורסת המסך המבדיל הנק׳ דיאפרגמא יהיה הניפוש משתנה פעם יהיה קטון ויהיה מתואתר ופעם יהיה גדול וישוב דומה לכלי הנפחים. ה׳ מההכרות.

[54] המקרים הדבקים לבעלי חולי הצד ולא יבדילוהו הם חמשה: הקדחת החדה והכאב הנושך בצד והניפוש הקטון המתואתר והדפק המגרי והשעול והוא ברוב עם רקיקה צבועה. ואם ישעול ולא ירוקק זה יורה או על המות ממהר או על אורך החולי. ה׳ מהקדמת ההכרות.

[55] סימני המורסות החדות בכבד שמונה סימנים והם הקדחת השורפת והצמא הגדולה ובטול התאוה בכליות ואודם הלשון תחלה ואחר כך ישתחר ויקיא מרות דומות לאודם הביצה ובסוף הענין יהיה זנגארי הוא וירדידט וכאב בצד הימין עד הקטיולה ילך וכל שכן כשתמשוך מה שתחת הצלעות למעלה וישעול מעט לפעמים וימצא חוש הכבדות וירגישנו תלוי מן הצד הימני. ופעמים רבות יתרעמו מצלעות האחור כשיהיה הכבד בטבעו דבק לאותם הצלעות. ואם לא תהיה הכבד בעצמו חלוש עם המורסה טבע החולה יהיה נעצר. ה׳ מההכרות.

---

3 טיסיש: טיציש **אבגדמ** ‖ ושחרות (= واسوداء EL): وإذا اسودّ a 6 המראקיא (= المراقّية a): המרקיא **ג** המרַאקִיא **ב** ‖ בשיעור: كثير المقدار a 9 הנאה: رأحة a 12 חולי הקראניטס: فرانيطس a ‖ יעלו .. למעלה: انجذب a ‖ המורסא: الأمر a 13 דיאפרגמא: דיאפרמא **אבדמ** ‖ ויהיה מתואתר: ويتواتر a 14 לכלי הנפחים: بالزفرات a 16 המתואתר: المتواتر a ‖ המגרי: הגמרי **פ** .del המגריי **פ**[1] المنشاري a 17 או על המות ממהר: .om **ב** 17–18 ה׳ מהקדמת ההכרות: خامسة التعرّف a 19 החדות: الحارّة a 20 בכליות (= بالكلى): بالكلّية a 21 זנגארי: زنجاري a ‖ וירדידט: ווירדירס **ב** וירדרס **מ** וירד(?) **פ**[1] ‖ הקטיולה: הקַטְיוֻלַא **ב** הקטיולא **ג** הקטולא **ד** הַקַטְוֹלַא **מ**

[56] כל מי שראיתי ממי שקרהו בוושט חולי מכאיב יהיה מוצא חוש הכאב בין כתיפיו והסבה בזה היות הוושט שטוח על עצם הגב. ה׳ מההכרות.

[57] המורסא תתחדש בצד הגבנוני תחלה וגם תתחדש בצד החלול. ואשר תתחיל מן הצד המגובן יתחדש מן הכאב ומתנועות השעולות יותר עד שירגיש הקטיולה תמשוך למטה. ואשר יתחיל מן החללות שלכבד יתחדש מבטול התאוה וחוזק הצמא וקיא המרות והרצון קיא יותר ממה שיחדשהו הוא מורסת החלול.

[58] כשהכבד יהיה מבוטל מרוע מזג קר יתחיל פעמים רבות בלא קדחת בזמן מן הזמנים שיצא עם הרקיקה טרי מדם רקיק. ובהאריך הזמן יהיה נמשך אחר זה קדחות כי דם הכבד יפסד. ומי שאין הרגל עמו בזאת המחלה ולא נסה אותה יקל באילו הקדחות או יחשוב שהחולה לא יהיה לו קדחת. בה׳ מההכרות.

[59] המחלה המביאה לכאב הראש יהיה בכל החלקים אשר חוץ עצם הראש ותוכל להיות בכל החלקים אשר בתוכו ותוכל להיות בקצת אותם החלקים כלומר בסוג הגידים הדופקים לבד או בלתי דופקים או בסוג העצבים או בסוג הקרומות או בסוג העור או שתהיה המחלה בעצם המוח. וידיעת מקום החולי על אמיתתו הוא דבר קשה מאד לא יוכל להכירו אלא מי שהרגיל בו וראהו פעמים רבות. בשני מספר אלמיאמר.

[60] הכאב אשר ישטין פעמים רבות הוא אשר יתחיל מעיקרו וילך מהר אל המקום אשר סביבות אותו העיקר. וזה יתחדש בכאב אשר בתכלית מהקושי והחוזק כמו כאב המגרניאה והביצה וכאבי העצבים שיתמשך באורך בתכלית ההמשך אל התחלת האלעצבה הוא העצב ועמידתו וירגיש החולה כאב העצבים בעומק הגוף. ואם יהיה הכאב בקרום אשר תחת העור אשר יהיה נפשט עמו ויתחדש בעבורו כאב המשכי בטוליי. ב׳ מההכרות.

[61] כאבי הקרומות אשר יקיפו בעצמות ימצא החולה חושם בעומק הגוף וידמה לו כי הכאב בעצם עצמותיו ויש מי שקורא לאילו מנקבי העצמות ורוב מה שיתחדש מן הטורחת. ב׳ מההכרות.

[62] הכאב המיוחד בגיד הדופק ובלתי דופק ידמה לבעליו שהוא כאב גוף שטוח כמו היתר וכאב הבשר לא ימצא שיהיה נמשך אל דרך גדול. ב׳ מההכרות.

1 שראיתי: שריאתו **אבדמפ** שרַיאַותו **ג** שראיתי(?) **פ1** ‖ חוש: **מ1** עם **ב1מ** 4 הקטיולה: **פ1** הקטולא **אד** הקולורה **פ** 6 החלול: المحدّب a 7 יהיה מבוטל: اعتلّت a 8 שיצא עם הרקיקה: يخرج بالتغوّط (بالتغويط EL) a 16 ישטין: ישתין **אבדמפ** يعدو عدوانا a 17 כמו: **פ2 אבגדמ** .om ‖ המגרניאה: המיקרניאה **ג** 21 כאבי הקרומות: הכאב בקרומות **פ** 21–23 כאבי ... ב׳ מההכרות: **ב** .om 22 הטורחת: **פ1** התנועות **פ** 25 לא ימצא שיהיה: לא יהיה **מ** ‖ דרך: مسافة a

[63] הזיעה הקרה אי אפשר לבוא מן המקומות אשר בהם הקדחת החזקה כי הוא אילו בא משם היה מתחמם בחום הקדחת. אמנם יבוא ממקומות שנתקררו מפני חולשת החמימות היסודי או לקרבתו מהכיבוי. ועל כן יורה או על מות או על אורך החולי אבל יורה על אורך החולי כשיתגבר על הגוף לחויות הרבה. בפירושו לד׳ מהפרקים.

[64] התחדש הריגור פעמים הרבה בקדחות הוא מסימני המות מפני הזדעזעו לגוף ויחלש הכח בין שיהיה נמשך אחריו הרקה או לא יהיה נמשך אחריו. בפירושו לו׳ מהפרקים.

[65] הזיעה שלבריאים טעמה מלוח וכן בחולים אלא שהוא משתנה ממליחתו מעט מעט ויטה אל טעם הליחה הגוברת המולידה לחולי. בא׳ מפירושו לב׳ פדימיאה.

[66] עיקר הענין לדעת מה שתחת הצלעות בהיותו מתמשך הוא שתדחק עליהם בידך ותדע בזה אם יש בהם מורסא חמה או מורסא קשה או נפיחה או טרי. וכשתדע המחלה אשר בו אז תשים ידך להתירה. בו׳ מפירושו לשני מפדימיאה.

[67] בטול התאוה אפשר שתהיה סבתה ליחה שתהיה בפי האסטומכא או איכות רע או מות הכח אשר באסטומכא. וכשיקרה חולי לטבע אשר בכבד יקרה מן בטול התאוה ענין גדול עד שיבחר בעליו המות ולא יוכל לטעום שום דבר. בראשון מפירושו לג׳ פדימיאה.

[68] המורסות היותר טובות הם היותר נוטות אל חוצה ואחריהם אותם שהם מחודדות בראש ואחרי אילו אותם שהם בראש נראה עליהם ואותם שהם נוטות למטה הוא יותר משובח ומה שלא יהיה מהם בעל שני ראשים הוא יותר טוב ומה שיהיו הפך אילו בתכלית הם יותר רעים וכל מה שיתבשל מהם היותר טוב הוא מה שהוא מבושל ושוה ולא יהיה סביבם קושי. בא׳ מפירושו לו׳ פדימיאה.

[69] ברוב החליים הארוכים יתקררו האצבעות. אמנם בקדחת האטיקא האצבעות יתחממו למיעוט הבשר באצבעות ותראה החמימות אשר נכנסה באברים השרשיים. בפירושו לג׳ מהקדמת ההכרות.

[70] מי שקרה לו הכווץ מהכאה או משתיית רפואה משלשלת ימות ומי שהיה לו כווץ מפנים ומאחור ויקרה לו השחוק ימות מיד. במאמרו מסימני המות.

[71] מי שהיתה בו חבלת המעים וקרה לו צמא גדולה ונראתה מאחורי אזנו בתור שחורים דומים לכרסנה ימות. והשוקיים אשר ירד אליהם כימוס רפואתם קשה. במאמרו בסימני המות.

---

4 הרבה: باردة add. a 6 לו׳: لرابعة a 8 לב׳: לג׳ **פ** 9 עיקר: **א¹ב¹מ¹** עמוד **אבגמ** 10 טרי: أو رجيع كثير add. a 12 סבתה: סבתה **אבגדמ** 14 בעליו: עליו **אמ** om. **ד** ‖ בראשון: בז׳ **אבדמפ** 17 יותר רעים: كلّها add. a 21 נכנסה: قد تمكّنت a 23 הכווץ: הקווץ **אבגדמ** ‖ כווץ: קווץ **אבגדמ** 25 בתור: بثر a 26 לכרסנה: לכרשינא **ג** לזרע הכרסינא **ד**

[72] כשיתחבל מעי מן המעים מן המרה השחורה לא יהיה לו רפואה. וכשיתחבל מן המרה האדומה יקשה רפואתו. וכן ענין זולתו מן האברים הפנימיים. במאמרו מן המרה השחורה.

[73] בהיות הרעי חלק מולי בלעז ויהיה דבק לא יתקדם מזמן המורגל בו ולא יתאחר ויהיה שיעורו על הקש מה שיאכל בהתקבץ אילו הד׳ סימנים הוא ראיה על שהעיכול יפה ותהיה היציאה מעוכלת ומבושלת ויוכל להיות אחת מהד׳ חסרה ותהיה היציאה מעוכלת ומבושלת. בא׳ מהאלבחראן.

[74] יקרה לדבר שנתבשל באסטומכא עכול יפה ונגמר בשולו שיהיה הרעי יבש מפני חמימות מה שסביבות האסטומכא או המעים ייבשו ליחותיו ויוכל להיות רקיק ממה שראוי מפני חלשת הכח המעביר המזון לאברים ויתאחר מזמן צאתו לאיחור צאתו במיעים. ולפעמים יצא קודם הזמן מפני איחורו במעים ויוכל לצאת קודם מפני חולשת הכח העוצר באחד מהמעים ואע״פ שיהיה זה עם נשיכה יורה על נשיכה בה תעורר הכח הדוחה לא מפני חסרון שהשיגו בעכולו באסטומכא. בא׳ מהבחראן.

[75] הרעי החלק הדבק אשר יצא בזמן הנהוג אם הוא מה שראוי לפי מה שיאכל זה יורה על שהוא נשאר ממנו השארות באחת מהמעים וזה רע על אי זה ענין שיהיה. בא׳ מהבחראן.

[76] הרעי המורה על הפסד העיכול הוא שיהיה גס בלתי שחוק רקיק העצמות שומר איכות המזון שהוא מותרו. בא׳ מהאלבחראן.

[77] המראה הירוק אמנם יהיה בהתחילו להעשות המראה השחור כי החולי הרע כשיהיה נראה בו קיא ירוק או רעי ירוק או שתן ירוק יראה אחר מכן כל אחת מאילו הג׳ והוא שחור. בא׳ מהאלבחראן.

[78] כשתראה שום אדם שייצא ברעי שלו דבר דומה לרחיצת הבשר שנזבח מיד יהיה לכם זה סימן אמתי יורה על חלשת כח הכבד. ואם היה הדם אשר יצא לחוץ גס כמו השמרים זאת סימן המורה על חלשת כח הכבד. ואם יהיה הדם אשר יצא רקיק ומוגלי מורה על שהכבד יחלש ממנו מעשה הדם בה׳ מההכרות.

[79] הדם המוגליי הרקיק אשר יצא תחלה עם הרעי כשיאריך הזמן יצא דם עב מסוג המרה השחורה. ואחרי כן יצא בסוף הענין המרה השחורה הפשוטה. בה׳ מההכרות.

---

1 כשיתחבל: כשיתאכל מ כשיתנגע א1ב1ד1מ1פ1 כשיחבל פ ‖ השחורה ... המרה: om. מ 3 מולי: מול אבגד מולו מ 5–6 אחת מהד׳ חסרה ותהיה היציאה מעוכלת ומבושלת. בא׳ מהאלבחראן: om. פ1 7 ונגמר: וגמר אבגדמ 10 מפני איחורו במעים ויוכל לצאת קודם: om. a ‖ ואע״פ: ואם יהיה א1ב1ד1מ1פ1 13 החלק: מול אדמ .add מולו בלעז ב מולי בלעז פ1 .add ‖ הוא: פחות פ1 .add أقلّ a ‖ מה: ממה פ2 17 להעשות: לעשות פ 20 שום: om. ג 22 חלשת כח הכבד: أنّ الكبد تحرق الدم a 25 יצא: om. פ ‖ בה׳ מההכרות: om. a

[80] הרעי יצא לפעמים ממראים משתנים רעים מאד במראיהם וריחם וכן השתן. ותהיה הסבה בזה כח הכבד והאברים אשר דחה אותם המותרות הרעות הנעצרות אשר היו בו. ומי שאינו מורגל מזה יטעה ויחשוב שהחולה קרוב למות וכמו אילו ההרקות אמנם יהיו אחר האריך החולי ואחר הראות סימני הבשול. בה׳ מההכרות.

[81] כמו שיבוא יציאת דם למי שנחתכה ידו או רגלו או מי שבטל הטורח או מי שנעצר ממנו דם הטחורים מן פי הטבעת כן יוכל לבוא לבני אדם בקיא. ואילו יצא מהם בקיא או בשלשול דם גמור כמו דם הזביחה. אבל מה שתהיה הסבה הפתח מורסות שנתבשלו זה הדם אשר יבוא מאילו מלמעלה או ממטה יהיה דם רע עכור. ה׳ מההכרות.

[82] שלשול הדם הבא מחולי הכבד יתחדש פתאום. אבל אותו שיבוא מהמעים לא יתחדש פתאום אבל יתחדש שלשול מרות ינשוך בתכלית הנשיכה ואחר כן יהיה נמשך אחר זה גרידת המעים ואחר מכן יצא עם הגרידה דם מועט. ו׳ מההכרות.

[83] הדם אשר יצא מן הכבד עם הרעי יוכל להיותו נעצר יומים או שלשה ויבא רע יותר ממה שהיה בפעם הראשון ולא יבא עמו גרידה. ואלו הם ב׳ סימנים לא יהיו בשום דבר מחבלות המעים. בו׳ מההכרה.

[84] הרעי אשר מראהו ציטרינו מאד יהיה מהרקת דבר הרבה מן המרה האדומה אל הבטן. אבל הרעי הירוק הוא שעירבו מרות זנגאריות. ובהיותו שחור יורה על שהוא עירבו מרה שחורה או דם שנשרף לשם. והנוטה אל השחרות אשר מראהו כמראה העופרת יורה על קרירות חזק באברים הפנימיים עד שהם יהיו כמתים. וראוי שתדע המזון אשר יהיה זה הרעי ממנו כי יוכל להיות אותו המראה מטבע מין המזון ולא יורה מן המראה אז על שום דבר. בראשון מהבחראן.

[85] בהיות הרעי דשן יורה על שהשומן ניתך ואם היה דבקות בו יורה על התכת האברים הקשים וזה יותר רע מן הראשון. והמוסרח הרבה יורה על עפוש מרובה ובתנאי שלא יהיה זה מפני טבע המזון. א׳ בבחראן.

[86] הרעי אשר יהיה בו קצף יורה על אחד משני עניינים: או על חמימות מרובה תתיך הגוף ויתחדש הקצף בעבור הדבר אשר ירתיח לחויות הגוף אשר התיכם החמימות המרובה או על סערה מרובה מפני התנגד רוח עב ללחות. בראשון מהאלבוחראן.

---

1 יצא: יבא ב 2 הנעצרות: העוצרות פ[1] 3 ומי: והרופא אד[1]מ[1] من كان من الأطبّاء a 6 הטחורים (=EL): أو الطمث add. a 8 או ממטה: ד om. 10 יתחדש: أوّلا add. a ‖ יהיה נמשך אחר זה: מ om. 11 יצא: אחר מכן אבמ add. بعد ذلك add. a 12–14 הדם ... מההכרה: אדמ om. 16 זנגאריות: زنجاري a 22 וזה: ואז ג 25 התיכם: מ[1] הרתיחם מ 26 סערה מרובה: اضطراب مختلف a

[87] הרעי המשתנה במראים יורה על שבגוף חוליים משתנים ועל כן יהיה מורה שהחולי יאריך ויהיה פירדולינט כי החליים כשיתרבו יצטרך בבישולם אל זמן ארוך ויהיה קשיים ופחדם לפי שיעור רבויים. א׳ מהאלבחראן.

[88] מקרי הכח העוצר ומקרי הכח הדוחה יתערבו קצתם בקצתם. מזה השונגלוצו כי האסטומכא בזמן השונגלוצו תתקבץ על המזון קבוץ רע והכח הדוחה יתנועע גם כן באותו זמן תנועה זרה. בו׳ מהחליים והמקרים.

[89] הרעי השחור יתילד או מתגבורת השריפה או מפני עפוש זר או מהרקת ליחה מלנקוניקא. בפירושו לד׳ מהפרקים.

[90] בתחלת הגרת הדם יקרה בטול תאות המזון ואין זה סימן רע כי הליחות הקוליריקי אשר הורקו מהכבד למעים ויולידו בהם פונט ילכו מהם אל האסטומכא ויפילו תאות המזון. אבל כשתאריך המחלה ויהיה לו נפילת כח תאות המזון הוא סימן רע כי זה יורה על מיתת הכחות. בפירושו לו׳ מהפרקים.

[91] הדם כשיהיה נקפא ומתקשה ויהיה נתלה בשלפוחית וכן כשיהיה נקפא במעים או באסטומכא או בחזה זה יותר רע כשהוא בשלפוחית ויקרה בסבתו עילוף וכרכומות פנים וישוב הדפק קטון חלוש מתואתרא ויתחמם החולה ויתרפה. וזה יביא האדם שיפלא איך יהיה הדם והוא יותר אוהב אותו הטבע משאר הדברים אבל כשיצא מגידיו יתחדשו ממנו אילו המקרים הרעים הפרדולינטי. ויהיה נמשך עם מה שזכרנו עפוש האברים ומיתתם. ו׳ מהקדמת ההכרה.

[92] תולדת החול לא יהיה אלא בשלפוחית ובכליות לבדם ויהיה כמו כן לפי מה שאמרו קצת בני אדם במעים הנקראים קולון. בא׳ מן ההכרה.

[93] הדבר שיהיה ממלאכת הרפואות על דרך העיון הוא ברוב להכיר החולי וכשתכיר החוליים ותעמוד עליהם תהיה הרפואה בלתי ניכרת אז בשמירה ועיון אבל בידיעה אמיתית. ב׳ מהמיאמיר.

[94] אמר משה: כבר ידעת מה שאמרו הרופאים כח נפשיי וכח חיוני וכח טבעי ונקרא עתה בזה הערך כל פעולות גוף האדם הפעולות הגופניות. ואומר כי המעולה שבפעולות הגופניות

2 פירדולינט: פֵּירְדוֹלֵינְט **ב** פרידולינט **מפ** ‖ אל: **אמ** .om 4 בקצתם: ויבוא **פ**[2] .add ‖ השונגלוצו: הסונגלוצו **ב** השנגלוצו **גד** 5 השונגלוצו: הסונגלוצו **ב** השנגלוצו **גד** 8 מלנקוניקא: מילנקוניאה **אמ** מלינקוניקה **ב** 10 פונט: פוֹנְט **בד** פונץ **פ** פוֹנְטְ **פ**[1] 14 זה יותר רע כשהוא בשלפוחית: فإنّه في هذه أشرّ منه في المثانة a 15 מתואתרא: متواترا a 17 הפרדולינטי: הפירדולינטי **אב** הפרידולינטי **דמפ** 17–18 מהקדמת ההכרה: من التعرّف a 21 העיון: التخمين والإزكان a ‖ ברוב: **ג** .om 22 בשמירה ועיון: بالتخمين والحدس والإزكان a 25 הערך: **אמ**[1] היחס **אב**[1]**גד**[1]**מפ** الاصطلاح a

הוא הניפוש ואחריו הדפק ואחריו החושים. והמעולה שבחושים הראות ואחריו השמיעה ואחר החושים תאות המזון והמשתה. ואחר כן הדבור ואחר מכן ההבחנה כלומר הדמיון והמחשבה ואחר מכן תנועת שאר האברים לפי מורגליהם. וזאת המדרגה בעילוי אמנם היא לפי הכרח הבעלי חיים או תקון התמדתם.

ואחר זאת ההקדמה תדע כי הטבע שם משותף על עניינים הרבה ומכלל אילו העניינים הוא הכח המנהיג לגוף הבעל חיים כי הרופאים יקראוהו כמו כן כח. וזה הכח הוא לעולם שומר הפעולות הגופניות והוא לעולם יחשוב שלות הפעולות כולם. ואם נתחדשה סבה מן הסבות המחליאות ינגדם ויאבק עמם ואם גבר הכח על זה ישלחנו אל המיוחד שבאברים והחליף המיוחד שבפעולות. ואם נצח על זה החליף מה שהוא יותר מעולה והחזיק במעולה מן המעולה. ולפי זה הסדר והמדרגה תדע החולי הממית מזולתי הממית ותקח ראיה על מדרגת חוזק החולי וחולשתו ולפי מדרגות כח הטבע וחולשתו כי בטול הניפוש או שינויו ממית בלי ספק. וכן הדפק וכן בטול הראות או התאוה למזון ובטול הדבור או חולשתו או בטול הדעת או הסתרתו כל אלו הם מקרים שהם סימני המות ומדרגתם לפי מדריגות אותם ולפי כח אותו המקרה.

ועל כן תהיה חולי השתוק החזק ממית בהכרח והחלוש יעצור רפואתו כמו שאמר בוקראט כי זה החולי כלומר השיתוק בין שיבטל או שיפסיד הפעולות המעולות אשר ישמור עליהם הטבע תמיד והוא הניפוש והסתר הדעת והדיבור וההרגש והדפק. והתנאי בכל מה שזכרתיהו הוא שיהיה ביטול אותה הפעולה או בטולה מפני חולשת הכח הכולל המנהיג לגוף האדם לא בעבור חולי הכלי לבדו הפועל לאותה הפעולה.

ואתה יודע שהרבה מן השוטים ובעלי המלאנקוניאה יחיו זמן הרבה והם חזקים בגופם כי הפסד שכלם מפני חולי המוח לבדו לא מפני הכח המנהיג כמו שיקרה לחולים כמו שחלשת הראות ההוה בעבור חולי העין או חלשת השמיעה ההוה בעבור חולי כלי השמע לא הוא כמו חלשת הראות והשמיעה ההוה בעת המות שהוא מפני נפילת הכח הכולל המנהיג. וכן יהיה התנאי בבטול הדבור ובשאר הפעולות הגופניות. וכן כמו כן זיו הפנים תשמור הטבע על שינויו כי בהיות זיו פני החולה קרוב מהיותו כמו שהיתה בזמן בריאותו זה יורה על כח הטבע. ואם יהיה זיו פניו רחוק מענין הבריאות זה יקרה מחלשת הכח הכולל. ותנהיג זה הפרק בהשגחה גדולה כי הוא יספיק על חלקים הרבה מהקדמת ההכרה.

2–3 ואחר מכן ההבחנה כלומר הדמיון והמחשבה: om. ב   4 הבעלי חיים: الحياة a   6 הכח ... הוא: om. א || כח: طبيعة a   7 יחשוב: تروم a   8 אל המיוחד (= لأخصّ): لأخسّ a   9 המיוחד (= أخصّ): أخسّ a || נצח על זה (= غلبت على ذلك): غلبت عن ذلك a   9–10 מן המעולה: فالأشرف a   11 החולי: פ[1] הכח פ בגד om. || שינויו (= اختلافه): اختلاله a   12 בטול הראות: تعطّل البصر أو اختلاله a   13 הסתרתו: اختلاله a || לפי מדריגות אותם: بحسب ما رَتّبتُ لك a || אותם: החליים add. אדמ   16 שיפסיד: اختلّت a   17 מה: שזכר add. אבדמ   18 בטולה: פ del. טרדתה פ[1] اختلاله a   20 המלאנקוניאה: המאלכניא ב המלאכונייא ג המלנכוניאה אד המלאנכוליא מ   21 לחולים (= L): النزاع add. a   22–23 ההוה ... והשמיעה: om. ב   27 גדולה: טובה א[1]ד[1]מ[1] || יספיק: ישלים א[1]ב[1]ד[1]מ[1] يشتمل a

[95] ימצא במלאכת הרפואות מקרים הרבה כשהם נמצאים בבריאים יורו על חוליים וכשיהיו נראים בחולים יורו על הבריאות. מזה הוא השינה המרובה והעמוקה יותר מן הנהוג כשתקרה לבריאים תורה על החולי וכשתקרה לחולים תורה על בריאות. ותאות המזון החזקה כשתקרה לבריאים תהיה מקום מחשבה וראיה על חולי וכשתקרה לחולים תהיה ראיה טובה. וכן העטוש כי הוא כשיקרה הרבה למי שהוא בריא יורה שהראש קרה לו שום חולי וכשיקרה למי שענינו רע מהחולי יורה על ענין שעדיין ישתנה למה שיהיה יותר טוב. ונמצא במלאכת הרפואות ענינים הרבה שטבעם זה הטבע. ב׳ מפירושו לספר טימאוס. נשלם המאמר הששי ומניין פרקיו צ״ג.

המאמר השביעי ישלם בפרקים מדברים בתת סבות הרבה נסכלות או שישתבש המאמר בהם

[1] הדברים אשר בעבורו יהיה תוספת הכח והיראותו הם ששה סיבות: הראשונה היא לשתות היין במיצוע ויושר. השנייה לאכול ביושר ובמיצוע. השלישית הטורח הממוצע. הרביעית מה שיתקן רוע מזג הלב והגידים הדופקים בין שיהיו דבר רפואה משלשלת או משקה. החמישית הכעס והשמחה. הששית בשול הליחות או שיתחילו להתיר או שתריקם בבחראן. במאמר הי״ג מספר הדפק.

[2] הדברים המחלישים הכח ויפסידו עליו הם שבע סבות: הראשונה הצום. השנית התעורה. השלישית המחשבה. הרביעית ההרקה המרובה באיזה עניין שתהיה. החמישית הכאב החזק באי זה מקום שיהיה מן הגוף. הששית כאב האסטומכא בלבד אשר יביא העילוף. השביעית ריבוי רוע מזג אברי הגוף איזה רוע מזג שיהיה. בי״ג מספר הדפק.

[3] כמו כן יקרה העילוף להרבה אנשים מכח מקרי הנפש ורוב מה שיקרה זה לזקנים ולחלשים מאיזו סבה שהיתה חולשתם כי הרבה מאילו כשיקחם אנחה או שמחה או כעס יקרה להם העילוף. ואפשר שקרה להם זה ממעט זיעה שיזיע גופם מבלתי צורך לאותה הזיעה. בראשון מאגלוקן.

[4] התמדת המחשבות יתיך השומן ויפסיד הבשר הלח החדש והתמדת ההנאות יפסידו הדם. וכן יפסיד הדם החשק ואהבת הממון והראשות על המדינות. והפסד כל אחד מאילו לדם יהיה בעבור ריעות העיכול הקורה לאסטומכא ולגידים וההתכה הקורה בסבת התעורה והמחשבות באותם הענינים. בג׳ מפירוש הליחות.

7–8 נשלם המאמר הששי ומניין פרקיו צ״ג: ד om. 11 תוספת הכח: תוספת הרבה בכח ד 13 רפואה משלשלת: دواء a 16 שבע: שבעה פ ثمانية a 18 הששית כאב האסטומכא בלבד אשר יביא העילוף: פ¹ 19 שיהיה: والثامن إفراط سوء مزاج أعضاء البدن أيّ سوء مزاج كان add. a (except for L) 20 להרבה אנשים: لقوم a 24 המחשבות: الهموم a 25 המדינות: ونباهة الذكر add. a

[5] סבת כח האברים הימניים על השמאליים הוא שהכבד יהיה בצד הימני והטות הלב בצד השמאלי מעט. ואם היה נוטה יותר מעט יהיה אותם האברים השמאליים יותר חזקים מן הימיניים וכל שכן אם היה הכבד בזה הענין חלוש וקטון. בו׳ מפירושו לב׳ אפידימיאה.

[6] סבות הכאבים הוא או הפרדת הדבקות או שינוי מה שיהיה פתאום ויהיה כי השינוי בהיותו מעט מעט אי אפשר שיכאיב והאברים אשר אין הרגש להם לא יתחדש בהם כאב. י״ב מהתחבולה.

[7] הסבה הפועלת לכאב אי זו סבה שתהיה יזיק ותתנועע הכח הדוחה ותשתדל לדחות הדבר המזיק ויתחדש פעמים רבות מורסא בגבור על האבר דם ורוח יחד בחוזק תנועתם לדחות הסבה המזיקה. י״ג מהתחבולה.

[8] אמר משה: כאשר התחיל גליאנוס לדבר ברפואת העילוף שם ידו לתת סבותיו ולא הקיף על סבותיו על דרך מלאכתו כמו שהיה נהוג לעשות בחלקו סוגי החליים וסבותיו וסוגי המקרים וכמו שעשה בחלקו הקדחות לסוגיהם ומיניהם. אבל זכר סבות העילוף זכרון יש להפלא עליו כי הוא יאמר: יתחדש מכך ויוכל להתחדש מסבת כך ולא חלק הסבות למינים מקיפים ויותר זר מזה כי הוא כשהואיל לדבר אמר: כי שאר סבות העילוף ארבעה. וזה דבר תימה גדול איך לא הקיף על הסבות כולם במניין והקיף על קצתם. ואחר כך אמר אחר זכור אותם הארבעה: ואם תרצה תוסיף על אילו הארבעה רוע מזג האברים. ובכלל לא סדר מאמרו לשם ואע״פ שכל מה שאמרו אמת בלא ספק אבל הוא בלתי מסודר כמו שאמרנו.

אחר שהיה זה המקרה כלומר העילוף מקרה רע מאד מאד והוא ריע למות וחברו המתקדם לו היה ראוי על הרופא שיהיה מכיר בכל סבות העילוף ומקיף בהם זוכר אותם תמיד כי הוא כשידע סבותיו בגדר והבדל ידע איך ישיג העילוף כשיהיה ואיך יהיה נשמר ממנו בבואו וקודם בואו אם לא יוכל להנצל מהיותו בא. וכבר אמר אבו מרון בן זוהר וזולתו כי אי זה חולה שיהיה עליו פחד מעילוף וזולתו והרופא לא ידע זה עד שבא עליו זה הרופא בלא ספק יהיה גורם שימות החולה.

[9] אמר משה: וזה אמת כי הוא אילו ידע סבות העילוף כולם היה כונתו לשומרו מהיות העילוף בא אליו וכל מה שנראה לו בזמן החולי שהוא ענין שיבוא ממנו העילוף יתחיל לנגד אותו

---

2 יהיה אותם האברים: יהיה באותם האברים **אבגדמ** صارت بذلك الأعضاء اليسرى a (= יהיו בזה אותם האברים) 4 מה: מזג **פ**¹ ‖ פתאום: يستكره العضو ويعنف به add. a 8 בגבור על האבר (= بغلبها على العضو): בַעֲבוֹר על האבר **פ**¹ بجلبها للعضو a ‖ תנועתם: = תנועתו (של הכח הדוחה) 14 כשהואיל לדבר: أمعن في القول a 16 האברים: האבר **אדמ** 19 רע: مرهقا a 21–22 ואיך יהיה נשמר ממנו בבואו וקודם בואו: وكيف يتحفّظ من وقوعه وينذر به قبل وقوعه a 22–23 שיהיה עליו פחד מעילוף: غشي عليه a 23 וזולתו: om. a 25 כונתו: أهمّ أغراضه وأوكدها a 26 יתחיל (= بدأ): بادر a

העניין אשר תהיה סבה לעילוף אם עוזב וינוצח מלנגד אותו יבוא העילוף. ועל כן עלה בדעתי שאסדר סבות העילוף ואקיף על סוגיו ומיניו כדי שיהיה נקל לדעת אותם ולזכרם. וכל מה שאני אומר אותו מזה באילו הפרקים החמשה אשר אביא אותם אחר זה הוא או לשון גליאנוס בעצמו או ענייניו אבל אומר אותם בלשון שקצתו יהיה ממאמרו וקצתו מלשוני ממאמרי והכל לקוט ממה שלמדנו גליאנוס בי״ב מהתחבולה. וזה העת שאתחיל באותם הפרקים אשר יעדנו אותם.

[10] העילוף הוא נפילת הכח בחידוד ומהירות. ועמידת עצם הכחות וקיומן הוא בישרון הרוחות והליחות והאברים בכמותם ואיכותם. ויוכל להיות סבת נפילת הכחות כלומר העילוף מפני שנוי הרוחות בכמותם או באיכותם ויוכל להיות סבה זו מפני שנוי הליחות בכמותם ואיכותם ויוכל להיות מסבת שנוי האברים באיכותם או בכמותם. ונכנסו כמו כן סבות העילוף באילו השלשה סוגים בכל סוג יש שני סוגים: שינוי הכמות ושינוי האיכות והם ששה סוגים.

[11] שנוי האברים השרשיים המביאים העילוף הוא שעצמותם יהיה ניתך וזה בחסרון הכמות או ברוע מזגם ברבוי באחד מהאיכויות הד׳. ועצם האברים יהיה ניתך או באורך חליים ארוכים או בחידוד חליים חדים או בקדחות התכיות.

[12] שינוי הרוחות המביא לעילוף הוא או שיתך הרוח וזה בחסרון כמותם או שיפסד עצם הרוח וזה הפסד איכותם. והפסד עצם הרוח יהיה מפני הפסד האויר או בעבור רפואה ממיתה או מפני סמום בעל חיים. והתוך הרוח יהיה או בעבור תנועות נפשיות כמו ההנאה החזקה הנק׳ שמחה או החדוה החזקה או הפחד החזק וכן הכעס והמחשבה. ומכלל אילו התנועות אמר גליאנוס הכאב והתעורה. אבל אני אומר שראוי שימנו שתי אילו לבדם כיון שאין שם דבר יותר גדול בהתכת הרוח מן הכאב ואחריו התעורה. וכן יהיה האשפיריט ניתך כשיתרקק ויתדקדק מאד מאד או מפני שגידיו יקלו ויספגו וכן יתך הרוח מהעדר המזון ומרוב השלשול המביא לעילוף. ושתי אילו הסבות גם כן ישנו האברים והליחות אבל גליאנוס יחסם לרוח.

[13] שינוי הליחות המביא לעילוף או באיכותם שהליחות יהיו יתדקדקו ויתדקדקו מאד עד שיתכו במהרה ועל כן אם לא ישים השגחתו במזון אילו כמו שראוי ימהר העילוף. וכן אם

---

1 יבוא העילוף: أنذر بوقوع الغشي a 7–11 העילוף ... סוגים: העילוף הוא אינו פתאומי מן הכח המניע והמרגיש וצריך להבדיל גדר העילוף מגדר השיתוק כי גם היא כלול(?) הכח המרגיש והמניע אמנם השיתוק אפופלוסיאה בלעז התחלתה במוח והעילוף סינקופי בלעז התחלתה בלב פ[1] 7 בחידוד: פתאום פ[2] ‖ ועמידת: ד[1]מ[1]פ[2] ועצמות בגדמפ ‖ בישרון: במיצוע א[1]מ[1]פ[2] 10 ונכנסו כמו כן: فقد انحصرت إذا a 16 בחסרון: نقصان a 18 סמום: סימום ג חמום פ נ׳ צירה(?) פ[1] سموم a ‖ והתוך: והתיך מ 21 האשפיריט: האשפיריטו מ 22 ויתדקדק: ויתדבק ג ויתדקק ד ‖ יקלו: تسخف a ‖ ויספגו: وتخلخل a 23 המביא לעילוף: om. a 25 יתדקדקו: יתרקקו א ‖ ויתדקדקו: ויתרקקו פ 25–26 עד שיתכו: فهي تتحلّل a

נשתנה איכות הליחות אל העובי והדבקות עד שתשיבנה נאות והם יחדשו העילוף בעבור ד׳ סבות: א׳ שהגוף יתמעט מזונו. ב׳ שהחמימות היסודי יתחנק. ג׳ שמצוע המזג ישתנה ויפסד. ד׳ שהם יכבידו הכח ברבויים וכשאינם כבידות ולא מסתימות יחדשו כמו הפסד לא עילוף וזה שינוי המות.

[14] התבאר מכל מה שהקדמנוהו כי סבות העילוף הסוגיות ששה ומיניהם כ״א. הסוג הראשון והוא שינוי האברים בכמותם ומיניהם שלשה והם או חולי ארוך או חולי חם או קדחת התוכית. הסוג השני והוא שינוי האברים באיכותם ומיניו ארבעה והם או שתחמם או שתקרר או שתייבש או שתלחלח וזה כולו בריבוי. הסוג השלישי והוא שינוי הרוח באיכותו ומיניו ג׳ והם הפסד האויר או שאכל שום דבר שהוא סם או שנשכו בעל חיים בעל ארס. הסוג הרביעי והוא שינוי הרוח בכמותו והוא שיתך הרוח וילך מעליו או שיפחות יותר מדי ומיניו שבעה: דקיקות הרוחות ודקותם או קלות הגידים ואספוגותם או התנועות הנפשיות או הרעב או התעורה או העדר המזון או השלשול ודומהו מן ההרקות. הסוג החמישי והוא שינוי הליחות באיכותם ומיניהם ב׳ והם דקות הליחות ורקותם או עביים או נאיותם. הסוג הששי והוא שנוי הליחות בכמותם והוא שני מינים או רבוי שימית הכח או רבוי שיחדש סתום. ואילו הם כל הסבות המיניות לפי שהתבאר מדברי גליאנוס והם כ״א סבות.

[15] אמר משה: הטוב שבכל אילו הפנים להשמר מבוא העילוף הוא שתשים כל השגחתך בכל חולי שיהיה נכנס בשלשה האברים הראשיים ובפי האסטומכא בעבור רבוי שתופה שהיא בין האברים האלה ובינה. ותשמור על אילו האברים כחותם וזה בישרון מזגם במה שיהיה מכניס בגוף ובמה שתשים על האבר מבחוץ. ואחר השגיחך באילו הדברים תחשוב ליישר מזג שאר האברים וכן תקדים ההשגחה ליישר רוחות אילו האברים השלשה. אמנם הרוח הנפשיית בדברים שיהיו בעלי ריח והרוח החיונית בישרון האויר היוצא ולפתוח סתמי העור ולנקות כלי הניפוש מן העובי ומן הדבקות ולפתוח סתמיהם ושיכניס בגופו דברים שירקיקו דם הלב ויסירו העכירות מרוחו עם הרפואות. והרוח הטבעי במה שיאכל וישתה והוא שיהיה יותר משובח ויותר טוב שבמזונות ויותר רחוק מההפסד. ותשמור בתכלית השמירה מהאכיל לחולים שום מזון או שום משתה שיהיה בהם שום עפוש כי אילו המזונות יולידו ליחות בעלות סם כמו שאמר גליאנוס. וכן תשמור מתת לחולים שום מזון אשר ימהר להפסד כמו החלב והמזונות אשר יתילד מהם ליחה בעלת סם כשתפסד כמו האבטיחים והקישואים והדלעת כי אם יאכל מאילו יעשה בשמירה בכמו אילו בעבור פחד שלא יהיה אחד מהם בא לידי הפסד או שיאחר ירידתו מהאסטומכא ויביא עליו הזק גדול. וכן תחזק האסטומכא תמיד ותשמרהו מרוע העיכול כי אתה אם שמת אילו העניינים בכוונתך תהיה מובטח מחדוש העלוף ברוב מי שתשים השגחתך בו.

3 כמו הפסד: خمولا a ‖ עילוף: فقد تبيّن لك أنّ كثرة الأخلاط أيضا الموجب لإثقال القوة أو للسدد يوجب غشيا a add. 3–4 וזה שינוי המות: وهذا تغيّر في الكمّية a 4 שינוי: לא יביא **פ**[1] add. 5 מכל: כי כל **אבגדמ** 6 חם (= حارّ): حادّ a 10 ומיניו: ואנועהו **דמ** om. **ג** 11 קלות: سخافة a ‖ הרעב (= الجوع): الوجع a 15 והם: וזה **אבמ** 21 סתמי: סתומי **ד** مسامّ a 22 סתמיהם: סיתומיהם **מ** 29 ויביא: ויבוא **אבדמ**

[16] לכחש הגוף הבא מגודל הטחול שתי סבות. האחת מהם שהמזון אינו מתעכל בכבד כראוי ויתמעט מזון האברים כיון שהטוב הניאות לו בזה מעט. והסבה השנית שהדם יהיה עכור ורובו ימשוך הטחול ולא יניח הגוף להיותו נזון בו. בפירושו לב׳ מהאוירים.

[17] מי שגבר על גופו המרה השחורה ישמש מיטתו מפני שיתקבצו בגופו מתחת הצלעות רוחות עבות מנפחות הרבה. ג׳ מפירושו לו׳ אפידימיא.

[18] כחש הגוף או יהיה בעבור חולשת כחות הבשר או מפני היות הגידים הדופקים ושאינם דופקים מלאים דם רע. ושומן הגוף יהיה מהפכי אילו הסבות עד שימשוך הבשר רוב הדם ויתמעט מה שבגידים. ג׳ מפירושו לו׳ אפידימיא.

[19] הליחות יחדשו הכאב באחת מז׳ פנים אם ברבויים או בעביים או בדבקותם או בחמימותם או בקרירותם או בעקיצתם ואכלם לאבר. בפירושו לא׳ מן הליחות.

[20] כמו שהליחות יפעלו במרות כן המרות יפעלו בליחות כי מי שגברו עליו הליחות יהיה בעל חימה וכל מי שנתחזק כעסו וחמתו יתילדו בו ליחות מרות. ג׳ בפירוש הליחות.

[21] תנועת הטיטילאר תבוא מפני ליחות חריפות נושכות שנושכים האבר ויחדש בו כדמיון התנועה אשר תתחדש מתנועת האצבעות הנעשת מתחת השחי וזולתו. בפירשו לג׳ מהמזון.

[22] אמר משה: הליחה הנושכת אם תהיה עצמותה רקיק והלכה באבר מרגיש תחדש בו אחת מז׳ מינים אשר זכרם במאמרו בריבוי וכבר זכרנו אותו הפרק בסימנים מאילו הפרקים. אבל אם היתה הליחה הנושכת עבה בעצמות או שהיה האבר במעט בשר תחדש התנועה אשר זכר הוא. כן נראה לי בזה.

[23] יתקבץ בגוף ליחה פליאומטיקה זכוכיית ולא תתעפש ותחדש ריגור ימים רבים זו אחר זו וכל זמן היות האדם נח ולא יתנועע כלל וינוח הקרירות ההוא ואם התנועע תהיה תנועתו מושכת הקרירות מיד ויהיה זה לפי שיעורי התנועה כי כל מה שתניע תנועה יותר חזקה ויותר מהירה תתחדש הקרירות הזה הנק׳ ריגור יותר חזק. וראיתי אני המקרה ורפאתיו ברפואה אשר תחמם ותחתוך הליחות הגסות כמו הפלפל והמנטשטרו. במאמרו ברעד.

[24] סבות עובי הדם ושחרותו ועביו עד שיתמלאו הגידים מן הליחה המלינקוניקה ג׳ או כולם או קצתם. אחת מהם שיהיה הכבד מוכן לתולדת אותו המותר והשני שתהיה ההנהגה במאכל

12–1 לכחש ... ליחות מרות. ג׳ בפירוש הליחות (7.20): **פ** .om 13 הטיטילאר: הטיטיליר **א** הטִיטֵילַר **ב** הטיטילי **ג** הַטִיטְלַר **ד** הטיטילר **מ** 17 בשר: الحسّ a ‖ התנועה: الزعدغة a 20 הקרירות: النافض a 21 הקרירות: النافض a 23 הפלפל: הפלפלי **אבדמ** ‖ והמנטשטרו: ומינטרשטרי **אד** והמינטרסטרי **ב** והמנטרשטי **פ**

ובמשתה ובזולת זה ממה שטבעו להוליד דם עב והשלישי שיהיה הטחול בעניין מן החולשה יתעצל למשוך כל אשר יוליד הכבד מאותו המותר. ב׳ מאגלוקן.

[25] הליחות החדות או הרפואה המחודדת אשר יעבה האברים כשיהיה עמם מותר כח מרובה שיחום(?) באברים הבשריים חבלות ובעצמות נקירה. ב׳ מהחליים והמקרים.

[26] יתחדש בלבול הדעת והשכחה מן הזקנה המרובה והכלח המרובה וזה ראיה על שבלבול הדעת והשכחה אמנם הם מתחדשים מפני הקרירות. וכל הבלבולים אמנם הם נמשכים אחר הליחות החדות כמו המרה האדומה לבד. ויתחדש הבלבול בסבת רוע מזג חם ואין ממנו שום דבר שיהיה הסבה בו ליחה קרה אלא הבלבול אשר יאמר לו השעמום המלינקוניקו. אבל מה שהוא מתחדש מן הבלבול בסוף הקדחות החדות סבתו אדים מחודדים יעלו אל הראש. בה׳ מהחליים והמקרים.

[27] הכאב אשר יהיה בקרומות בלתי שוה כי הקרום הרגשו משתנה. יש ממנו מקום מרובה הרגש ומקום חושו מועט. וישתנה כאב הקרומות מפנים אחרות שהוא יפגוש עצם בהמשכו. ב׳ מההכרות.

[28] הסבה בהיות קצת המורסות החמות ימצא עמהם דפיקות וקצתם בלתי דפיקות הוא מציאות גיד דופק בעל שיעור במקום המורסא וכל אשר יתפשט תדחק המורסא ויתחדש הדפיקות. ב׳ מההכרה.

[29] כמו שליחת הליחה הלבנה העבה תחדש בעדה חולי האלצרע בלעז ויציאו כן הליחה המלנקוניקא העבה יבוא ממנה האלצרע כשיהיה נעצר בדרכי בטני המוח אבל כשינצח ויתרבה בעצם המוח הוא אשר יתחדש ממנו השעמום המלינקוניקו. בשלישי מההכרה.

[30] הסבות אשר ישימו הגיד קשה אחד מג׳ דברים או יובש או הקפאה מפני הקור או המשכה והיובש נתחדש בקדחות השורפות כשיאריכו עם ריעות ופירדולינציאה ובמלנכוניאה וקצת קדחות הרביעיות. וההקפאה מכל דבר יתילד בגוף פליאומא זכוכיית. וההמשכה תחדש בחליים אשר מסוג הכווץ ובמורסות הגדולות ובקושי שמתחדש בכבד או בטחול. י״ג מהדפק.

---

4 שיחום(?): ר״ל שתחדש **פ**[1] أحدث a 7 החדות: الحارّة اللذّاعة a ‖ לבד: חור(?) add. MSS לבחור **פ**[1] 8 דבר: **אבגדמ** om. ‖ המלינקוניקו: המילקוניקו **ג** המלנקוניקו **ד** 9 מחודדים: حارّة لذّاعة a 17 העבה: **פ** om. ‖ האלצרע: الصرع a ‖ ויציאו: ויוציאו **ג** איפילנסיאה **פ**[2] 18 העבה: a om. ‖ נעצר: **מ** om. 19 הוא אשר: אשר **ג פ** om. 22 ופירדולינציאה: ופירדולינציא **ד** ופרידולינציאה **מפ** 23 ובמלנכוניאה: ובמלינקוליא **ב** ובמאלנכוליא **ד** ובמלנכוליאה **מ** ‖ פליאומא: פליאומה **אב** פילומא **ד** פלימא **מ** 24 הכווץ: הקיווץ **אבדמ**

[31] התולעים הנקראים גרעיני הדלעת יאכלו כל מה שהאדם ניזון בו ועל כן יכחיש הגוף. במאמר תריאק לקיצר.

[32] העיטוש יהיה לפעמים רפואה על דרך המקרה ללחויות הנקבצות בריאה וללחויות הנקבצות באסטומכא ובפיה אשר יהיה בעבורם השונגלוצו יוציאם ויעבירם מאותם המקומות. ובעבור זאת הסבה תהיה העיטוש רפואה לשונגלוצו בנקותו המותר כלו אשר למעלה מהאסטומכא. בה׳ מהחליים והמקרים.

[33] הסבה המביאה לשכך הכאב בהוציאו השן הכואב כי העצב אשר הוא דבק בשורש השן יסור ממנו המשכתו בסבת שרפתה מהדבקות והקשירה בעצם אשר בסבתו תהיה נמשכת ויהיה לה מקום יעבור ממנו מה שיתך ממה שהיה מתקבץ בו. בה׳ מהמיאמיר.

[34] סבת שברון השינים והתפוצצם הוא בעבור חלקותם. ומפני זה ראוי שתקשה אותם ותחזקם ברפואה העוצרת. וכן תשנה מראיהם אל השחרות וזולתו מפני לחויות רעים מוצקות אליהם. וצריך שתרפאם ברפואה שתייבש יבשות ממוצע לא כמו שיחשבו קצת רופאים כי כל מה שיהיה יותר מייבש היא יותר מועיל. ה׳ מהמיאמיר.

[35] כשיתמרסם אבר עצביי מורסא חמה ויהיה רודף אחריו הבלבול יותר במהרה או שהחמימות לבדו יעלה אל הראש עליה דבקה באותו העצב או יעלה עם רוח אדיי או עשניי. ג׳ מההכרות.

[36] הרעדה תהיה בסבת חלשת הכח הנושא והמניע לגוף ובסבת כבדות האבר הטבעי וכשיחשוב להניע האבר בעבור חולשת הכח ירד האבר למטה ויחדש המניעה ויתרעד. ואילו לא היה חושב להניעו כלל לא היה מתרעש. וכן אילו נתבטלה הכח המניע כלל לא היה מתחדש הרעש אבל היה מתרפה. ויתבאר לך זאת ההמנעה במי שעליו משא כבד מאד והוא יחשוב להרים רגליו וילך הוא מתרעד מרגליו וכן מי שירים דבר כבד ירעדו ידיו ורגליו וילך כי הפחד והיראה יעבירו הכח ועל כן יקרה הרעש לזקנים ולמי שיחלש גופו וניתך מן החולי. במאמרו ברעד והרפפות.

[37] הכיווץ יהיה ממילוי ויהיה בא מההרקה כי בבוא הכיווץ מפני התעורה או הטורח או המחשבה והתוגה והקדחת היבשה השורפת הסבה בזה הכווץ היובש וההרקה. אבל אם היה האדם בעל מנוחה והנאה ומילוי בכל זמן והתמדת המנוחה והבטלנות וקרה לו הכיווץ ראוי

3–4 בריאה וללחויות הנקבצות: om. ג   4 השונגלוצו: השנגלוצו **אגד** הסונגלוצו **מ** והעיטוש **פ1**   5 לשונגלוצו: לשנגלוצו **אג** לשנגלוטצו **ד**   7 הכאב: **ב1** החולי הכואב **פ** החולי **א1בד1מ1** ‖ בהוציאו השן הכואב: om. **ב**   10 והתפוצצם: وتفتّتها a   15 העצב: העצם **אדמ**   17–18 הנושא ... הכח: om. **א**   17 כבדות: עוברות **דמ**   19 וכן ... היה: **פ1**   21 ירעדו (= EL): يداه. وعلى هذا المثال متى ذعر الإنسان أو فزع ثمّ رام مشيا أو شيلا ارتعدت add. a ‖ וילך: om. a   22 יעבירו: يهدّان a   24 הכיווץ: הקיווץ **אבגדמ** ‖ הכיווץ: הקיווץ **אבגדמ**   25 הכווץ: הקיווץ **אבגדמ**   26 הכיווץ: הקיווץ **אבגדמ**

לך שתחשוב כי זה בא ממילוי. וכן הויציאו או הכיווץ ממילוי אפשר שיהיה גידול כל אחד מהעצבים יתבטל באותו הלחות הדבק אלא שהוא אינו מתמיד כמו הכווץ אשר מפנים או מאחור או משניהם יחד. בג׳ מההכרות.

[38] סבת הרפפות הוא שום דבר מטבע האויר ועצמותו שהוא נשפך אל האברים ובעצמותו עובי מסוג האיד. והסבה הפועלת לכיווץ בחליים בעלי מורסא הוא המילוי והפועל לו בקדחות השורפות מאד היבשות הוא ההרקה. בה׳ מהחליים והמקרים.

[39] סבת הכווץ הוא משיכת העצבים או בעבור לחות וימשך המושקלי כמו כן לצד התחלתו ויתקווץ בזולתי רצון ויעשה הכיווץ. במאמרו ברעד.

[40] הרפפות סבתו רוח עב כלוא במקום קשה לא ימצא מקום שיצא ממנו ולא יוכל להיות ניתך בעבור עביו ולא יסור מלבקש לצאת ויניע מה שהוא בו אותה התנועה. ובעבור היות סבת הרפפות אחת היתה רפואתו רפואה אחת והוא כל מה שהוא מדקדק ומחמם והקשטור רפואה מיוחדת בזה החולי כשישתהו או ישימנו ממעלה כי הוא רפואה מחמם ומדקדק ומייבש יבשות גדול. והרפפות לפי זה ההקש אמנם יתחדש בעבור סבה נגלית. במאמרו ברעד וברפפות.

[41] בהיות בגוף ליחה רעה ותחמם בטורח שעשה או בזולתו יקחנו פלצות בלעז פלורש ואע״פ שלא יתחדש קדחת שלישית. בפירושו לו׳ פידימיא.

[42] חלשת הכח שהוא סבת הרעש אינו סבה אחת אבל סבותיו מרובות. יוכל להיות בסבת המזון כמו שיהיה בשלשול הנק׳ איניישטיאון והתרת הבטן הגדולה ורבוי יציאת הדם ולמי שאינו אוכל מזמן גדול. ויוכל להיות בעבור התכת הכח החיוני כמו שיקרה בעילוף ויוכל להיות בסבת קרירות חזק יסתום נקבי העצבים ולא יעבור מאותו הכח המניע אלא דבר מועט ויוכל להיות בעבור מילוי יכביד הכח ויחלש מהתנועע ועל כן יהיו הדברים אשר תרפא בהם הרעש אינו מין אחד. במאמרו ברעש וברפפות.

[43] הקרירות הנקרא ריגור ובערבי נאפיץ הוא קרירות מתקבץ בדחייה אחת גדולה יהיה בה הגוף מן העניין הטבעי אל עניין יוצא חוץ מן הטבע. אבל אם זאת החולי קר זה עניין מפורסם

1 או: هو a ‖ הכיווץ: הקיווץ **אבגדמ** ‖ גידול: **ג** .om צמיחת **בג[1]ד[1]מ[1]פ[1]** 2 יתבטל (= يبطل): يبتلّ a ‖ הדבק (= EL): الغليظة اللزجة a ‖ הכווץ: הקיווץ **אבגדמ** 3 מההכרות: מההכרה **אבגדמ** 5 לכיווץ: לקיווץ **אבגדמ** 7 הכווץ: הקיווץ **אבגדמ** ‖ לחות: או בעבור יובש ו[...]שן **פ[1]** .add و من يبس a .add 8 ויתקווץ: ויתקבץ **פ** ‖ הכיווץ: הקיווץ **אבגדמ** 9 קשה: متكاثف a ‖ להיות: להיותו **גפ** 10 עביו: ولا تجد مخلصا لكثافة الأجسام الحاوية لها a .add 11 אחת: ואחת **אדמ** 11–12 ומחמם ... ומדקדק: a .om 13 נגלית (= بادي EL): بارد a ידועה **א[1]בד[1]מ[1]** 18 המזון: عوز الغذاء a ‖ בשלשול הנק׳ איניישטיאון: في الهيضة a 19 שאינו אוכל מזמן גדול: يمسك عن الطعام a ‖ בעבור התכת הכח החיוני כמו שיקרה בעילוף ויוכל להיות: **ב** .om 21 יכביד: יכבוד **אמ** 23 יהיה: יצא **פ[1]**

נגלה. וסבתו כלומר סבת הריגור תהיה ליחה קרה הולכת באברים המרגישים ויוכל להיות ליחה חמה בהתנועעה כמו כן ומרוצתה עלי האברים המרגישים. ובשתי העניינים יחד יברח החום הטבעי מן הדבר הנושך אותו והוא שב אל התחלתו ויתקררו מזה שטחי הגוף. ואחר כן יחזור וימצא הפורי קבוצות ועצורות וישוב פעם שנית להתחלתו ואחר כן ישוב לצאת ולעשות כבתחילה. ולא יסור מעשות כן עד שינצח ויתחמם שטח הגוף או שיהיה החמימות הטבעי מנוצח ויכבה נרו וימות האדם. ובעניין אותן החזרות והמניעות תבוא רעדת הריגור. וההפרש אשר בין הרעדה והריגור הוא שהרעד מן המניעה הבאה בין הכח הרצוני והכובד הטבעי. ואם רצה האדם לבטל הכח הרצוני ולא ירצה לעשות התנועה תבטל הרעש. ולא יהיה הריגור קרה ברצוננו כי הוא המנע הנכנס בין התנועה הטבעית והיא תנועת החום היסודי ובין הסותם בפניו ומהלכיו ומרוצותיו. במאמרו ברעד ובריגור וברפפות.

[44] אם היה הקור המניע השטח הנראה תנועה מצטערת ויקעקענו בהכנס עונת הקדחת ולא יניע הגוף כולו עמו נקרא פלצות בלעז פלורש. והפלורש הוא מקרה שיקרה לעור לבדו ועומד בעור כעמוד הריגור בכל הגוף. במאמרו ברעד.

[45] יצטרך בהתחדש הריגור להיות בגוף סבה נושכת ותהיה אותה הליחה מתנועעת תנועה חזקה בין שהייתה סבת הריגור סבה קרה או סבה חמה ועל כן היה הריגור תתחיל עם עונת הקדחת יחד בקדחות השלישיות והרביעיות בתנועת אותה הליחה לצאת. ויוכל לקרות דבר דומה לזה למי שקרתה לו מילוי הנק׳ אמפונידו או מי שהיה גופו מלא מן הליחות הרעות ויעמוד לשמש או שנכנס למרחץ או שעשה התנועה. כי מי שעשה זה ימצא הפלצות מיד ויש מהם שאחזתו ריגור. במאמרו ברעד.

[46] הרבה מאותם שקרה להם הריגור יצמא באותה שעה כי החמימות הוא נשאר בפנים הגוף וחוש הקרירות יהיה באותה שעה באברים הנראים ולא בפנימיים. ה׳ בחליים ובמקרים.

[47] סבות רעת הניפוש המביאה להניע החולה כל המושקולי שלחזה העליון עם המושקולי אשר בין הצלעות אחת מג׳ סבות: או כח חלוש או צרות ודחיקה בדרך האויר או חמימות מרובה בלב ובריאה. ואם נתקבצו שלשתם ימות החולה מיד. ובהתקבץ שנים מהם בקושי יתכווץ ובהיות אחד מהם לבד החולה יבוא לידי סכנה או ימות או ינצל. בד׳ מההכרה.

[48] יוכל להיות הניפוש גדול מתפאות בסבת הפסד הדעת. הסבה בזה כי החולה היה שוגג בפעולותיו והיה שוכח אותם עד שלא ידע מתי יעמוד מהם ומתי יקח לעשות בהם. בג׳ מפירושו לא׳ מפידימיאה.

---

2 עלי: = على a 7 בין: מן **אבדמ** 8 הריגור: سكون النافض a 10 ובריגור: om. a 11 ויקעקענו: وتهزه a 14 סבה (= سبب ELO): شيء a 17 אמפונידו: אַמְפוּנִידוּ **בד** 26 יתכווץ: יתקווץ **אבגדמ** يتخلص a 27 מתפאות: متفاوتا a

השעול הארוך ינוח במורסא מתחדשת בבצים מצד השתוף אשר בין כלי החזה וכלי התולדה. א׳ מפירושו לב׳ מפידימיא.

[49] דקות הקול והפסקו אמנם יהיה בעבור ליחות הרבה או עבות או דבקות יסתמו הגידים אשר בריאה. ד׳ מפירושו לב׳ מפידימיאה.

[50] החולה ירקוק דבר מועט בשעול מרובה על אחת משתי סבות: או בסבת עובי הליחות ודבקותם וישתבכו וישתרגו ויקשה צאתם או בסבת דקיקות הליחות וכשיתרוממו ברוח אשר יעלם וירוממם ישובו ויתפרקו וישקעו למטה. בד׳ מההכרה.

[51] כשירצה האדם לרומם קולו ראוי לו שישיב רוחו ויפתח פיו מאד עד שיכנס בו אויר מרובה ירחיב הגרון ויהיה הקול גדול ועל כן יהיה אותם שגרונם צרה וקטנה קולם דק חלוש בעבור צרות גרונם. במאמרו בשינה ובתעורה.

[52] פעולת העיכול אמנם יהיה בחלקים שהם למטה מפי האסטומכא ועל כן יהיה זה החלק מפי האסטומכא סבה למילוי הנקרא אמפונידו כשהרע עניינו כל זמן שלא תהיה המילוי בעבור המזון. בה׳ מההכרות.

[53] סבת החולי הנופת הוא חמימות עובר המיצוע מתגברת על הגידים אשר יקחו המזון מן האסטומכא ויתעבה הדם שם. והראייה שהחולי הוא שם היות המזון נשאר באסטומכא בלתי מתעכל לסתימת אותם הדרכים והיותם מקיאים מזונם בלתי מעוכל. והראייה על תגבורת החמימות שם היותם מקבלים הנאה מן הדברים הקרים ועוד אותו החמימות הקורה להם. וקצת בני אדם יאמרו כי הסבה בחולי הזה הוא בהיות מעבר האסטומכא הדבק במעים הוא ממורסם מורסא חמה בעלת דם. ואותו הדם הוא חזק בעובי יותר ויותר קרוב אל הדם המלינקוניקו. בג׳ מההכרות.

[54] בהיות בכבד מורסא חמה גדולה או קשה ימצא החולה הכאב בקטיולה הימנית וזה נמשך להמשכת הגיד הניכר בחלול לא להמשכת הקרומות. ואמנם בחולי הצד כאב התרקוה הוא נמשך אחר המשך הקרומות. בב׳ מההכרות.

4–3 דקות ... מפידימיאה: פ[1]   6 וישתבכו וישתרגו: فتلجج وتتشبّث a   8 שישיב: שישוב **אדמ** أن يعوّد a   9 חלוש: ليس لها مادّة فينقطعون سريعا. فأمّا الذين حلوقهم واسعة فأصواتهم كثيرة قوية. وأمّا الصبيان والنساء والخصيان فأصواتهم دقيقة ضعيفة add. a (except for L)   12 אמפונידו: אמפוניטו **מ**   16 בלתי מעוכל (= غير منهدم EL): om. a   17 הדברים: המזונות **ב**   21 בקטיולה: בקטיולא **אדמ** בקטיאולה **פ**   22 התרקוה: الترقوة a

[55] כשתאכל מזון ולא יקרה לך ממנו נפיחה ולא רעם ולא רפפות ולא שנגלוצו אבל יהיה מוצא אותך באסטומכתך סערה אין לך בו תועלת ויכבד באסטומכא ותתאוה להורידו וימצא בקצת זמנים צרות הניפוש אין ספק שבזה האסטומכא נתקבצה על המזון על דרך הרעש. בג׳ מן החליים והמקרים.

[56] מי שהיה הלובן גובר בו כבדו חלוש לא יהיה מוליד דם הרבה. ומי שהיה גובר בו הבוהק טחולו חלוש וסבת הבוהק עירוב הדם המלינקוניקו לשאר הדם. א׳ שרחה לב׳ פידימיאה.

[57] הצמא הגדולה שתהיה נעדרת מהתרת הבטן סבתו הראשונה רוע מזג חם או יבש או שניהם יחד יתחדש באסטומכא ובייחוד פיה. וסבתו השנית אחר האסטומכא כשיתחדש בה רוע מזג בכבד וכל שכן בחללו וכן כמו כן תהיה הסבה חדוש זה המזג הרע בוושט או בריאה ויזיק זה לאסטומכא ויתחזק הצמא. בו׳ מההכרות.

[58] השינה תלחלח הגוף בכל הזמנים והתעורה תיבשהו בכל הזמנים ואין מטבע השינה שתחמם או תקרר. אבל אם ימצא הגוף ובו ליחות קרות יעכלם ויבשלם ויוליד מהם דם ויחמם הגוף ואם ימצאהו קדחת מעיפוש ליחות קרות יקרר הגוף בקררו לחמימות הקדחת אבל לחמימות היסודי אע״פ שהליחות יהיו מסוג המרות יבדילם וינקם מן הגוף ויתקרר. בד׳ מפירושו לו׳ מפידימיאה.

[59] כשימצאו הסבות הנגלות הגוף נקי מהליחות היה מה שיגיע לגוף מהזקם נקל לתקן יסור מהרה וכשימצאנו ובו רבוי מהליחות או ריעות פעולתם בו כניצוצי האש בעצי הפיניי השמן או פעולת הפתילה בגפרית. בשמיני מפירושו לו׳ פידימיאה.

[60] האיכול יתחדש מליחות נושכות והליחות הנושכות הם החריפות והחמוצות והמלוחות. ו׳ מפירושו לו׳ מפידימיאה.

[61] אין להפלא במי שירבה תשמיש המטה אם יהיה חלוש כי הגוף כולו יריק מפני שיריק ממנו האישפיריטו והלחות ויוסיף עם זה ההנאה אשר היא לבדה תכבה הכח החיוני מאד ויחלישנו עד שיהיו בני אדם שמצאם ההנאה הגמורה החזקה בתשמיש ומתו בה מיד. בב׳ מספר הזרע.

---

1 נפיחה ולא רעם: قرقرة ولا نفخة a ‖ שנגלוצו: שונגלוצו **מ** שנגלוט **פ** 2 סערה: كرب a ‖ תועלת: عهد a ‖ להורידו: أو إلى أن يحدث لها جشاء add. a 5 הבוהק: הכהל **אדמ** النمش a 6 שרחה (= شرحه a): מפרושו **ג** 7 נעדרת: אה״ל שצריך לומ׳ בלתי נעדרת או לחסר נעדרת מהמכתב ונ״ל שאינו צריך **פ1** 10 ויזיק (= فيتأذّى): فيتأدّى a ‖ מההכרות: מההכרה **אגדמ** 11 הגוף: om. a 13 בקררו: بتطفيته a 14 אבל (= وإنما): وإنمائه a ‖ וינקם: ויעבירם **בדמפ1** וינקם **ב1מ1** ونفضها a 16–18 כשימצאו ... לו׳ פידימיאה: ב״ץ כמו חמימות השמש או ריבוי התנועה או דאגה או תעורה והמזון מצד איכותו **פ1** 16 הסבות הנגלות: פי׳ נגלות סבות נכנסות מבחוץ ומחליאות **אי1ב1ג1ד1מ1** الأسباب البادية a ‖ מהליחות: והמותרות **אי1ד1מ1** מהמותרות **פ1**

[62] סבות התמדת צאת הציאה אחת מג׳ סבות או בעבור חלשת הכלים בסבת רוע מזג כמו שידוע או בסבת ליחות נושכות ישכו הכלי וישימנו לדחותו או בעבור יתרון חוש אם בטבע או בשביל חבלה. בו׳ מהחליים וההמקרים.

[63] סבות המותרות הנושכות המביאות לצאת הציאה ד׳ סבות: או כח רפואה תהיה נכנסת בגוף עם המזון או לבדה או הפסד מזון או מותרות נושכות ירדו מן הגוף אל מקומות הבטן או מותרות נושכות שיהיה נולדות באסטומכא ובבטן. ב׳ מהחליים והמקרים.

[64] קרירות האברים הנראים יעצרו הבטן תמיד וקרירות האברים הפנימיים יחליק הבטן תמיד. ואפשר שיעשה מין מהשלשול הנקרא דרב. בה׳ מפירושו לו׳ פדימיאה.

[65] כשיתמלא המעי הנק׳ קולון יקרה מזה מקרים רעים ותרגיש האסטומכא בכאבו. וסבת זה כי זה המעי כשיתמלא יתמשך ויעלה הכאב אל הקרום המקיף באסטומכא והמעים ותחליא האסטומכא בעבור זה. וכן המושקולי המתפשט על האסטומכא והמעים יחד וכשיתמשך זה המעי תרגיש האסטומכא בזה. במאמרו בקרישטירי.

[66] הכאב עם הביטול ברגלים בחוליי הכליות יהיה מפני השיתוף אשר בין הכליות והרגלים בשתי העורקים היורדים על הגב והם הגידים הנקראים החלולים והגיד הדופק הגדול. א׳ מפירושו לו׳ מפידימיאה.

[67] סבות שעירות האבר החלק ג׳: או ליחות מחודדות שופכות בו ויגרדוהו ויקלפוהו או רפואה מחודדת יעשה זאת באבר או גופות זרים מתדבקים בו כמו העשן והאבק. והסבה בחלקות השעיר הוא שיתבטל וישרה בלחות דשן ערב או ויסקוסו. בב׳ מהחליים והמקרים.

[68] יקרה פעמים רבות שיהיו מקרים סמוכים זו לזו במין אחד ויהיה המקרה הראשון מהם מתחדש מחולי והשני מתחדש מן הראשון והשלישי מתחדש מהשני והרביעי מתחדש מהשלישי. בג׳ מהחליים והמקרים.

[69] הלחות הלבנית אם היא יותר או פחות מן הראוי תזיק בראות העין. ואם יתעבה תחסר הראות עד שלא יראה הדברים הרחוקים ולא יתבאר הדברים הקרובים. ואם יתעבה בתכלית כמו שיקרה בירידת המים בעין ימנע הראות. ואם יכסה בזה העיבוי קצת מה שסמוך לבת העין ונשאר מעט יראה באותו המעט כל דבר בד בבד ולא יראה דברים הרבה יחד. ואם היה

---

1 הציאה: הצואה **אבמ** 2 וישימנו: فتحثّها a 4 הציאה: היציאה **מ** הצואה **אב** 5–6 ירדו מן הגוף אל מקומות הבטן או מותרות נושכות: **פ1 ד** .om 6 נולדות: נולדים **אבדמ** 8 דרב (= الذرب): דרֵב **ב** 9 קולון: = قولون a 11 המושקולי: המושקולו **ג** 13 הביטול: خدر a 14 העורקים: הגידים **א1ב1מ1פ1** 16 שעירות: **א1ב1ג1ד1מ1** גסות **אבגדמ** 18 השעיר: הגס **א1ב1מ1פ1** הגסות **ג** ‖ שיתבטל (= تبطّل): تبتلّ a ‖ דשן: ישן **אמ** ‖ ערב: لدنة a ‖ ויסקוסו: ויסגוז **א** ויסקוזו **בגדמ** 23 ולא יתבאר הדברים הקרובים: **פ1** 25 בד בבד: على حدته a

באמצע הבת עין לחות מועט ועב ומה שסביב זה יהיה נשאר על זכותו יראה כל דבר שיראה כדמות חלון. ואם היו הגופות העבים נפרדים מתפזרים בזה המקום ידמה למי שיש בו זה שהוא יראה זבוב עף. והרבה הם שידמו בזמן העירם מן השינה דמות בצורות ורוב מה שיקרה זה לנערים ולמי שנתמלא ראשו מיין או מין אחר מן המילוי. ד׳ מהחליים והמקרים.

[70] מי שירדו בעיניו המים ידמה הדברים אשר בתוך עיניו שהם מחוצה כן יקרה בלשון שהכח אשר יהיה בו הטעם יחייב האיכות הנמצא בעצם הלשון לדברים אשר בחוץ. והסבה בזה תנועת הדבר אשר יטעום לאותו החומר השוכן בלשון וידמה כי בטעמים מליחות או חמיצות. ד׳ מהחליים והמקרים.

[71] אמנם השחוק אשר יהיה במשוש הנראה שלתחת השחי ותחת כפות הרגלים וכן השחוק אשר אנו עושים בראותינו הדברים שאדם שוחק עליהם או שישמע אותם אין לי בידיעת הסבה בזה דרך כלל. במאמרו בתנועות האנוסות.

[72] אמר משה: זה אמת כי השחוק מסגולות האדם. וידוע כי כל סגולה היא נמשכת אחר הצורות המיניות בין שיהיו אותם הסגולות לאי זו מין ממיני בעל חיים או הצמחים או המקורים ואין פנים לתת הסבה בזה גם כן זה אין לבקש לו סבה בשום פנים לא בשחוק ולא בזולת זה מן הסגולות.

[73] מי שיעמוד על אילו העניינים ימצא לטבע מדרגות. תחילה המדרגה אשר יתרחק בה מהצמחים מעט ויהיה בעל חיים לו חוש אחד והוא חוש המשוש. והמדרגה השנית אשר יוסיף עם המשוש חוש הטעם. והמדרגה השלישית אשר ימצא בעל חיים שיהיה לו עם שני אילו חוש הריח. והמדרגה הרביעית הנוספת על אילו השלשה חוש השמיעה. והמדרגה החמישית אשר יוסיפו בהם על אילו הארבעה הראות. ותמשל הראות ותרשמנו ותגדרנו גדר נסתר ותציירנו ולא תשלים כחו. בשני מהזרע. נשלם המאמר השביעי ומניין פרקיו ע״ב.

המאמר השמיני ישלם על פרקים מדברים בהנהגת רפואת החוליים בכלל

[1] מי שיש בגופו ליחות רעות רקיקות יהיה ראוי לזה לפרנסו יותר. ומי שליחותיו הפך אילו יורו על ההפך. ובהעתק אל החסרון כשתחטיא ידיעת השיעור הראוי הוא יותר מקיף מההעתק אל התוספת כי אתה תוכל להוסיף אם יחלש הכח ולא תוכל לפחות מן המזון אשר נכנס באסטומכא. בפירושו לשני מן החליים החדים.

3 זבוב: بقّا a ‖ עף: من خارج add. a 9 הנראה של-: השטח של- ג השטח אשר ב1ד1מ1פ1 ‖ השחוק: הצחוק אדמ 11 האנוסות: المعتاصة a 14 זה: דפ .om 18 עם המשוש חוש הטעם: עם המשוש הוא חוש הטעם דמ ס״א טעם עם המשוש פ1 20 ותמשל: وقد تمثّل a ‖ ותרשמנו: בדמ .om ‖ ותגדרנו: ותרשמנו א1ד1מ1 21 כחו: كالخلد add. a 24 החסרון: הפחות א1בד1מ1 ‖ מקיף: טוב בג1ד1מ1 25 לפחות: לחסר א1בגמ1

[2] הדברים אשר יעזרו על בשול הליחות הם כל הדברים אשר יחממו במיצוע קצתם הם מזון וקצתם הם משקים וקצתם טבולים וקצתם תחבושות והחפיפה הישרה והמרחץ הממוצע הוא מזה הסוג. בב׳ מפירושו לא׳ פידימיאה.

[3] הליחות הניות שני מינים: האחד מהם שתהיינה רקיקות מימיות ואילו הם ראויות להריק מיד מקודם היותם מביאים חמימות הקדחת וישובו נושכים אוכלים. והאחרים שיהיו עבות דבקות משתרגות באברים ואילו ראוים לבשל תחילה עד שירוצו בקלות. בפירושו לא׳ מהליחות.

[4] אפשר שיהיו בחולה ג׳ חוליים. האחד מהם בירידה והשני בהתחלה והשלישי בסוף התוספת וימות החולה לא בסבת החולי שירד או אשר התחיל אבל מפני אשר הוסיף תוספת גדולה. במאמרו בזמני החליים.

[5] תחלת מה שראוי לבקש עליו והיותר צריך הוא עניין השלשה התחלות אשר לכחות כלומר הלב והמוח והכבד ועניין האברים היוצאים מהם כלומר הגידים הדופקים והעצבים והורידים. ואחר כן תחקור על שאר האברים ותשגיח בכל דבר כפי שהוא. במאמרו בזמני החולי.

[6] החליים כולם בראשיתם ובסופם הם יותר חלושים ובעמידתם הם יותר חזקים ובמה שבין שני אילו הזמנים עניינם ממוצע בין החלשה והכח. ואשר ראוי שיהיה הגובר ברפואה בזמן העמידה הדברים המשככים אבל בהתחלה ובסוף תעשה הדברים המנגדים לחולי. ולפי שני הקצוות יהיה מה שתעשה בזמנים הממוצעים. במאמרו בזמני החולי.

[7] החולי אשר יקשה להתבשל לא יהיה נראה לרפואתו שום תועלת אלא אחר זמן ארוך ולשנות הרפואה פעמים רבות. בפירושו לב׳ מהפרקים.

[8] ראוי שתשמש השגחתך ועיונך שלא תוסיף בחולי ולא תמחה כח החולה עם שהוא עתיד לסבול אורך החולי ואם החזיק שני העניינים כולם הוא קשה מפני שהשמירה לפי תכלית תועלתה במהירות בשול החולי יהיה סוף היזקה בכח אבל אפשר שיהיה יותר. והמזון לפי תכלית תוספתו בכח החולי ואיחורו בבשול יהיה תכלית חזוקו ותטה לעולם לצד היותר צריך לעזור. בא׳ מאגלוקן.

[9] אמנם תשער כל ההנהגה לפי קרוב עמידת החולי ואיחורו ואם הסכלת זה לא תמלט מהיותך מזיק לחולה היזק גדול ולא תמלט באחת מן העתים שלא תהיה עושה בו הנהגה רעה אם לא תדע מתי תהיה עמידת החולי. בא׳ מהבחראן.

5 מקודם: מפני **א[1]ב[1]ד[1]מ[1]פ[1]** ‖ מביאים חמימות (= تجيء بحرارة): تحتدّ بحرارة a 6 משתרגות: متمكّنة a 16 המשככים: המחממים **א[1]בג[1]ד[1]מ[1]** 20 תמחה: تهد a 22 החולי: החולה **אדמ** ‖ סוף: .om a ‖ היזקה: ס״א הרקה **פ** 24 לעזור: לעצור **אמ** 25 ההנהגה: التقدير a ‖ ואיחורו: ואחריו **אבגדמ**

[10] כשיקרה הפסד הליחות עם הכח חלוש זה החולי אין לו רפואה כלל. ואם יש לו לא ירופא בה אלא בזמן ארוך ובהשתדלות ובטורח ושיהיה לו רופא זריז ומחודד. ואשר ראוי שיעשה אז הוא שלא ירופא בשום דבר ממה שירפא חולייו אבל היטיב עמו והוסיף בכחו עד שיתחזק הכח עד שלא יזיקנו ההרקה או שיהיה הזקו מועט. ובאותה שעה תשים פניך לרפאות החולי. ט׳ מהתחבולה.

[11] כל ליחה קרה ועבה ודבקה תזהר שלא תחממנה ביותר בדברים מתיכים אותה כי אותם הליחות כשתהיינה נתכות יתילד מהם רוחות לא תוכל להתירם ולפזרם. והיותר מזיק מזה בהיות אילו הליחות בין שתי קרומות המעים. אבל תרפא אלו הליחות בדברים מחתכים ומדקדקים מבלתי חמום חזק. בי״ב מהתחבולה.

[12] הרקת הגוף כולו יהיה בהוצאת הדם או ברפואה המתירה לבטן או ברפואה המקיאה או בחפיפה המרובה ובכל תנועה כמו כן או במרחץ. וכל שכן מה שיהיה ממנו מתיר וברפואה חמה כשתמשחנה על הגוף ובמניעת המזון. ותריק גוף החולה ביותר ניאות מאילו העניינים לו. בסוף מאמר מהתחבולה.

ראוי שתמהר להריק הליחה המעוררת או קודם שיחלש הכח או קודם שתוסיף חמימות הקדחת או קודם שוב אותם הליחות אל אבר מעולה. בפירושו לד׳ מהפרקים.

[13] הגופות החזקים יסבלו שיהיו מורקים בפעם אחת והחלושים ראוי שתוציא מהם המותר בפעמים הרבה כל זמן היות הכח סובל אותו. ואם יחלש הכח תניח ההרקה ואע״פ שנשאר מן המותר השארות. בפירושו לא׳ מהפרקים.

[14] בשול החליים אמנם יהיה בשנוי הליחות מהעניין היוצא מהטבע אל העניין הטבעי. אבל יהיה זה באברים השרשיים אשר בהם אותם הליחות בהיות אותם האברים בריאים. אבל כשיהיו אותם האברים שדופים החולי לקח חוקו מעצם הגוף והפחד עליו מרובה ואי אפשר שיתרפא החולה עד שתשוב אל האברים השרשיים כחם המיוחד בהם. בב׳ מפירושו לא׳ מפידימיאה.

[15] בהיות ליחה שאתה צריך להריקה וראית אותה שהטתה להריק בשתן והיו הכליות או השלפוחית חלושה או חולנית תטנו אל צד הכליות והשלפוחית או אל צד שהוא מטה. בב׳ מפירושו לו׳ אפידימיאה.

1 הפסד: ס״א פגות פ[1] 2 זריז ומחודד: حاذق a 6 מתיכים אותה: نارية a 8 קרומות: כתות אבגדמ קרומות ג[1] 14 המעוררת: الهائج a 21 שדופים: חולניים א[1]בד[1]מ[1] سقيمة a ‖ לקח חוקו: متمكّن a 25 חלושה: א[1]ד[1] עלולה אד ‖ תטנו: للبطن. وكذلك إن مال إلى البطن وكانت الأمعاء عليلة فأمله add. a ‖ או אל צד שהוא מטה: أو إلى ناحية الرحم وما تعاصى عليك فكله إلى ناحية ميله a ‖ שהוא: שהיא אבגמ ‖ מטה: מהם כלומר ביציאה מן הנקב דרך המיעים פ[1]

[16] כשהליחות יהיו ניגרות לפנימה ראוי שתהיה מושך אל חוצה ואם יהיו נוטות אל חוצה ראוי שתמשוך אל פנימה. ואם הליחות תהיינה נוטות לאחור תמשוך לפנים ואם תהיינה נוטות לפנים תמשוך לאחור ואם היו נוטות אל הצד תמשוך אל הצד האחר. בפירושו לא׳ מהליחות.

[17] הדבר אשר ימשוך נוכח הצד הוא שתקשור הידים והרגלים כשתטה הליחה אל החזה והאסטומכא וכן הרפואה החריפה כשתגע מן הידים והרגלים תמשוך המותרות אשר יטו לצד הראש או לצד הקרבים. בפירושו לא׳ מהליחות.

[18] ראוי לך שתריק הליחה או בזמני העונות ממעלה תריקנה עם הגרת הדם מהנחירים או בקיא וזולת זה או בזמני המנוחה ממטה בשתן או בציאה ומה שדומה לזה. בפירושו לב׳ מהליחות.

[19] החוליים הארוכים צריכים אל ההנהגה המדקדקת עד שהרבה מהם אין צריך רפואה אחרת כי ההנהגה לבדה תספיק להם. וגם ראיתי הרבה מאותם שהיה להם כאבי הפרקים והשעול הנק׳ רבו ומי שהיה להם ויציאו מועט וכולם נתרפאו בהנהגה המדקדקת. וזאת ההנהגה היא התמדת המזון אשר יהיה נולד בעבורו כימוס מדקדק והטורח בשעור וברצון והשמירה מכל מזון שיהיה לו עובי. במאמרו בהנהגה המדבקת.

[20] כשתשער המזון בזמנו ובכמותו ואיכותו תספיק לטבע ברפואת החליים. ה׳ מפירושו לו׳ אפידימיא.

[21] ואני יודע הרבה חולים שפיחתו כחם וריפאתים זה המקרה כשמנעתי להם מן המזון זמן ארוך עם שתיית רפואה ואדע אחרים שאחזם העילוף שרפאתים כשמנעתי להם מן המזון ובחפיפת ידיהם ורגליהם חפיפה מרובה וצויתי עם זה לחפף העורף כולו ושב כח אלו ונתרפאו רפואה שלימה. ואחרים עשיתי להם דברים אחרים ומנעתי להם השמירה הגדולה והאכלתים המזון. במאמרו בהבחנת הרופא.

[22] הייתי מקדים על הרבה בני אדם וקצתם השקיתים המים הקרים בהבטחה ונאמנות בכל זמן שהם חולים ומהם בזמן בלתי זמן עם שזולתי מן הרופאים היו מניחים מהשקותם אילו. אבל מי שהיתה קדחתו שורפת גמורה ולא היה בשום אחד ממעיו מורסא הייתי משקהו המים הקרים בתכלית הבטח והאמונה. והייתי משקה אדם אחר ולא הייתי בוטח בזה בתכלית הבטחה אחר שהייתי אומר זה לקרוביו שאם לא היה שותה מים קרים היה מת על כל פנים

6–5 כשתטה ... הידים והרגלים: ד[1] 9 בציאה: ביציאה מ 13 ומי: ומה מ ‖ נתרפאו: بهذا التدبير برءا تامّا. ومن كان به صرع مزمن فإنّه ينتفع add. a (except for EL) ‖ המדקדקת: منفعة ليست باليسيرة add. a 14 וברצון: والحذر a 18 וריפאתים: וריפאתיו אבדמ 18–19 מן ... להם מן: om. א 20 העורף: الفقار a ‖ אלו: المرضى add. a 22 בהבחנת: בהבטחת אמ 23 אדם: להזהירם על שתיית המים הקרים פ[1]

ואם שתה אותו אני מבטיחו שינצל. ובאלהים כי כל מי ששתה המים הקרים מאותם שאני הבטחתי שיהיו נצלים נצלו ונתרפאו. במאמרו במנהגים.

[23] הנהגת הנקיים מחליים הם ממוצעים בין הנהגת הבריאים והנהגת החולים והתעורה מזיק להם מכל דבר ולעזוב המנהג סכנה גדולה לא בהנהגת הנקיים לבד ודומיהן אלא ברפואת החולים גם כן. בז׳ מהתחבולה.

[24] שיעור המים הקרים אשר ישתנו המוקדח בהיות לו צמא גדולה ראוי שיהיה שיעורו מה שאפשר לחולה להגמיאו מבלתי שאוף האויר. והדברים הקרים ימנעו הבשול מלבד הסכנגבין כי יש בו כח מחתך. בפירושו לא׳ מהחליים החדים.

[25] נתקבץ בתועלת גרישי השעורים שהוא יחזק הכח וינקה כלי הנשימה מן הליחות הרעות בחיתוך ובלחלוח ולא נתקבצו אילו התועלות בזולתו. וכל זמן שירחיק החולה השעורים האילו המזון הטוב שהוא תחתיו הוא דג הצורים במים וכרתי אניט ומלח ומעט שמן. ואם לא תמצא דגי הצורים יאכל מה שיהיה קרוב במזגו מן הדגים וראוי שתקדים ותתן קודם זה מעט מהסכנגבין חוץ מהיות לו אחד מן האברים העצביים עלול. בפירושו לא׳ מהחליים החדים.

[26] לקחת הסכנגבין קודם קחת השורבו מהשעורים בשיעור ב׳ שעות למען נקות ולפתוח ויעשה דרך. ואם לוקחו בבת אחת יקרה לאסטומכא סערה שהם בלתי מתדמים. בפירושו לג׳ החליים החדים.

[27] העצר הטבע הוא עזר לחולי להוסיף בו ולחזקו על הטבע ואפשר שהוא סבה למיתתו. ויקרה גם ממנו קדחות לפי שינוי מיניהם והמורסות הנראים והפנימיים לפי שינויים ועצירת הבטן יעורר כל כאב מהליחות הגסות ויחליש כח הטבע ויפסיד הפעולות הנפשיות ויקרה ממנו התרדמה הכבדה והפסד הדעת. במאמרו בקרישטירי.

[28] בהיות האדם טורח טורח גדול עד שיקחנו העייפות וישתה יין הרבה ואחר מזונו יטייל וילך כעין איסירציאו יתקבצו בגופו מרות מרובות בעבור הטורח ומותר נא בלתי מבושל מפני

---

1 אני מבטיחו: رجوت له a 1–2 שאני הבטחתי: رجوت a 3 הנקיים מחליים: الناقهين a ‖ הבריאים: הבריאות **אבדמפ** 4 הנקיים: الناقهين a 6 שיעורו: מעת שהוא מושך המים לשתותו עד **פ1** add. 6–7 מה שאפשר לחולה להגמיאו מבלתי שאוף האויר: מעת שהוא מושך המים לשתותו עד שישוב הנשימה ולא יוסיף **גדמ** מעת שהוא מושך המים לשתותו מה שאפשר לחולה להגמיאו מבלתי שאוף האויר עד שישוב הנשימה ולא יוסיף **ב** מה שאפשר לחולה להגמיאו מבלתי שאוף האויר **ד1מ1** מעת שהוא מושך המים לשתותו עד **פ1** 10 שירחיק: كره a 13 עלול: עלולי **אדמ** 18 ולחזקו: ותת לו כח **א1ד1מ1** 19 מיניהם: מזגיהם **פ** 21 הכבדה: הכבסה **אבדמ** 22 יטייל: **פ** .om 23 איסירציאו: אשֵירְגֵיצִי ג השֵירְגֵציאוֹ **ב** השירגיציאו **אדמ** ‖ נא: כי **אבדמ**

הסירסיציאו שהיה בלא זמנו. והיותר קשה משיוכלו להיות החליים כשיתקבץ משתי אילו הליחות בגוף מותרות הרבה. ג׳ מפירושו לא׳ אפידימיאה.

[29] השינה מן הדברים היותר מזיקים לליחות הקרות מאד. ועל כן תזיק השינה בהתחלת עונת הקדחת ויזיק לקרביים הממורסמים כי החמימות ישקע וישקע עמו הדם אל פנימה הגוף. ומי שליחותיו ניות ומחוסרות או שהיה כחו חלוש השינה תועילנו. בפירושו לא׳ מהליחות.

[30] השינה בהתחלת המורסות אשר תתחדש מהם הקדחת תוסיף במורסא ויוסיף הקדחת. בד׳ מפירושו לו׳ פדימיאה.

[31] המחשבות והתוגות חליים לנפש וטורח וכל תנועות הנפש יולידו המרות וריוח הנפש ורוחב יולידו ליחות קרות פליאומטיקי ולא תספיק לך בליחות הקרות על תנועות הגוף עד שתחבר לזה תנועות הנפש ותצטרך לעשות תחבולה לעורר עליו הכעס להשיב המראה ולהריק הליחות פנימה ותעורר החימה על מי שחמימות לבו חלוש. בפירושו לא׳ מהליחות.

[32] לחשוב בדברים המשמחים ולהוחיל בהם ירוחו הנפש וישמחו אותה ותתפשט החמימות היסודי. וכן לחשוב על דבר יגון ותוגה תתקבץ בהם הנפש ותתחדש לחמימות היסודי שתתקבץ. בב׳ מפירוש הליחות.

[33] השינה בירידת החליים תועיל מאד והשינה תועיל מיובש הבטן כי האויר אשר יהיה ברוח הנקרא נסים ייבש הבטן בחמימותו והשינה תרטיבהו. במאמרו בשינה ובתעורה.

[34] העילוף ההווה מהרקה מרובה ישככהו היין המזוג עם המים הקרים וכל שכן בהיות ההרקה מדברים מורקים אל האסטומכא ומה שסביבותיה כל זמן שלא ימנע זה מורסא חמה בקצת הקרבים או כאב ראש חזק או חולי ששינה הדעת או קדחת שורפת או חולי בלתי מבושל עדיין כי הוא מזיק היזק גדול בכל אילו העניינים אפשר שלא תהיה לו רפואה. בא׳ מאגלוקן.

---

1 הסירסיציאו: השירגיציאו גמ השרגיציאו אד השיְרֶגֶצֵיאוֹ ב 2 מותרות (= فضل BELOP): شيء a 4 לקרביים: א[1]מ[1] לרקים אמ 9 המחשבות והתוגות חליים לנפש: الغموم آلام للنفس والأفكار والهموم رياضة النفس a 10–9 המרות וריוח הנפש ורוחב יולידו: פ[1] وراحتها a 10 ולא תספיק לך: תקצר בד[1]מ[1]פ[2] 11 הנפש: אב .om ‖ ותצטרך לעשות תחבולה (= وتحتال ELO): وتحتاج a 12 המראה: הזיו א[1]ד[1]מ[1] 14 וישמחו אותה: وينشطها a 17 מאד והשינה תועיל: פ .om 18–17 ברוח הנקרא נסים: ברוח הנקרא נאסים פ بالنسيم a 20 ומה שסביבותיה: א .om 22 כי הוא מזיק היזק גדול בכל אילו העניינים: فإنّه يلحق من شرب النبيذ في جميع هذه الأحوال ضرر عظيم a

[35] ראוי שיספיק לך בשכך כאב המורסות שבשטח הגוף החמות שתקח יין ושמן וורדים ומעט שעוה מותכת בהם ותטבול בו צמר שמן ותעשהו בקיץ קר ובחורף פושר וכן תעשה בתחבושות. בב׳ מאגלוקן.

[36] ראוי לך שתעיין בסגולות הטבעים כי אני יודע אנשים שעסקו בתחלת הלילה ועזבו זמן התחלת השינה ולא יכלו לישן שאר לילם ויש מבני אדם כשיטעמו גריסי השעורים יקחם הקרבונקלי מיד וראיתי אחרים כשישתוהו שיחמיץ באסטומכא. בז׳ מהתחבולה.

[37] הכאב המתחדש מרוח אדיי ירופא בכוס גדול עם אש מרובה ואתה תחשוב בזה המין מהרפואות שהוא מין אחד מהתעורה בין שתהיה המחלה במעים או בשאר אברי הגוף כי אתה מיד שתשים הכוס יסור כאבו וישוב אל בריאותו ואם יהיה שם הליחה הפועלת לאותו האיד הכאב ישיב בהכרח. ועל כן תשוב ותשים הכוס עד שינוח הכאב ואחר כן תריק אותה הליחה. י״ב מהתחבולה.

[38] הרפואה המשככת הכאבים והם אשר יעורב בהם הדברים המבטלים החוש והמיישנים אינו ראוי שתעשם אלא בכאבים החזקים הקשים והגדולים כמו הקולון הקשה והחול שבכליות או לתעורה המצערת אשר תתיך הכח או לשכך השעול החזק אשר ירשיע עליו ויזיק כמו השעול הקורה למי שרוקק דם או למי שתמצאהו נזל יורד מראשו גדול וחזק. אבל מי שיהיה לו היזק פחות מזה שזכרנו יספיק בעשותך לו הרפואה שאינה מבטלת. בח׳ מהאלמיאמיר.

[39] זאת הרפואה המחוברת לשכך הכאב אשר יכנסו בה הדברים המבטלים החוש ראוי לאדם שיכוין בחיבורה אל ג׳ סגולות: האחת שיבטל החוש. ב׳ שלא יהיה סופו להוריש חולי קיים באבר. ג׳ שתועיל לאבר החולה תועלת גדולה או בהתכת הליחות הפועלות לחולי או בחיתוכם ודקדוקם או לשנות טבע אותן הליחות ולתקנן ועשה חשבונך כי פילון אמנם חבר רפואתו אחר שעיין באילו הג׳ סגולות והיא רפואה קודמת ומפורסמת שברפואות. בט׳ מהמיאמיר.

[40] המקרה כשיהיה עמו הזק גדול ויזיק לכח יהיה הרופא מוכרח לעזוב החולי ולנגד המקרה להסירו או שישכך הזיקו ואפילו בדברים שיוסיפו בחולי להציל החולה מן המות. ואחר כן ישוב וירפא מה שהגיע לחולה מהיזק בעבור שהיה עוסק ברפואת המקרה. ותסתלק אותו ההיזק כולו ואפשר שתעמיס חולשה תמידית בפעולה מן הפעולות או בטולו ויחיה החולה זמן גדול. בא׳ מי״ב מתחבולה.

1 שיספיק לך: **אדמ** .inv ‖ יין: عقيد العنب a 5 לילם: הלילה **אפ** ‖ גריסי: גרישי **אדמ** פארי **א**[1]**במ**[1] 7 ירופא: خاصّة دون غيره add. a 8 מהתעורה: من السحر a 13 הקולון: القولنج a 14 ירשיע: يعنف a 15 גדול: صعبة a 18 סגולות: **א**[1]**ד**[1]**מ**[1] עניינים **אדמפ** ‖ שלא יהיה סופו להוריש: أن لا يعقب استعمالها a 20 ועשה חשבונך: وأحسب a 21 אחר שעיין באילו הג׳ סגולות והיא רפואה: **ב** .om 24 או: עד **אמ** 26 ואפשר שתעמיס: وقد تخلف a ‖ גדול: بزمانته تلك add. a

[41] המקרים המזיקים בכח אשר ראוי לכוין להם כשהם חופזים מאד ויעזוב לעסוק בחולי וסבתו עד שתזדמן שיהיה מה שיעמוד נגד אותו המקרה יועיל כמו כן בהסיר החולי או סבתו הם התעורה והכאב ומיני ההרקה כולם כשיהיו מרובים והיותר צריך לרפאות הוא העילוף. בי״ב מהתחבולה.

[42] כשתקיז או תריק או תמשוך נוכח הצד והכאב יהיה נשאר קיים תדע כי הדבר שהיה בא ממנו ההיזק השתרג ושקע באבר ורפואותיו יהיו ברפואה מתירה. ועל זה הדמיון תרפא הכאבים המתחדשים מרוח נופח כשתתמיד עליה במזון המדקדק כשישתה מה שידקדק והקרישטירי והטיבולים והחפיפות. י״ב מהתחבולה.

[43] הדרך אשר תלך בו תמיד הוא שתחשוב להריק ולהתיר מה שהוא חוץ מהטבע ואם לא יהיה יכול להשלים זה בעבור טבע האבר או בסבת שהחולי לא יקח בו רפואה תשים ידך לעפש אותו הדבר שהוא חוץ מהטבע ולהביאו לידי מוגלא. ואם לא יצלח זה תחתכנו ותשרשנו אם בכלי ברזל או ברפואה שורפת ומכווה. באחרון מהתחבולה.

[44] חולשת האסטומכא והגידים הדופקים והמושקולי ובכלל חלשת כל הכלים החיוניים והנפשיים יהיה בעבור רוע המזג. בא׳ מהחליים והמקרים.

[45] רוע המזג המתחדש בכל אחד מן האברים הוא חולי אשר באברים המתדמים החלקים וימנע ויצר בכח בלתי כח מכחות אותו האבר ויהיו הליחות מורקות בעבור זה בזמנים משתנים אל אברים משתנים על בלתי השווית ועל בלתי הסדר. בג׳ מהחליים והמקרים.

[46] הרפואות אשר יחממו חימום חזק ירפו הכח רפיון חזק פתאם ויחלש הגוף ולא יתכן בו לסבול הרפואה. ועל כן ראוי שיהיו המאכלים והמשתים אשר יחתכו עובי הליחות ממוצעים בחמימותם. במאמרו בהקזה.

[47] אשר הורה עליו ההקש ואימתו הניסיון בסדר הרפואה הוא שיתחיל תחלה לנקות כל הגוף מהמותרות ואחרי כן יהיה מובטח לרפאות האבר ברפואה שתהיה חמה וחדוד ואם לא תקדים בהרקת הגוף תביא על האבר חומר ברפואה החמה כמו שימשוך הכוס. בד׳ מהתחבולה.

[48] בהיות המחלה חזקה וקשה תתחיל להריק בהקזה או בשלשול או בקיא ואע״פ שלא תהיינה סימני המילוי נמצאים. והחולי יהיה חזק וקשה בהיותו באבר מעולה בעל סכנה או שיהיה החולי בעצמו רע ופרידולינט ואע״פ שיהיה בכמותו מעט. בו׳ מהתחבולה

3 והיותר צריך לרפאות: وأخذها a   6 השתרג: لحج a   8 והקרישטירי: והקרישטיר **ג** والأضمدة .add a ‖ והחפיפות: والكمادات a   10 טבע: סבת **א[1]ד[1]מ[1]**   25 ואע״פ: **ד[1]מ[1]** ואם **דמ**   26 בעל: בעלי **אבגדמ** ‖ סכנה: أو تكون في نفسها عظيمة كبيرة .add a   27 ופרידולינט: ופירדולינט **בגמ** ופרדולינט **א** ופירדולינטי **ד**

[49] אמר: כשתרצה למנוע המותר מן התוספת ראוי שתמשכנו אל הפך הצד אשר נטה אליו. ואם תרצה להריקו תעשה מן הצד אשר הוא בו ומן הצד אשר יהיה לו יותר קרוב. בפירושו לטבע האדם.

[50] אותם שתחלת חליים תהיה ממילוי יתר או ממזונות דבקים וגסים ואותם שיש להם מתחת צלעותיהם המשכה או ניפוח או חמימות חזק מרובה או שיהיה בקצת הקרבים מורסא ואין אחד מאילו צריך לשלשל. בפירושו לא׳ מהליחות.

[51] אמר משה: כשיהיה זמן המילוי רחוק מאד ונתאמת בטול פעולתו וכן כשנתרקקו אותן הליחות ודוקדקו והתבאר לך בהם הבישול השלם וראית שהיה צריך להריק הריק במחשבה ודעת כשיהיה ניצל ממורסת הקרבים ומן המקרים הקורים מתחת הצלעות. ולא תשכח זה.

[52] הזהר שלא תעשה הרחיצה הנק׳ בערבית תכמיד קודם ההרקה כי אם עשית זולת זה היית מושך אל מקום החולי מן האברים השכנים לו דם יותר מאשר היית מתיר. בפירושו לב׳ מן החליים המחודדים.

[53] לפעמים יהיה בשול חלקיי לא תרגיש בו כמו שיתבשל צמח תחת האוזן ותחשוב שהחולה נתרפא והוא ימות כי הליחות אשר בתוך הגידים אינם מתבשלות והם סבת החולי. בב׳ מפירושו לא׳ מפדימיאה.

[54] הכוס בלתי שריטה יועיל תועלת גדולה בשאר הכאבים ההוים מרוח עב נופח וקר כלוא ונחבא בתוך גופים קשים ולא יוכלו לצאת ולעבור מפני עבים וקשים. בו׳ מפירושו לב׳ מפידימיאה.

[55] בהיות החומר רץ למעלה לפה או לחיך או לאובולא תשיבנה לפה בגרגריזמו ברפואה חריפה. בפירושו לא׳ מהליחות.

[56] הקול החזק ירחיב הדרכים ויסיר הלחות ההוה באסטומכא ובפה ויעורר הרקיקה ויוציא ליחה לבנה דבקה ורעה ויחמם הגוף. אבל אשר הם צריכים לחמם גופותם אין להם רפואה ולא מזון יותר משובח מעשות הקול כי הוא יחמם גופותם ויעורר חומם הטבעי ויחמם אבריהם הקרים וייבש אבריהם הלחים. אבל מי שגופו יבש ודל בשר אין צריך לעשות הקול וכן מי שיש באסטומכתו לחויות רעים או בעלי המילוי ותשמרם מהקול החזק כי הוא יוליד הליחה הרעה אשר באסטומכא בכל הגוף. במאמרו בשינה וביקיצה.

---

1 נטה: נראה פ ס״א נטה פ[1] 6 צריך: متهيّئ a 8–9 במחשבה ודעת: بطمأنينة a 10 הרחיצה: המשוש במי העשבים א[1]בג[1]מ[1] במי העשבים פ[1] ‖ כי אם עשית זולת זה: فإنّك a 13 לא תרגיש בו: لا يعتقد به a 19 לאובולא: לאוולא א לַאֻובוּלָה ב לַאוּוְלַא ד לאובלא מ ‖ תשיבנה: إلى المنخرين بأدوية حرّيفة تجعل في الأنف. وكذلك جذب المادّة عن العينين add. a (except for EL) 24 אבריהם הלחים: הלחות פ 25 רעים: רעות גמ ‖ ותשמרם: فحذّرهم a 26 בבכל: אל כל מ

[57] כשיהיה נמשך אל אבר מן האברים דם מרובה יתמשך אותו האבר ויתמשכו הגידים אשר בו ויקרה זה בגידים הגדולים ובגידים הקטנים אשר היו תחלה נעלמים מהחוש ואחר כן היו עתה נראים בעבור מילוים כמו שאנו רואים אותם הגידים נראים בעין הרבה בעבור לובן קרומם. ואפשר ששם גידים אחרים כמו כן יותר דקים מאותם הגידים אשר יתראו נמשכים בסבת מילוים ואינם נראים לדקותם. במלאכה הקטנה.

[58] ואני מכיר אדם אחד הלך למרחץ אחד מאילו המימות המעורבות מלח או ניטרי או גפרית כדי שיריק גופו. והיה עם זה הנהיג לצד הרקת המרות ולא היה יודע שהיה ראוי שיכניס על כל איכות גובר ויצא מהעניין הטבעי הפכו ושזה יותר טוב מן ההרקה ולא קיבל מי שהודיעו בזה והביאו זה אל יובש גדול באבריו השרשיים עד שמצאו ההתכה והטיסיש ואחר כך מת. בא׳ מאגלוקן.

[59] ברפאותך המורסות הקשות מההתכה ראוי לך שתערב עם הרפואה המתיכה התכה חזקה רפואה מחליקה להבטיחך מהיות נעתקת זאת המורסא אל המורסא הקשה הנקראת סקירוס. ב׳ מאגלוקן.

[60] האברים החלושים בזמני הבריאות ראוי שתהיה מושח יותר ממה שתהיה מושח שאר האברים וכל שכן החפיפה היבשה. ומטבע זאת החפיפה בזמני המנוחה שתמנע הכאבים מהיותם מתחדשים באותם האברים החלושים וכל שכן בבוא העונה בב׳ שעות או בג׳ שעות. אבל בזמנים אשר יתעוררו החליים באותם האברים החלושים ראוי שתשמור עצמך מעשות בהם חפיפה. בה׳ מהנהגת הבריאות.

[61] השינוי אל החמימות או אל הקרירות יותר נקל להרפא ויותר מהרה יתרפא והשינוי אל הלחות והיבשות יותר קשה להרפא ויותר טורח להביאם אל הבריאות ויצטרך ללחלח היבש אל זמן יותר ארוך. וכשהיובש יהיה גמור הוא בלתי מקבל לרפואה נמנע מלהבריא בהיותו בתכלית. בז׳ מהתחבולה.

היובש הגמור אשר אין לו רפואה הוא שיהיה עצם האברים השרשיים בעצמם נתיבשו וכל אשר יהיו מסודרים ליובש ויותר קרובים תהיה רפואתם יותר קשה ויותר ארוכה ואפילו תחלת מדרגת היובש כי ללחלח היובש הוא קשה וצריך לאורך זמן. בז׳ מהתחבולה.

[62] מדרגות היובש ד׳: הראשון והוא היותר נקל להרפא הוא חדוש היובש בגידים הקטנים המיוחדים בכל אבר ואבר אשר מפיותיהם יתפרנסו האברים. והמדרגה השנייה היא שיכלה

3 עתה (= الآن): آلات a 6 הלך: ركن a 7 שיריק: שיריקו **אמ** 8 הטבעי: נ׳ אל **פ**[1] .add || יותר טוב: أصلح كثيرا a || מי: מה **דמפ** || שהודיעו: **מ**[1] שספרו **גדמ** 9 והטיסיש: והטיציש **אבדמ** 13 סקירוס: סיקורס **אדמ** שקלירון **ג** 21 יותר: om. a || בהיותו: عند ما يستحكم في a 24 מסודרים (= مرتّبة): مَرْتَبَة a 26–96.5 מדרגות ... ו׳ מהתחבולה: במאמר הג׳ פ׳ ט״ו מבאר עניין היובש בדרך אחרת **פ**[1] 27 שיכלה: שיהיה תכלית **בדמ[1]פ[1]**

היובש לפנות הלחות המתפשט באברי הגוף כמו הלחות אשר מטבעם לצאת מאותם הגידים
הדקים והם הנאותים לאבר לזון אותו. והמדרגה השלישית היא שיהיה תכלית היובש אל
הפנות לחות האברים אשר הם מעצם לח קרוב מהקפיא כמו השומן והבשר כשיתכו ויזובו.
המדרגה הרביעית הוא שתיבש ותנגב האברים השרשיים כמו עצם הלב והכבד וזולתם. ו׳
מהתחבולה.

[63] המזג אשר יצא מישרו אל הקרירות תרבה חומו עד שישוב למיצועו ותהיה ממנו על בטח
ונאמנות. אמנם לקרר מה שנתחמם אין העניין בו כן אבל עשה זה בשמירה. ואם לא כל מה
שבאבר אשר תרצה לקררו חזק לא תהיה מובטח עליו שתאכילהו מן הדברים הקרים היזק
גדול. בז׳ מהתחבולה.

האסטומכא והכבד יותר צריכים משאר האברים אל דברים קובצים כי שתי אילו האברים
בתכלית העילוי ויש לפחד עליהם וראוי שיפעל כל אחד מהם פעולתו המיוחדת לו על השלמות
בזמן החולי כמו כן. י״א מהתחבולה.

[64] הרפואה אשר תשים על הכבד לפי מה שנצטרך ראוי שלא תהיה נעדרת מקביצה שתהיה
בה דקות למען יגיע קביצותו כמו הדברים המבושמים. והטוב שבהם שתהיה הרפואה קבצה
שתי אילו הכחות שיהיה קובץ ומבושם. במלאכה הקטנה.

[65] אמנם הקדחת העונה בכל יום אי אפשר שתתחדש אלא עם חולי באסטומכא כמו
שהרביעית אי אפשר שתתחדש אלא עם חולי הטחול בא׳ מאגלוקן.

[66] הרפואה המורכבת מרפואות נפרדות הרבה אין תועלתה גמורה בכל חולי שיועיל ממנו
אחד מאותם הנפרדים. אבל אותו הנפרד לבדו יותר מועיל לאותו החולי. ואמנם כיון בהרכבה
בזאת הכוונה להיות רפואה אחת תועיל מחליים הרבה תצטרך כל חולי מהם לרפואה כפולה
ואע״פ שיהיו תועלותיו קצרות. ח׳ מהמיאמיר.

[67] החפיפה הלחה תועיל במורסא הבאה מהמרות והחפיפה היבשה תועיל במורסות
המתחדשות עם הדם הרקיק המימיי והחפיפה הממוצעת והיא ההוה בנגיעת גוף חם במיצוע
תועיל בו בליחות הנושכות. והחפיפה הנושכת תועיל בו בליחות העבות הדבקות אחר שהיא
תדקדק ותחתך. בפירושו לב׳ מהחליים המחודדים.

[68] חולי דיאביטיס לא יבוא אלא לעתים רחוקים ואני עד היום לא ראיתיו אלא ב׳ פעמים.

---

1 הלחות: בגם .om الرذاذ a   6 תרבה: ונכבה **אגדמ** כיבוי **איבדימי** فأبت a   7 בשמירה: بوقّ وحذر
ولا تجرّئ a   8 שבאבר: **אבדמ** .om ‖ שתאכילהו: أن يناله a   13 מקביצה: מקצתה **אבדמ** מקבתה
ג   18 גמורה: بليغة a   20 כפולה: مفرد a   24 העבות: העכורות ג   25 המחודדים: והמקרים מ
26 לא יבוא: قلّ ما تراها a

[69] אמר משה: וכן אני לא ראיתיהו במערב ולא אמר שום אחד מאותם הזקנים אשר קראתי עליהם שהוא ראם. אבל הנה במצרים ראיתי מי שאחזו זה החולי עד עשר שנים ובעשרים איש היו אותם שהיה להם זה החולי. וזה ממה שיורה על שזה החולי יותר מתילד במקומות החמים ואפשר כי למי נילוס מפני ערבותו יהיה לו בעניין זה פעולה.

[70] זמן הבוקר ידמה לזמן הויר והעת אשר אחר הבוקר ידמה בקיץ ועת הערב ידמה לחורף וזמן הלילה דומה לקור בלעז איוירנו. כמו שהחולי היותר מחודד והיותר ממית יהיה בחורף כן העונות הרעות תהיינה בערב. בא׳ לפרושו מהשיני מפדימיאה.

[71] הטוב שברוחות מה שיהיו מנשבים מן הים והקרובה לו בשבת מה שינשבו מן ההרים והיותר רעים המנשבים מן האגמים ודומיהם ממימות מקובצות. והממוצעים בין אילו מה שינשוב מזולתי אילו. בפירושו לג׳ מהליחות.

[72] העין ופי האסטומכא שני אילו האברים אינם סובלים שום דבר שיושם עליהם מבחוץ מדברים שמכבידים עליהם והעין פחות הוא סובל לזה עד שאפשר שראינו מי שיכבד עליו המשיחה. ב׳ מאגלוקן.

[73] תחלת דבר שראוי שתתחיל בעניינו ותשגיח בו בעניין הרפואה הוא הסיר הדבר שמתיר הכח והורס אותו. בז׳ מהתחבולה.

[74] ההתרה והחיתוך רפואה טובה מאד בכל חולי ארוך. ב׳ מאגלוקן.

[75] היונים כשנכנס עליהם ספק ברפואת החולי הניחו בין הטבע ובינו והיו אומרים הטבע יודע מזג האבר ושולח אל כל אבר מה שראוי לו מן המזון והוא המעמיד כל בעל חיים בבריאותו והמרפאה לו בעת החליאו. במאמרו בקרישטירי.

[76] אמר אבן זוהר: כל מה שתרצה לטהר בו בין מבפנים בין מבחוץ צריך שיהיה פושר וכל פותח צריך להיותו חם יותר מן המטהר מעט. וכשיעלה בדעתך לשכך כאב מבפנים או מבחוץ תעשה הרפואה פושרת. וכשיכנס עליך פחד מהעילוף תשקה רפואותיך במים קרים.

---

2 עד: في نحو a ‖ ובעשרים: أكثر من عشرين a 3 היו אותם שהיה להם זה החולי: om. a 5 הויר (cf. Latin *ver*): הוֵיר ב 6 איוירנו: אוורנו ג אִיוֵירְנו ב 8 מנשבים: אדמ om. ‖ הים: لجج البحر a 9 האגמים ודומיהם ממימות מקובצות: غياض أو آجام أو نقايع a 14–16 Aphorism 8.73–74 feature the other way around in the original Arabic text. 16 ההתרה והחיתוך רפואה טובה מאד בבכל חולי ארוך. ב׳ מאגלוקן: פ om. 17 הניחו בין הטבע ובינו: خلّوا بين الطبيعة وبينه a 18 והוא המעמיד: وهي القيّمة على a 20 פושר: وكلّ دافع أو رادع فبارد مثل ماء الآبار add. a 21 צריך להיותו חם יותר: فسخن والمحلّل أسخن a

[77] אמר בן זוהר: התאמת לפי הנסיון שכל עוצר יש בו מה שמשלשל אלא ההדס כי הוא אין בו כח משלשל כלל וכל משלשל יש בו מה שהוא עוצר ומקבץ. נשלם המאמר השמיני ומניין פרקיו פ׳.

המאמר התשיעי ישלם על פרקים מדברים בחליים מיוחדים

[1] הליחות המיוחדות להוליד הויציאו הם גסות וקרות פליאומטיקי ותיקונם יהיה בהעתקת השנים מהלחות אל היובש ובשירגיציאום ובהנהגה הדקה עם ההרקה ברפואה. בפירושו לז׳ מהפרקים.

[2] לא תמתין בהגרת הדם מהאף עד שיפול כח החולה. אבל בראותך הדם נגר בחפזה תקיז מן היד מהצד שהדם ניגר. ואחר כן תקשור הקצוות בקישורים של פשתן ותשים הכוסות מתחת צלעיו נוכח הגרת הדם כי כל זה עשינו ונפסק הדם אשר היה נגר. ואמנם הרפואה שתשים באף או שתמשח על המצח מן הדברים אשר הסכימו הקדמונים שלהרופאים כבר נסינו אותה ומצאנוה כולה חלושה. במאמרו בהקזה.

[3] מי שהיה רגיל לנקות מותרי מוחו בדבר שיגר מאזנו ואחר כן נפסק זה בפעם אחת ונתחדש בו סתום ושקוטומיאה אנו כשנרצה לעורר אותה ההרקה והביאונוה אל האזנים עם הרפואה הפותחת ראינו בעל אותו העניין יועילנו זה מיד. ב׳ בפירושו לו׳ אפידימיאה.

[4] בני אדם אשר ימצאו כאבים חזקים כמו המגרניאה ודומה לה מעובי דם או מפני קור בבטן יועילם שתיית היין החי שאינו מזוג אחר המזון או עם המזון תועלת מבואר ותשכך כאבם בחמם היין ובדקדקו. וכן תשרה להם לחם ביין החזק שאינו מזוג כי בהתערב היין החזק עם המזון תהיה בטוח מהיות עולה לראשו איד חם יזיק למקום הכואב ותתחדש ממנו חמום משתוה בכל חלקי האבר החולה. ותוסיף אותו הלחות מבלתי איד ויתכו הסתומים בדקדוק הליחות אשר התדבקו ויחדש השינה הארוכה ויקלו האברים המקיפים באבר החולה ויתרחבו נקביהם ויתך מהם מה שיכאיבום כי אילו העניינים מטבעם שיתחדשו מהחימום השוה. ו׳ מפירושו לו׳ פדימיאה.

[5] כשהגרת הדם מן האף יהיה מרובה ולא יהיה נפסק בעשיית הכוס במה שמתחת הצלעות ראוי שתשים הכוס על הצואר עם עשותך מה שיקרר הראש. ז׳ מפירושו לו׳ אפידימיאה.

---

1 עוצר: קובץ **אי**ב**די**מי[1]   2–3 נשלם המאמר השמיני ומניין פרקיו פ׳: **ד** .om   5 המיוחדות להוליד: المولّدة a   6 ובשירגיציאום (cf. Latin *exercitium*): ובשירציגיאום **פ** ‖ הדקה: المجفّف a   9 היד: مأبض اليد a   10 נוכח הגרת הדם: على محاذاة المنخر الذي يجري منه الدم a   14 סתום (= סדד): سدر a ‖ ושקוטומיאה: cf. Latin *scotomia*   16 המגרניאה: המקרניאה **ג**   18 היין: הענין **אבגדמפ** ‖ לחם: أو سويقا add. a   20 משתוה: משתנה **אבדמפ**

[6] בהיות המותרות הניגרים מן האף מימיות בלתי מבושלים היותינו מתקנים אותם יהיה בדברים אשר תטבול הראש כדי שיחמם המוח ועם הדברים אשר תשאף ואשר יריק באוזן. בא׳ מפירושו לליחות.

[7] כל בעלי הנזילות יזיק להם בתחלה העטוש כי הליחות אז הם ניות נחבאות וכן התנועה המרובה תוסיף בה מילוי הראש. אבל יצטרכו אברי הראש והחזה אז אל המנוחה והחמום הממוצע לבשל הליחות הניות וכשתפחות הנזילה תהיה נתרת בעטוש כי הליחות נתבשלו כבר ויהיו מורקות בעיטוש. בפירושו לא׳ מהליחות.

[8] הכתמים אשר יראה האדם לפני עיניו הם מן הליחות עצמותם ומראיהם מנגד ללחות הביציי ויתקבצו בין הכפורית והקרנית. בא׳ מהליחות.

[9] כאיבי הראש יועיל להם ללחוץ את הראש כל זמן היות הליחות הפועלות לכאב הראש יצטרך אל חמום ממוצע. בא׳ מהליחות.

העיטוש אמנם יועיל לליחות המימיות ויזיק בליחות המרות ויעוררם ויוסיף בהם בא׳ מהליחות.

[10] רפואת התעורה לקשור הידים והרגלים בזמן שהיה נהוג לישן ושימנע השינה ולא יסתום עיניו ותאנוס החולה שלא יפתחם עד שיתרפה ויהיה עיף ותתיר הקישורים ותסיר הנר ותמנע התנועות בבית והדברים פתאם כי הוא בזמן זה יישן שינה טובה עמוקה. ב׳ לפירוש הליחות.

[11] בני אדם שיקחם התרדמה אנו נחזיק קצה הלשון ונלחצנו כלה אל מטה ונקח כלי צר הפה ונשים בו המזון הלח הניגר ואחר כן נשימנו עד שורש הלשון ונשפוך מה שבכלי בתוך הוושט. במאמרו בתנועות הנאנסות.

[12] אפשר שיזדמן שיהיה האדם שוכב על ערפו בלילה כלה ואז התקדם אליו חולי השתיקה והויציאו בהתמלא בטני המוח מאותם המותרות. במאמרו בכלי הריח.

[13] הרבה פעמים הספיק לי אשרוב מהחומץ והדבש ברפואת נער שאחזו הויציאו עד שריפאתיהו רפואה שלימה אחר שנקיתי הגוף מזולתי צורך אל דבר אחר אלא אותו האשרוב. במאמרו בנערים שיאחזם הויציאו.

1 המותרות: المخاط a ‖ הניגרים: הניגרות **פ** ‖ מבושלים: מבושלות **פ** ‖ היותינו מתקנים (= خفّسنّا): خسمنا a 2 תטבול: תעכל **אדמ** 4 נחבאות: محتقن a 6 וכשתפחות: انحطّت a ‖ תהיה נתרת: תתר **פ**[1] תהיה ניתכת **אד**[1]**מ**[1] 8 הכתמים: اللمع a 9 ויתקבצו: تجتمع a = תתקבץ 15 בבית: om. a 18 עד: على a 19 הנאנסות: הנאסות **אבמ** 20 השתיקה: والإغماء add. a

[14] בהיות ההרקה מאחד מהנחירים ושמת הכוסות על הכבד או על הטחול לפי האף שהיתה ההרקה ממנו תפסק ההגרה. וכשיהיה משתי הנחירים הרבה תשים הכוסות על שני המקומות כולם. בא׳ מאגלוקן.

[15] כל מה שיתחדש מן החליים והעלות באברים המנהיגים בלתי מורסא אמנם יהיה מתחדש מרוע מזג המוח. ורוע מזג המוח לפעמים יהיה בבטני המוח ולפעמים יהיה בגידים הדופקים וזולתי דופקים המתפזרים בכולו. ולפעמים יהיה בלחות המתפשט בעצמותו או שיהיה עצם המוח בעצמו יפסיד מזגו. אבל לעמוד על זה הרוע מזג מאי זה מין שיהיה אין זה מעשה קטון והוא אשר יהיה ראוי לרופא שיהיה אוהב לטרות בו. בג׳ מההכרות.

[16] השעמום המלינקוניקו יהיה מפני שכל מה שבגידים מן הדם הוא מלינקוניקו הורק בהם או שנתחדש בהם מפני חמימות שיהיה שם שישרוף ויחרוך המרה האדומה או הדם הגס. ואם היה מלינקוניאה כולל לגוף כולו תתחיל להקיז הגיד. ואם היה זה קורה למוח תשים השגחתך במוח לבדו. בג׳ מההכרות.

[17] מורסת המוח הקרה והיא הנקראת ליתרגס ומורסת המוח החמה והיא קראניטס כי בתחלת העניין תקיזהו ותעשה שמן וורדים והחומץ לדחות מן הראש הליחה המזיקה אי זו ליחה שתהיה ועם שעם אחד מן החליים התעורה ועם האחר התרדמה. ואחר כן תחשוב לחמם בעל התעורה ולבקש לו מנוחה ולעורר בעל התרדמה ולעורר אותו. י״ג מהתחבולה.

[18] בעמידת מורסת המוח מי שתהיה חוליו עם תעורה וערבוב תשפוך על ראשו משרת הפפויר ותשים בקצה נחיריו ופניו מה שיקרר המוח. ומי שהיה חוליו עם תרדמה בער׳ סבאת תחמם הליחה הגסה. י״ג מהתחבולה.

[19] כשיאריכו כל אחת משתי אילו המחלות כלומר ליתרגס וקראניטס יעשה ברפואתם הכוסות והקשטור כי הוא יבשל שתי אילו החליים וכשישובו שתיהן אל גבול הירידה תהיה רפואתם אחת משותפת. י״ג מתחבולות הרפואה.

[20] ליתרגס ככלות עלייתו לך למשוח הגרון ברפואות חזקות וחריפות תעשה אחר מכן הרפואה אשר תעורר העיטוש ותשים על הראש רפואה דומה באילו עד שאנו נשים עליו החרדל. בי״ג מהתחבולה.

---

1 לפי: נוכח **אבד[1]מ[1]פ** ‖ האף: المنخر a 4 מה: מי **אדמ** 9 מלינקוניקו: ويكون ضرر الدماغ من طريق الضرر العامّ. وقد يكون التغيّر في الدم الذي في الدماغ وحده إمّا بأنّ خلطا سوداويا (add. a (except for EL 11 מלינקוניאה: מלינקוניקו **אבגדמ** الدم السوداوي a 13 מורסת המוח: يعم ورم الدماغ a ‖ הנקראת ... והיא: **ב[1]** ‖ ליתרגס: ליתריגיס **פ** لثيرغس a ‖ החמה: הקרה **אב[1]דמ** חמה **מ[2]** ‖ קראניטס: فرانيطس a 15 ועם: וגם **פ[2]** وعلى أنّ a 16 לחמם (= تسخين): לקרר **פ** تسكين a ‖ ולעורר: ולקרר **ג[1]** לחמם **פ** ‖ ולעורר בעל התרדמה: **א** .om 17 בעמידת: ס״א בהתחלת **פ[1]** אישטאטו **מ[1]** אישט[.]טו בלעז **ב** .add 17–19 בעמידת ... מהתחבולה: **ד** .om 18 הפפויר: הפאויר **ג** הפפאויר **ד** הפאפויר **אמ** הפפוורי **פ** 20 ליתרגס: לתריגס **פ** 21 שתי: שני **ד** 23 ליתרגס: ליתריגס **פ** ‖ עלייתו: נ׳ יש **פ[1]** .add

[21] הכאב שלראש הקורה מהמחשבה יצוהו לישן ולתור לו מנוחה היום כולו ובעת הערב יכנס למרחץ ויהיה נזון ברפואה שתוליד דם טוב ולא תחמם כמו השעורים עשוי פארי ותאכלאהו חסות כי הוא יוליד דם טוב ויכבה החום ויאכילנו הכרוביות כמו כן כי הם יסירו האדים וייבשום. ומן הקטנית העדשים וישתה המים ואם תתרפה אסטומכתו משתיית המים ימוץ הרמונים או החבושים ודומיהן ויכנס ממחרתו לבית המרחץ ויריק על ראשו מים חמים פעמים רבות למען שיהיו ניתכים האדים ושאר מה שיקרה לו כאב הראש ויעמוד מאכול הדברים החריפים עד שיתחיל הכאב לרדת כי הוא יתנועע עד שיתך מה שנשאר. ב׳ מהמיאמיר.

[22] ראוי שתרחץ העין באספוג במים שנתבשל בו האזמרינו ופינוגריקו ואם היה הכאב נקל תמשחנו פעם או פעמים ביום אחד. ואם היה הכאב חזק תטבלנו פעמים רבות וכל שכן בימים הארוכים. בד׳ מהמיאמיר.

[23] הויציאו והתרדמה אמנם יהיו מן המות והתרדמה תדמה בין הפעולות הרצוניות כמו השינה העמוקה מן הפעולות החושיות. והכווץ שלהויציאו דומה בפעולות הרצוניות לתעורה בפעולות ההרגשיות. בד׳ מהחליים והמקרים.

[24] אמר משה: ירצה לומר כי התרדמה והשינה העמוקה העדר פעולה וכווץ הויציאו והתעורה זרים ורחוקים.

[25] כאב הראש החזק יקרה מן החמימות והקרירות. אמנם הכאב הקורה בעבור היובש הוא חלוש. והלחות לא יקרה ממנו כאב כלל. אבל רבוי הליחות בראש יחדשו כובד לא כאב אלא אם עשו סתום כי הכאב יהיה לפי שיעור הסתימה. ב׳ מהמיאמיר.

[26] ראוי שיהיה כל דבר שתרפא בו האוזן פושר פשירה ממוצעת ואנו נעשה חלבי הנשים ולובן הביצה נפרדים ועם הרפואות לשכך כאיבי האוזן המתחדשים מחמרים נושכים כמו שנעשה בכאב העין. ג׳ מהמיאמיר.

[27] כבר ידעת לפי הניסיון שאין ראוי שתגע נקבי האוזן בזמן הכאב בשום דבר כלל אבל תטיף בו מה שתטיף והוא חם לפי המעשה וידך נטוי והרפואה תהיה נגרת מקצה הטנטו עד שיגיע אל המקום שהוא בפנים הנק׳ בער׳ אלסמאך. תעשה כן פעמים הרבה לא תחדל עד

---

1 מהמחשבה (= عن الفكر): عن السكر a ‖ יצוהו: يلزم صاحبه a ‖ ולתור לו מנוחה: والهدوء a 2 פאִרי: פַּארְי ב פארֵי ד 4 הקטנית: הליגו׳ ב הלגום א[1]ג הלאום (sic!) ד[1] הליגומי מ 6 מה: ממה ג مِن a 7 מאכול: מעשות א[1]ד[1]מ[1] ‖ מאכול הדברים החריפים: الحركة a 9 האזמרינו: האיזמרינו א הזמרינו מ האוזמרינו פ ‖ ופינוגריקו: ופיניגריקו א ופיניגרג בד ופיניגריג גמ 12 והתרדמה: סובאת א[1]ד[1]מ[1] סֻבֵאת ב[1] 13 והכווץ: והקיווץ אבגדמ 15 התרדמה: א[1]מ[1] האלסובאט אד האלסוביט מ האלסובט פ ‖ וכווץ: וקיווץ אבגדמ 16 זרים ורחוקים: جريان منكر a 21 נפרדים: לבדם בד[1]מ[1] 24 המעשה: الاحتمال a ‖ הטנטו: הטַנְטוֹ ב

שיתמלא נקב האוזן ותקנת מה שיהיה נגר מבחוץ בנחת מבלתי נגוע באוזן ולא בשום מחלקיו וזה שער גדול שצריך להשמר בו ברפואת האוזן בהיות בה כאב. ג׳ מהמיאמיר.

[28] הרפואה אשר תרפא בה בתוך האף מתכבסת מהרה בעבור מה שיהיה טוב מן הלחות ועל כן ראוי לך שתשנה עליה ברפואה כמו שתשנה על העין בהתמדת רפואתו. ג׳ מהמיאמיר.

[29] כל טיבול שתטבול בו האדם חוץ לפה או מבפנים ראוי שיעשנו קודם המזון על הריקנות או אחר אכילה בזמן ארוך. ה׳ מהמיאמיר.

[30] אמר התמימי: מי הבלח הציני והוא אבן לבן עגול ותוטיאה הנדי ואקלימיאה וזכוכית פרעוני וזבל הצב וקלפת ביצת הטורטורה ומור תנהיג אילו הרפואות ותעשה ממנה כחל כי היא תסיר הלובן הסרה חזקה וינקה בלא נשיכה ולא היזק.

[31] בעלי המדינות החמים יקחם חולי העין הנק׳ רמד ובעלי המדינות החמות יקחם זה החולי מאד ויתרפאו ממנו מהרה ובעלי המדינות הקרות מעט יהיה להם זה החולי וכשיקחם החולי הזה יהיה חזק מאד וקשה יסדק בו העין. וכן הוא ההקש בין רמד שבא בקיץ ואותו שבה בחורף. בפירושו לא׳ מספר האוירים.

[32] הזביחה הוא כל מחלה מתחדשת בגרון וירגיש בעליו צרות בזמן הבליעה והיותר ממיתה היא שלא תהיה נראית בגרון מורסא ולא אודם אבל יהיה המורסא בוושט ובגרון או במושקולי שלהם ותוכל להיות החנק בעבור ליחות קרות דבקות וניות. בב׳ מפירושו לו׳ פדימיאה.

[33] בהיות המורסא בחנק גדולה לא יספיק הרפואה אשר מבפנים לבד אבל מבחוץ כמו כן בתחבושת והרקת המים החמים והכנסה במרחץ בזמן הירידה. ולא יעשה מזונו אלא שיהיה כעין מזון עד כי בלכתו במקומות המורסא שיעמוד במקום התחבושת. בו׳ מפירושו לב׳ פדימיאה.

[34] הדיבור היא תנועה מיוחדת לכלי הניפוש. ועל כן אין ראוי לעשותו למי שישתלח הדם מגרונו או מריאתו או מחזהו ולא יתנפש ניפוש גדול. אבל תנועת הידים אין רע להם והיותר טוב מזה תנועת הרגלים תנועה ממוצעת עד שלא תחדש מהירות בדפק. בא׳ מפירוש הליחות.

5 האדם (= الإنسان): الأسنان a 6 או אחר אכילה בזמן ארוך: om. ג 7 הבלח: הבלוח **אבדמ** (= البلح L) الثلج a ‖ עגול: بصّاص add. a ‖ ותוטיאה: ותותיא **אבגדמ** ותותיאה **ג** ‖ ואקלימיאה: ואקלימיא **אבגדמ** ومسحقونيا add. a 8 הטורטורה: הטורטורא **ג** התורתורא **אבדמ** ‖ ומור: ומורי **אדמ** ‖ אילו הרפואות: مقادير هذه الأدوية a 10 רמד: והוא כעין דשן בעין ועל כן נק׳ בע׳ רמד כי רמד שם הדשן בלשון ערב **אבגדמ** add. 14 הזביחה: פי׳ החנק **פ**[1] החנק **א[1]ד[1]מ[1]** 15 ובגרון: والحنجرة a 16 שלהם: فقط add. a 18–19 ולא יעשה מזונו אלא שיהיה כעין: وأغذية أصحاب الذبح أحساء دوائية a 22 מחזהו: أو من قصبة رئته add. a

[35] מריטת השיער ימשוך הליחות מעומק הגוף אל חוצה לו ועל כן יועיל למי שבו חולי השכחה והאלסבאת או מי שיהיה נשפע משטח גופו אל פרק מן הפרקים ליחה בלתי גמורה. בא׳ מהליחות.

[36] יוכל להיות במושוקלי שלחזה רוע מזג משתנה ויהיה נמשך אחריו שעול מועט כי המושקולי יתר ויתרעד מחפצו לדחות הדבר המזיק לו. ה׳ מהחליים והמקרים.

[37] רפואת רקיקת הדם היא הצריכה להיות מחוברת מרפואה מיבשת מבלתי נשיכה ורפואה שתהיה בה קצת דבקות ורפואה קובצת. זאת היא הכוונה להפסיק רקיקת הדם בכלל. ואם היתה רקיקת הדם מן הריאה או החזה או קנה הריאה או השיפוי כובע אנחנו נערב עם זאת הרפואה רפואה חדה דקה ואע״פ שתהיה בתכלית ההפך לזה החולי. הכונה בזה להביא אותה הרפואה הקובצת ולהעביר אותה ולהגיעה. אבל בהיות רקיקת הדם מצד הושט והאסטומכא והבטן והמעים אין צורך לערב עם אילו הרפואות. בז׳ מהמיאמיר.

[38] תערב ברפואת רקיקת הדם רפואה מבטלת החוש כמו כן למען יישנם שינת תרדמה מפני שיש בזה תועלת גדולה למי שהיה השעול יזיקנו ויסערנו ותמנע בקרירותו הבאת הדם ויעמידנו ויפסיק מרוצתו אל הגיד אשר נתחדש בו החולי. ז׳ מהמיאמיר.

[39] תיקון הליחות הרעות והם אותם שיאמרו כי טעם הרוק שלהם כטעם מי הים יצטרך אל זמן ארוך ועל כן מי שמצאו מאילו חבלת הריאה אין לו רפואה כלל כי באורך הזמן עד שתתקן הליחות תיבש החבלה ותתקשה עד שלא תקבל הרפואה או תתעפש ויתעפש מה שסביבותיה עד שתתעפש הריאה בעצמה. בה׳ מהתחבולה.

[40] יוכל לקרות שהשונגלוצו מקרירות האויר כיון שכל קרירות ימנע ההתכה ויתחדש בעבור כן מילוי בגופות העצביות ויתחדש הפיהוק הוא שונגלוצו. בפירושו לו׳ מהפרקים.

[41] ראוי בחוליי האסטו׳ בייחוד שיהיה שיעור מה שיאכל שיעור ממוצע על הקצה האחרון עד שלא יכבד עליה וכן הכבד. בא׳ מפירושו לב׳ אפידימיאה.

[42] הסערה תהיה נולדת מליחות שהם פחות ריעות מן הליחות המולידות לעילוף והגיהוק מפני רפיון המושקולי אשר יניע הלחי למען התיר האיד. והיין המזוג בכמוהו מים יועיל מכל זה מפני שהוא יישר הליחות הרעות ויחמם האסטומכא ויעזור על העיכול ויתיר האדים הקרים

2 והאלסבאת: והאלסבא **א** והאלסבֵא **בד** 4 מועט: كأنّه مضض يدعو إلى السعال add. a 5 יתר: يهتزّ a ‖ לדחות: ליחות **אדמ** 6 רקיקת: **אידי**[1] הגרת **אגדמי**[1] ‖ מיבשת: שתייבש **אבגדמ** 7 להפסיק: להסיר **ג** 8 השיפוי כובע: الحنجرة a ‖ אנחנו נערב: אני עורב **ג** אנו נערב **ד** אנא (sic!) עורב **א** אני עורב **מ** מנא (sic!) עורב **ב** 9 חדה: حارّة a 18 בעצמה: بأسرها a 19 לקרות: להיות **פ** 20 הפיהוק: הפיסוק (sic!) **אבדמ** 21 על הקצה האחרון: على استقصاء a 23 והגיהוק: אלר **אימי**[1] אלרי בלעז **בי**[1] אלו **הי**[1] אלארי בלעז **פי**[1] 24 מים: מה **אבדמפ** ‖ יועיל: emendation editor שיועיל MSS

ויועיל מן הסמור ההוה מליחות חמות. ואמנם תהיה מונע מהשקותו בסמור בהיותו בקדחת או מורסא חמה לבד. ו׳ מפירושו לב׳ אפדימיאה.

[43] ראיתי בני אדם שיתכווצו כווץ הויציאו מפני פי האסטומכא כשהם מלאו גופם ממזון מילוי יתר או ששתו יין שיהיה לו חמימות יתר או שהרבו בתשמיש המיטה בזולתי בזמנו. ראיתי מוקדחים שנתכווצו פתאם מהליחה הרעה שהורקה לפי אסטומכתם נשיכתה ואחר שהקיאו נמלטו מיד. ואחרים יכבד עליהם מזון רע שאכלו וקרה להם סבאת שלא סר מעליהם עד שהקיאו מה שהיה לוחץ פי האסטומכא מהם. וכשפי האסטומכא תתבטל יקרה ממנו כמו כן העילוף החם המוליד הויציאו. בה׳ מההכרות.

[44] המחלה הנופחת ישים בעליה כואב ודואג רעת התוחלת מתיאש מהטובה ובכלל עניינה כעניין בעל השעמום המלינקוניקו בעבור שיתוף פי האסטומכא למות. ותתחזק חליים כשיתמלאו ורובם הם בעלי טחול. וזה מה שיורה כי לחות מוגליי ירד מן הטחול לפי האסטומכא. ה׳ מההכרות.

[45] מי שמזונו תפסד באסטומכא הרבה יועילנו הקיא המזון וישתה המזונות המתוקים וישים מזונותיו מה שלא ימהר אליו ההפסד ויתמיד בין הזמנים לשלשל בטנו בדברים אשר ישלשלוהו ביושר ותנקה כמו הפיגרא. ואם אתה עזבת מנהוג זאת הליחה הרעה יעצור רפואתה. בו׳ מהנהגת הבריאים.

[46] אם יהיה הגובר באסטומכא רוע מזג חם או יערבנו לחות מעט מבלתי היות רוע המזג בחומר אנו נרפא אותו במים הקרים בלא איחור. ז׳ מהתחבולה.

בהיות הליחות רעות אוכלות לעצם כיתות האסטומכא הרפואה המשובחת יותר שבמיני הרפואות הוא שתריק אותם באלואי או באיארג. וזה מעשהו: תקח קנמון ואשפיקא ואשרא בקרא קשיאה ליגניאה ומסטכי ועץ בלשמו מכל אחד ו׳ אאוריאי אלואי ק׳ אאוריאי. וראוי שתקח גירא פיגרא שני מינים באלואי רחוץ ושאינו רחוץ אלא שהרחוץ יחזק האסטומכא יותר וזולתי הרחוץ יטהר יותר. ז׳ מהתחבולה.

[47] המילוי אשר ישתלשל עמו הטבע עד שיתרבה ויחטוף הכח תפרנסנו בדברים עוצרים בסדר והרבה פעמים תפול תאות המזון עם אחד ממיני השלשול הנק׳ דרב וצריך שיקח החולה

3 שיתכווצו: שיתקווצו **אבגדמ** ‖ כווץ: קיווץ **אבגדמ** 4 המיטה: **אבגד** om. 5 שנתכווצו: שנתקווצו **אבגדמ** ‖ נשיכתה (= لذعه L): للذعه a 7 תתבטל: اعتلّ a 8 המוליד הויציאו (= مصرع L): مسرع a 11 מוגליי: מגליי **אגדמ** 15 הפיגרא: הפיקרא **אבגמ** 16 הבריאים: الصحّة a 19 אוכלות: مداخلة a ‖ כיתות: בינות **אבדמ** **פ** om. 20 באיארג: באיאריג **אבגדמ** سفًّا بالماء add. a ‖ קנמון: **א**¹ צינמו קינמון **ג** צינמו **א** 21 קשיאה ליגניאה: קסיאה ליניאה **במ** ‖ ומסטכי: ומצטכי **ג** ומצטכא **אבדמ** ‖ אאוריאי: אוריאה **אבגדמ** ‖ אאוריאי: אוריאה **אבגדמ** 22 פיגרא: פיקרא **אמ** ‖ באלואי: באלואין **אבדמ** 24 ויחטוף: ويجحف a

מרקחת החבושים ודומיהו. אבל המילוי אשר יעצור הטבע יהיה זה עם קדחת מתחדשת מאותו המילוי או בזולתי קדחת. ואם היה המזון הנפסד בעליון הבטן תורידהו עם מרקחת הפלפלים ודומהו ואם ירד המזון הנפסד אל מטה תוציאנו אם בפתילה או בקרישטיר עם שמן ודבש. ואם היה שם נשיכה חזקה תעשה לו קרישטיר בשמן שהותך בו שומן אווזה ואם לא ימצא אנטרי תעשה לו שומן תרנוגלה. ואם לא ירד תעשה שומן עזים ושעוה ושמן רחוץ. ואם היתה שם נפיחה תעשה לו קרישטיר בשמן שנתבשל בו רוטא או הזרעים המשליכים הרוחות כמו הכמון והקרואי וזרע כרפס ודומהו. בח׳ מהתחבולה.

[48] כשהבטן הממולא יהיה משולשל בפתילה או קרישטיר תפרנס החולה מיד בדברים שלא יהיו עוצרים כלל ותעשה זה ביום השני ותקדים החולה בהכנסת המרחץ אם יהיה נקי מן המילוי מכל וכל. ואם ערבה לו שנתו באותה הלילה אחר המרחץ נתרפא רפואה שלימה. ואם מצא החולה שום דבר מן הקדחת אחרי כן אין ראוי לך שתפחד מן הקדחת אבל תכניסהו כמו כן ממחרת לבית המרחץ ותפרנסהו. ח׳ מהתחבולה.

[49] מי שמצאו עילוף בסבת מרות קולריקי מורקות לפי האסטומכא תשקנו יין טוב בעל ריח ושיהיה מימיי. ומה שיהיה מן העילוף מן ריבוי הליחות הנאות תשקנו יין חם צהוב או ציטרינו אם היה ראשו חזק. וראוי שתשקה למי שיקחנו העילוף יין ריחני. י״ב מהתחבולה.

[50] החליים המתחדשים באסטומכא בעבור ליחות רעות בעל אילו הליחות יקבל תועלת מהרפואה הנעשית עם אלואין. אבל הדברים העוצרים בין שיהיו מזונות או משתים או רפואה יהיה מזיק להם הזק גדול. וכשפי האסטומכא תהיה טבולה מליחות לחות אין ריעות בהן אבל תהיה הזקם בכמותם לעשות הרפואה העוצרת והמזונות והמשקים הקובצים אז הם מועילים יותר מכל דבר. ח׳ מהמיאמיר.

[51] מה שיהיה מן הקיא חזק וקשה יקרה בהיות באסטומכא מוגלא מיוחס לטבע הרפואות ויזיק בהם לאסטומכא הזק גדול. ואם תהיה עם זה חולשה יכפול בה ההיזק. והכוונה ברפואת מי שזה עניינו יקיא זה המגל הרע ותחזק האסטומכא אחר מכן עם התבלין הטובים בריחם והזרעים שהם כך. וכמו שכל המינים המוסרחים יהפכו הנפש ויעשו קרבונקלי כן כל המינים הטובים בריחם יחזקו האסטומכא וכל שכן אם הם דברים נאכלים שהוא יותר ראוי שיועילו לאסטומכא הנהפכת מפני המגל. בט׳ מהמיאמיר.

---

1 מרקחת: جوارشن a   3 בקרישטיר: בקרישטירי **אבגדמ**   4–3 שמן ודבש: عسل وماء وزيت a   4 קרישטיר: קרישטירי **אבדמ** קרישטיריש **ג**   5 לו: **אבדמ** .om ב- **ג** ‖ ירד (= يحدر): يحضر a   6 קרישטיר: קרישטירי **אבגדמ** ‖ המשליכים: الطاردة a   7 והקרואי: והכרוי **אבגדמ**   8 קרישטיר: קרישטירי **אבגדמ**   9 ותקדים: وتقدّم a   11 שום דבר: مسّ شي a   14–13 בעל ריח ושיהיה מימיי. ומה שיהיה מן העילוף מן ריבוי הליחות הנאות תשקנו יין: **ג** .om   14 מן: עם **פ** ‖ מן: עם **פ** ‖ הנאות: **אדמ** .om   15 למי: جميع من (كلّ من ELP) a   17 משתים: משתיה **אמ**   18 לחות: **ד**[1] רעות **אגדמ**   19 תהיה: emendation editor תטה **גפ** תכוה **אבדמ** تضرّ a ‖ הזקם: ריעותם **אגמפ** הזקה **א**[1]**במ**[1]   21 מה: מי **גמ** ‖ מוגלא: منافرا لها .add a   24 קרבונקלי: קרבונקלו **אבדמ**   26 המגל: המיגל **פ** ‖ בט׳: ثامنة a

[52] מי שיקרה לו הפיהוק מרוב מזון או ליחה נושכת הקיא ירפאנו. ומי שקרה לו זה מקור החימום ירפאנו. וכן שינוי הדברים אשר ינשכו התרתם והסרתם עם הרפואה המדקדקת המיבשת מן הדברים היותר מועילים. בח׳ מהמיאמיר.

[53] מי שאחזו בולמוס פתאם או מעט מעט על הסדר אנו נשיב לו כחו בריח החומץ והמנטשטרי המדברי ודשן ומינטא בונה שרויים בחומץ או בהריח התפוחים ודומיהם מן הפירות או שיריח פת לחם ויאכל ממנה ויריחו בשר החזיר צלויה או מבושלת. ובכלל כל מה שהוא זן מאותם הדברים שהם בעלי ריח וכן הדברים הטובים בריחם יעירם ויוסיף בכחם. ותקשור ידיהם ורגליהם קשירה חזקה ותנשוך חזיהם ותמשוך שערותיהם. וכשיעבור מעליהם העילוף תפרנסם בלחם שרוי ביין או בדבר אחר ממה שיוסיף בכח. בח׳ מהמיאמיר.

[54] תתחדש כמו כן תאות המשקים הרעים כמו שיתחדש זה למזונות הרעים כי בהיות ליחה רעה נחבאת בתוך קרומותיה או שתהיה הליחה מלוחה או מרירייה ותהיה זאת התאוה בהרתיח זה המותר. ולפי השתנות מיני הליחה באיכותה וריעותה ישתנו מיני הדברים אשר תתאוה האסטומכא. בד׳ מהחליים והמקרים.

[55] תקשה רפואת חולשת פי האסטומכה ומהירות הקרבונקלי עם עוצר הבטן כי מה שיתיר הבטן יביא הקרבונקלי ויהפך הנפש ואשר יחזק פי האסטומכה יעצור הבטן. והטוב שאתה מוצא שתתקן מזונם בירקות עשויות בשמן זית וכותח ויאכלו אחר מכן מעט מהפירה או מעט מחבושים או מרמונים כל זה לפי היותר ערב לו והיותר מוטעם אצלו. בו׳ מהנהגת הבריאות.

[56] כשתרצה לחזק אסטומכת הממולאים ודומיהם ואפילו יהיה עמהם קדחת יום תשים הדברים המחזקים על האסטומכה והם בתכלית החמימות בפועל כי כל דבר פושר יתיר האסטומכה וירפה אותה. בח׳ מהתחבולה.

[57] מי שיהיה מן הממולאים וזולתם ימצא באסטומכתו שרפה חזקה עד שתחשוב שיהיה שם מורסא חמה הצירוטו העשוי בשמן ורדים או בשמן חבושים יועיל לו. וממנהגינו שנחמם המשיחות בכלים כפולים כי כחם יהיה נפסד אם יתחממו על זולתי אלו הפנים. בח׳ מהתחבולה.

[58] התקבץ המים יהיה בין המקומות אשר בין המעים ובין הקרום המכסה עליה. בב׳ מפרושו לא׳ מפידימיאה.

---

1 הפיהוק: שנגלוצו **אבגדמ** add. 2–1 ומי שקרה לו זה מקור החימום ירפאנו: **ג** om. 4 או: אוכל **אבדמ** 5 והמנטשטרי: והמנטרשטי **פ** || ומינטא בונה: ونعنع a 6 ויאכל: ويضطرّ للأكل a 6–107.17 ממנה ... בקרבים (9.63): **מ** om. 8 שערותיהם: שערו מהם **אד** 9 שיוסיף: ينعش a 11 נחבאת: محتقن a || התאוה: مفرطة add. a 14 מה: كلّ ما a 16 מהפירה: מהפירא **אבגד** 20 האסטומכה: فم المعدة a 22 בשמן ורדים או: om. a 25 המים: في المستسقين add. a

[59] ההדרוקן הבשרי ראוי שתעשה בו מה שיוציא הליחה הלבנה תחלה בשלשול ואחריו בקיא ואחריו בגרגריסמו כי הגרגריסמו יריק הליחה הלבנה מן הראש. ומפני היות הליחה הלבנה מתפשטת בגוף כלו נשוב לעשות בו בכל מיני ההרקות. ונשקה כמו כן בזה החולי רפואה שיהיה מטבעה החתוך והחמום למען התיר השתן ונריק הגוף עם התרה. בפרושו מהא׳ מהליחות.

[60] ראוי שננקה בעל האיקטריזיאה בכל פנים שאפשר לנו זה עד שנריקהו וממעלה וממטה ובשתן ובגרון ובנחירים. בפרושו לא׳ מהליחות.

[61] בעל האיקטריזיאה יועילנו המראים הירוקים שהם יתירו הקולורא. והרחיקו בעלי הגרת הדם מראות המראה האדום כי הם ישלחו הדם. וכל ליחה שתרצה להריקה יהיה טוב לו לראות מראות אותה הליחה וכל ליחה שתרצה לדחותה לעומק הגוף יהיה נאות לו לראות המראה שהוא הפך המראה הדומה לאותה הליחה. בב׳ מפרושו לליחות.

[62] המורסא הקשה אשר בכבד רפאנו ממנה בתחלת חדושה פעמים רבות. אבל מה שהאריכה ממנה לא יכולתי לבוא אל רפואתה ולא ראיתי זולתי שהגיע אל זה ממנו. וכל מי שמצאו זה החולי יבואנו ההדרוקן וימות אחר זמן גדול ומי שמצאו מאילו שלשול ימות מהרה. בב׳ מאגלוקן.

[63] רפואת בעלי ההדרוקן המתחדש ממורסא קשה בקרבים נלך בה דרך שלשה כוונות. האחת שנעשה רפואת המורסא הקשה אשר בקרבים והכוונה השנית לעשות התחבושות אשר יתירו הליחות והכוונה השלישית שנשקה רפואה שמרבה השתן. בב׳ מאגלוקן.

[64] כשהדם יצא על דרך אומאמינטו הוא שיפתחו גידים קטנים או שיריקו מימיות הדם כמו שיקרה זה לבד בחולשת הכבד והכליות כי בעל זה החולי יקרה לו פעמים רבות שישתין מימיות הדם או יצאו גם כן מנקב פי הטבעת. ו׳ מהחליים והמקרים.

[65] בכל מיני ההדרוקן הכבד בעצמו הוא אשר לא ישנה מה שיבואנו מן המזון אל הדם בסבת רוע מזג קר שולט על אחד מכלי המזון או אחד מכלי הניפוש וישוב ממנו אל מה שקרוב ממנו מן האברים עד שיגיע הקור בעצם הכבד בשיתוף הגידים והמחלה תכנס בכבד בעצמו ויתחדש ההדרוקן. וכן כשיתרבה יציאת הדם באיזו פנים שתהיה יהיה הכבד מתקרר ויתחדש ממנו ההדרוקן. בה׳ מההכרה בלעז פרונושטיקה.

---

2 בגרגריסמו: בגרגריזמו **אבגד** 4 הגוף: كلّه add. a 6 האיקטריזיאה: האיקטריציא **ג** האיקטריציאה **אבד** من المرار add. a 7 ובגרון: وبالحنك a 8 האיקטריזיאה: האיקטריציא **ג** האיקטריציאה **אבד** من المرار add. a || הירוקים: והַצְטְרִינִי **ב** add. והצטריני **ג** add. 9 המראה: الأوّلي add. a (except for ELOP) 13 אל: על **אבגד** 19 אומאמינטו: אוממינטו **אבגדמ** 23 שולט: عليها. وقد يكون ذلك السوء مزاج البارد استولى add. a 24 תכנס: فتمكّن a 24–25 בשיתוף ... מתקרר: **פ**[1] 25–26 וכן ... ההדרוקן: **ג**[1] 26 בלעז: לטין **ג** || פרונושטיקה: פֵּירְנוּשְׁטִיקָא **ג** פירונושטיקא **אבמ** פירנושטיקה **ד**

[66] הכבד יגיענו מרוע המזג היבש מה שלא יהיה אפשר בו שישנה המזון אל הדם ויחדש ההדרוקן ויתחדש זה מפני מורסא קשה בטחול כי רוב חוליי הטחול הם עם הכבד. ו׳ מההכרה.

[67] תרפא סתום הכבד בדברים פותחים ותרפא המילוי הקורה בראש כשילך קודם המזון ולא תמנע כמו כן לו מההליכה בנחת אחר המזון. וכל מה שהוא טוב לפתוח הסיתום הוא טוב לעיכול. והטוב שבאילו הסכנגבין הפלפלי וההנהגה הדקה יתוקן בה הפסד העיכול או שירופא בו סיתום הכבד. בו׳ מהנהגת הבריאות.

[68] נבחר למורסות הכבד והאסטומכא כשהם על עניין רע שנבשל באותה שעה אפסנתין בשמן ונריקנו על שני אילו האברים. ואם אין אנו מוצאים זה נעשה שמן החבושים ושמן המסטכי ואם הקדחת תהיה מעט תעשה שמן נרדינו. י״א מהתחבולה.

[69] כשיתחדש מורסא בכבד תצטרך אל הנהגה גמורה בתכלית האחרון. ואין מזון יותר ניאות לזה מגריסי השעורים כי הם יטהרו בלא נשיכה ואין רפואה יותר ניאותה לו מן הסכנגבין במים קרים ולא תתן לו מי הרימונים ולא התפוחים ולא זולתם מן הדברים העוצרים כדי שלא יתקבצו פיות הגידים וימנעו המרות מהיותם מריקים. י״ג מתחבולה.

[70] בהיות המורסא בגבנונית הכבד כשתרצה להריקו תריקנו בהרקת השתן ובהיות בחלל הכבד תרפאנו בשלשול הבטן כשתערב במזון זרע קרוק אוריאינטאלי וזרע אורדיקא ומה שישלשל הבטן במיצוע. וכשהמורסא תהיה בירידה תעשה אילו הדברים בנאמנות ובהבטחה. ואני בשלתי בקצת הזמנים פוליפודיאו עם גריסי שעורים וליבורוס שחור ולהריק אילו כמו כן בקרישטיר יהיה תחלה במים ודבש וניטרי. אבל בירידת החולי תעשה מה שהוא יותר חזק כמו המינטרשטו והקולוקוינטידא והצינטוריאה הדקה. י״ג מהתחבולה.

הכבד החלוש תשגיח לעולם בפתיחת סיתומם בדברים מנקים ויתיר התרה ממוצעת בגומא שלבטם לנקות פיות הגידים הדופקים ובלתי הדופקים אשר בהם הגידים העוברים מקצתם

---

2 עם: **מ1** מן **אבדמ** تعمّه مع a   5 שהוא טוב: **א1ד1מ1** שיתקן **אגדמ**   6 לעיכול: تخلّف الاستمراء a || הפלפלי: הפלפלין **אמ** || הפסד: تخلّف a   7 הכבד: עבר (sic!) **אד** עב(?) **ב** עברי (sic!) **מ**   8 כשהם על עניין רע שנבשל באותה שעה אפסנתין: الأفسنتين، فأمّا متى توهّمنا أنّ الكبد والمعدة بحال رديّة a || על: **אבגדמ** .om   10 המסטכי: המצטכי **אבגדמ**   12 מגריסי: מגרישי **אבגדמ**   15 בחלל: למטה **א1במ1** למטה בחלל **ד**   16 במזון: קרטם **ג** .add || קרוק: קרטם **א1ד1מ1** || קרוק אוריאינטאלי: קוֹרק אַזְרֵיאנְטֵל **אד** קוֹרק אַזְרֵי אנְטַל **ה** קרוק אוריאנטלי **מ** קרטם אַזְרֵיאַנְטַל **ב** זרע אַוְרֵיאַנְטַל **ג** || אורדיקא: אורטיקי **אבגדמ**   18 פוליפודיאו: פוֹלִיפוֹדִיאוֹ **אב** || גריסי: גרישי **אבגדמ** פַּאֲרֵי **ב** פארי **ד1מ1** || וליבורוס: וליברוס **אבגמ**   19 בקרישטיר: בקרישטירי **אבגדמ** || ודבש: وبورق .add a   20 המינטרשטו: המינטרשטרו **ג** המינטרשטרי **אבד** המינטרשטי **ד** || והקולוקוינטידא: והקולוקינדה **ב** והקולוקינטידא **אגמ** והקולוקוינטידה **ד** || והצינטוריאה: והצינטאאריאה **פ**   21 סיתומם: סתימתם **אבגדמ**   22 שלבטם: שלבטנים **פ** תרבינטינא **א1** טירבינטינא **במ1** שלטרבינטינא **ג** טירבינטינה **ד1** || לנקות (= لتنقى): لتبقى a

אל קצתם למען היותם בלתי סתומים כי הסתום תחדש העפוש וראוי שלא תהיה הרפואה המחוברת לכבד חזקה בקרירות אבל תהיה הקרירות ממוצע. בח׳ מהמיאמיר.

[71] האינדיביאה המדברית והפרדסית הגובר על מזגיהם קרירות מועט ויש בהם עם כל זה מעט מרירות ושניהם יחד עוצרים עיצור ממוצע ובעבור שתי אילו האיכויות יהיו מהטוב שברפואות אשר ירופא בה מזג הכבד החם ולא יזיקו ברוע המזג הקר היזק גדול כמו שיזיקו הדברים הקרים הלחים שאין בהם קביצה ולא מרירות כי הם יקררו קרירות ממוצע ויחזקו הכבד בקבוצם ומנקים במרירותם ויועילו לכבד מרוע מזג פשוט ומרוע מזג בחומר כי אם תערב בהם הדבש ירבו השתן ויורידו אותן הלחות המוגליות וזולתם מהלחויות. בח׳ מהמיאמיר.

[72] קושי הכבד ראוי שתהיה הרפואה המחליקה ברפואותיה חלושה מאד ויגבר בהם הדברים אשר יחממו וידקדקו יותר ממה שיגבר ברפואת קושי שאר האברים כי גוף הכבד אמנם הוא כמו לחות נקפא ואם תחליקנו חלקות חזק יתכו כחותיו. בח׳ מהמיאמיר.

[73] ממה שיהיה טוב מאד בניקיון הכבד ויפתח הדרכים הצרים אשר בהם מבלתי שתחמם חמום נראה או תקרר אותו הוא הסרכס כי טעם המרירות גובר עליו תגבורת חזק. בח׳ מהמיאמיר.

[74] המורסא המתחדשת באסטומכא או בכבד ראוי שיעורב ברפואותיה רפואה עוצרת בעלת ריח ולא יספיק לו המחליקים והמרפים לבדם. וכשתעשה זה יהיה בעליה על סכנה גדולה. ח׳ מהמיאמיר.

[75] מורסות גבנינות הכבד לא יזיקו לה הדברים העוצרים או הנושכים כבהזקם במורסות חללו כי הדברים אשר יאכל האדם ישתנה כחם קודם הגיעם לגבנינות הכבד והעוצר אינו עוצר כמו שהיה והנושך אינו נושך כמו שהיה והויסקוסו ימעט דבקותו. י״ג מהתחבולה.

[76] הטחול כשיתמרסם והיה בגוף מותר ליחה מלינקוניקא אין ספק שצריך לערב עם הרפואה המתירה רפואה עוצרת לשמור כחו עליו למשוך המותרות וינקה מהם הגוף. אבל אם היה הגוף נקי לא תערב עם רפואתו דבר מתקבץ כלל או שיהיה העוצר פחות ממה שאפשר. י״א מהתחבולה.

3 האינדיביאה: האינדיבא **אגה** האישיבא (sic!) **דמ** ‖ עם: על **אדמ** 4 עוצרים: קובצים **א[1]ד[1]מ[1]** 14 הסרכס: הסַרְכַּס **בפ** ה׳ פלגירא **א[1]מ[1]** 17–18 סכנה גדולה: على خطر وشرف من التلف a 19 גבנינות: גבנונית **אבדמ** 20 לגבנינות: לגבנונית **אבמ** 21 והנושך אינו נושך כמו שהיה: om. **ג** ‖ אינו נושך: לא ישיך **אבדמפ[1]** ‖ והויסקוסו: והויסקוזו **אג** 22 מלינקוניקא: מלנקוניקא **אגמ** מילנקוניקה **ב** מלינקוניקה **ד** 23 המתירה: המגירה **אדמ** ‖ עוצרת: מקבצת **א[1]בד[1]** קובצת **מ[1]** מקבצת עוצרת **ג**

[77] הטוב שירופא בו קושי הטחול הוא תחבושת שתעשה משורש הקפרי והאשינשו והחומץ והדבש. וחלילה לך מחבוש החזה ברפואות עוצרות. י״א מהתחבולה.

[78] התמדת עשיית החומץ עם הרפואה המתירה עם עובי הטחול והחלק הבשרי מכל המושקולי כשיתחדש שם מורסא קשה הוא בטוח. והאופופונקו עם החומץ ברוב יספיק כשתעשהו לבדו ברפואות מורסות הטחול וקשיו. באחרון מהתחבולה.

[79] יתחדש בחולי הטחול חולי השעמום המלינקוניקו ויתעוררו פעמים רבות תאות המזונים חזקים מאד וכל שכן כשתורק באסטומכא מותר חמוץ פשוט החימוץ ופעמים רבות יתחדש אחר המזון כובד ומיאוס והתהפכות הנפש ממנו בהיות התאוה נפסדת מפנים אחרות. בו׳ מההכרות.

[80] אין בהרקת מה שיתקבץ בטחול מן המותר אלא דרך אחד והוא השלשול כי אין מטבעו שידחה מה שבו אל הכליות ועל כן כשיתמרסם הטחול נעוררה לדחות המותרות העומדות בו בשלשול. י״ג מהתחבולה.

[81] רפואת חולי הצד בהקזה ובטיבול וחלקות הבטן והזהר מתתך הפארי מהשעורים בזמן עמידת החולי בחולי הצד כדי שלא תמנע הבחראן. בפירושו מן הא׳ בחליים החדים.

[82] כשתרצה לטבול חולי הצד ראוי שתשים תחת מה שתטבול בו צמר או בגד טווי או כר קטן להיות פגישת הטיבול לצלעות בלא דוחק ולא היזק כלל. בפירושו לב׳ מן החליים החדים.

[83] אמנם יועיל אידי הטיבול בהיות לח ותהיה חולי האלשוצה יבש לא ירקוק ממנו שום דבר. בפירושו לב׳ מהחליים החדים.

[84] תמנע ההקזה בהיות המחלה מליחה מררייה או מלנקוניקא או פליאומטיקה. וכן תמנע ממנו בחולי הצד הדמיי כשיהיה העת חם מאד ותהיה הליחה הגוברת על הגוף המרירות ותהיה הליחה הדמיית שנשתנה מרירות. בפירושו לב׳ מהליחות.

---

1 הקפרי: הכפרי **בגמ** ‖ והאשינשו: והאישינצו **אבמ** והאשנצו **ג** והאנשינצו **ד** 3 עובי: علل a 4 בטוח: مأمون العاقبة a ‖ והאופופונקו: והאפפונק **ג** והאפונפק **א** והאפופנק **דמ** 6 יתחדש: יחדש **אד** ‖ בחולי: عن (من) علل a ‖ ויתעוררו: ויתעורר **אדמ** 8 אחר (= بعد): بغض a 10 אלא דרך אחד: **פ**^{1} 13 בהקזה: בהרקה **פ**^{1} ‖ ובטיבול: תכמיד בערבי **ב** תכמיד בע׳ **א**^{1}**מ**^{1} ‖ הפארי: פַּאְרִי **ב** 14 החולי: בלעז אישטטו **אגדמ** .add בלעז אישטאטו **ב** .add ‖ הבחראן: בלעז קרישיז **אבדמ** .add 15 צמר: لِيّنا a .add 18 האלשוצה: = الشوصة a ‖ ירקוק: ירקיק **אדמ** ירקרק **ב** 20 פליאומטיקה: פליאומטיקא **אבגדמ** 21 הגוף: بدن المريض a 22 מרירות: وذلك بأن ينفث بعد النفث الدموي نفثا مراريا a .add ‖ לב׳: لثالثة a

[85] כל אשר הוא ראוי למורסא העצבית מן המסך המבדיל הוא ראוי למורסות הגדולות המתחדשות בקרום המכסה הצלעות. י״ו מהדפק.

[86] המורסות אשר יתחדשו בתוך הגוף וכל שכן בקרבים הרפואה העשויה עם התבלין יועיל להם מאד שהם מתירות ומתיכות הלחויות המתקבצות בהם. והטוב שברפואות הוא התריאק הגדול ומתחתיו הרפואה העשויה עם הפודנג היאורי. בסוף התחבולה.

[87] הרפואה הניאותה לכל הדבילאת המתחדשות בפנימה לגוף ככלל הוא שתרפא ברפואה מדקדקת מיבשת וטוב להם כמו כן לשתות היין המועט ויהיה מעט. בז׳ מהמיאמיר.

[88] אמר משה: הרפואה המדקדקת אשר תיבש מכלליה הוא החומץ והוא קר וקפילו ויניריש והיא רפואה ממוצעת בין החמימות והקרירות. אבל שאר הרפואה המפורסמת הנעשית מאד כולם חמים ויבשים. ומפני היות רוב הדבילאת הפנימיות יהיה נמשך אחריהם הקדחת הוא ראוי לרופא שיהיה זוכר הרפואות אשר זכרם גליאנוס ואמר בהם שהם מדקדקות ומיבשות. ונזכור מדרגתם בחמימות וביובש. מזה הרפואה אשר תיבש ותדקדק והם חמות ויבשות בראשון ונעשות הרבה הם ד׳ רפואות והם פוליקאריאה בע׳ גאפת אשקיננט טמריש פוסתק. ומן והיבשות בשני ח׳ רפואות: אורדיקא קרפו בלסמו אריסטולוגיאה גיליו קישואי החמור ריאוברברו כנתי כירי. ומן החמות היבשות בשלישי הם עשרים: גיניברי גינציאנה דוקו קנמון היופאריקון איספו אגוז רומי חמאמה כבאבא מרזונגוש אמיאוש מינטא נמאם רוטא קסיאה ליגניאה סרפינו שומר שוניז וממה שזכרו האחרונים והם רפואות מיבשות ומדקדקות והם חמות ויבשות בראשון ונעשות מאד והם ג׳ משי נארמשך קרדמוני הוא בערבי הל ושמו האחר קאקלה. הכל ל״ז רפואה תעשה מהם מה שתמצא נפרדות ומורכבות לפי מה שאתה רואה.

[89] החבלות הפנימיות אותם שהם בלא מורסא יתרפאו מהרה עם הדברים העוצרים ואשר יהיה עמהם מורסא וקדחת אי אפשר שיתרפאו אבל יתוסף עניינם בכל יום ואבעבועות המים ימהרו לצאת בקרום המקיף הכבד יותר משאר האברים. בפירושו לז׳ מן הפרקים.

---

3 המורסות: בע׳ דובילה **א[1]מי** בע׳ דוּבֵּילָה **ד[1]** الدبيلات a 5 הפודנג: הוא המינטשטרו **אמ** .add המינטרשטרי **בד** .add 6 הדבילאת: מורסות קטנות **א[1]ד[1]מי** الدبيلات a 7 ויהיה מעט: اللطيف a 8 וקפילו ויניריש: וקפיל וְינַרִיש **ב** וקפילו וינירי **ג** וקפילי ויניריש **אדמ** 10 הדבילאת: מורסות קטנות **א[1]ד[1]מי** الدبيلات a 13 פוליקאריאה: פוליקריאה **אבדגמ** ‖ אשקיננט: אשכיננט **אבגדמ** ‖ טמריש: תמריש **בג** 14 אורדיקא: אורטיגי **אגמ** אורטִיגֵי **ב** אורדִיגֵי **ד** ‖ בלסמו: בלשמו **אבגדמ** ‖ אריסטולוגיאה: אשטרולוגיאה **ב** ארישטולוגיאה **ג** אשטולוגיאה **ד** אשטורלוגיאה **א** ארישטלוגיאה **מ** ‖ גיליו: גִילְיוֹ **ב** גִילְייוֹ **ד** 15 ריאוברברו: ריוברברי **אדמ** ריוברבר **ג** ‖ כנתי: אמפורילי **א[1]מי** ‖ כירי: ויאוליטא **א[1]מי** ‖ גיניברי: גניברי **בגמ** ‖ גינציאנה: יינציאנה **ב** גנציאנה **אג** גנציאנא **ד** 16 היופאריקון: אירבא פורפורטא **א[1]מי** وجّ a .add ‖ חמאמה: חמאה **ג** אמַאמַא **בד** אמאמא **אמ** ‖ כבאבא: כבאבה **אבגדמ** ‖ מרזונגוש: מיורנא סאסוקו(?) **א[1]מי** ‖ מינטא: בונא .add **אגמ** בונה **בד** .add ‖ נמאם: **פ** .om יומאם **אבדמ** 16–17 קסיאה ליגניאה: קשיאה ליניאה **ב** קשיאה ליגניאה **אד** 17 סרפינו: فوذنج a .add ‖ וממה: ומה **גפ** 18 נארמשך: וארמשך (sic!) **אבדמ** ‖ הל: הַאְל **אבדמ** הַלְ **גפ** 19 קאקלה: صغيرة a .add 21 ואבעבועות: וניפוחי **גד** ואבעבועות **ד[1]**

[90] החבלות הרעות במעים כשאחד מקרומותיה נעקר עד שיסור מכל וכל יקום הקרום האחר במקומו וימלט האדם. ה׳ מהתועלת.

[91] הקדמונים מצאו לעשות התחבושת והתכמיד בחולי קולון ההוה מליחה זכוכיית. וראוי למי שירצה לעשות זה שיתמיד הטיבול והתחבושת כי הוא כשיעשה זה ירפא החולי וימצא החולה מנוחה מן המקרים הרעים. ואם תעשהו פעם או פעמים יזיק בחולה מאד כי ההמשכה תוסיף. במאמרו בקרישטיר.

[92] כשיתחדש כאב המיעים עם קדחת תעשה התכמיד עם הדוחן ואם לא ינוח הכאב תעשה הזרעים אשר יתירו הרוחות ותבשלם בשמן שיהיה דק בחלקיו ותסננהו והתך בו שומן אנטרי ועשה בו קרישטירי. ואם לא יהיה לך שומן אווז תעשה שומן תרנגולה ולא ישן מאד. ואם לא ינוח תחבר באותו השמן מעט קשטור ויעשה בו קרישטיר. בי״ב מהשתדלות הרפואה.

[93] מיני תולעי הבטן ג׳: הדומים לתולעי החומץ והם נולדים סביב פי הטבעת והדומים לזרע הדלעת במעים העבים והדומים לנחשים שיהיו במעים הדקים. ויחדשו כאב באסטומכא כשיעלו נגדה. ויתילדו התולעים בבטן מליחה רעה נושכת. בא׳ מפירושו לב׳ אפידימיאה.

[94] הליחות תהיינה ניתכות בגידים ויתחדשו בהם טרי מימיי. ואם הכליות ימוצו אותו המימיות ויוליכו אותו הטרי אל השלפוחית. ואם הכליות נחלשו ממשוך תשוב אותה המימיות אל אחד משני דברים או שידחוה הגידים בפנים ויתחדש מזה ההדרוקן הנאדי או ישלחוה אל כל הגוף ויתחדש מזה ההדרוקן הבשרי. בז׳ מהחליים והמקרים.

[95] כשתגיע מורסא בכליות ותתבשל וישתין החולה טרי יגיע ריחו מהרעי אבל על כאב מחבלת הכליות. ותשמור עצמך שלא תאחר מחתום אותה החבלה כי היא אם לא תתרפא מהרה תשוב מאוחרת הרפואה מאד. ו׳ מההכרה.

[96] לא יבוא השתן אל השלפוחית כלל כי פעולת הכליות יהיה מתבטל ותהיה השלפוחית ריקה אין בה שום דבר נחבא כלל. בו׳ מהחליים והמקרים.

[97] חוליי פי הטבעת קשים להתרפא מפני ד׳ סבות והם רבוי הרגש האבר והיותו מקום שיריקו בו המותרות נושכות ומיעוט עמידת הרפואה בו ומפני היות מזגו חם ולח ויצטרך

---

1 נעקר: عقرت a   3 והתכמיד: טבול א[1]בג[1]ד[1]מ[1] פי׳ טבול פ[1] ‖ זכוכיית: يستكن في قولون add. a   4 הטיבול: הזה הנק׳ בע׳ תכמיד אבגדמ add.   6 בקרישטיר: בקרישטירי אבגדמ   8 אנטרי: אנטרא אגדמ   10 קרישטיר: קרישטירי אבמ   14 ימוצו: استنظفت a   16 בפנים: إلى البطن a ‖ ויתחדש מזה ההדרוקן הנאדי: om. a   17 הבשרי: om. a   18 ריחו: ריעו דמ راحة a ‖ מהרעי: من الوجع a ‖ כאב (= وجع): وجل a   19 ותשמור עצמך שלא תאחר: فاحرص بكلّ حيلة a ‖ מחתום אותה החבלה: على إدمال تلك القرحة وختمها a ‖ תתרפא: تندمل a   20 מאוחרת: عسرة a   21 כי: אם פ   24 עמידת: مكث a

למה שיקרר וייבש. והרפואה המקררת המיבשת ברוב היא עוצרת והעוצר יהיה נושך והוא לא יסבול הנשיכה ועל כן הטוב שברפואותיה הוא המקוריות שאינם חמות כשיגיעו. ט׳ מהמיאמיר.

[98] ומן החוליים המלינקוניקי המתחדשים בעור הגרב והתקלף העור. וכשיתחדשו בבשר או בגידים יהיו נקראים סרטן. והצרעת כמו כן מתחדש מדם מלינקוניקו ובהאריך הזמן תגבר המרה השחורה על הדם ויתחדש בבעל החולי חולשה ויתראו החבלות ושנוי המראה. במאמרו במורסות.

[99] הלחות אשר בפרקים הם כעין מותרי הנחירים וכשיתרבו בבשר אשר סביב הפרקים יתחדשו מורסות דומות במורסות בעלי ההדרוקן. וכשלו באילו המורסות מן הרופאים עד שחתכו אותן וחשבו ששם טרי ולא מצאוהו אבל מצאו הבשר כולו אשר סביב הפרקים מלא מותרות כעין מותרי הנחירים. בח׳ מפירושו לו׳ אפידימיאה.

[100] ההתכה הקורה מעניין הזקנה וההתכה הנקראת השרוף וההתכה הנקראת בעלת העילוף אילו השלשה עניינים טוב להם החלב ומי השעורים ובשול הכנדרוס עם החומץ כמו מה שיבושל מי השעורים להעביר באברים.

[101] ריבוי הבשר והשומן מזיקים ישיבו הגוף עצל וימנעו הפעולות והתנועות וראוי להם לעשות ההליכות בשיירות ושירבו ללכת בשמש וכל שכן רכיבת הים כי אויר הים יתיך הלחויות ותפרנסם במזון שמפרנס מעט כמו הירקות ובדברים שיהיה בהם חמימות כמו הבצל והשומים והדג המליח ובמה שלא ילחלח ויחזק מבשר שאינו שמן ולא תכניסם למרחץ ויסבלו הצמא ותקשה גופם בכל פנים שתוכל. במאמרו בהרזות הגוף השמן.

[102] לא יפחדך במלאכת היד גודל החליים אבל תעיין בסכנתה וכחה וחולשתה. מזה שאין ראוי שיפחדך גודל החולי ותחשבנו חולי חזק אבל תראה ותדע כי הכיס אשר ירד בו הקרום אשר על האסטומכא והמעים והוא החלב הוא חולי גדול וחזק אע״פ שמקומו אינו גדול. ויש חולי קטון ומקומו גדול והכיס אשר ירדו בו מעט מן המעים יותר גדול ויותר חזק וכן בשאר החליים. במאמרו בהבחנת הרופא.

---

2 כשיגיעו (= وصلت): صولّت a 6 חולשה: نتن a 8 כעין מותרי הנחירים: مخاطي a 9 מן: הרבה מן פ 9–10 עד שחתכו אותן וחשבו: עד שחשבו ג 11 מותרות כעין מותרי הנחירים: مخاطا a 14 באברים: وأمّا ماء العسل فإنّه نافع في الحالات الباردة. في المقالة في الذبول add. a 15 ישיבו: يرى a ‖ עצל: מגונה א[1]במ[1] (= سمجا a) ‖ וימנעו הפעולות: om. ב 16 בשמש: לשמש אבדמ 18 מבשר: كالشواء من لحوم a ‖ למרחץ: بالماء الحارّ إلا ماء الحمّات add. a ‖ הצמא: قليلا add. a 21 החולי: القيلة a ‖ הכיס: القيلة a 22–23 אע״פ שמקומו אינו גדול. ויש חולי קטון ומקומו גדול: פ[1] ‖ ויש חולי קטון ומקומו גדול: والقيلة التي هي ماء مرض يسير وإن كانت عظيمة الحجم a 23 והכיס: القيلة a

[103] שאר הרפואות אשר יעשום בעלי הפודגרא לחליים אמנם ישתום למנוע החומר שלא יהיה מורק לכפות רגליהם ולא ינקו בהם מה שיגיע מן החמרים באברים החולים. וזה עליהם יותר קשה כי הליחות כשלא ישתפכו לשם יתפשטו בגוף עד שאפשר שיחנקו. וראיתי זה פעמים רבות ועל כן אני רומז אל מי שיש בו זה הכאב שלא ישתה אותה הרפואה אבל ישתה התריאק. וראיתי בני אדם הרבה ממי שבם זה הכאב ששתה זאת הרפואה ונרפאו. במאמרו בתריאק לקיצר.

[104] הרפואה המתירה כולה מזגה חם. ומפעולת זה המזג הוא הנשיכה בהיותה מרובה בחמימות. על כן ראוי שהרפואה אשר תתיר האבר שלא תהיה חמה מאד כל שכן אם היה האבר החולה יוצא ונראה. כי אתה אם תעשה כמו זאת הרפואה עד שתתקבץ על האבר עם חוליו הנשיכה יקרה לו מן הכאב דבר לא מועט. וכל כאב יעורר וימשוך החומר. אם כן הרפואה אשר תהיה עמה חמימות ממוצע הוא אשר לא יחדש בכמו אילו האברים כאב ואם היה האבר היוצא קר או שהיה בעומק הגוף ויצטרך אל התכה חזקה תעשה ברפואה חזקה בחמימות. במלאכה הקטנה.

[105] מה שתהיה מן הנמלה עמה איכול תהיה רפואתה רפואה מקררת לא מלחלחת כשאר מיני הנמלה אבל תהיה בה עם הקרירות יובש. ותשים עליה תחילה קצוות הכרם וקצוות הסנה וצינטונירויאה. ואחר כן תערב עמו העדשים ומעט מן הדבש ברקיקותו וגריסי השעורים. ב׳ מאגלוקן.

[106]

[107] הצרעת והמורסא המלינקוניקא בהתחלתם אפשר שיתרפאו בהתמדת הרקת הליחה המלינקוניקא ותנהיגהו במזונות מולידים דם טוב כי בזה תלוי הכל. ומזה שאני מוצא הצרעת באסכנדריאה תמצא להרבה בני אדם מפני רוע הנהגתם וחום מקומם וישובם. ואין אנו מוצאים אותה בברכי מוסיא אלא מעט אבל במדינות האשקלוי אשר מזונם החלב אין אנו רואים שום אדם שמצאו זה החולי. ב׳ מאגלוקן.

[108] מזון בעלי הצרעת והסרטן רובו יהיה מי גריסי השעורים ומי הגבינה ומן הירקות מלווא והארמל והעשב הימני והדלעת. ומן הדג מה שיהיה רועה בצורים ובסלעים והעופות כולם אלא עופות המים. ויאכל בשר האפעה כי הוא לבעלי הצרעת רפואה מופלגת וראוי שיאכל

1 לחליים: לחלים **אבמ** לחולים **גד** 2 החולים: الآلة a 5 ששתה: دائما add. a ‖ הרפואה: المعجون a ‖ ונרפאו: فاستراحوا من هذا السقم a 7 כולה: לזה **פ** 8 ראוי: أن تحذر add. a ‖ תתיר: תרפא **פ** תתרבה **אבדמ** בה **פ**[2] add. 10 יעורר: יתעורר **גד** יעורר **ד**[1] 15 תהיה: תעשה **א**[1]**מ**[1] 16 וצינטונירויאה: וצינטוביאה **ב** וצינטוריאה **ג** ‖ כן: מכן **אבגדמ** ‖ וגריסי: וגרישי **אבגדמ** 18 Aphorism 9.106 is missing in Zeraḥyah's translation. 20 כי בזה תלוי הכל: فإنّ للتدبير في هذه العلّة أعظم حظّا a 22 האשקלוי: האיסקלבי **ב** האְשקְלַוִי **פ** الصقالبة a 24 גריסי: גרישי **אבגדמ** ‖ מלווא: מלוא **אבגדמ** 25 והארמל: והארמול **אדמ** ‖ בצורים: בהרים **אבגדמ**

אותו אחר שיחתוך ראשם וזנבם וינקה בטנם ויפשיטם ויבשלם במים מרובה ומעט שמן ואניט וכרתי ויתבשל עד שימחה. ב׳ מאגלוקן.

[109] כשהאדם יהיה נשוך מארס עקרב ונפל בעצם או בגיד דופק או בלתי דופק יקרה לאותו הנשוך מקרים חזקים מאד כי סם העקרב אפשר שיגיע לעומק הגוף מעבור העור כולו. ג׳ מההכרות.

[110] אותם שיעזבו התשמיש מאחר שהרגילוהו ראיתים פעמים הרבה שיתקרר גופם ותתעכב תנועותיהם. ומהם שנתחדש עליהם כאב לב בלא סבה ורוע המחשבה ויביא עליהם הרעה כמו שיקרה לבעלי השעמום הבא ממרה שחורה. כל זה יבוא מעיפוש אותו הזרע הנעצר כי יעלו ממנו אדים רעים. בו׳ מהפרונושטיקה הנקראת הקדמת ההכרה.

[111] כשתערב עם החלב המבושל בברזל קצת מדברים מחממים כמו הטוטיאה יועיל מהחבלות הסרטניות וישכך כאביהם. בי׳ מהרפואות הנפרדות.

[112] מן המשיחות הטובות ברפואת קושי העור ואסופו הנקרא בערבי תכאתוף הוא שמן האניט הלח ושמן התירוש יתיר העיפות התרה שלימה וירפה ואפילו היה העיפות חזק. וכן שמן גרעיני הפיניי הוא טוב לעיפות החזק. בג׳ מהנהגת הבריאות.

[113] רפפות הלב ראינוהו שקרה פתאם לאנשים הרבה בריאים בחורים ונערים וכולם הועיל להם הקזת הגיד ודקדוק המזון. ה׳ מההכרות.

[114] איני משבח שבח מוחלט לקרר האברים אשר יגר מהם הדם בדברים מקררים ועוצרים אשר ישימו הרופאים מבחוץ כי הם ידחו הדם פנימה ויתמלאו הגידים. ואני אדע בני אדם שקררו חזיהם בעבור הגרת דם שהיו רוקקים מהריאה ואחרים קררו אסטומכתם מבחוץ מפני שהיו מקיאים אותה ואחרים היו מקררים ראשם בעבור הגרת דם מהאף והזיק להם זה היזק מבואר. אבל יעשה זה אחר הטות הדם למקום אחר או שימשכנו לצד אחר הפך אותו הצד. ה׳ מהתחבולה.

[115] אם יהיה עם ריצוץ העצבים כאב ראוי שתרפאנו עם התחבושת העשוי מקמח הפולים וחומץ ודבש וזפת לח ויבשלנו בשול טוב ויחבוש בו בעודנו חם. בו׳ מהתחבולה.

3 מארס עקרב: عقرب a ‖ ונפל: حمتها add. a   4 העור: ד[1]מ[1] הגוף **אגדמ**   7 ותתעכב: وتعسر a
9 מהפרונושטיקה הנקראת הקדמת ההכרה: מהפירנושטיקא נקרא הקדמת ההכרה **אבדמ** מהקדמת ההכרה **ג** التعرّف a   10 הטוטיאה: התותיא **אבד** התותיאה **ג** התוטיא **מ**   12 ואסופו: ואיסופו **אבגדמ** ‖ תכאתוף: תְּכַאתֻוף **בגד**   15 ונערים: وكهولا a   17 מוחלט: גמור **א[1]מ[1]** ‖ יגר: ישתלח **אגדמ** נגר **א[1]ד[1]מ[1]**   18 הרופאים: om. a   23 אם יהיה עם ריצוץ (Galen, *De methodo medendi* 6.3: θλίσις): إن كان مع عارض العصب a

[116] אשר יקרה להם העילוף בעבור מורך גופם ורוב התרת הרוח תפרנסם במזון שאינה ממהרת ההתרה כמו הלחם והכנדרוס הוא פארי והפירות העוצרות אשר יקשה הפסדם יאכלם לבדם ולפעמים עם הלחם. ותאכלם כמו כן אודם הביצה וביצי התרנגולים. ואני מצוד שתעבה הליחות ותקשה העור. י״ב מהתחבולה.

[117] כשתתחדש חבלה אל צד גיד גדול ודופק או בלתי דופק הבשר הרך יתמרסם מהרה ויהיה נראה אותו הגיד כולו באבר אדום מתמשך וכאב במשושו בו. י״ג מהתחבולה.

[118] כשיתחיל הבשר הרך להתמרסם תתחיל לשכך הכאב ותשים עליו צמר טבול בשמן חם. ואם היה הגוף מלא הדברים המחממים ימשכו אליו. ועל כן ראוי שנקדים להקיז הגיד או בשריטת אבר אחר שאינו חולה שיהיה נכחו. ואם יהיה החולי ביד תשרוט השוק אם היה החולי ברגל תשרוט היד. וכשיתרבה בהרקת הגוף יוסיף הבשר הרך עד שיבוא העניין אל המוגלא. י״ג מהתחבולה.

[119] להריק סם בעל חיים מאותם שהם נושכים תהיה עם הרפואה אשר היא מושכת משיכה חזקה ושנויו והעתקו ממה שהוא עליו או ברפואה שתשנה איכות הסם או ברפואה שתשנה עצמותו. ואותם שימשכו משיכה חזקה בלי חמום הם הכוסות והקרנים החלולים. ויש מבני אדם שיהיה מוצץ הסם וימשכנו בפיו מן האבר הנשוך. י״ג מהתחבולה.

[120] המורסא הקשה יעורב עם רפואתה המחליקה לעולם מה שיחתך והחומץ טוב לזה והוא היותר חזק ממה שירופא בו היתרים והקישורים כי אין ספק שהוא טוב לעשותו ואע״פ שהחומץ כשתרבה לעשותו ימשוך מהליחות הרקות והדקות ויקשה הנשאר. ואע״פ שהמתמיד אותו זמן גדול יזיק בעצם העצבים ויכאיבם ועל כן לא תעשהו לא בהתחלת החולי ולא זמן ארוך. באחרון מהתחבולה.

הסרטן בתחלת היותו אמנם יתחיל ברפואות המקוריות הרחוצות וינקה הגוף עם השלשול. אבל כשיהיה הסרטן גדול והתבאר עניינו יספיק לי בו שאמנעהו מן התוספת. בסוף מהתחבולה.

[121] אנו נתחיל ברפואת הפודגרא וכאבי הפרקים להריק הכימוס המזיק ואחר כן תרפא הידים והרגלים בתחלת העניין עם הרפואה אשר תזיר ותמנע. אבל פרק הירך השמר שלא

1 במזון: במזון ברפואה **אדמ** ברפואה **גד^{1}מ^1** 2 והכנדרוס: وحسو الخندروس a ‖ פארי: פַּאְרִי **ב** 6 וכאב: ובא **אבדמ** ‖ בו: **אבדמ** .om 7 הכאב: من أوّل يوم a .add 12 מאותם שהם נושכים: من المنهوش a (= מאותם שהם נשוכים) 17 כי אין ספק שהוא טוב לעשותו: ولا تدمن استعماله a 18 ואע״פ שהחומץ: فإنّ الخلّ a 18–19 ואע״פ שהמתמיד אותו: مع أنّه إذا استعمل a 19 ויכאיבם: وأنكاه a ‖ לא: אלא **אבדמפ** 21 יתחיל (= يبدأ): يبرأ a 22 יספיק לי: فقصدنا a 24 להריק: לכאבי **אדמ** 25 תזיר: تردع a

תזירהו ותקררהו כי מקום עמוק יוסיף מילוי. אבל תשכך הכאב תחלה אחר ההרקה במה שיחמם ולא יקרר ולא תחמם חמום חזק אחר ההרקה כמו שתעשה בסוף העניין אחר ההרקה הגמורה. ב׳ מהמיאמיר.

[122] הקיא יותר מועיל בכאב גיד הנשה מפני היותו מושך החמרים למעלה ותעשהו בסוף הענין אחר המזון. ואחר מכן עם הרפואה שתעורר הקיא ביותר חלקה וביותר נקלה. ואם יקשה התכת הליחות בסבת מה שעשו הרופאים בתחלת העניין מן הרפואה החדה אשר הקשה החומר בעשות הכוסות אז תועיל תועלת גדולה מאד והשלשול עם הקרישטיר המשלשלים החדים אשר יכנס בהם הקולוקוינטידא ודומה לה. ב׳ מהמיאמיר.

[123] זכר התמימי בספר הנק׳ אלמרשד זה העניין מרפואת הבקיעה קודם שיאריך. אמר: יוקח אגוז אבהל הוא ציפריסו ב׳ אוריאי עליו אוריאה עשב הנק׳ אשראס חדש ב׳ דרכמון קאקיא אוריאה יולש זה עם דבק הדג מותך ויפשוט והוא חם על בגד פשתן וישים על הבקיעה בצאתו מן המרחץ קודם אכילה והוא שוכב על ערפו. וישים על החתיכה החבושה הליגדורא ויחבוש וישן על ערפו עד שתיבש הרפואה ויעמוד עם הקשירה הזאת מ׳ יום. וישתה בכל יום אגוז ציפריסו ב׳ חלקים עלי ציפריס שחוקים ומנופים. ישתה מהם משקל ב׳ דרהם בכל יום עם אונקיא מי הדס וסוכרו.

ואמר כי מיץ עלי אילן הגרישום כשיבושל ויגרגר בו יועיל ממורסת האוולא והגרון ושתי הגרנדולי הנקראים שקדים והם שמביאים הרוק שבפה ויתיר כל מה שיקרה לפה והחניכים מהמורסות החמות ויסירם.

[124] הנהגת שברון העצם אחר מה יצטרך ממלאכת היד הוא שתנהיג החולה בהנהגה מדקדקת בתכלית. והרבה פעמים תצטרך אל שלשול הבטן ברפואה ובהתחלה. אבל אחר כן תפרנסהו במזון טוב הכימוס והרבה יהיה פרנסתו ושיהיה בו דבקות. והרפואה אשר מבחוץ תהיה בדברים מחזקים עצמות החבלה ויחמם מעט ותיבש במיצוע. ו׳ מהתחבולה.

1 תזירהו: ردعه a || תשכך: **אדמ** om. 2–1 במה שיחמם ולא יקרר ולא תחמם חמום חזק אחר ההרקה: **ב** om. 3–2 ההרקה הגמורה: المبالغة في الاستفراغ a 4 הנשה: من الإسهال add. a || למעלה: الفاعلة للعلّة a 5 חלקה: תלקה **אדמ** 6–5 ואם יקשה התכת הליחות: وإن لجت الأخلاط هناك وعسر انحلالها a 6 הקשה: وشوتها add. a 7 בעשות הכוסות: فالمحجمة a || הקרישטיר: הקרישטירי **אבגדמ** || המשלשלים: המושכים **פ** 8 הקולוקוינטידא: הקולוקינטידא **אדמ** 9 הבקיעה: בלעז קרבטורא **ג** add. לטין קרבטורא **אמ** add. בלעז קְרֶפֵּטוּרֶה **ב** add. לטין קרבטורה **ד** add. קריפטורה בלעז **פ**[1] 10 ציפריסו: שפיריש **א** שיפרש **ג** שיפריש **דמ** || אשראס: אשרס **אבדמ** 12 החתיכה החבושה: الخرقة a || הליגדורא: **בפ** om. رفادة a 13 הרפואה: اللزقة a 14 ציפריסו: ציפרש **ג** שיפריש **אד** ציפריש **מ** || ציפריס: שיפריש **א** ציפריש **גמ** שיפרש **ד** جزء add. a 15 אונקיא: אוקיא **אגדמ** || וסוכרו: וסוכר **אגמ** וצוכרו **ב** וצוכר **ד** 16 מיץ: מין **אדמ** || הגרישום: הגירשום **אבגמ** מישמיש בע׳ **אגמ** add. 17 הגרנדולי: הגלנדולי **ד** || והחניכים: واللهاة add. a 20 אבל אחר כן: فأمّا وقت تولّد الدشبد a 22 בדברים מחזקים: ما يتشبّث ويعلق ويشدّ ب- a

[125] כשתשאר מן המורסא החמה השארות הרפואה החמה תעורר ותעביר יותר ממה שתתיך. ואם המורסא החמה נתקשתה תעשה הרפואה החמה החזקה בבטחון. י״ג מהתחבולה.

[126] יספיק במורסות הידים והרגלים כשיושם עליהם אספוג במים קרים ומעט חומץ או יין קובץ. אבל מורסת הכבד לא תשים עליו שום דבר קר אבל יבשל ספרגליס הם חבושים ביין ויחבוש בהם והם פושרים בהתחלת המורסא וכן שמן הספרגלים או שמן הדס או שמן מסטכי או שמן נרדינו או אפסנתין. ולא תעשה שום דבר מזה קר ולא יעשה ברפואות מורסות העינים או הפה שום דבר מהשמנים וישים באזנים שמן וורדים וחומץ. י״ג מספר תחבולת הרפואה.

[127] אמר משה: אריסטוטולים זכר בסוף המאמר התשיעי מספר בעלי חיים פרק מועיל הרבה במלאכת הרפואה ואיני רואה שגליאינוס דבר בזה העניין במה שזכר עתה ולא התעורר עליו וזה הוא מה שאמר ארסטו׳ אמר: מן הנהוג הוא שיקרה לרוב הנערים חולי הכווץ וכל שכן מי שהיה מהם מזונו מזון טוב והוא מניק חלב הרבה שמן מאד. ותהינה מניקותיו שמנות בגופן וריבוי החלב יזיק לזה. נשלם המאמר התשיעי.

המאמר העשירי בפרקים כוללים מדברים בקדחות

[1] המזונות כשאינם מתבשלות היטב וכראוי בתוך האסטומכא והכבד יוסיפו בקדחות וחדודם יהיה מתחזק. ועל כן ראוי לך להשים השגחתך מאד בכל הקדחות לחזק האסטומכא כדי שיעכל המזון והכבד כמו כן בדברים מקבצים. י״א מספר תחבולת הרפואה.

[2] לא תקדים להתיר למוקדחים שתות מים קרים די שבעם עד שתעיין עיון יפה בעניין הזה כי בהיות באחד מן האברים המעולים מורסא מפליגמון מעורב עם המורסא הנקרא ריזיפילא ובערבי נקרא חומרה או עם מורסא לחה או קשה או שהיה לחולה סתימה או שהיה בגופו אבר קר במזגו כל אילו ניזקים תמיד במים כי אחד מאילו אין ראוי להשקותם מים קרים עד שיתבאר בהם סימני בשול הליחות המעופשות או בשול המורסא הפלגמונית. אכן מי שתהיה לו מורסא פשוטה רפואתה לשתות מים קרים. בט׳ מתחבולת הרפואה.

1 ותעביר: ג[1] ותעבור ב תגביה ג وتنفر a   2 ואם: كانت بقية add. a   6 וכן: نطول add. a   7 מסטכי: מצטכי **אבגדמ**   10 אריסטוטולים: ארסטו׳ **אד** אריסטו׳ **במ** ארסטוטליס **ג**   11 שזכר (= ذكره O): أذكُره a   12 ארסטו׳: אריסטו׳ **במ** אריסטוטילו **פ** ‖ הכווץ: הקווץ **אבגדמ**   14 לזה: לה **אדמ** ‖ נשלם המאמר התשיעי: om. **ד** ש״ל ואחריו המאמר העשירי שהוא מדבר בקדחות ונשלם זה החלק תהלה לאל יתב׳ **ג** add.   18 כדי שיעכל: باستمراء a ‖ המזון: بتقوية المعدة add. a   19 בעניין הזה: om. a   20 מורסא מפליגמון מעורב: ورم فلغموني أو فلغموني مخالط a ‖ מפליגמון: מפלגמון **בגדמ** ‖ ריזיפילא: ריציפלא **א** רִיסִיפְּלַא **ב** ריסיפילא **ג** ריציפילא **מ**   21 סתימה: أو كان في بدنه عفونة من أخلاط لم تنضج add. a   22 כל אילו: om. a ‖ במים: البارد add. a (except for ELO) ‖ כי אחד: فكل واحد a   23 מי: מה **אדמ**

[3] ראוי לך שתשים חקירתך וכוונתך בקדחות העפושיות בג׳ דברים: הכח והוא הראשון והאחרון ואחר הכח סבת העפוש ואחר זה הקדחת בעצמה. ואם מצאת הדברים אשר אתה מרפא בהם ניאותים לשלושתם הדברים טוב. ואם ישתנו קצתם מקצתם עשה מה שישאיר הכח ויעמידנו. והסבה לבדה כמו כן תרפא בהיות חום הקדחת חלוש ותשגיח לפתוח הסתומים ולעשות דברים שיהיו כנגד העפוש. ואם תהיה סבת הקדחת מועטת נשים השגחתנו לכבות חמימות הקדחת ואע״פ שנהיה מוסיפים בסתום כי לפעמים תהיה הקדחת גדולה כל כך שימות ממנה האדם מהר שלא יוכל לסבול אותה. י׳ מתחבולת הרפואה.

[4] אילו היינו מכירים טבעי הקדחות באמת היינו מחזקים לבנו לצוות הרבה מוקדחים שירחצו גופם במים קרים לבדם בלא מרחץ כי הועיל זה להרבה אנשים. רק מפני אשר לא נדע טבעי הקדחות באמת ובתכלית ההכרה אנו עוזבים זה המין מהרפואה כי שמא יבוא אחריו הזק גדול. י׳ מהתחבולה.

איש בחור יפה בשר ושמן כראוי בזמן הקיץ ובעמידת הקדחת ואין בגופו מורסא אם היה רוחץ גופו במים קרים וטובל בהם היה מועיל בהם ואנו מצוים בזה ולא נחוש. י׳ מהתחבולה.

[5] המוקדח שהביאך ההכרח שתקיזנו או תשלשלנו או תשכך בו כאב בתחבושת או במשיחה הנק׳ תכמיד בערבי אין ראוי שתאכילנו גריסי שעורים הנקרא כשך בערבי ולא מימיו עד שתעשה לו זה. בפירוש גליאינוס בא׳ שלהחליים החדים.

[6] הסבה בהאריך עונת הקדחת וקצורה אע״פ שתהיה מין אותו הקדחת אחד והוא ענין אותה הליחה שתתעפש ותדחה בעצמה ועניין הכח הדוחה ועניין שבילי האבר המקיף לאותה הליחה ומעברותיה כי רבוי הליחה או עביה או דבקותה יחייב אורך העונה והפך זה יחייב קוצר העונה. וכן חולשת הכח הדוחה יחייב אורך העונה והכח בהיותו חזק יחייב קוצר העונה וצרות המהלכים והמעברות יחייב אורך העונה ורחבותם יחייב קוצר העונה. ויתקבצו סבות הקצור כולם ויתקבצו סבות האורך כולם. בב׳ מהקדחות.

[7] הקדחת הנעשית מעפוש הליחות יש לה ראיה מיוחדת בה שלא יבדילנה והוא מהירות התקבץ הגיד וזה מבואר בביאור יפה בעת תוספת העונה ואינו עניין הנעלם בעת התחלת הקדחת ועת העמידה. ובזמן התחלתה יהיה הדפק קטן ובעמידה יהיה גדול. בא׳ מספר הקדחת.

---

3 עשה: فتوخّ a 5 סבת (= سبب BGS): شبّت a 12 בגופו: في أحشائه a 13 וטובל: وسبح a 15 תכמיד: תִיכְמִיד **ב** מישוש **א**[1]**מי** ‖ גריסי: גרישי **אבגדמ** ‖ כשך: נשך **א** נשְׁךְ **בד** 17 עונת: פַרוֹשִׁיסְמוֹ בנוצרי **ב** .add 18 הדוחה: סְפוּלְטִבָה בלעז **ב** .add 20–21 וכן ... העונה: **ד** .om ‖ וכן ... קוצר העונה: **ג** .om

[8] מי שיקרה לו קדחת והוא מלא ליחות ונתחדש בו שלשול הנקרא דרב יספיק לו בו ואם לא יהיה לפי שיעור מילוי גופו. ומי שהקיז אותם תחלה או הוסיף לשלשולם זה ינחילם סכנה במהרה. בא׳ מספר אגלוקן.

[9] מי שקרה לו קדחת ולא היה לו זמן מרובה שהיתה לו תוכמה בלעז אמפונימינטו ומצא עקיצה ועיצור בפי אסטומכתו והיה בגופו מילוי מדם לא תקדים להקיזו עד שתשים השגחתך בפי האסטומכא ואחר תיקונה תריק הגוף כולו. וראיתי פעמים רבות מי שעניינם זה העניין והרופאים הקיזום קודם חיזוק האסטומכא ומהם היו שמתו ומהם באו לידי סכנה עד שרצו למות. בא׳ מאגלוקן.

[10] כשאתה רואה עפוש בקרבים או בעורקים הגדולים כי יזיק לבטני הלב דבר דומה לעשן מן הליחות אשר יתעפשו שם. אמנם במורסא אשר תחת אצילי הזרוע או איזו מורסא שתהיה בבשר הרך כי החמימות יתפשט אל הלב בהיות מחמם מה שסמוך לו. ולא יסור החום מהיותו מגיע אל הלב ויחממהו מבלתי שיגיע אל הלב שום איד מאותה הליחה המעופשת מפני היות אותה הליחה נעצרת. ועל כן תהיה הראשונה קדחת עפוש וזאת השנית קדחת יום. במאמר הראשון מהקדחות.

[11] קרירות הקצוות וכל שכן בקדחות או מפני מורסא גדולה בקרבים או מפני כאב חזק בגוף או מהתכת הנפש וההתעלפות או מפני כבוי החמימות הטבעי או בעבור חניקתו ושקיעתו מרוב החמרים. והקצוות הם האוזן והאף וכפות הידים והרגלים. בביאור גליאינוס לז׳ מהפרקים.

[12] אין קרירות הקצוות בתחילת עונות הקדחת מורה על המות. אמנם היא ראיה על קבוץ הדם והחמימות פנימה ואחר כן תתפשט. בפירושו לשנית של הקדמת ההכרות.

[13] קרירות הקצוות וקדרותם בהיותם עם קדחת חדה יורה על מיתת החמימות היסודי וכבויה. בביאור השני לשלש שלפדימיאה.

[14] הזיעה הקרה עם הקדחת החדה יורה על המות. במאמרו בסימני המות.

---

1 דרב: דַרַפְּ **ב** דַרַבְּ **גד** (= ذرب a) 3 אגלוקן: אַקְלַקוֹנֵי בנוצרי **ב** 4 תוכמה: תוֹכְמַה **בד** تخمة a ‖ אמפונימינטו: אַמְפּוֹנִימֵינְטוֹ **ג** 5 השגחתך: עם קרישטיאי או עם וומטיאו או עם רפואה משלשלת **ב** add. 7–8 שרצו למות: أشرف على الهلاك a 9 יזיק (= يتأذى): يتأدى a 10 אצילי הזרוע: الحالبين a 11 החמימות: לא **גפ** add. فقط add. a ‖ בהיות: بكونه a ‖ לו: **אדמ** om. 11–12 מהיותו מגיע: حتّى تصل a 13 עפוש: פוּטְרַרַה בלעז **ב** add. ‖ יום: מִיפִּימְירַה בלעז **ב** add. 15 חזק: הזיק **אבדמ** 16 בגוף: في الجوف a ‖ כבוי החמימות הטבעי: خمول الحرارة الغريزية وقرب انطفائها a 20 ההכרות: לטין פירנושטיקא **אדמ** add. בלעז פירנושטיקא **ב** add. 21 חדה: כי הוא **בדמ** add. ‖ מיתת: כיבוי **א¹דמ¹** כיבויו **ב**

[15] העיפוש יהיה בגידים כולם בשוה ויהיה ברובם ובמעולים שבהם והם הגידים אשר בין האנגוינליי והטיטילי ואילו בהכרח יהיו שורש הקדחת התמידית. אבל אם תהיה העפוש באבר אחד שבו מורסא או אין בו מורסא שורש אותה הקדחת ומקורה באותו האבר והוא לקדחת כמו יוקדת. י״א מתחבולת הרפואה.

[16] ראוי לדעת אי זו מן הדברים הם אשר תרפא בהם הקדחת ואיזו הדברים הם רפואה לעפוש כלומר הסתימה כי הדברים אשר ירופא בהם אילו השלשה אינם ניאותים תמיד אבל הרבה פעמים יהיו קצתם הפך קצתם. ואתה תכוין לגדולה שבהן וליותר מזיקה ותעשה בה הרפואה יותר.

[17] ראוי לדעת ידיעה אמיתית כי ההקשים שבין הקדחת והעפוש והסבה הפועלת לעפוש אם יהיה שם עניין נסתר וקשה ובעל טורח וצריך אל שכל דק ודעת נבון. ויותר חזק מזה ויותר טורח בהיותך מקיש בין אילו ובין הכח. י״א מהשתדלות הרפואה.

[18] מי שמצאו קדחת ובגופו מותרות שאינן מבושלות כלל ואסטומכתו נתחלשה מזה זה יראה גופו כולו יתנפח. ומהם שישוב מראה פניו לבן או שחור או דומה למראה העופרת ודפקס׳ קטון ומשתנה. אילו לא יקיזו כלל ואינם סובלים כמו כן שלשול הבטן ואע״פ שהם צריכים להריק. ובעשות בהם שני אילו יקרה להם התעלפות ואין להם טוב אלא ההרקה עם החפיפה החזקה עד שתתחדש בהם היגיעות מפני ריצוץ בשרם ברבוי החפיפה הנקרא הערבי דלך. וסור מעשותך החפיפה בהיותו ישן כי השינה תבשל והיקיצה תתיר. ומי שהיה חליו מן הליחות הנאות הוא צריך אל שני אילו ביושר ובאמצעות. בי״ב מספר השתדלות הבריאות.

[19] מיני הקדחות הנבדלות אשר הם הולכות ושבות וידומו מן הגוף דוממות מורגש הם שלשה והם השלישית ואותה שעונתה בכל יום והרביעית. והשלישית נולדת מהמרה האדומה כשהיא מעופשת ואשר עונתה בכל יום תתילד מליחות שהם נוטות יותר אל הליחה הלבנה כשהיא מתעפשת. והרביעית תתילד מהליחות השחורות כשהם מעופשות. ובהיות הליחה המילדת לקדחת רצה בכל הגוף תהיינה שלשתם מינים נבדלים ודוממותם מעל הגוף מבואר. בב׳ מספר הקדחות.

1 בגידים: ויניס בלע׳ ד[1] ‖ ברובם: في أعظمها a 2 האנגוינליי: האנגנאלי **א** האנגינלי **ג** הַאַנְגְנַאלי **ד** ‖ והטיטילי: וְהַטְטִילִי **ד** 3 מורסא: فإنّ add. a 6 לעפוש: ואיזו מן הדברים רפואה לסבת העפוש **פ**[1] add. (= وأيّها دواء لسبب العفونة a) 8 יותר: حادية عشر الحيلة add. a 10 שם: حاضرا a 12 שאינן מבושלות כלל: خام كثير جدّا a 14 אילו: אלא **בג** אלה **אדמ** ‖ לא יקיזו: לא יזיקו **אבד** אני סבור שרוצה לומר יקיזו **ב**[1] لا تفصد لهم عرقا a 15 שני אילו: أحد هذين a 16 החזקה עד שתתחדש בהם היגיעות מפני ריצוץ בשרם ברבוי החפיפה הנקרא: **ב**[1] ‖ עד שתתחדש: الذي يكاد أن يحدث a 17 דלך: דַלַך **בפ** 20 אשר הם הולכות ושבות וידומו מן הגוף דוממות מורגש: التي تقلع إقلاعا محسوسا a 24 נבדלים ודוממותם מעל הגוף מבואר: مفارقة بيّنة الإقلاع a

[20] הקדחות התמידיות הם אשר תהיה הליחה המעופשת המולידה לקדחת כלואה ונעצרת תוך הגידים ומאילו הם ג׳ מיני הליחות. כי מה שמהם בלתי נבדלת מהגוף אבל מתחזקת ביום השלישי זו היא דומה בקדחת השלישית והיא השלישית התמידית. ובהיותה בלתי מתדוממת ולא נבדלת אבל תעשה עונותיה בכל יום על עניין אחד דומה וזו היא התמידית אשר עונותיה בכל יום ולא תתבאר בה התדוממות. וכן תוכל להיות קדחת רביעית תמידית והיא תתחזק ביום הרביעי. בשני מספר קדחות.

[21] הקדחת התמידית ואע״פ שתנועותיה כבדות והיא נמשכת עד הארבעים היא כמו כן בכלל החוליים החדים ואם הקדחת תפסק הפסקה אמתית היא מן החוליים הארוכים. וכאשר אני אומר קדחת תמידית הבן ממני שהיא בלתי נפסקת הפסקה אמתית. במאמר הב׳ מספר האלבחראן.

[22] הסימנים הגדולים יותר בקדחות העפוש הוא איכות החמימות בהם כי היא לעולם נושכת ועוקצת כמו פעולת העשן לעינים ואין בה שום ערבות ואפילו בתחלת עונותיה אשר לא תתפשט החמימות אז. ובהאריך עמידת כפך על הגוף תסתלק החמימות שאינה ערבה אבל תנשוך ותכאיב. ולא תמצא בימים הראשונים שתן מבושל אבל נעדר הבשול או עניינו נסתר. ולא ימצא דוחק הדפק או דוחק החמימות בזולתי העפושית ואין זה מיוחד בה לבדה. בתחלת הקדחות.

[23] הדם כשיתעפש ישתנה וישוב קוליריקו או מלינקוניקו ותהיה הקדחת ממין השלישית או הרביעית ואין ביניהם הפרש אלא שזו היא פירדולינט והאחרת ההוה משינוי הדם אינה פירדולינט כי החמימות בהיותו נוטה אל האידיית ובמיעוט היזק ולמשוש אינה נושכת זאת היא מן הדם. ובהיותה נושכת ועוקצת למשוש זאת היא מעפוש שתי המרות. ובהיותך ממשש הגוף בתחלה ואינך מוצא חמימות ובהאריך כפך לעמוד עליו תרגיש בנשיכה נוספת מעט מעט ובה שנוי עד שהיא כאילו עוברת מנקבי המכבר אותו החמימות יקרה מעפוש הליחה הלבנה כי זו הליחה בעבור עביה ודבקותה לא יתך מה שהוא ניתך מגופו בשוה. בשני מהקדחות.

[24] הקפת הקדחת הפליאומטיקא כ״ד שעות והקפת הרביעית ע״ב שעה. וזה מבואר כי הקדחת הפליאומטיקא אשר עונתה בכל יום מתחלת העונה הראשונה עד העונה השנית כ״ד שעות. וכן הוא ההקש בשלישית וברביעית. ואם מצאת על דרך משל הקפה מח׳ שעות כמו שתעמוד העונה שש שעות ותפסק ב׳ שעות ואחרי כן תעשה עונותיה כן ותבדיל ב׳

2 הגידים: העורקים **מ** ‖ ומאילו הם ג׳ מיני הליחות: وهي من هذه الأخلاط الثلاثة a ‖ אבל: ולא **בדפ** אבל **פ**[1]   3 מתדוממת: تقلع a   4–5 על ... בכל יום: om. **ב**   13 תסתלק: ارتفعت a   14 נסתר: جدّا add. a   18 פירדולינט: פוריאישא **ב** ממית **ב**[1] פרדולנט **ג** פירדולנט **ד**   19 פירדולינט: פוריאישא **ב** פרדולנט **ג** פירדולנט **ד** פרודולנט **מ** ‖ נוטה: أميل a ‖ האידיית: הַאֵדִיִית **בד** ‖ ובמיעוט היזק ולמשוש אינה נושכת: وأقلّ عادية وأذى للمس a ‖ היזק: عادية وأذى a   22 המכבר: مصفاة أو منخل a   24 הקפת: פִּירִיאוֹדוֹ בנוצרי **ב**[1] ‖ שעות: ودور الغبّ ثمانية وأربعين ساعة add. a ‖ שעה: שעות **דמ**   25 הפליאומטיקא: הפלומאטיקה **ד** ‖ עונתה: פַּרוֹשִׂיסְמוֹ בנוצרי **ב**[1]

שעות וזה בכל זמן תדע שזה יש לו ג׳ קדחות פליאומטיקי כי הח׳ שעות הם שליש הקדחת הפליאומטיקה. וכן אם מצאת הקפת כל י״ו שעה תדע כי יש בו ג׳ קדחות שלישיות כי הי״ו שעה שלישית הקפת הקדחת השלישית. ואם מצאת הקפה י״ח שעה תדע כי יש בו ד׳ קדחות רביעיות כי י״ח שעה רביעית הקפת הרביעית. במאמרו שלהקפות הקדחות.

[25] לא ישוב הדפק בשום דבר משאר הקדחות אל העניין הטבעי ולא אפילו היה בין העונה הראשונה והשנייה זמן ארוך מאד כמו הזמן אשר בין התחלת עונות קדחות השלישיות והרביעיות כי באותן הקדחות לא יסור סימן נשאר בעורקים אלא קדחת יום כי סימן הקדחת יבטל וימחה עם נוח הקדחת. בראשון מספר אגלוקן.

[26] סדר הקפת הקדחת יפסד וישתנה בעבור אחת משתי סבות: או בעבור התהפך הליחות המולידות הקדחת מטבע אל טבע או בעבור חטא ושגגה בהנהגה. ויחשב בקדחת שהיא בלתי שומרת סדר והיא שומרת סדר. וסבה זו היותה הקפות מרובות מורכבות לא יבין הרופא הרכבתם. בשני מן הקדחות.

[27] הקדחת תוכל להיות כל עונה שבה קודמת על אשר לפניה על יחס אחד או תהיה מתאחרת וזה יהיה מראש החולי עד סופו. והרופאים קוראים אותה הקודמת הקפות מתקדמות ויקראו המתאחרת הקפות מתאחרות. ולא יורה הקדמם והתאחרם על תוספת החולי ולא על ירידתו אבל יגיד זה בקצור זמן העונה וארכה ובתכיפות המקרים וריעותם או בהסתלק אותם המקרים. בראשון מספר קריסיש.

[28] סימני הקדחת השלישית הפשוטה מה שיורה לנו ממעשה החולה בעונה ראשונה י״א סימנים: הראשון הקרירות החזק הנקרא ריגור אשר ירגיש בעליו כאילו המחטים נושכים אותו. השני הצמא והלהב ולא יאריך זה. השלישי שיווי הדפק על אי זה עניין שיהיה. הרביעי עמידת העונה בזמן מועט. החמישי שהחמימות מתפשט בכל הגוף בשוה. הששי רבוי החמימות וחדודו מיד שהכף נוגע בו ואחר מכן ישקע החום ויגבר עליו חמימות הכף. השביעי כשישתה המים יעבור האיד החם מהנקבים. השמיני קיא המרירות וכשיבדוק נקביו יעשה המררות וגם בשתן יהיו גוברות המרות ואפשר ששלשת אילו יתקבצו בו. התשיעי הזיעה השוה בגוף כולו. העשירי שהקדחת תנוח ותפסק הפסקה שלימה. הי״א היותר ארוכה שבעונות י״ב שעה והיותר קצרה. במאמר השני שלקריסיש.

1 פליאומטיקי: פליומטיקי **ג** פלומטיקי **ד** פלימטיקי **מ** ‖ שליש: دور add. a 2 הפליאומטיקה: פליאומ׳ **א** הפליאומטיקא **ב** הפליומטיקא **ג** פלומטיקא **ד** פלימטיקא **מ** 4 רביעית הקפת הרביעית: ربع دور الربع a 5 בשום דבר משאר הקדחות: om. **ד** ‖ אפילו: אם add. **אבדמ** 8 עם נוח: עד שכון **גדמ** נוח **מ**[1] 9 הקפת: פְּרִיאוֹדוֹ add. **ב** 16 ובתכיפות: ובתכיבות **א** ובתנינות **ב** ובתביבות **ג** ובתכיכות **ד** وبخباثة a 18 ממעשה החולה: مباشرة المريض a 19 נושכים: עוקצים **אבמ**[1] 20 שיווי: שנוי **פ** 22 חמימות: om. a 23 וכשיבדוק נקביו יעשה המררות: om. **פ** اختلاف مرار a 26 קצרה: ستّ add. a ‖ שלקריסיש: שלקריטיש **פ**

[29] סימני הקדחת הרביעית הפשוטה מה שיורה לנו בה מהקדחת עצמה על השלימות ארבעה סימנים: הראשון העדר סימני הטירצאנא הפשוטה כולה אבל רובה ימצא בקדחת הרביעית על הפך מה שהיא בשלישית הפשוטה. השנית שהקדחת הרביעית רחוק הוא שתתחיל לבא באדם עד שיעברו עליו תחלה קדחות אחרות. השלישי כי דפק הסובל יתהפך וישוב כדפק הזקן הכלוח ולא תמצא דפק אחד מן המוקדחים כך. הרביעי שהיא תתחיל בקרירות הנקרא ריגור ויהיה הקור ההוא חלוש ואחרי כן יחזק בכל עונה ועונה. ובכל קרירותו ירגיש בו בקרירות חזק לפי חוזק הריגור עד שירגיש עמו בהתחזקה כאילו העצמות מתרוצצות בשלג. בשני שלספר קריסיש.

[30] סימני הקדחת הבאה עונותיה בכל יום והם נראים ונקלים להשיג והם שבעה: האחד שהוא לא יתחיל מיום ראשון בקרירות הנקרא ריגור וכאשר יאריכו לו הימים ירגיש מתחלת העונה בקרירות בא על שטח הגוף ובקצוות לא כמו ריגור אמתית. השני שנוי הדפק והעדרו לסדר וברוב יהיה זה בתחלת העונה. השלישי העדר הלהב ומיעוט החמימות והצמא עד שהצמא בו יותר מעט משאר החמימות. הרביעי שלא יוכל להזיע בה בימים הראשונים עם פגות השתן באותה שעה. החמישי שתהיה חדושה ברוב עם כאב האסטומכא והכבד. הששי שיתנפח מתחת החלצים בתחלת התחדש הקדחת. השביעי שיהיו פני החולה בין הלובן והכרכמות ואפילו בעמידת העונה. בב׳ שלהקריסיש.

[31] כל קדחת תמידית שהחומר שלה תהיה תוך הגידים לא יהיה עמה פלצות ולא זיעה ולא קיא. והקדחת אשר תתילד מהמורסא הדמיית היא קדחת חלקה והיא בעלת בטח והיא דומה בקדחת יום הקורה בעבור מורסת הבשר אשר תהיה באנגוינליא וזולתו מהמקומות. בב׳ מן הקריסיש.

[32] כשיתקבצו בזמן אחד סבות הרבה מסבות הקדחת תתחיל להוציא הדם בהקזה ואחר כן נשים ידינו לדקדק הליחות ולרקק אותם ואחר כן להחליק מה שהוקשה ולהרפות מה שנתקבץ מן הגלד. בי״א מהשתדלות הבריאות.

[33] אמר בכלל רפואות הקדחת השלישית כי כשיהיו נראים סימני הבשול תתחיל לתת מעט מהאפסנתין כי יש לו פעולה משובחת מפנים הרבה והוא עם כל זה מהרפואות המשובחות בפי האסטומכא מנשיכת המרות. בראשון מספר אגלוקן.

---

2 הטירצאנא: הטירצאנה **אגדמ** 11 שטח: **ד[1]מ[1]** נגלה **ג[1]** נראה **דמ** 13 החמימות: الحمّيات a 14 כאב: וחולי **פ** .add חולי **אבג[1]מ[1]** 17 פלצות: **א[1]ד[1]** ריגור **אגדמ** 18 חלקה: חלקה לְנִיטָה **ב** חלקה לינטא **ג** חלקה לִינְטַה **ד** חלקה לינטה **אמ** לינטה **פ** ‖ והיא בעלת בטח: سليمة a 19 הבשר: الرخو .add a ‖ באנגוינליא: באנגינאיא **א** באנגיניא **בג** באנגיניאה **ד** באנגינלייא **מ** 22 ולהרפות: ולהרבות (= ולהרכות?) **אבדמפ** وتسخيف a ‖ שנתקבץ: שנתקשה **ג** 23 הגלד: הגלוי **אבדמפ** 24 תתחיל (= وتقدم على O): فتق وتقدم على a 25 פעולה: **ג[1]מ[1]** מעשה **גמ** ‖ מהרפואות המשובחות: من أبلغ ما يتعالج به في العلل التي تحدث a

[34] קדחת שלישית בתחלה תבוא עם ריגור חזקה אבל קדחת רביעית איני יודע מתי ראיתיה שהתחילה בריגור. אבל יתחזק הריגור בה ותוסיף קושי באורך הימים וברוב היא באה אחר קדחות אחרות שקדמו ואחר הקדחת הנקראת המעורבת. בא׳ מאגלוקן.

[35] קדחת השלישית הפשוטה הפסקה לגמרי יהיה בז׳ הקפות. ועם כל זה היא בעלת בטח יותר משאר הקדחות ובהיותה בלתי פשוטה ולא נקייה העניין בה הפך זה. ואני יודע שזאת הקדחת התחילה פעם אחת בנער בתחלת החורף ולא פסקה ממנו עד חודש האביב. בראשון מאגלוקן.

[36] הקדחת אשר יקרה בה החום והקור יחד ויחוש החמימות הגדול עם הריגור הקר סבה זו היא כשיתרבה בגוף הליחה הלבנה הדומה לזכוכית והליחה שהיא מסוג האדומה עד שיתגברו יחד על הגוף ויתנועעו באברים המרגישים עד החלק הקטן שיהיה לו מהקור יהיה כנגדו חלק קטן אחר מהחום וירגיש בתוך גופו בחמימות ובקרירות יחד כי כל אחד מהמחמם והמקרר מתפשט בחלקים קטנים מאד. במאמרו במזג.

[37] הפלצות אשר לא יחום עד שיהיה קרוב מהעמידה שתי פנים: האחת אשר לא יחום עד שיהיה קרוב מעמידת עונת הקדחת והיא פירדולינט ואינו חזק והוא יקרה מעפוש הליחה הלבנה החזקה בקרירות הנקראת זכוכית. והפנים האחרות אשר לא יחום עד שיתקרב לעמידת החולי כולו כי קדחת הרביעית לא יודע אם היא הגיעה לעמידתה עד שתתחיל הפלצות להיות נפסק. והפלצות אשר יתחיל בחוזק גדול ואחר כן יחמם קודם עת העמידה והיא בקדחת שלישית. במאמר הראשון מפירוש גליאינוס מן המאמר הששי מספר אפידימיאה.

[38] השלישית הגמורה הפשוטה היותר ארוכה שבהם יהיה עונתה י״ב שעה אבל שאינה פשוטה תאריך עונתה כ״ד שעות וכ׳ שעות ותהיה לפעמים ארוכה מאד תאריך עונתה כמו מ׳ שעה וההפסקה תנוח ח׳ שעות. וכל זה שב למה שקדם זכרו מסבות אורך העונה. בשני שלקדחות.

[39] אם יהיה בחולה שתי קדחות שלישיות ושתי קדחות חמישיות השתי שלישיות הם באות בכל יום והשתי חמישיות הם באות כקדחת שלישית. ויחשב בשתי השלישיות שהם קדחת אחת עונותיה בכל יום ויחשב בשתי החמישיות שהם קדחת שלישית אחת. בב׳ שלהקריסיש.

---

2 בריגור: شديد add. a 4 הפסקה: החזקה **ג** ‖ לגמרי: يكون على أطول ما a ‖ לגמרי יהיה בז׳ הקפות: יהיה כל ההפסקות **פ** 5 הפך: בהפך **פ** 8 הריגור: **א[1]מ[1]** הפלצות **אגד[1]מ** 10 עד: עם **פ** حتّى لا يبقى من بدنه add. a 12 במאמרו: سوء add. a 13 יחום (= يسخن): يسكن a ‖ יחום (= يسخن): يسكن a 15 יחום (= يسخن): يسكن a 16 כולו: **פ** om. 17 יחמם (= يسخن): يسكن a 18 במאמר הראשון: **פ** om. 22 שעה: שנה **פ ג** del.

[40] הקדחות השורפות אינם נולדות מהעצר המרה האדומה אבל תהיה מתגבורת החמימות אשר בגידים כשתתחדד ותתלהב מעניין אויר או טורח או מאכלים מחודדים או תנועות נפשיות. במאמר השני מפירוש המאמר הראשון מספר אפידימיאה.

[41] ראוי לך לעיין תחלה בטבע הקדחת אם היא חזקה בחמימות ואם היא מתלהבת שורפת כי מה שעניינה כך בקדחות הקריסיש שלה יהיה בהרקה. ומה שתהיה מהקדחות לינטה רקיקה דומה לאש המכוסה זאת מטבעה שתאריך והקריסיש ברוב יהיה עם הצמחים. בראשון מספר אגלוקן.

[42] הקדחות השורפות היותר רעות הם הבאות בסבת הכבד והאסטומכא ויש בהם שהוות בסבת מורסת הריאה או בסבת ליחות מרריות יתעפשו ויתפשטו בכל הגוף וישובו בסבת עפושם אל החמימות המרובה הדומה לרתיחה. בחמישי מההכרות הנק׳ פרונושטיקא.

[43] מן הסימנים הרעים הוא שתהיה קדחת חדה שורפת ותהיה שופכת באסטומכא מותרות מחודדות ולא יחדשו צמא כי זה יורה על שהכח המרגיש אשר באסטומכא נתבטל ומת. בראשון מפירושו לאפידימיאה.

[44] בהיות הליחה המולידה לקדחת מחודדת אי אפשר שתחדש מורסא באזנים. ובהיות הליחה קרה מאד ועבה תחדש המורסות בשפולי הגוף ובהיות הליחה ממוצעת בין שני העניינים יתחדשו ממנה מורסות תחת האזנים. בשני מפירושו שלשני מאפידימיאה.

[45] יוכל להיות עם הקדחת השורפת שלשול שאינו מבושל ויהיה נא וסבה זו כי הקדחת תהיה בגידים הדבקים במעים ובצד הפנימי מהכבד שהוא מתחת הגבנונית תהיינה שם ליחות נאות. ואם יהיה עם הקדחת השורפת שתן רקיק זה יורה על שבעורקים אשר בגבנונית הכבד ליחות נאות מרובות. בשני מפירושו לשלישית שלפדימיאה.

[46] המקרים המעמידים לקדחת שנים: הצמא התמידית אשר לא תנוח ולא תכלא והתלהבות החמימות אשר תהיה בה שריפה תושג במישוש. בשלישי מפירושו לשלישי מאפידימיאה.

[47] כשיהיו הכחות השלשה כולם חזקים והקדחת תהיה שורפת מאד ונשארו סימני הבשול נראים ראוי שיותן לחולה מים קרים לשתות בנאמנות ובבטח אלא אם היה זקן כלות. בי״ב מספר השתדלות הרפואה.

---

2 מחודדים (= حادّة): حارّة a   3 במאמר השני מפירוש המאמר הראשון מספר אפידימיאה: **פ** om.   5 בקדחות הקריסיש: **פ** om.   6 והקריסיש: **א[1]ד[1]** והטירמני **ג** והטירמיני **אדמ** והקרישיש **מ[1]**   10 פרונושטיקא: **ג** om.   11 הסימנים הרעים: أعظم العلامات خبثا a ‖ מותרות: حارّ add. a   18 ובצד הפנימי מהכבד שהוא מתחת הגבנונית: בגבנונית הכבד **פ[1]**   21 לקדחת: المحرقة add. a   23 ונשארו: وتبيّنت a

[48] תולדת הקדחת השורפת מעפוש המרירות האדומות באסטומכא ובלבד בפי האסטומכא או בתחת גבנונית הכבד לא באי זה אבר שיזדמן. והדבר שהוא יותר מיוחד בקדחת השורפת הוא שיבוא הטירמיני שלה בהגרת דם מנחיריו כי הדם הוא רותח ויעלה למעלה והגידים יתבקעו. במאמר הראשון מפירושו לראשון שלפדימיאה.

[49] הקדחות השורפות נולדות או מן מרות אדומות או מן הפליאומה המלוח. בפרושו לשלישי מן החוליים החדים.

[50] בהיות החולה תאב להיותו שואף האויר הקר מפני שהוא מרגיש באבריו הפנימיים בלהבת חזקה ויצטרך מבחוץ אל כסוי מבגדים הרבה שיחממו גופו מפני הקור שהוא מרגיש זה יורה כי חליו ממית כל זמן שלא יהיה זה בהתחלת העונות. בשלישית מפרושו לשני מפדימיאה.

[51] בהיות האויר קר והחולה יהיה נשרף שריפה חזקה תהיה תקותך בו מועטת. וכשלא יתבארו בו סימני הבשול והיתה כחו בלתי חזקה אי אפשר שינצל. בי״א שלתחבולת הבריאות.

[52] נעשה הקרישטירי בשמן ומים לבדם בקדחות השורפות המתלהבות למען שנחסר ונכניע חום אותו הלהבת והשריפה. במאמרו בקרישטירי.

[53] הקדחות הפלימאטיקי סבת הפלצות אשר בהם בלתי סבת הקדחת כיון שסבת הקדחת הוא הדבר אשר נתעפש מן הליחה הלבנה וסבת הפלצות הוא הדבר הנשאר מהליחה הלבנה אשר עדיין לא נתעפש. אמנם השלישית המרה האדומה היא המחדשת לפלצות ולקדחת. בשני מהקדחות.

[54] כל מה שיהיה מהקדחות מתעורר ויבוא לפי עונות חוזרות חלילה הסבה בהערתו היא עניינים באים לפי עונותם באברים אם שהם דוחים המותרים או שהם מקבלים אותם או שהם מולידים אותם או שהם מושכים אותם. כל זה הוא מרוע מזג אותו האבר או האברים הדוחים עד שיקבל מה שידחה זולתו אליו או ימשוך או ישנה מה שבו ויוליד מותרים. והאבר אשר יוליד המותרים יולידם וידחם בהקפה ולפעמים ישארו בו אותם המותרות עד שיתעפש. בשני שלקדחות.

מה שהוא מן החליים בלתי חוזרת חלילה בקדחת תמידית ואין סבתה סבה מיוחדת באבר מן האברים. אבל הליחות אשר בערקים כולם דופקים ושאינם דופקים כל שכן מה שיהיה מהם

1 האדומות: בלעז קולורי ציטריני **ב** add. לטין קולירי ציטריני **אגד** add. 3 בהגרת: בהורדת **אבגדמ** ‖ רותח (= يغلي BG): يعلو a 4 לראשון: **פ** om. 13 שנחסר ונכניע: لنكسر a 14 בקרישטירי: בער׳ חוקן **אדמ** add. בער׳ חוקן **ב** add. 15 בהם: בה **אבגדמ** 23 שיתעפש (= שיתעפשו): = המותרות 23–24 בשני שלקדחות: **פ** om. 25 חוזרת חלילה: **אד**[1]**מ**[1] הקפה **אבגדמ**

מרובה הגידים והיותר חמים יתלהב וירתיח אם בסבת עפוש או זולתו כקדחת יום שתילד קדחת אחת דבקה ובלתי נבדלת מראש החולי עד סופו. בשיני שלקדחות.

[55] ירידת עונת הקדחת ומנוחתה הוא כל הזמן אשר אחר עמידת העונה עד התחלת העונה הסמוכה לה. בראשון שלספר הקריסיש.

[56] הרבה בני אדם נתרפאו מקדחת רביעית בשתיית הטריאקה. אבל אני הייתי מנקה גופם תחלה ואחר כן הייתי משקה אותם מיץ האשינצו ואחר כן הייתי משקה אותם זה הליטואריאו קודם עונת הקדחת בשתי שעות והיה המוקדח מתרפא בשתי השקאות או בשלשה. במאמר בתריאק לקיצר.

[57] לפעמים יהיה האבר אשר יתחמם תחלה בקדחות שלהאיטיקו הלב. ויהיה תחלת חמומו מבחוץ ולפעמים יהיה הכבד ולפעמים האסטומכא ואחר האסטומכא שאר האברים אשר אפשר להם שיחממו הלב עד שיתחדש האטיקה. ולהשים הרפואה המקררת בתחלת הראות סימני האטיקו על האבר אשר יתחמם תחלה אשר הוא יוקדת הקדחת יועיל זה מאד. וכן אלדבול ההווה מהקדחות השורפות רפואתו יתכן בדברים המקררים הנעשים מבפנים והמושמים מחוצה על האבר החולה. במאמרו ברישפיצי בער׳ דבול.

[58] דבר מיוחד בלתי נבדל לכל מי שיש לו קדחת האטיקו שבזמן לוקחו המזון ונתעכב שעה תלהב חמימותו ותתחזק מבלי דחיקה ודפקו יוסיף גודל ומהירות. ובכלל כל קדחות האיטיקה שתהיה החמימות חלושה ורקיקה ושוה תמידית מתחלתה ועד סופה. ומהסימנים הגדולים בקדחת האיטיקה שיהיו הגידים הדופקים יותר חמים ממה שסביבם. בראשון שלקדחות.

[59] בהיות עם הקדחת שלשול מה שהוא ניתך אותה הקדחת תבוא מֻדֶבָר כי זה הוא מקרה שאינו נבדל מהקדחת הדברי. במאמרו השלישי מפירושו לשלישי שלפדימאה.

[60] קדחות האטיקי וקדחות הרישפיצי יתחדשו ברוב כשהמחלה תהיה יורדת בלב ושני לו הכבד ואחר מכן האסטומכא. וקדחות אילו כמו כן יתחדשו בעבור רוע מזג חם ויבש מתגבר על הריאה או על החזה או על המסרייקה. וגם תתהוה זאת הקדחת בשביל חולי שירד באחד מהמעים או הרחם או שתי הכליות וישוב זה לעצם הלב. אבל אם היה החולי יורד תחלה אל

---

1 מרובה: ברוב **אבגדמ** أعظم a 5 נתרפאו: أبرأتُ a (= רפאתי) ‖ הטריאקה: התריאק **אבגדמ** 6 הליטואריאו: הליטווריאו **אגמ** 9 שלהאיטיקו: שלהאטיקו **ב** 11 האטיקה: האיטיקא **אבגדמ** 12 האטיקו: האיטיקא **אבגדמ** 13 אלדבול: הרישפיצי **אגדמ** אלדבול **א[1]ד[1]מ[1]** הרישפיצי **ב[1]** الذبول a 14 החולה: הנחלה **א[1]גדמ[1]** ‖ ברישפיצי: הנחלה **פ** 15 האטיקו: האיטיקו **אבדמ** האיטיקא **ג** 17 האיטיקה: האיטיקא **אבג** האיטיקו **דמ** 18 האיטיקה: האיטיקא **אבגדמ** 22 האטיקי: האיטיקי **גמ** האיטיקו **ב** האיטיקא **אד** 24 המסרייקה: המסאריקא **אד** המסריאקא **ג** המסריאקה **מ**

המסך המבדיל ראיתי פעם אחת אטיקא שנתחדשה בעבור המסך המבדיל. אמנם קדחת הרישפיצי איני יודע מתי ראיתיה מהמסך כיון שהחולה ימות קודם שיבוא לרישפיצי. בעשירי שלתחבולת הבריאות.

[61] כל מי שינצל מאותם שיש להם הקדחות הבאות מרישפיצי זה הרישפיצי היה בבשר ומה שהוא ממינו. אבל אם היו האברים השרשיים נתייבשו מזה אינו יכול להתרפא בשום פנים. בעשירי מתחבולת הבריאות.

[62] כל הקדחות ההוות מהרישפיצי הם נכנסות בסוג הקדחות אשר יתיכו הגוף. וההפרש שביניהם כי הדבר אשר יתך מהבשר תמיד יהיה ניתך מהנקבים הנקראים פורי בקדחות הבאות מהרישפיצי וירוץ זה ויגר בבטן ויצא בצואה בקדחות אשר יתיכו הגוף. ובהאריך העניין בבעל הקדחת הרישפיצי ולא ימות יפול אל הרישפיצי. בעשירי מתחבולת הבריאות.

[63] הדברים היותר טובים אשר ירופא בהם הקדחת התמידית הוא ההקזה לפי סבול הכח ושתות המים הקרים אחר הבשול אם תהיה הקדחת מן המין ההוה בעבור עיפוש. וראינו פעמים הרבה אנשים שיש בהם קדחת שורפת ששתו המים הקרים אחר שנתבשלה ליחתם בשול ממוצע ונעתקה מהם הקדחת מיד ששתוהו. בתשיעי שלתחבולת הבריאות.

כשתקרה קדחת סונוכוס ביד רופא סכל ולא יקיז בעליה בעזבו ההקזה יוסיף בקדחת וירבה אותה. ויבטל שאר שערי הרפואה כי כשיתקרר ברפואה מקררת יזיק לו מאד כי הדברים המקררים ואע״פ שהם מקררים החמימות ומכבים אותו ומישרים המזג הם עוצרים וכולאים המילוי בתוך הגוף וימנעו ההתכה. ואם ירצה להריקו בדברים אשר ישלשלו הגוף כולם חמים ויוסיף בקדחת ואם בתחלה יניח ההקזה יגיע העניין בסוף אל זאת המבוכה. בט׳ שלתחבולת הבריאות.

[64] כל מיני קדחות סונוכוס ראוי שיתחיל בה בהקזת הגיד הנקרא אכחל והוא האמצעי שיבוא מהגוף כולו ויוציא מן הדם עד שיקרב החולה להתעלפות אם הכח יעזור בזה. וכשלא יקיז בעל זה החולי יבוא אל עניין שיהיה בו פחד וסכנה אלא אם ימלטנו מזה צאת דם מרובה מנחיריו או זיעה מרובה. בתשיעי מתחבולת הבריאות.

[65] קדחת סונוכוס והיא הקדחת הדבקה שני מינים. יש ממנה מין שיתילד מסתימה מתחדשת בנקבי הגוף הנקראים פורי ולא יתחדש עם זה עפוש בליחות. וזאת היא קדחת סונוכוס אשר היא מסוג קדחת יום. וממנה מין מתעפש בו הליחות עם אותם הסתומים והיא

1 ראיתי פעם אחת אטיקא שנתחדשה בעבור המסך המבדיל: **ב** .om ‖ אטיקא: איטיקא **אגדמ** 8 הנקראים: בלטין **ג** .add ‖ פורי: פוֹרִי **ב** 11 התמידית: הדבקה **פ**[1] 14 ששתוהו: שישתוהו **אבדמ** 16 יזיק לו מאד: أهلك a 18 ההתכה: ההתרה **בג** 19 ויוסיף: حرارة a .add 19–20 בט׳ שלתחבולת הבריאות: **אבגדמ** .om 21 שיתחיל: أن تبادر a 21–22 והוא האמצעי שיבוא מהגוף כולו: **א**[1]**ב**[1]**ד**[1]**מ**[1] 26 הנקראים פורי: הנק׳ פוֹרִי **ב** .add

מסוג קדחת העפוש. וכל אחד משני אילו המינים יתמיד ימים הרבה והיא עונה אחת מתחלת החולי עד אחריתו. ומשני המינים יחד יש שיהיה נשאר על עניין אחד עד זמן העמידה. וממנה שתהיה נוספת תחלה תחלה וממנה שתהיה הולכת הלוך וחסור תחלה תחלה. וכל זה לפי הדבר הנשרף והדבר אשר יתך ממנו. בתשיעי מתחבולת הבריאות.

[66] קדחת יום המתחדשת בעבור הסתימה ירידתה תהיה מתאחרת עד שידמה שהיא לא תהיה קדחת יום. וראוי להקיז בה לפי הכח ולפי רוב הסתימה ומיעוטה וכל אשר יתרבו הסתומים תהיה הקדחת יותר חזקה ויותר קצרה. ואפילו לא יהיו סימני המלוי מקובצים למעט המותר העשני במיעוט הליחות ויקל פתיחת הסתימה אחר מכן. ואחר הקיזו תרפאהו עם הסכנגבין ותאכילהו מי גריסי השעורים הנקרא פארי שלשעורים. ובראותך כי אשר הוא נשאר מהקדחת ביום השלישי דבר מועט ולא יתבארו סימני עפוש לא בשתן ולא בדפק תכניסהו במרחץ קודם זמן נפול העונה בג׳ שעות או ארבע שעות. בשמיני מתחבולת הבריאות.

[67] המילוי הנקרא תכמה אשר ישתנה המזון בו אל חימוץ לא יתחדש ממנו קדחת. אבל אפשר שיתחדש הקדחת בעבור המילוי ההוא אשר ישתנה בו המזון אל האדיית כי מי שחש באותו המלוי הנקרא תכמה ובטנו משולשל אם ראית שאשר הריק אותו אמנם הוא הדבר אשר הוא נפסד לבד תכניס החולה לבית המרחץ ותאכילהו אחר רדת העונה הראשונה ותשים השגחתך בחיזוק האסטומכא. ואם ראית שמה שקדם מהרקתו או הדבר ההוה נתרבה עד שחטף הכח טוב לך שתאכילהו מבלתי שתכניסהו לבית המרחץ. בשמיני מהתחבולה.

[68] הקדחת המתחדשת בסבת מילוי או בסבת סתימה או בסבת מורסא או בסבת עפוש הליחות המזון רע להם ולא תאכילם ואפילו בירידת העונה. וכל מי שקדחתו בעבור תעורה או אנחה או מחשבה או הפעליות נפשיות היותו נעצר מהמזון הוא יותר מזיק להם מכל דבר. ותוכל להאכילם בכל זמן מהעונות וכל שכן בירידתה. בעשירי מתחבולת הבריאות.

[69] זמן אשר תאכיל בעל הקדחת התמידית הוא בעת אשר הוא מוצא מנוחה וירגיש בקלות וכל שכן בזמן בריאותו שהיה רגיל לאכול בו. בי״א מתחבולת הבריאות.

[70] ראוי שתריק המותרות המעופשות מבעלי הקדחות התמידיות בהרקת השתן ובשלשול הבטן ובהתרת הזיעה ושיהיה מכין עצמו להקיא אם התעוררו הליחות לצד האסטומכא מעצמם. אבל אם לא יתנועעו לצד האסטומכא לא תביאהו להקיא ותשים כוונתך ברפואות אשר תפעל בהם אחת מאלה ההרקות שלא תהיה רפואה מחממת או תחמם מעט. בי״א מתחבולת הבריאות.

---

3 תחלה תחלה: תחלה פ ‖ תחלה תחלה: תחלה פ 6–132.22 קדחת ... קודם (11.12): ד .om
7 ואפילו: ואם אגמ פי׳ כלומר טוב להקיז כדי למעט המותר העשני בהקזה (בסוף זה א1ב1מ) הנזכרת אע״פ שסימני הדם לא יהיו נראים כולם כמו המלוי לפי הגידים יהיו א1ב1ג1מ1 ‖ למעט: פ .om 9 גריסי: גרישי אבגמ 13 האדיית: האידיות פ ‖ שחש: حمّ a 17 שחטף הכח: שחטף בכח אבגמ أجحف بالقوة a 19 רע: אבמ .om أردأ a 20 או אנחה: או תוגה א1במ1 ג .add

[71] בהיות הכבד או האסטומכא במורסא האכיל לחולה קודם העונה הוא מן הדברים המזיקים לחולה והמקרבים מיתתו. ואם יהיה הכבד או האסטומכא חלושים מבלתי מורסא זה הוא מועיל יותר משאר הדברים. י״א מתחבולת הבריאות. נשלם המאמר העשירי ומניין פרקיו ע״ד.

המאמר האחד עשר ישלם על פרקים מדברים ברגעי החולי וגבוליו

[1] זמני החולי הכוללים הם ארבעה: התחלה ותוספת ועמידה וירידה. ולפי עמוד על ידיעת הזמן ההווה מזמני החולי בהרגשה אמתית אי זה מזמניו הוא עתה. בא׳ מספר האלבחראן.

[2] תמצא החולי אשר יהיה בתכלית החוזק והוא השיתוק התחלתו ועלייתו בזמן קצר. וכן האלצרע הוא חולי הנפילה כי לא יתחדש במי שיוכה צוארו עם שהכאת הצואר יש לו ראשון ושני ושלישי. ויש מי שאומר כי האלצרע והשיתוק מתחדש בלא זמן והם מקרים נמשכים אחר חוליים והחולי הגורם לשיתוק והאלצרע יש לו בלא ספק הזמנים הארבעה. במאמרו בזמני החולי.

[3] זמן ההתחלה הוא מתחלת רגע מהחולי עד שיתחיל להיראות הבשול. ומזמן שיתחיל הבשול בתוספת והחולי יהיה נוסף בחוזק שלו זה כולו הוא זמן התוספת עד שיגיע החולי אל החוזק היותר אפשר זה הוא זמן העמידה. וכל בחראן אמנם יבוא בעמידת החולי וזמן האלבחראן כולו הוא זמן העמידה. ואחר העמידה תתחיל הירידה עד שהחולה יהיה נקי.

[4] זמן שהחולי יתחדש הוא זמן ההתחלה וכן זמן התוספת יהיה נסתר לחוש בקצת החוליים. אבל זמן העמידה יהיה מורגש בכל החוליים. ואם יהיה מטבע זה החולה שיהיה ניצל מחוליו יהיה עת הירידה מורגש. והנה התבאר שיש שם חוליים הרבה לא יורגש בהם לא בהתחלה ולא בתוספת. במאמרו בזמני החולי. במאמרו בזמני החולי.

[5] אפשר שיתחדש בצד הכבד מתחת לגבו מורסא קשה כאבן ותהיה מתמדת זמן ארוך והיא נסתרת מחושינו. ותפסיד מעבור המזון מבלתי אפשר ידיעת אותו הזמן. ובהאריך זה העניין זמן גדול יקרה ממנו ההדרוקן ויחשב בו שהוא עדיין התחלה ותוספת. וראיתי בריות הרבה שקרה להם כמו זה העניין. במאמרו בזמני החולי.

2 המזיקים: أهلك a 4 ע״ד: מ״ד **אגמפ** 5 ברגעי: בזמני **א**[1]**מ**[1] ‖ וגבוליו: טְרְמֵנִי בלעז ובערבי בחרַן **ב** .add טֵירְמְנִי בלעז ובערבי בחראן **ג** .add טירמיני בלעז ובערבי בחראן **אמ** .add 6 הכוללים: .om **אבגמ** ‖ התחלה: פְּרִנְצִיפִּיאוֹ **ב** .add ‖ ותוספת: אַאוֹמְיְנְטוֹ **ב** .add ‖ ועמידה: שְׂטַטוֹ **ב** .add ‖ וירידה: דִיקְלִינַצְיאוֹ **ב** .add ‖ ולפי עמוד על: ולפיכך עמוד על **מ** وبكدّ ما يوقف على a 7 ההווה: בלעז פֵּירְדֵינְט **ב** .add בלעז פרידינט **ג** .add בלעז פרדינט **אמ** .add 8 השיתוק: אַפּוֹפְּלֵישִׁיאַה **ב**[1] ‖ וכן: חולי **פ** .add 9 האלצרע: האלצַרְע **ב** אֵיפִּילְיְשִׁיאַה **ב**[1] 10 שאומר: سالمحنا a 11 הארבעה: **פ** .om 14 הבשול: **פ** .om 16 שהחולה: שהתחלה **פ** ‖ יהיה נקי (= ينقى): ينقه a 19 יהיה: أعقب a ‖ שם: פ׳ במציאות **פ**[1] 24 החולי: החולה **אבמ**

[6] אפשר שהעונה הראשונה מן הקדחת נשלמה על התחלת החולי והתוספת שלו ועמידתו עד שתהיה תחלת העונה הוא תחלת החולי והתוספת שלו אחריו ועמידתו עם עמידת העונה. ואחרי כן יתראו עם העונה השנייה סימנים של הירידה הראות מבואר. בראשון מספר האלבחראן.

[7] סוף זמן ההתחלה והוא התחלת זמן התוספת הוא הראות סימן מבואר מורה על הבישול והסימן המבואר הוא בין סימני הבישול הנעלם החלוש ובין סימני הבישול השלם. בא׳ שלהאלבחראן.

[8] סימני הבישול השלם הוא שיהיה נראה בשתן שמר מותר שוקע לבן שוה חלק וסימני הבשול הנעלמים החלושים הוא היות השתן נעתק ממראה המים עד שיהיה נוטה אל מראה ציטרינו מעט או שיהיה נעתק מענין הרקיקות אל העובי. וכן השתן שהעמוד שלו יהיה רקיק הוא כמו כן סימן נעלם ועם זאת ההעלם כולו החולי יהיה בהתחלתו. בראשון מהאלבחראן.

[9] הסימנים המבוארים אשר יורו על שהתחלת החולי גמר הוא הראות בו ענן לבן שוה דבק או שיהיה תלוי בחציו או צף עליו. וכן הענן אשר יהיה מראהו אדום מאד. והשמר השוקע האדום הרבה וכן הענן אשר יהיה מראהו אדום מאד וכן השתן היפה במראהו המיושר העבה הוא סימן מבואר יורה על התחלת התוספת אע״פ שאין שמר בו. בראשון שלהאלבחראן.

[10] גמירת החולי אשר יהיה בהשתדלות גדול והוא אשר נקרא בייחוד בשם האלבחראן אמנם הוא מיוחד בקדחות המתילדות מן הכימוסים החמים. ואחר כן ימצא למורסות החמות המהירות בתנועה אשר תהיה באברים בעלי סכנה. בשיני שלהאלבחראן.

[11] אם יהיה החולי חזק וגדול יהיה גומר על כל פנים בבחראן ואם יהיה החולי חלוש יהיה נגמר בלא בחראן. והאלבחראן לעולם ביום העונה. אמנם שיבוא האלבחראן ביום המנוחה לא יהיה זה אלא מעט ולא ראיתיהו אלא פעם אחת. בשלישי מספר האלבחראן.

[12] הבשול הגמור אמנם יהיה בעמידת החולי והאלבחראן הטוב בא בעת העמידה או קודם בזמן מועט והאלבחראן לעולם כשהוא קרוב מהעמידה הוא יותר טוב מהיותו רחוק מהעמידה. ואי אפשר אחר הראות הבשול הגמור שיבוא בשום זמן בחראן בלתי טוב. במאמר שלישי מהאלבחראן.

1 שהעונה: אַצִישְׁאוֹנְי בלעז ובנוצרי פרוש⟨...⟩(?) **ב**[1] ‖ החולי: החוש **אבמפ** 3–6 בראשון מספר האלבחראן ... והסימן המבואר: **אמ** .om 6 הבישול: **פ** .om 8 מותר: פי׳ שמר **פ**[1] ‖ מותר שוקע: מותר שמר צולל **ג** שמר צולל **אמ** מותר שוקע **א**[1]**מ**[1] מותר שקוע צלול **פ** ‖ חלק: לְינִיס **ב** .add 9 היות: היותו **אבגמ** 10 ציטרינו: אדמימות **א**[1]**מ**[1] האדמימות ציטרינו **פ** ‖ הרקיקות אל העובי: הקרירות אל היובש **פ** ‖ שהעמוד: القوام a ‖ רקיק: المشبع add. a 12 ענן: ענין **אבפ** נ׳ ענן **פ**[1] 15 התוספת: מַאוֹמֶנְטוֹ **ב**[1] 16 החולי: الحثيث add. a ‖ האלבחראן: קריסיש **ב**[1] 19 החולי: يسيرا add. a 22 והאלבחראן: דִיטֶרְמְנַצְאוֹנִי **ב**[1]

[13] הסימנים המורים על בחראן טוב שעתיד להיות הם חמישה סימנים: הראשון שבהם והיותר גדול הוא שהבשול היה קודם הבחראן ולא ראיתי מעולם שמת מי שבא לו האלבחראן אחר הבשול. הסימן השני שיבוא ביומו. הסימן השלישי שיקדמנו יום בחראן דבק בו. הרביעי שיהיה האלבחראן נקל. החמישי שתהיה ההרקה ניאותה לטבעה ופניה. בשלישי מהאלבחראן.

[14] הזיעה ניאותה לכל הקדחות וכל שכן מה שמהם מתלהבות ושורפות הרבה. והגרת הדם מהנחירים ניאותה לכל המורסות החמות הפנימיות אלא בהיות המורסא בתחת הגבנונית שלכבד כי האלבחראן שלו הניאות יהיה שלשול או זיעה או קיא. וכן חוליי החזה והריאה כי הבחראן שלהם הניאות הוא ברקיקה המוגלית. בג׳ מהאלבחראן.

[15] יהיה בחראן שהאדם יהיה בטוח בו בחוליי הראש בהראות מורסות בשורשי האזנים ובקדחות הארוכות במורסות וצמחים שיהיו נראים במקומות אחרים מהגוף. בשלישי מהאלבחראן.

[16]

[17] הרבה פעמים יקרה לאדם תעורה וכובד ראש ועצלה לתנועה ומעט תאוה ועייפות וכאב ראש הנקרא צדאע ודברים דומים לאילו והוא ישתמש כמו שהיה רגיל ואותם המקרים יוסיפו עד שיחלשו אותו ויפול במשכבו. תמנה תחלת החולי מאותה השעה אשר תתחיל בו הקדחת התחלה מבוארת עד שהחולה יהיה מוכרח להיותו שוכב. בראשון מהבחראן.

[18] הקדמון לכל ימי האלבחראן בכחו ועלויו הוא היום השביעי והיום הרביעי הוא המורה עליו ברוב הפעמים בשנוי מבואר שיתחדש בו או בשתן או במה שירוק או ברעי או בתאוה או בדעת או בחוש או במה שהוא חוץ מזה. והשינוי המתחדש ביום השביעי הוא ניאות לעולם במה שנתחדש ביום הרביעי. אם היה מה שנתחדש ביום הרביעי אל מה שהוא יותר טוב בחראן היום השביעי יהיה טוב. ואם היה מה שנתחדש ביום הרביעי יותר רע בחראן היום השביעי יהיה רע. ורוב מי שישתנה עניינם ביום הרביעי אל רעה ימותו ביום השישי. בראשון שלימי האלבחראן.

[19] הארבעה עשר קרוב בטבעו מן היום השביעי וכן היום התשיעי ויום אחד עשר והעשרים קרוב מטבע הארבעה עשר ומאחר זה הרביעי ואחר הרביעי השלישי והחמישי והשמונה עשר. בראשון מימי האלבחראן.

---

1 שעתיד להיות: الحاضر a   3 ביומו: في يوم من أيّام البحران a ‖ שיקדמנו: إنذار add. a ‖ יום בחראן: في يوم a   4 האלבחראן: דִיטְרְמְנַצְאוֹנִי **ב1**   6 והגרת: **אימי1** והטפת **אגמ**   13 Aphorism 11.16 is missing in Zeraḥyah's translation.   16 עד שיחלשו אותו: حتّى تصرعه a   18 ועלויו: ועלוי **אבגדמ**   20 ניאות: פחות **פ**   22 היום: ביום **פ**   22–23 טוב ... יהיה: **גפ** .om ואם היה מה שנתחדש ביום הרביעי אל מה שהוא יותר רע בחראן **פ1**   23 מי: מה **אדמ**

[20] שאר ימי האלבחראן אשר אחר העשרים עד הארבעים התנועה הבחרניית בהם כולם חלושה ומעט מעט יחסר החולי וייטיב. אבל אשר אחר הארבעים יום התנועה ההיא חלושה מאד. וסוף החולי בהם או בבשול או בצמח ולא יהיה בהרקה אלא מעט. בראשון מימי האלבחראן.

[21] היום הי״ב מן החולי והיום הי״ו ממנו לא ראיתי שום אדם שמצאו בו יום בחראן. וכן הי״ז אינו יום בחראן ולא היום הראשון. אבל היום הששי יש חולים שיש להם בו יום בחראן רק עם מקרים קשים וחזקים ופחד גדול. ולא יתאמת הבחראן ההוא ולא ישלם ויהיה סופו אל רעה. בראשון מימי האלבחראן.

[22] אם יזדמן שיקרה בחראן בשמיני או בעשירי הוא דומה לבחראן אשר יהיה ביום הששי. בראשון מהאלבחראן.

[23] כשנאמר בחראן שאינו שלם הוא האלבחראן אשר יהיה נשאר עם מקרי החולי השארותו אחר זה האלבחראן. וכשנאמר בחראן שאינו אמתי הוא אשר ישוב החולי אחריו. והאלבחראן המסוכן או שאינו בטוח הוא אשר יהיה ממנו מקרים קשים יהיה פחד על החולה מהם. והאלבחראן שאינו מבואר הוא אשר לא יהיה עמו הרקה מבוארת ולא צמח מבואר. ולפעמים יוכל לבוא בחראן פתע פתאום ולא יקדמנו עתידות. בראשון מימי האלבחראן.

[24] החולי המחודד הוא אשר יתנועע תנועה מהירה ויהיה עליו פחד. והחולי המחודד מאד בתכלית הוא אשר יהיה סופו ביום הרביעי. ואשר הוא מחודד מאד לא בתכלית הוא אשר יהיה סופו ביום השביעי. והמחודד במאמר מוחלט הוא אשר יכלה ביום הי״ד והוא מחודד באמת. אבל אותו שיכלה מאחר הי״ד עד העשרים הוא מיוחס אל החדוד יחס מה ולא יאמר לו מחודד אלא על דרך העברה. וגם יהיה נקרא כמו כן מחודד מה שיקרה מהנפש. בראשון מימי הבחראן.

[25] הסימנים המורים על זמני החולי אם הם ארוכים או קצרים יהיו לקוחים מג׳ דברים: מטבע החולי ומזמני השנה וממה שיצא מהגוף. אמנם מטבע החולי הם כמו החוליים המתהוים בעבור המרה השחורה הנקרא בערבי סודא כמו הקדחת הרביעית והליחה הלבנה וכאב הכליות וכאב גיד הנשה וכאב הפרקים כי התחלתם ארוכה ועמידתם כמו כן ארוך. אמנם הקדחת השורפת וכאב הצד וחולי הריאה התחלתם קצרה ועמידתם קרובה ולפי חדוד החולי תהיה עמידתו קרובה. אבל ההוראה מזמני השנה כי כל החוליים שיהיו בימי הקיץ יהיה בהתחלתם יותר קצרים וסוף החולי יותר מהר. ובימי האוירנו ההתחלה תהיה יותר ארוכה והסוף יותר

2 החולי וייטיב: om. a   5–6 וכן הי״ז אינו יום בחראן: om. **פ**   5 הי״ז: التاسع عشر a   6 הראשון: ولا الثاني add. a ‖ יום: om. a   10 מהאלבחראן: من أيّام البحران a   13 בטוח: سليم a   15 עתידות: إنذار a   18 במאמר מוחלט: במאמר סתם **ב** סתם **א[1]ד[1]מ[1]**   19 הי״ד: הי״ז **אדמ**   20 מהנפש (= من النفس): من النكس a   23 השנה: העונה **ג**   28 האיוירנו: הַאוֹבְרִינוֹ **ב** האווירנו **אדמ** האיורנו **ג**

מאוחר. אבל ההוראה ממה שיצא מן הגוף כי הראות הרוק היפה או השתן או הרעי אשר הוא כך והזיעה מתחלת החולי יורה על קוצר ההתחלה וקוצר העמידה ואיחור הראות אילו יורה על האריכות. בראשון מהאלבחראן.

[26] הבחראנים המחוסרים לפעמים יקרה בהם שישתפך מותר הרבה אל אבר קטון ולא יכילנו אותו האבר וישוב המותר אל מקומו או אל אבר מעולה וחשוב וימות האדם מזה העניין. בפירוש המאמר השני שלספר פדימיאה.

[27] ימי הבחראן ארבעה ארבעה עד העשרים והם הרביעי והשביעי והאחד עשר והארבעה עשר והשבעה עשר והעשרים. ומאחר העשרים שבעה שבעה עד הארבעים ותמנה אחר מכן הארבעים עשרים עשרים עד מאה ועשרים. ותמנה אחר מכן המאה ועשרים לפי הקף החדשים כהקף הימים. ואחר החדשים לפי הקף השנים. במאמר השני לאפידימיאה.

[28] החוליים אשר יעברו הארבעים יום לא יוכל להיות בהם בחראן ניכר ולא במין ממיני ההרקות כלל אבל סופו יהיה או שיתבשל החולי מעט מעט או בצמח. בפירושו לרביעי שלפרקי אבקראט.

[29] תמנה בקדחות התמידיות הימים לפי סמיכותם ובקדחות אשר להם עונות ימי עונותיהם תמנה לבד כי מה שיעשהו היום השביעי בקדחות התמידיות יעשהו ההקף השביעי בקדחות אשר עונותיה שלישיות. וכן כמו כן הרביעית הפשוטה יבוא בה בחראן בשבעה הקפות והוא היום הי״ט. בפירושו לשלישי מהקדמת ההכרה.

[30] משׁשה דברים תכיר על הבחראן השלם: הראשון והוא הגדול שבהם הוא שיקדמנו הבשול השלם המבואר. השני הוא שיהיה בהרקה ולא בצמח. השלישי שיהיה הדבר המורק כימוס רע. הרביעי שתהיה ההרקה מצד החולי. החמישי שיהיה ביומי הבחראן. הששי שבסופו ינוח החולה ויקל מחוליו. בפירושו מהמאמר הראשון מפרקי אבקרט. נשלם המאמר הי״א ומניין פרקיו שלשים.

המאמר השנים עשר יהיה נשלם על פרקים נתלים בהרקה ביציאת הדם

[1] שלשה דברים הם המורים על צורך ההקזה והם הכח שיהיה חזק ושהאדם לא יהיה זקן ולא נער קטון ולפי חוזק החולי. במאמרו בהקזה.

[2] מי שהיו גידיו רחבים וגסים וגופו מעט כחוש ומראהו אינו לבן ובשרו אינו לח ראוי שתקדים על הקזתו בלא חשש ושמירה. ומי שעניינו הפך זה העניין תעשה ההקזה בחשש ושמירה.

---

1 הרוק: הרפש **א׳בדימ׳פ** 4 הבחראנים: = البحارين a ‖ קטון: **פ** .om 11 הארבעים יום: המ׳ **אבדמ׳ פ** .om ‖ ניכר (= يعرف): بعرق a 20 ביומי הבחראן: באחור **ב** באחורי **גפ** מיומי הבחראן **מ** 21–22 נשלם המאמר הי״א ומניין פרקיו שלשים: **ד** .om 23 נתלים: תלויים **אבגדמ** 24 חזק: **אד** .om

[3] לא יקיז הנער קודם י״ד שנה ולא אחר השבעים שנה ולא ישמור אל מספר השנים לבד אבל ישמור עם זה בזיו האדם. כי אתה תמצא בני אדם שיש להם ששים שנה ולא יסבלו ההקזה ותמצא בני אדם שיסבלו אותה והם בעלי שבעים שנה כי תמצאם בעלי דם מרובה וכחם חזק ועם כל זה אין טוב להריק מדמם אלא מעט ואע״פ שדמם כדם הבחורים. במאמרו בהקזה.

[4] דבר כולל לכל מי שתכוין להקיז בהתחלת האלרביע והוא שתסתכל באיש אשר תקיזהו ותשאלהו. וכשיהיו קצת אבריו חלושים מטבעו הוא כשיתמלא גופו שהמילוי יטה נוכח אותו האבר למשוך החומר בעדו. וכשלא יהיה קצת אבריו כן תוכל להקיז מאי זה מקום שתרצה. במאמרו בהקזה.

[5] העניינים והמקרים אשר לא תקדים עמהם להוציא הדם ואע״פ שיהיו סימני המילוי נראים הם אילו: הכווץ או התעורה הגדולה או הכאב המכאיב או החמימות המרובה או המדינות והמקומות החמות מאד או הקרות מאד או שיהיה מזג האדם חם ויבש מאד או מי שיהיה בשרו רפה ורך ומהר יהיה ניתך או מי שתתרבה בו הכחישות או שהיה נער קטון או זקן או יהיה אדם שאין בפניו זיו כלל או מי שלא הרגיל להקיז או מי שפי אסטומכתו נחלאה מפני המילוי הנקרא תכמה או שנשכוהו ליחות רעות או מי שיש לו שלשול הנקרא דרב. ובהיות החולה מלא מאד עם עניינו מעניין אילו וצריך ההקזה על כל פנים תשמור שתקיזהו מעט בשמירה והזהרה. התבארו אילו התנאים במאמרו הראשון מאגלוקן והם כולם מבוארים מפני הכח החיוני.

[6] בהיות הגוף מלא ליחות נאות ההקזה תהיה מאד בפחד ובספק כי הכח יחלש ויתרפה בתכלית עד שאי אפשר שישוב הגוף אל עניינו הראשון לעולם וכל שכן בהיות לו עם זה קדחת. במאמרו בהקזה.

[7] הגוף אשר יהיה הדם הטוב בו מעט והליחות הנאות הרבה מאד אין ראוי שיתנועע בשום דבר כלל ולא יכנס למרחץ מפני שההקזה תוציא הדם הטוב ותמשוך הדם הרע המקובץ בעורקים הראשונים אשר בכבד וישלחהו בגוף כולו. אבל הרפואה המשלשלת יחדש לבעלי זה העניין נשיכה ועקיצה והתעלפות ולא ישלשלנו דבר בעל שיעור. והליחות בעבור עביים יתקדמו ויסתמו המעברות ומפני זה אין ראוי שיטרח ולא יכנס למרחץ. אבל ראוי שתדקדק ליחותם ותחתכם בדברים שלא יחממו חמום הרבה. ברביעי מהנהגת הבריאות.

---

5 שתסתכל באיש: שתשתכל האיש **אבגדמ** 7 האבר: الضعيف. فافصد من الجهة التي تقابل ذلك العضو الضعيف add. a 10 הכווץ: הקווץ **אבגדמ** || המרובה: أو البرد الشديد add. a 12 ורך: سخيفا add. a || ניתך: أو من أفرط عليه السمن add. a 13 אדם שאין בפניו זיו כלל: من كان خوّارا a || מפני: أنهكته a 14 ובהיות: ובהיותו **אבגדמ** 15 עם: נ׳ אם **פ**1 || עם עניינו מעניין אילו: مع حالة من هذه الحالات a 16 מבוארים מפני הכח: تؤول إلى ضعف القوة a 18 נאות: ניות **אבגדמ** 19 שאי אפשר: שאפשר **פ** || שישוב: נ׳ שלא ישוב **פ**1 21 הנאות: הניות **אבגדמ** בו **אבגדמ** add. || שיתנועע: שינועע **אבגדמ** 23 הראשונים: הטובים **אבדמ**1 **פ** om. 24 נשיכה: مغسا a 26 הרבה: מרובה **אבדמ**

[8] האדם בהיותו בריא ויהיו סימני המילוי נמצאים לא נהיה מוכרחים להוציא הדם על כל פנים אבל באדם אחר נקצר ויספיק לנו למנוע ממנו המאכל. ובאדם אחר יספיק לנו למעט לו המאכל ובאדם אחר יספיק לך שתחליק בטנו או שתשלשלהו או שתרבה לו להכניסו במרחץ או שיספיק לו הטורח לבדו או שתעשה החפיפה המרובה כל איש ואיש לפי מלויו וכפי שיוכל לסבול ולפי מנהגו. ובאילו יסתפק להוציא הדם. ברביעי מהתחבולה.

[9] אמנם ההקזה ראוי לדעת מעניינה כי מי שהוא בעל דם מועט ראוי שתרפאנו תחלה עד שתתקן ליחותיו ואחר כן תוכל להקיזו ואחר ההקזה תנהיגהו במאכלו ואחר כן תקיזהו אם יצטרך לזה. וטוב לעשות זה מי שהיה בדמו שמר או פסולת שוקע וגס. בחמישי מהתחבולה.

[10] אם יזדמן שיהיה מתחדש לאיש שפיות גידיו יהיו נפתחים או הגרת הווסת או חלקות הבטן בזמן עשותך ההקזה תעשה לו ההנהגה ותניח לטבע ידחה מה שהוא ראוי להריק הליחה כולו אם הוא מספיק בזה. ואם ראית שהטבע יקצר בזה תריק אותה בהקזה כמספיק ולפי הצורך. בתשיעי מהתחבולה.

[11] כשההקזה ראויה לעשות ובין זה נתחדש בגוף אמפונימינטו והוא המילוי הנקרא תכמה בערבי ראוי לך לאחר ההקזה עד שיתאכל אותו המזון ותוציא המותר שלו מהגוף. ואם נתחדשה הרקה אחרת נתחייב האיחור בהכרח. בתשיעי מהתחבולה.

[12] בהיות הכימוסים נוספים לפי היחס תריקם כולם שוה בשוה. ובהקזה יהיה יותר אמתי בלבד וקרוב ממנה אשר יהיה בשריטה ואחריו אשר יהיה עם החפיפה והטורח הנקרא אשירציציאום ובמרחץ ובעזוב המזון. בפירוש גליאנוס בספר הפרקים לאפוקראט.

[13] כשתהיה יודע שבגוף יש רבוי דם רותח ראוי לך שתמהר להריקו קודם היותו ניגר אל קצת האברים הנשארים. ועל כן אין ראוי למנוע מהקזת הגיד כשתצטרך אליו בין ביום בין בלילה. במאמרו בהקזה.

[14] הרבה פעמים ישתפך הדם מפני רבויו פתאם קודם שיתעפש אל אבר מן האברים וימיתהו לגמרי ויבטל בעבור זה פעולתו או יתחדש עליו היזק גדול כמו חולי השתיקה כי חדושה יהיה בהשתפך דם מרובה אל המוח פתאם. ובהראות סימני רבוי הדם עם כח אילו השלשה כחות כלומר הנפשיית והחיונית והטבעית תקדים על ההקזה מבלתי שמירה. במאמרו בספר ההקזה.

---

2 באדם אחר: في ذلك الشخص a 3 במרחץ: למרחץ **אבדמ** 5 ובאילו יסתפק להוציא: ويكتفى بذلك عن إخراج a 7 להקיזו: נ׳ להריקו נ׳ ההרקה פ[1] ‖ ההקזה: ההרקה פ[1] 8 פסולת: פצולת **אבדמ** 9 יהיו: om. **פ** 10 תעשה לו ההנהגה: فانظر حمّية ذلك BU فانظر كمّية ذلك a أو اندفاعه. فإن كان يفي باستفراغ ما يجب استفراغه add. a 11–12 כמספיק ולפי הצורך: بمقدار ما يفي الاستفراغان جميعا بمقدار الحاجة a 13 אמפונימינטו: אמפוניטו **ג** 15 נתחייב: ותחייב את **פ** 16 בשוה: שוה **אבגדמ** 17 בשריטה: على الكاحل add. a 18 אשירציציאום: שרציציאום **ב** אקשירגיציאום **אגדמ** 19 לך: עליך **פ** 20 הנשארים: النفيسة a

[15] בהיות בגוף מהדם שיעור גדול שנתחזק חומו ורתח וחדש קדחת חדה תקיזהו דם מרובה פתאום עד שיקרה ההתעלפות אחר שתראה חוזק הכח. ואני יודע שאני הריקותי ביום השני מהתחלת הקדחת עד חמשה ריטלין וביום השלישי וביום הרביעי. במאמרו בהקזה.

[16] מי שצריך להריק דם מרובה והכח שלו חלוש טוב הוא לו להקיז דם בפעמים הרבה או ביום אחד או בשני ובשלישי ותזון אותו אחר כל הרקה במזון דק. וראוי לך שתזהר מעשות ההרקה הגדולה בפעם אחת כל זמן שלא יכריחך לזה עניין גדול. במאמרו בהקזה.

[17] אם היתה כוונתך להריק הדם הרקה מוחלטת תעשנו ביום ההקזה. אבל מי שיכוין בו המשיכה להפך הצד ההשנות ביום השני והשלישי יותר טובה ובכל זמן יראה כח החולה. במאמרו בהקזה.

[18] כשהדם יהיה ניגר מן ההקזה תראה שינוי מראהו וכל שכן בהיות באדם מורסא חמה. ותראה כמו כן הדם אשר יהיה אחר ההקזה. ועל כל זה תעיין עניין הדפק. ובראותך הדפק שנשתנה או בגדלו או בשיוויו תפסיק הוצאת הדם. אבל שינויו שיהיה נוטה לחולשה אין צריך לומר. במאמרו בהקזה.

[19] ראוי שתחשוב בכל החליים אחר שתריק מן הדם שיעור ממוצע שתעשה ההשנות וביום הראשון אם היה אפשר אבל ביום השני האלהים אלא אם יכוין להריקו עד שיתעלפה. במאמרו בהקזה.

[20] בהיות החולי חזק וקשה והכח יהיה חזק אין ממי שהרגיל עצמו ונתחנך במלאכת הרפואות שימנע מהקיז דם ולא יעמוד בעבורו מהריק הדם ואע״פ שאין לנו סימנים מורים על המילוי אבל בעבור חוזק החולי וקשיו לבד לנו להקיזו. וכן מעשה שלשול והקיא או נעשה אותם בסבת רבוי הליחות מלבד הדם או בסבת חוזק החולי וקושיו למשוך אל צד ההפך. ברביעי מהתחבולה.

[21] יציאת הדם לעולם יצטרך אל כח חזק כשיעור ההרקה. והכח הוא דבר שצריך לשמור יותר מכל דבר. והקדחת השורפת אשר תהיה בעבור המנע ההתרה מפני היות בה הכח חזק ברוב הזמנים תהיה בעבור כן ההרקה בו טובה ומבלי פחד שום דבר. אבל החליים האחרים ההרקה בהם יש פחד ובעליהם יפול ממנה ברעה. בתשיעי מהתחבולה.

---

1 חדה: **פ** om. 2 הריקותי: דם **אבגדמ** add. 3 ריטלין: ליט׳ **ג** ליטרין **דמ** أرطال a 4 לו: **פ** om. 11 הדם אשר יהיה אחר ההקזה: حمّية خروج الدم إذا انقطعت a ‖ ועל כל: ועל כן **אד** ועם כל **ג** 14 וביום: נ׳ ולא ביום **פ**[1] 15 האלהים: **פ** om. 17 אין: ראוי **ג** add. 18 ולא יעמוד בעבורו מהריק הדם: ولا يوقف عن a 19 לנו להקיזו: a om. 20–19 נעשה אותם: a om. 22 כח: וֵוירְטוּטִי **ב**[2] 23 השורפת (= المحرقة BELU): المطبقة a ‖ ההתרה: דִיסוֹלְיצִיאוֹנִי **ב**[1] ‖ בה: לעולם **אבגדמ** add. 25 ברעה: إلى غاية البلا a

[22] הרבה ממי שיש לו הפודגרא או כאב הפרקים או הויציאו הוא אלצרע או המלנקוניאה או רקיקת דם שקדמה או מי שהיתה תכונת חזיהו מוכנת לזה החולי או מי שיש לו סתימה או שיקרה לו הרבה החנק או מורסת הריאה או האלשוצה או מורסת הכבד או מורסא חזקה כל אילו החוליים ההקזה טובה ומוכרחת בתחלת חדושם. וכמו כן כל מי שיבואנו דם מפיות העורקים ונפסק תקדים להקיזו בבטח ונאמנות. וכן האשה אשר וסתה נפסק או מהגרת דם מנחיריהם שהתחיל לצאת ונפסק תשים ידך להקיזם מיד עם ההשגחה בכח ובשנים. במאמרו בהקזה.

[23] בעל העיפות המורסיי ראוי להריק מן הדם עד שיתעלפה כל זמן שלא יהיה שם מונע. ותעיין אם תמצא ההמשכה הנקרא טומור והעקיצה שהרגיש בחזה או בגבו עד העצה יקיזנו מגיד הנקרא בסיליק. ואם ירגישם בראש ובעורף ראוי שיקיז מגיד הראש הנקרא קיפאל. ואם הרגיש בגוף כולו בשוה יקיז הגיד הנקרא אכחל והוא האמצעי. בד׳ בהנהגת הבריאות.

[24] כשהעצב נחתכה ברחבה בעליה יהיה מסוכן מן הכווץ כשהתחדש המורסא ועל כן ראוי להקיזו דם בלא רחמנות יותר ממה שתוציא לזולתו. וינהיגהו בדקות המזון כל מה שאפשר ויעשה המנוחה ויכנס בשמן במקום החבלה עד שרשי אותו העצב עד הגב ועד העורף. בששי מהתחבולה.

[25] מי שיקיז בעבור הקדחת ראוי שיקיז בעת ירידת עונת הקדחת בין ביום בין בלילה. והזהר מעשות ההקזה בעוד שהמזון באסטומכא עד שיתבשלו הליחות אשר באסטומכא ובעורקים הראשונים אשר נתבשלו אחר הבשול. אבל מי שבו קדחת כמו הדבקה טוב שבשעות להקיזו זמן חוזק הכאב. ואם לא יהיה שם כאב טוב שברגעים תחלת היום ואחר קומו מהשינה בשעה אחת. במאמרו בהקזה.

[26] לא תשמור בהקזת המוקדת אשר ראוי להקיזו במספר הימים שעברו מן החולי לא רביעי ולא חמישי אבל כשתמצא החולה שהוא צריך להקיזו הקיזהו באותו הזמן ואפילו אם היה ביום העשרים על דרך משל מיום שהתחיל החולי. ויודע זה בגודל החולי וחוזק הכח והשנים והזמן. במאמרו בספר ההקזה.

---

1 הרבה ממי שיש לו: قد حضرني كثيرا أمر بفصد من به a ‖ המלנקוניאה: המלנכוניאה **א** המלנכוניא **ג** המלכוליאה **ב** המלנכוליאה **מ** 2 שקדמה: المتقادم a 3 או האלשוצה או מורסת הכבד: om. **פ** ‖ האלשוצה: الشوصة a ‖ מורסא חזקה: رمد شديد a 5–6 מהגרת דם מנחיריהם: من به رعاف 9 ההמשכה הנקרא טומור: التمدد a ‖ או בגבו עד העצה: والصلب والقطن a 10 בסיליק: בסיליקה **ב** באסליק **אגד** באסליקא **מ** 11 קיפאל: ציפאליקה **ב** 13 הכווץ: הקיווץ **אבגדמ** 15 ויכנס בשמן: والتغريق بالدهن a 19 אחר (= بعد): بعض a ‖ כמו הדבקה: كالأرمد a 22 תשמור: תראה **גמ** ‖ החולי: החולה **אבגדמ** 23 שהוא צריך להקיזו: أهلا للفصد a

[27] הטובה שבהקזות למי שהוא מתרעם באברים אשר מתחת לקטולא הגיד הבאסיליק אשר הולך אל תחת השחי הנקרא אלאביטי. והטובה שבהקזות למי שמתרעם באברים אשר למעלה מהקטולא הוא הגיד הכתפי. בג׳ מהניתוח הגדול.

[28] ההקזה ראויה לעשות בחוליי האברים אשר למעלה מהכבד מן היד. ובחליי האברים אשר תחת הכבד תקיז מהארכובה ומן הסאפין. בראשון מפירושו לששית פידימיאה.

[29] מורסת הצד או הריאה או המסך או הטחול או הכבד או האסטומכא התועלת יהיה בו מבוארת בהקזת הבסיליק. והאברים השפלים מהם לאברים הסמוכים לירך ולשלפוחית ולרחם תקיז בהם מהארכובה וממעלה לעקב. ואמנם הכליות כאילו הם אמצעיים בין אילו האברים ועל כן תועיל ההקזה מן היד בזמן קרוב מהמורסא ואם היה כל הגוף מלא דם. אמנם אם האריך המורסא והקדימה בכליות תקיז הגיד אשר בתוך הארכובה או על העקב. במאמרו בהקזה.

[30] בהיות סבת גיד הנשה דם מרובה לא תתחיל ההקזה קודם הרקתו ולא יספיק לך להריק הדם בלתי הריקך כמו כן מתוך הקוביטו. בעשירי במיאמיר.

[31] הקזת גיד הצאפין או הגיד אשר בפנים הארכובה תרפא מחולי גיד הנשה ביום ובהקיז דם מהרגל וזה כל זמן שהסבה תהיה ממלוי דם אבל הכוסות במקום זה לא יועילו. במאמרו בהקזה.

[32] הדם אשר יהיה ניגר מפיות העורקים אם תרצה להפסיקו תקיז העורקים אשר בידים. ואם תרצה להביאו תקיז הגידים אשר ברגלים. וכן תקיזהו תמיד להגרת הווסת. אבל אם ניקב גיד ברחם מאיכול או מן מילוי וניגרה האשה מדם ותרצה להפסיק אותו הדם תקיז הגידים אשר בידים כיון שאין זה דם ווסת. במאמרו בהקזה.

[33] בתחלת מורסת הכבד והחזה והריאה תקיז הגיד הבסיליק והוא גיד היוצא מהכבד ואם לא תוכל להקיזו תקיז גיד האלאכחל והוא הגיד האמצעי שיבוא מהגוף כולו. ואם המורסא תתחיל באברים העליונים תקיז מגיד הראש הנקרא קיפאל. ואם לא תוכל להקיזו תקיז

1 מתרעם: علّة add. a || הבאסיליק: הבאסליק **אבגדמ** 2 אלאביטי: אלאבטו **א** אַלאַבְטִי **ב** אלאבטי **גדמ** الإبطي a || שמתרעם: علّة add. a 4 היד: مأبض اليد a 5 מהארכובה: من مأبض الركبة a || הסאפין: הצאפין **גדמ** הַצַאפִין **ב** الصافن a 7 הבסיליק: הבאסליק **דמ** הבאסליקא **ב** הבאסליקו **ג** || לאברים: كالأعضاء a 8 כאילו: فإنّها a 9 היד: مأبض اليد a 12 ההקזה: بشيء a 13 הדם: من الرجل add. a || הקוביטו: הקובטן **ג** הקובטו **אדמ** הַקוּבְטוֹ **ב** 14 ביום: واحد add. a 17 להפסיקו: לחתכו **ג** להפסיקו **א**[1] 18 הגידים: העורקים **מ** 21 הגיד: הנקרא **אבגדמ** add. || הבסיליק: באסליק **אגדמ** באסליקא **ב** || והוא גיד היוצא מהכבד: من اليد اليمنى add. a 21–22 ואם לא תוכל להקיזו: وإن لم يتبيّن a 22 כולו: وإن لم يتبيّن فالقيفال add. a 23 העליונים (= العليا B): الفم a || קיפאל: ציפליקה **ב** || ואם לא תוכל להקיזו: وإن لم يتبين a 23–141.1 ואם לא תוכל להקיזו תקיז האמצעי הנקרא אכחל: om. **פ**

האמצעי הנקרא אכחל. ואם לא תוכל להקיזו תקיז הבאסיליק. ובסוף העניין תקיז בחנק הנקרא אשקיננציאה תחת הלשון. י״ג מהתחבולה.

[34] בהיות החולי בעורף תקיז הגיד מן היד או מהמצח. ובמורסות הכליות והרחם תקיז הגיד אשר בארכובה ואם לא יתכן תקיז הגיד אשר בעקב והוא הסאפין ובחוליי הטחול יקיז ביד השמאלי. בי״ג מהתחבולה.

[35] כשהטחול יהיה נפסד תקיז הגיד אשר בין שתי האצבעות שביד השמאלי ולא תקיז מה שתרצה להקיזו ביום אחד אבל בשני ימים. במאמרו בהקזה.

[36] הקזת הגיד במי שבו האלשוצה כשתהיה נוכח הצד אשר בו המורסא תועלתה נראית מאד. ובהיות מהצד אשר נגד החולי התועלת בו יהיה נסתר או יהיה הראותו אחר זמן גדול. וכן כאיבי העין החזקים כמו כן ואם יוקז הקיפאל הנכחי לו ישככהו מיד ויועיל תועלת גדולה. במאמרו בהקזה.

[37] אם היית מקיז לבעל הדם היוצא מהאף או שתלית על מצחו הכוסות ולא יפסק הדם לא תקרר לו ראשו אבל תתלה הכוסות באחורי הראש כי הוא ימשוך לצד ההפך. בחמישי מהתחבולה.

[38] הגידים הדופקים אשר הם בצדעים ובאחורי האזנים הם צריכים להקיז בחוליי הראש או בחוליי העינים הקדומים כל זמן שהסבה תהיה חומר חם ודק וכל שכן בהיותם מתחדשים בקרומות וירגיש האדם כאילו יהיה עקוץ ואחר כן יתפשט אותו הכאב ותשאר העקיצה באמצע אותו המקום. אבל הקזת הגידים הדופקים הוא פחד גדול שהוא לא יהיה הדם נפסק או יחדש אם הדם. ועל זאת הסבה ברחו הרופאים מהקיז מה שהיה מהם גדולה ומי שהקיז מה שמהם קטנה תועלתה מועטת. וכשידוקר הגיד הדופק על רחבו בשני חצאיו אין בו פחד כי הוא יתכווץ כל אחד משני קצותיו אל הצד אשר הוא בו. במאמרו בהקזה.

[39] בהתקבץ דם הרבה עבה או שיש לו איכות אחר רע בעורקים ראוי שתתחיל בהקזה. אחר כן תשנה לעשות הרפואה המשלשלת המנקה לליחה אשר בדם. בראשון מפירושו לששית מפדימיאה.

1 ואם לא תוכל להקיזו: وإن لم يتبيّن a ‖ הבאסיליק: הבאסליק **אבגדמ** 2 אשקיננציאה: אישכיננציאה **א** אישקיננציאה **ב** אשכיננציאה **גד** אשכווינציאה **מ** 4 בארכובה: مأبض الركبة a ‖ הסאפין: הצאפין **אבגדמ** 6 שתי האצבעות: الخنصر والبنصر a 7 ביום אחד: دفعة a 8 במי: במה **מ** ‖ נוכח הצד: محاذيا للجانب a 10 הנכחי לו: الحاذي لها a 13 לא תקרר: فلا تبادر بتبريد a ‖ באחורי הראש: في موضع الرأس من مؤخّر الدماغ BEL في موضع الفأس من مؤخّر الدماغ a 17 עקוץ: עוקץ **אדמ** 19 אם הדם: أمّ الدم a ‖ מה: מי **אבגמ** 19–20 ומי שהקיז מה שמהם: ومَن فصَد ما كان منها a 20 קטנה: لأنّ .add a 21 יתכווץ: יתקווץ **אבגדמ**

[40] כשיורוד הסימנים הכוללים בוסואס המלינקוניקו ודומה לו שהדם הוא בגידים כולם מלינקוניקו תקיז גיד האלאכחל. ואם היה הדם אשר ירוץ בלתי מלינקוניקו תפסיקהו ותמנעהו מיד. ואם ראית אותו מלינקוניקו תוציא ממנו בשיעור מה שתחשוב שגוף החולה יסתפק בו. וזה השער יותר מופלג ממה שיוכל להיות בהכרות הנקרא פרנושטיקא.

[41] בעלי הקדחת הרביעית בתחלת העניין לא תשקם שום דבר מן הרפואות החזקות ולא תחשוב להריק גופם האלהים אלא אם תראה הדם מרובה והוא גובר מאד. ובהקיזך תשמור הדם ואם ראית אותו שחור ועב בטח ועשה הקדמתך בהריקו ואם ראיתו אדום זך ורקיק לא יהיה נוטה אל השחרות תגזור עליו להריקו. בא׳ מאגלוקן.

[42] הנשים אשר יתחיל להם ההדרוקן בסבת העצר הווסת וכן מי שקרה לו זה מהעצר דם שהיה ניגר מפיות העורקים או בהטפת דם מהנחירים ראוי שתתחיל בהקזתם קודם שהכח יחלש ויפול. במאמר השביעי לפירוש גליאינוס מהמאמר הששי לספר פדימיאה.

[43] תתלה הכוסות על חולית הצואר ותמשוך החומר אשר ירוץ אל העינים ובהקזת גיד המצח ותמשוך החומר אשר יהיה במאוחר. בראשונה מהליחות.

[44] מי שדמו עבה ומלינקוניקו ומרובה הטוב שיוכל לעשות הוא שתקיזהו תחילה ואחר כן תשלשל המרה השחורה. ומי שהיה הגובר בגופו הליחות הניות תריקהו קודם שיתחדש בו החולי בשמירה וחשש. ואם נתחדשה בו הקדחת לא תקרב אליו להריקו כלל. במאמרו בהקזה.

[45] כשתרפא קושי הטחול ונשארה המחלה על עניינה תתלה הכוסות אחר שתשרט המקום וממה שתועיל לקושי הכבד וקושי הטחול בסגולה הוא שתקיז הגיד אשר ממעלה לאוזן השמאלי ותקח מהדם אשר יצא ותמשח בו טחול החולה. בתשיעי מהמיאמיר.

[46] כשתתחדש מורסא בחזה או במוח או בקרומיו אנו לא נעשה הכוסות בהתחלת החולי אבל אחר שנפסיק הגרת החומר ונריק הגוף כולו ואז תתלה הכוסות ויועילו מאד. אבל אם היה הגוף מלא ימשכו הכוסות המותרות מהגוף כולו ויבואו על המוח או החזה או הריאה במקום שנתלו הכוסות. בי״א מהתחבולה.

---

4 בהכרות: בהכרה **ג** ‖ פרנושטיקא: ثالثة التعرّف add. a 6 האלהים: **פ** .om 7 ועשה הקדמתך: وتقدم على الإمعان a 7–8 בהריקו ... עליו: **אד** .om ‖ לא יהיה נוטה אל השחרות: om. a 8 להריקו: emendation editor להזיקו **פ** להקיזו **אבגדמ** 10 שהיה: **פ** .om 13 חולית הצואר: חליות הצואר **פ** النقرة a ‖ ובהקזת: وتفصد a 14 במאוחר: الرأس add. a 16 הניות: הרעות **פ** 20 בסגולה: בכאיביה (= בכאסיה?) **מפ** بخاصّية a 24 על (= على a): אל **אגדמ**

[47] בהיות הסבה הפועלת להמשכה ריבוי הדם כמו שיקרה זה לאברים המתמרסמים ראוי שתקיז לבעליו גיד מיד. ואם החולה מפחד מההקזה או שכחו היה חלוש תמשוך הדם אל הצד המשתנה לצד הכאב עם ההרקה המעתיקה. בי״ב מהתחבולה. נשלם המאמר הי״ב ומניין פרקיו מ״ז.

המאמר הי״ג ישלם על פרקים מדברים בהרקות עם רפואות משלשלות ובקרישטירי

[1] כל הרפואות המשלשלות יזיקו לאסטומכא וכל שכן בפיה אחר היותה בעלת חוש יותר. ועל כן ראוי לערב עם הרפואות המשלשלות קצת מהרפואות המחזקות שיהיו בעלות ריח בשמים. בפירושו למאמר הששי מהחליים החדים.

[2] הפסד הרכבת הרפואה המשלשלת בהיות אחת מהן תשלשל מיד שתהיה נכנסת בגוף והאחרת אחר זמן גדול מעת שלוקחה. בפירושו למאמר השני מהחליים החדים.

[3] אמר משה כי האנבולי והאסקמוניאה הם משלשלים בזמן הכנסתם בתוך הגוף. והגומי המשלשלות הם משלשלות אחר זמן שיכנסו בגוף ואילו הם: האופופונקו והגלבנו והארמוניאקו והחלתית והסרפינו.

[4] הזרעים שהם בעלי ריח הבא מבושם משברים ריעות הרפואה המשלשלת ולא ימנעוה מפעולתה אבל יעזרוה בפעולתה כי כחם מדקדק מחתך הליחות הגסות פותחות הדרכים אשר יהיה בהם השלשול. בפירושו לשני מהחליים החדים.

[5] הרפואה המשלשלת בלכתו בוושט ופי האסטומכא יתדבק ממנה באסטומכא שום דבר ויחדש זה היזק גדול ועל כן ראוי שתרחץ אילו האברים אחר מכן בשיקת מעט ממי שעורים או הפארי שלו. בפירושו לשני מהחליים החדים.

[6] אמר משה: ראוי שתהיה הרחיצה הזאת אחר כלות פעולת הרפואה קודם התפרנסו במרק התרנגול כדי שלא יתערב עם המזון אותו שנשאר מהרפואה המשלשלת אשר נשאר מהרפואה ויחריב האסטומכא. וראוי שתהיה הרחיצה בדברים שיהיה בהם דבקות בלטין וויסקוזיטטי וריחוץ ולחלות. ועל כן בחרו אבקראט וגליאינוס גרישי השעורים ולהרגילם טוב לפי דעתם והוא שיאכל מהם שיעור מועט כשיעור מה שיהיה רוחץ אחר הרפואה. אמנם אנו אילו עשה שום אחד ממנו שום דבר מזה היה מקיא הרפואה כמו שהיא מהיר. וטוב אצלי שיקח

---

1 להמשכה: לה טימור **פ** טומור **אידימ**[1] 3–4 נשלם המאמר הי״ב ומניין פרקיו מ״ז: **ד** .om
5 בהרקות: בהרקה **פ** ‖ ובקרישטירי: ובקלישטירי **ג** ובקרישטיאי **ד** 7 המחזקות: a .om
11 האנבולי: הַאָנְבוֹלִי **ב** ‖ והאסקמוניאה: והאיסקמוניאה **א** והאשקמוניאה **ג** והסקמוניאה **ב** .del פי׳ אַמוֹרְיאוֹלַה **ב**[1] 12 האופופונקו: האפפונק **ב** האפופונק **אגד** האופופונק **מ** 13 והארמוניאקו: והאמוניאק **אדמ** והארמוניאק **ג** 14 ריח הבא מבושם: ריח מבושם **ג** 22 ויחריב: في خمل a ‖ בלטין: בלע׳ **בג** 23 וויסקוזיטטי: **פ** .om וויסקוזטט **א** וויסקוסטט **ד** וויסקוזיטט **מ**

מלוא לוגמיו מאשרוב גולב חם. וכן יאכל גרישי השעורים אחר כלות פעולת הרפואה והוא בלתי מורגל בכל המקומות אשר הלכתי שם והוא עושה הקרבונקלי כי האסטומכא תמהר להעיר הקיא בסוף לקיחת המשלשל. והיותר טוב שיראה לי שהוא ראוי שיקח מים חמים שהורתח בהם שורש המלוא ויסקו או זרעו עם השומר הלח או אניסו או הקנמון ודומיהן לקבץ בין הריחוץ והדבקות והבשמות והערבות והיא רפואה לבבית כמו כן. ובצאת זה מהאסטומכא יקח המרק ואם מצא צמא ישים במקום זרע ההדס זרע השיליאו.

[7] ההרקה עם הרפואה המשלשלת או המקיאה אין ניאות ברוב העניינים כי זאת ההרקה צריך אליה מי שיש בו צורך גדול אל ההרקה וראוי שיהיה במה שבין שעות שיהיה להם זמן ארוך. בפירושו מהשלישי שלהפרקים.

[8] כשתרצה להריק ברפואה משלשלת או מקיאה תקדים לדקדק הליחה העבה ולחתוך המדבק ולהרחיב הדרכים עם ההנהגה המדקדקת. ואם תרצה לעשות המשלשל תחליק הבטן פעמים הרבה זו אחר זו. ואם תרצה להקיאו תעורר הקיא פעמים רבות קודם זה. בפירושו לשני מהפרקים.

[9] המרה הירוקה תשלשלנה בנקלה אבל הליחה הלבנה ובלבד הגסה והדבקה וכן המרה השחורה קשים להריק. במאמר האחרון מהתחבולה.

[10] הליחות הפגות כולם מאחרות התנועה בעבור עבים וקרירותם ויפסידו הדרכים הצרים כולם. ואין ראוי לעשות רפואה משלשלת כל זמן היות הליחות ניות ופגות. ברביעי מהנהגת הבריאות.

[11] המרה השחורה צריכה להריק עם רפואה יותר חזקה ממה שצריך המרה האדומה מפני עובי המרה השחורה. בפירושו לרביעי שלפרקים לאיבוקראט.

[12] קצת בני אדם יספיק להם להריק גופם פעם אחת בשנה בהכנס הפרימא וירא וקצתם יצטרכו להריק פעם שנייה בחורף. ואם היה המקובץ בגוף ליחות רעות תריק עם הרפואה המנקה לאותה הליחה הגוברת. ואם נתרבה הדם תקיזהו. בששי מהנהגת הבריאות.

[13] כשתרצה להריק הגוף ממה שיש בו מן הליחות ותנקה הראש עמו עד שלא ירד ממנו קטרא ראוי לך שתהיה הרפואה מחוברת מרפואה משונה בכחותיה כמו הגרעינים אשר

1 גולב: ג׳לאב **בגד** גלאב **אמ** ‖ וכן: وأمّا a 2 הקרבונקלי: הקרבונקולו **ד** הקרבונקלו **אבמ** 4 הקנמון: כמון **פ** 5 הריחוץ: הריחוק **פ** ‖ והערבות: ويصفّى ذلك على سكّر. وإن ألقي عليه بزر ريحان فقد جمع بين اللزوجة والعطرية add. a 6 השיליאו: הַשִׁילִיו **ב** השיליו **אגד** השילאו **מ** 8 שעות: أوقات a 14 הגסה והדבקה: أغلظ وألزج a 16 וקרירותם: فإذا حركت للاستفراغ سبقت add. a 19 המרה: om. **פ** 23 הדם: فضل a 25 קטרא: **א**[1]**מ**[1] ריומא **אגמ** קטרו **ד** ‖ הגרעינים: פילולי **ב**

חברנו אנחנו מאלואי וסקמוניאה וקולוקוינטידא ואגריקון ודיליאו וגומא ארביקו כי הם יוציאו מינים הרבה ממיני המותרות. ואם הוצרכת בסוף העניין אל רפואה תוציא המרה השחורה תעשה. בה׳ מהתחבולה.

[14] ראוי בהכרח כשתריק מן הגוף אחת מהליחות בלבד ובכללה ראוי שלבסוף יבוא ממנו רוע מזג ויחלשו הגידים. והסבה בהרקת מה שאין במיוחד ברפואה אבל לרבוי השלשול הוא תלוי בג׳ דברים: האחד חולשת הכח השני רחבות פיותיו והשלישי עקיצת הרפואה המשלשלת. בשלישי ברפואות הנפרדות.

[15] כשתשקה רפואה משלשלת תחלת מה שיצא הוא מה שכיונת בו להוציאו ואם השלשול יהיה מרובה יצא אחריו הדק שנשאר מן הליחות ואחרי כן יצא הגס ואחרי כן יצא הדם. והיותר דק שבליחות הוא המרה האדומה ואחר מכן הליחה הלבנה והיותר גסה שבכולם היא המרה השחורה. אבל הדם לא יצא אלא באחרונה אחר שהרפואה אונסת לטבע ויחליש כחותיו. בשלישי מהרפואה הנפרדת.

[16] השלשול הוא מתרבה בזמן שישאר מן הרפואה כח מרובה בפיות הגידים הבאים אל האסטומכא ויחדש בה עקיצה ויניעה לדחות מה שבה ויחטוף בכח אשר בעורקים. בשלישי מהרפואות הנפרדות.

[17] כשיקח האדם הרפואה המשלשלת ולא תשלשלנו קצתה תעשה רעה וקצתה תשוב מזון לא לטבע ממנו היזק. והיא אשר תקנה מן הגוף כח מושך בה ויוסיף באותו הכח שלשולו וכאילו היא משלשלת בכח וכשלא יצא אותו הכח תשוב מזון. בשלישי מהרפואות הנפרדות.

[18] ואני יודע רופאים מפורסמים שיתנו רפואה משלשלת וכשאינה משלשלת יקחם מבוכה ולא ידעו מה יעשו. וכשאנו באים לזה העניין נצוה לקצתם שיכנסו לבית המרחץ ומהם שנקיז דם ומהם שנצוה אותם שיהיו מקיאים ומהם נאכיל שום רפואה קובצת. וכשאנו עושים בהם זה אז יהיה בטנם משולשל. במאמרו בבחינת הרופא.

[19] ראוי לעשות המרחץ קודם קחת הרפואה ביום או ביומים או בשלשה ימים רצופים כי המרחץ יתיך הליחות. ואם היה בגוף מקום שנתקשה והתנפח ירפהו ויהיה נכון הגוף להריק ממנו מה שיריק בנקלה. במאמר חמישי מביאור גליאנוס למאמר הששי לאפידימיאה.

---

1 מאלואי: מאולאין **אד** מאלואין **גמ** || וסקמוניאה: וסקמוניא **א** וסקמונייא **ג** ושקמוניאה **מ** || ואגריקון: ואגריקו **פ** || ארביקו: ארביקה **ב** רביקא **גד** ארביקא **אמ** 4 ראוי ... ראוי שלבסוף יבוא ממנו: يجب ضرورة ... أن يعقب البدن منه a || בלבד ובכללה: كلّه جملة a 5–6 תלוי בג׳: بحصوله في ثلاثة a 10 האדומה: בערבי אלצפרא **אבגדמ** add. 14 עקיצה: وتفتحها a add. || שבה: حثّا متصلا add. a || ויחטוף: فتجحب EL فتجحف a ויוסיף **פ** 25 ירפהו: وخلخله a add.

[20] מה שהיה מן החליים מן המרה האדומה או הלבנה ברוב יספיק לו להשקותו פעם אחת. ומה שהיה קרוב אל המרה השחורה כמו הסרטן או הצרעת לא יתרפא בהשקותו פעם אחת אבל אפשר שיצטרך אל פעם שנייה ושלישית ורביעית וחמישית. במאמר הראשון מהליחות.

[21] הטוב שבעניינים במי שגברו עליו המרירות שיריק גופו מהם פעמים הרבה זו אחר זו מתחת. ויעשה זה בזמן הבריאות ובזמן החולי. בשלישי מפירושו לשני מפדימיאה.

[22] מי שהיה אוכל תערובות בהנהגתו ושותה היינות הרעים לא יועילנו תועלת מרובה כשתשקנו רפואה משלשלת או תקיזנו כי הליחות הנאות יתקבצו בגופו הרבה ובמהרה עבור רוע הנהגתו. ומי שהוא כן אינו ראוי כלל שיעשה הרופא רפואתו. במאמרו בספר ההקזה.

[23] אין ראוי לך כשתשלשל בטנו שתעצרנו קודם העת הראוי ולא אם נעצר מעצמו שתעצרנו קודם העת הראוי ולא אם נעצר מעצמו ותניחנו להיותו נעצר אבל תשוב ותראה איך עניין הליחות וכמה שיעורן בכל הגוף כי אם היה נשאר מהם השארות יולידו חולי קשה ומסוכן. בראשון מפירושו לשנית שלפידימיאה.

[24] כשתשקה לאדם רפואה משלשלת תסתכל מה שיריק ואם ראית אותו שנשתנה תדע שהוא נקה גופו מן הליחה אשר כוונת להריקה ועל כן יועיל לו. אלא אם נשתנה אליו ההרקה כעין גרידה או דבר מעין דם או מעין מרה שחורה או דבר מוסרח או ליחה בלתי מעורבת כי יציאת הליחות לבדם הוא מפני רבוי חמימות יוצא מן הטבע והסרחון יהיה מפני העפוש ויציאת המרה השחורה אשר לא תמהר לתגבורת השירוף. בראשון מביאורו לשנית מפדימיאה.

[25] יש מבני אדם מי שיקשה לשלשלו ומהם מי שישלשלהו השיעור המועט מהרפואה שלשול גדול. ועל כן כל זמן שלא יהיה בחולה קדחת חזקה והיית מכיר בטבעו תשקנו רפואה משלשלת. בפירושו לשיני מן החליים החדים.

[26] כח הגוף אשר שולשל יהיה חלוש מהשלשול ועל כן לא יסבול המזון המרובה ועיכולו הוא משתנה ועל כן ראוי שתמעט לו המזון ויוסיף לו במדרגה ויתן מן המזון מה שהוא ממהר להתעכל. בפירושו לשיני מהחליים החדים.

[27] כשתתחדש קדחת חזקה מאד תהיה נזהר מאד מהשקותו רפואה משלשלת ומהריקו בהקזה כי ההרקה בהקזה יקרה בה שום פחד. בפירושו לשני מהחוליים החדים.

3 במאמר הראשון: في شرحه للأولى a 6 תערובות: תערובת **אבדמ** 10 תשוב: تتفقّد a 15 גרידה: גרידות **אבגדמ** 16 לבדם: صرفة a 17 תמהר (= تسرع O): تستدع GU تستعر (?)E تستودع a (= תנוח n) 22–23 ועיכולו הוא משתנה: وتجويد هضمه a 25–26 ומהריקו בהקזה (= ومن استفراغ بالفصد): واستفرغ بالفصد a 26 יקרה: ليس يقع a

[28] השלשול בהיותו מועיל אין ראוי להפסיקו ואפילו עם המזון אשר יהיה בו כח מועט מהעיצור כל שכן ברפואה עוצרת כי הוא אם היה נפסק תשוב הליחה הרעה אל מעלה ויוליד קדחת או מורסא בכבד וזה ברוב או בשאר האברים. בשני מפירושו לשנית מפידימיאה.

[29] ראוי לך להיותך נשמר בעת תתך רפואה משלשלת ברבוי רגעי העונות או ימי האלבחראן כי כח הרפואה יהיה נפסד בהיות נטיית הליחות בעליון הגוף או אל הפך הצד אשר בה תריק הרפואה. בשנית מפירוש הליחות.

[30] אין מספר לחולים שהיה להם איקטריזיאה אשר רפאתים בשלשול לבד וכן מי שבו הצרעת או חולי ארוך שקדם וזולת זה מן החליים הארוכים רפאתים בשלשול לבדו. במאמרו בהבחנת הרופא.

[31] הרבה בני אדם יתרפאו במהרה בהרקה הגדולה וישמחו בו ולפי רבוי מה שיורק ממנו ביום הראשון יהיה עוצר הטבע לאחר מכן. בחמישי בהנהגת הבריאות.

[32] כשאנו רוצים לשלשל הנערים היונקים נשקה למינקת מעט מן הרפואה המשלשלת כי כח אותה הרפואה נשארת בחלב שלה. וזה מבואר בשאר בעלי חיים כי יש בני אדם שנשתלשל בטנם בשתותם חלב העזים שרעו בתוך שדה האסקמוניאה או מיני האנבולי. והיו אנשים שהרבו לאכול השליו וקרה להם המשכה במושקולי מפני הליבורוס שרעה השליו. בחמישי מביאורו לששית מפדימיאה.

[33] אמנם ראוי שיעשה הקרישטירי למי שכחו חזק אבל מי שכחו חלוש תעשה לו הפתילה. בפירושו לשלישי מהחליים החדים.

[34] והיו קצת מהקדמונים שיצוו למי שיש לו קולינג׳ שיקח אבן קטון ממלח ויעשנו פתילה כי יצא הרעי יציאה ממהרת. וגם יעשה כן הנטרון כשיהיה עושה ממנו סופושטמי. במאמרו בספר הקולון.

[35] כשיוקח מן העטרן שני חלקים ומן השמן ג׳ חלקים ויעשה בו קרישטיר יועיל מן הקולון תועלת גדולה אם האסטומכא חזקה. אבל אם תהיה אסטומכת החולה חלושה תעזבנו. וכן בעשותו שאר הרפואות החזקות הקרישטירי אינם פועלים אלא בהיות האסטומכא חזקה. אמנם האסטומכא שהיא חלושה לא יעשה קרישטירי לבעליו אלא ברפואה החלקה כדי שלא

2–1 כח מועט: נ׳ כח עוצר **פ**[1] 2 מהעיצור: om. **פ** 5 בעת ... האלבחראן: om. **ב** 8 איקטריזיאה: איקטריציאה **אבגד** 9–8 לבד ... בשלשול: om. **ד** 15 שרעו בתוך שדה: ارتعت أغصان a || האסקמוניאה: האשקמוניאה **ג** 20 קולינג׳: קולנג׳ **ג** קוליג׳ **ד** הקוליג׳ **אבמ** 21 יציאה: سهال add. a || סופושטמי: סופושטם **אגד** שוֹפוּשְׁטַם **ב** סופושטאם **מ** 23 העטרן: העיטרן **בדמ** || ג׳ חלקים: جزء a || קרישטיר: קרשטיר **ג** קרישטירי **אדמ** קרישטירו **ב**

יוסיף האסטומכא חולשה ויהיה החולה נעתק מחולי אל חולי כי הרפואה החזקה כשיעשה בה קרישטיר אפשר שהגיע כח הקרישטירי אל האסטומכא ויעלה אל הלשון. במאמרו בקולון.

[36] בהיות לחויות נושכות במעים ראוי שיעשה קרישטיר תחלה בדברים מרחצים כמו מי הדבש ומי השעורים ואם יצא הקרישטירי תעשה הקרישטיר במה שדרכו שישכך הנשיכה ובמה שדרכו שידבק ויחבר. בששי מביאורו לו׳ פדימיאה.

[37] הקרישטיר במי המלח נעשה אותו במי שיהיו במעיו חבלות מעופשות וירחץ כל מה שנתעפש ויצא קלפות שאינם קטנות. ובהיות המקום נקי נעשה קרישטירי עם הרפואות אשר יתקנו העפוש. בפירושו לראשון מהליחות.

[38] ראוי שיהיה נזהר כל מה שאפשר בשאר מיני ההרקות במי שעניין גופו יהיה חלק ורך ובעל בשר ואספוגי ומהר ניתך. וכן מי שנתרבה בו השומן והרזון ויהיה הרקת אילו בשמירה הממוצעת והחפיפה והקרישטירי המחליקים והנטילות והתחבושות ובעשיית השיאף ובמרחץ ותקיז מי שעניינו כן לפי מה שיורוך בו ענייני החולה. בראשון מאגלוקן.

[39] הרבה פעמים יעשה הקרישטירו לרחם בעלי החבלות בזה החלב המבושל באבן או בברזל ויועיל למי שבו הטחורים והחבלות המתחדשות בפי הטבעת. בעשירי ברפואות הנפרדות.

[40] מי שנעצר בטנו כמי שיש לו חולי ארוך או מי שיהיה מתנהג כמנהג הנקי אחר אורך החולי ויצטרך לעשות הקרישטיר לא יעשה מהם מה שהוא מחודד אבל יעשהו עם השמן לבדו. בה׳ מהנהגת הבריאות.

[41] תכוין להתיר בטן בעלי הקדחת התמידית המעופשת. ואם הבטן לא יהיה משולשל תעשה הקרישטירו לחולה במי דבש ושמן זית. בי״א מהתחבולה.

[42] בהטות ליחות נושכות אל המעים הרקתם תהיה שהחולה יעשה הקרישטיר ממטה בדבר ניאות. והניאות שבאילו הענינים והיותר ראוי הוא גריסי השעורים. י״ב מהתחבולה.

2 קרישטיר: קרישטיאי **ד** ‖ הקרישטירי: הקרישטיר **אג** קרישטיר **ב** הקרישטיאי **ד**   3 קרישטיר: קרישטירי **אבגמ** קרישטיאי **ד**   4 הקרישטירי: הקרישטיאי **ד** om. a ‖ הקרישטיר: הקריש׳ **א** הקרישטירו **ב** הקרישטירי **גמ** הקרישטיאי **ד**   5 לו׳: לשנית **פ**   6 הקרישטיר: הקריש׳ **אד** הקרישטירי **מ**   7 קרישטירי: קרישטיר **ג** קרישטיאי **ד**   9 יהיה: أن يكون لحمه add. a   10 ובעל בשר ואספוגי: سخيفا a   11 והקרישטירי: והקרישטיר **ג** ‖ והנטילות: والتطيل a   12 השיאף: الأشياف a   13 הקרישטירו: הקרישטיר **ג** הקרישטירי **אבדמ** ‖ לרחם: לרחוץ **אבדמפ**   16 הנקי: الناقه a   17 הקרישטיר: הקריש׳ **א** הקרישטי׳ **ב** הקרישטרי **ד** הקרישטירי **מ**   18 בה׳: בעשירי **פ**   20 הקרישטירו: הקרישטי׳ **ב** הקרישטיר **ג** הקרישטירי **אדמ**   21 בהטות: בהיות **פ** ‖ הקרישטיר: הקרישטי׳ **ב** הקרישטירי **אדמ**   22 והניאות: وأفضل a ‖ גריסי: גרישי **אבגדמ**

[43] הקרישטיר אשר יעשה לחבלת המעים יהיה מחובר מענינים קובצים ומנקים ומבשלים ומבטלים ומשכבים ומדבקים. או שתכוין לעשות אחת מאילו הכוונות או כולם אם היית צריך אליו ותשים חומר הרפואות מי גריסי השעורים וישוב משקה קובץ ויעשה הקרישטיר בהם. בתשיעי מספר האלמיאמיר.

[44] לאבו אלעלא בן זוהר דברים שצוה לבנו אבו מרון בהנהגת הרפואות המשלשלות וראוי שהרופא יזכרם תמיד ואילו הם אמר: תשמור עצמך מאד מתת הרפואה המשלשלת החזקה עד שתקדים לבשל ולפתוח הסתימות ולרחוץ הדרכים ולהחליק הטבע ואז תשלשלנו. ואם היית צריך לשלשל בטנו בזמן הקרירות תערב עם הדברים המשלשלים דברים שיתיכו הליחות כמיני המלח והפלפל הארוך. ואם הוכרחת לשלשלו בזמן החמימות אין צריך לדבר מתיך. ובכל זמן צריך על כל פנים עם הרפואה המשלשלת דברים שיחזקו האסטומכא כמו המשטיצי והאניסון או האשינצו ומה שיסתור בין המעים והכבד ובין היזק המשלשלים כמו השקדים והפוסתיק והשמן שלהם ומי רבב הריגוליציאה ודומה לה.

[45] מדבריו: כל המשלשלים כל אשר תרחצם יפחות פעולתם. וכן כשתרתיחם. וכל אשר תשחקם היטב יהיה הזקם יותר מתועלתם בפעולת השלשול. ואם המשלשל יהיה בטוח ירבה השתן. וכל העוצרים יהיו הפך כי כל אשר תרחץ המשלשל והארכת בשולו תוסיף קבוץ. וכן כל אשר תשחקנו יוסיף קביצה ועוצר לשתן כמו כן.

[46] מדבריו: כל משלשל שתרצה בו לנקות הראש תעשה גרעיניו גדולים ויהיה בגרעינים חוזק. ויקחם בעת שילך לישן במים חמים שרתחו בו צימוקים עד שיעלו למעלה ויצופו. ותערב לעולם מעט שומים ברפואה המנקה לראש.

[47] מדבריו: תעלה בדעתך שבחור קרתה לו קדחת שתתיך בה בשרו ויצא בשלשול. הדבר אשר יפסיקנו יותר מאד הוא שיטבול החולה במים קרים. ותעלה בדעתך כי מי ששוקה רפואה משלשלת וליחותיו גסות והאויר קר כי יחדש לו סער והמיה וכאב באסטומכא ובמעים ולא ישלשלנו. ובהיותך מכניס אותו לבית המרחץ ויהיה נכנס בטינא שלמים החמים מיד ישתלשל בטנו ויענו ליחותיו לצאת וכאביו והסערה שהיתה לו תנוח מיד. אבל מי שהיו ליחותיו דקות והושקה הרפואה והאויר קר ונתרבה שלשולו זה בהיותו נכנס בטינא שלמים החמים יפסק שלשולו. אמנם העניין הראשון כי המרחץ יתיר ליחותיו ויוציאם. והעניין השני ימשכם חמימות המרחץ חוצה.

---

1 הקרישטיר: הקרישטירי **אגדמ** הקרישטי׳ **ב** 2 או שתכוין: أمّا إن تقصد a 2–3 אם היית צריך אליו: أو ما دعت الحاجة إليه a 3 גריסי: גרישי **אבגדמ** ‖ וישוב: ويسير a ‖ הקרישטיר: הקרישטירי **אגדמ** הקרישטי׳ **ב** 5 לאבו: לאבן **פ** ‖ דברים: وصايا a ‖ אבו מרון: אבי מרון **אדמ** אני מכוין **פ** 6 יזכרם: يتدبّرها a ‖ תמיד: كلّها a 10 המשטיצי: המשטיכי **ג** המצטכי **אבדמ** 11 האשינצו: האנישנצו **אמ** הנשינצו **ב** האינשנצו **ג** האנישינצו **ד** ‖ שיסתור: يحجب a 12 ומי רבב: وربّ a ‖ הריגוליציאה: הריגוליזיאה **ג** وكثيراء add. a 13 וכן: אם add. **אבגדמ** 14 יהיה הזקם יותר מתועלתם בפעולת השלשול: أولى بأن تقتل منها بأن تسهل منها a ‖ הזקם: om. **פ** 21 יפסיקנו: יפסיד **פ** ‖ יותר מאד: יותר מהר **ג** מאד **פ** 22–23 ולא ישלשלנו: ولا يجيب الدواء a 23 בטינא: Catalan/Spanish *tina* (bathtub)

[48] מדבריו: הרפואות המשלשלות כל זמן שלא יעשו מעשה באנשים מיוחדים ויעשה בהם מעשה מה שהוא תחת אותה הרפואה בכח. ואם השקית רפואה ולא תעשה מעשה לא תוסיף ממנו אבל תשקנו זולתה ואפילו יהיה מה שהוא חלוש בכחו או אחר זמן מהרפואה הראשונה או בקרוב ממנו ולא תחבר לעולם בין המשלשל והמזון ודקדק המזון קודם המשלשל ואחריו ימים לפי כח הרפואה.

[49] מדבריו: לעשות המשלשלים וכן שתיתם עם היין הוא פשיעה וספק שנפל בעניין על מי שהרכיב זה כי הם כיוונו לחזק האברים וסממו הרפואה ושכחו מה שהיין הוא מוליד כח הרפואות המשלשלות אל האברים השרשיים כי אפשר שלא יסבול זה אותו האבר וימות.

[50] אמר משה: זה אמת כל זמן שיהיה השלשול ברפואה בעלת סם או חזקה כמו הקולוקוינטידא והתורפד מפני סמותם או הקטפוץ מרוב כחו. אבל הרפואה הבטוחה וכל שכן האגריקו אשר היא רפואה תועיל מהסמום כמה היא מועילה להשקותה עם היין. ואני עשיתי זה פעמים רבות לנקות הראש וראיתי לזה מעשה גדול ונקה הראש ניקיון שאין רפואה בעולם עשתה זאת. ומצא השותה אותה שמחה ולב טוב. והבחן סגולות הרפואות אשר תהיה משקה.

[51] מדבריו: הקולוקינטידא תקונה יהיה בליבות הפסתק ואחריו לבות השקדים נתאמת זה בניסיון ארוך. ומסך התורפיד פרח הנילופר ואם יחבר לו שמן השקדים היה זה טוב.

[52] זכר האיש הנקרא תמימי כשהרתיח החלב ותשים בו בזמן רתיחתו גרעיני הרישאד בלתי שחוקים והורתח עד שיצא רירו בו אם השקה אותו החלב ירפאנו מן החליים ההווים בסוף שתיית הרפואה המשלשלת גרעינים או בישולים וישתהו והוא פושר ויטהר המעים וירחץ מה שנשאר מן הרפואה באסטומכא ובמעים.

[53] אמר משה: זה אמת ומן התנאי שיהיה החלב חלב עזים ואם שותה הרפואה צמא גדול או שאסטומכתו תהיה מתלהבת בה או המעים השיליאו במי הוורדים ואישרוב רושד יותר ניאות בזה העניין.

---

1 כל זמן שלא: ما لا a 6 לעשות המשלשלים: استعمال المسك في الأدوية المسهلة a ‖ וספק: ووهم a 7 וסממו: והפסידו אמ וסממו א[1]מ[1] וסמכו פ وسمو a ‖ הרפואה: إلى الرأس add. a 10 הקולוקוינטידא: הקולוקווינטידה ב הקולוקינטידא אגמ ‖ והתורפד: והטורביטי ב והטורביד אגדמ 11 האגריקו: האוריאה ג האגריקון אבדמ ‖ מהסמום: من السموم a 12 מעשה (= فعلا a): א[1]מ[1] רושם אגמ (= أثرا BELOU) ‖ הראש: מעשה פ add. 13 ולב טוב: بسط نفس a 14 הקולוקוינטידא: הקולוקווינטידה ב הקולוקינטידא אגמ ‖ תקונה יהיה: om. a ‖ בליבות: لبّ a 15 ומסך: وجاب a ‖ התורפיד: התורביד אבגדמ 16 תמימי: في المرشد add. a ‖ הרישאד: הרשאד ג 17 החליים: الأمغاص a ‖ ההווים: א[1]מ[1] המיוחדים אגמ 18 ויטהר: ويغري a 20 ואם: وجد add. a 20–21 ואם ... במי הוורדים: ד om. 21 השיליאו: השליו אגמ השלְיוֹ ב ‖ במי הוורדים ואישרוב רושד: بماء وشراب ورد BELOU بماء بارد وشراب ورد a ‖ ואישרוב רושד: ואישרוב רוסטו ב פ om.

[54] זכר התמימי בספר המרשיד כי הבצל כשתשסעהו ויריחנו בזמן שתותו הרפואה המשלשלת יפסיק הקרבונקלי וימנע הקיא בסגולה שבו. נשלם המאמר הי״ג.

המאמר הי״ד מדבר בענייני הקיא

[1] כל מה שהוא מורק מן הליחה הלבנה למעים או שתהיה מתיילדת בהם מותר המרה הירוקה תוציאנה ותרחצנה עם הרעי היוצא ממנו. והאסטומכא כמו כן הליחה הלבנה מתגדלת בה מאד ועל כן רמזו הקדמונים מן הרופאים לעשות הקיא אחר המזון בכל חודש פעם אחת. ומהם שאומרים שראוי שיקיא שתי פעמים. וכולם רומזים שצריך שיהיה מה שיאכל מהמזונות קודם הקיא מה שיהיה יותר חריף בעל כח מטהר ומרחץ למען נקות כל אשר באסטומכא מבלתי הזיק זה לגוף כי הרפואה המטהרת הנושכת כולה תוליד מרה אדומה וכן המזון הרע. בפרק חמישי מתועלת האברים.

[2] מי שהיה בגופו ליחות רעות מחודדות נושכות אין ראוי לעשות הקיא מפחד שלא ישובו הליחות אשר בחוץ פנימה כי הוא ראוי לשמור מהיותו גורם למשוך הליחות הנושכות אל פנימה כמו שיהיה נזהר ממשוך הליחות הנאות אשר סביב הכבד אל חוצה. במאמר הרביעי בהנהגת הבריאות.

[3] הליחה המלינקוניקא ראוי שתריקה תמיד מתחת ולא תריקנה בקיא לעולם. בפירושו לרביעי מספר הליחות. ואמר בפירושו לפרקי אבקראט שאם היתה הליחה חדה ודקה צפה למעלה אין דרך להריקה בקיא בהיות הזמן זמן הקור.

[4] מי שקרה לו העלוף מסבת ליחות נושכות פי האסטומכא תשקנו מים חמים לבדם או מעורבים עם מעט מן השמנים ואחרי כן תצונו להקיא ואם היה הקיא קשה עליו תחמם אסטומכתו וסביבותיה וכפות רגליו וידיו. ואם לא יוכל להקיא בכל זה תשקנו שמן חם מן הטוב שתוכל. ומטבע זה השמן ברוב העניינים שלא יעיר הקיא אבל יחליק הטבע ובזה כמו כן לבעל זה העניין תקון. בראשון מאגלוקן.

[5] בהטות הליחות הקוליריקי למעלה אל צד האסטומכא תשים הרקתו בקיא אחר הטורח קודם המזון. ומי שמזגו נוטה אל החמימות והיבשות טוב לו מאד לעשות הקיא. בששי מהנהגת הבריאות.

2 הי״ג: בעזרת הבורא ג add. בעזרת הבורא וישועתו אמ add. בעזרת הבורא וישועתו ומנין פרקיו ב add. 8 יותר חריף: حرّيف الطعم a 9 זה: om. a ‖ לגוף: رداءة ما يتولّد عنها add. a ‖ הרפואה המטהרת: الأغذية الغسّالة a ‖ וכן: وكلّها a 12 כי הוא ראוי לשמור מהיותו גורם למשוך: גפ om. 15 המלינקוניקא: המילנקוניקא אד המילנקוניקה ב המלינקוניקה מ 20 זה (= BELO): فهيّج القيء بإدخال الإصبع أو الريشة. فإن لم يطاوعه القيء ولا بهذا add. a

[6] מי שיש באסטומכתו ליחה לבנה וויסקוזה ועומדת בה והוא מאותם שיקל עליו לעשות הקיא טוב לו שיקיא עם מי צנון מבושל מעורב עם אשרוב אציטוסו. ואם היתה ליחה לבנה דקה בלתי דבקה יעשה עם מי גרישי השעורים לבדם או מי הדבש לבדו יספיק לו להקיא בו כשיקח מאחד מהם שיעור יותר ממה שהוא נהוג לאכול. בשביעי מהתחבולה.

[7] בעשותך הקיא אחר המזון תאכילנו אחר כל מזונו כולו מוח שיהיה מתוקן בשמן מרובה כי הוא יעורר הקיא. בשלישי מהמזונות.

[8] בצלי האלנרגס מן הרפואות המעוררות השתן ועל כן נאכיל מי שנרצה להקיאו שתי בצלים או שלשה עם מזונו כי הוא יקיא בנקל מבלתי היזק. בששי מפירושו לאפידימיאה.

[9] מי שהקיא נקל עליו יעשנו קודם המזון למען נקות גופו ממותרי המזון. ומי שיכבד עליו הקיא ראוי שיקיא אחר המזון לנקות כמו כן גופו מן הליחה הלבנה. בפירושו לכאבי הנשה.

[10] לפעמים יהיה נעשה קיא לנקיון ליחה עבה שנשתפד באסטומכא ואין מונע לאחד מאילו לעשות הקיא בימים כולם ולא יעשום שני ימים רצופים לבד. בפירושו לטבע האנושי.

[11] בהיות באסטומכא ליחות נושכות מתיילדות שם או מורקות שם והעילוף יהיה קרוב מהיות לו יעשה הקיא כשתשקנו מים פושרים. בשיני מהתחבולה.

[12] אחר שתות הדברים המעוררים הקיא טוב לטרוח כי יעזור על הקיא כי התנועה תעיר הליחות למעלה כמו שיקרה לרוכבי הים. בביאורו לרביעי שלפרקים.

[13] הדברים אשר יקיא בהם ראוי שלא יקחם בפעם אחת אלא מעט מעט ובנחת עד שינוחו באסטומכא ויחתכו וידקדקו. ואחרי כן יוסיף בשתייה עד שיקיא מה שבאסטומכא ומה שבעורקים הראשונים הסמוכים לה. בפירושו לטבע האנושי. נשלם המאמר הי״ד ומניין פרקיו י״ג.

המאמר הט״ו תשלם לפי פרקים מדברים במלאכת היד

[1] החבלות המעופשות אשר יתפשטו ויתרבו למה שסביבותיהם יצטרכו אל רפואה חזקה מאד. והרבה פעמים יצטרכו אל הכויה הנעשית באש. בחמשי בקטאגנוס.

1 וויסקוזה: וויסקוסה **ד** ‖ ועומדת בה: يستغرقها a 2 מעורב: om. a ‖ אציטוסו: אגיטוסו **אדמ**
5 בעשותך הקיא: متى أردت أن تستدعي من إنسان القي a ‖ כל מזונו כולו: طعامه a 7 השתן: للقيء a הקיא **ד**¹ 10 הנשה: النساء a 11 עבה: لزج add. a ‖ שנשתפד: שנעשה **ג** رسخ a 15 לטרוח: تحريك البدن حركة ثقيلة a تحريك البدن حركة نقلة EGLOU 19–20 נשלם המאמר הי״ד ומניין פרקיו י״ג: om. **ד** 21 המאמר הט״ו תשלם: אלמקאלה אלט״ו תשלם **אמ** המאמר אלמקאלה אלט״ו תשלם **ב** המאמר החמשד עשרה ישלם **ג** המאמר **מ**¹ om. **ד** 22 ויתרבו: وتسعى a

[2] מן החבלות שהם נקראות אלחמרה ריזיפילא והיא חבלה תתחדש במקומה מה שדומה לשריפת האש והיא מורסא חזקה תקיף סביב המקום כולו ומחוזק המורסא יגיע אל קדחת עם פחד גדול. וראוי שישים על מקום השריפה רפואה חזקה מן הרפואות החזקות. וישים על המורסא אשר סביבה תחבושת יהיה בו כח הזרה וימנע מה שיהיה נמשך שם ויהיה בו כח מכבה וכח מתיר למה שבמורסא. בחמישי לקטאגנוס.

[3] אין ראוי שיהיה אבר שיהיה לו עומק או בטן ואין בגוף אבר אלא ולו בטן עם עומק מלבד הידים והרגלים והחלצים. בפירושו לשני מן האוירים.

[4] בהיות המוגלא מקובץ בין החזה והריאה כל כך עד שתתיאש מהיותו יכול לנקותו ברקיקה אז תעשה הכויה על החזה. בפירושו לששי מפרקי אבקראט.

[5] אמר משה: הסתכל איך לא צוה בזה אלא עד שתתיאש ועל כן לא יסתור זה מה שקדם זכרו בשני מהאוירים.

[6] הכויה בברזל החם או ברפואה השורפת ראוי שתעשה אותה במקומות אשר יפלו בהם החוליים דבר גדול מאד מרבוי הליחות וריעותם כמו שיהיה זה בחבלות הפירדולינט. בששי מפרושו לששי מאפידימיא.

[7] אין ראוי שימהר האדם לנקוב בטן בעל ההדרוקן אבל יהיה מוכרח לזה כשיתרבו הלחויות עד שיכבדו עליו ויחלישוהו. וראוי שיקדים לכוות בעלי חבלות הריאה קודם שתהיה נאכלת. בשביעי מפירושו למאמר הששי שלפדימיאה.

[8] כשתדקור שום מקום והריקות מה שיש בו מן הטרי תהיה נזהר באותה שעה ובמה שאחריה מעשותך השמן עם המים. וכשתצטרך לכבס החבלה תכבסנה במי הדבש או החומץ המזוג או היין לבדו או היין המעורב עם הדבש. בשני שלספר אגלוקן.

[9] החבלות הפירדולינט אשר תהיינה עם עפוש צריכות רפואה שתהיה בתכלית החדוד עד שתהיה דומה לאש בשריפה כמו הוויטריאולו והארדימינט הנקרא בערבי זאג וקלקטאר ושני מיני הארסניץ בערבי זרניך והסיד שאינו מושקה. כי אילו הרפואות הם שורפות כאשר ישרוף האש והרבה פעמים נעשה האש בכמו אילו החבלות כשינוצחו אילו הרפואות ופעולתם לא

1 ריזיפילא: רִיצִיפִילַא **ב** ריציפילא **אגדמ** 2 לשריפת: בשריפת **אבגדמ** 3 החזקות: الكاوية a 6 שיהיה: أن يكوى a ‖ אלא ולו: .om **א** שיש לו **א**י**דמ** 13 החוליים: من العلل a ‖ מאד: מהם **אגמ** מה **ב** ‖ הפירדולינט: הפירדולֵינְט **ב** הפירדולנטי **ג** הפרידולנטי **ד** הפירדולינטי **מ** 19 עם: أو a 21 הפירדולינט: הַפֵירְדוֹלֵינְט **ב** הפרידולינטי **ד** 22 בשריפה: בשירופה **אבגדמ** ‖ הוויטריאולו: הויטריאול **גד** הוויטריאול **אמ** ‖ והארדימינט: והאדרימינט **א** והאַרְדְמֵינְט **ב** והאדרמינט **ג** 23 הארסניץ: הארסניש **אגד** הארסיניצי **ב** ‖ מושקה: משוקה **אהגדמ**

תפעל כראוי. ואילו הרפואות הם טובות לחולי הריציפלא כשיושמו על המקום בעצמו אשר שם כעין סובין כי אותו המקום הוא אשר שם היה העפוש ואין ראוי שיושמו אותן הרפואות במה שסביבותיה. בשני שלאגלוקן.

[10] האבר כשהוא מת ולא ירגיש כשאתה תנשכנו או תחתכנו או תשרפנו באש בלא ספק כי זה האבר ישתחר ועל כן ראוי שתמהר לחתכו כדי שלא יפסיד המקום הבריא אשר לצדו. בשני מאגלוקן.

[11] הרפואה אשר היא טובה למקומות המתעפשים הם קמח הכרסנה עם החומץ וקמח השילם עם הדבש וקמח הפולים וחומץ ודבש ומלח. יבחר מאילו ומה שדומה להם לפי מזג כל איש ואיש.

[12] כשתחתוך אבר שנתעפש או שמת תעשה בשמירה וקיום ותעשה הרפואה אשר הגדתי לך אחר שתשמור בטבע מי שתרפאנו וטבע האבר ובחתכך האבר תכוה שרשו כמו שעשיתי להרבה. בשני מאגלוקן.

[13] הסרטן זאת המחלה בהתחלה רפאנו מהם פעמים הרבה ונרפאו אבל כשהעניין יחמיר ותגדל המורסא גודל בעל שיעור לא היה שום אדם שהגיע לרפאותו אלא כשרפאהו בברזל לחתוך המורסא ולשרש אותה משרשה כמו שהיא מקפת עד שיגיע למקום הבריא. אלא שהוא אם היתה המורסא בתוכה יהיו גידים עבים וכל שכן הגידים הדופקים לא יהיה בטוח מהגרת הדם מיד שהוא חותך אותה המורסא. ואם היתה כמו כן המורסא קרובה מאבר שריי יהיה חיתוך המורסא סכנה ופחד כיון שאי אפשר שתכוה שורש המחלה מפני שהיא קרובה מאבר שריי. בשני מאגלוקן.

[14] בעלי הסתימות והשקוטומיאה ובעלי האלצדאע החזקה כמו כאב חצי הראש יועיל להם לחתוך הגידים הדופקים אשר מאחורי האזנים. ולפעמים יקרה שלא יועיל להם זה כי אותם האידים המולידים לאותם החוליים יעלו אל המוח בעורקים אחרים דופקים בלתי נראים בשטח הגוף ויעלו לשטח המוח. בשלישי מהקדמת ההכרות.

1 לחולי: הראש הנקרא פ add. ‖ הריציפלא: הרִיצִיפְלַא ב הריציפלה ד הריציפילא מ 1–2 המקום בעצמו אשר שם כעין סובין: موضع الخشكريشة a 5 כדי שלא יפסיד: من حيث يلقى a ‖ אשר לצדו: الذي يتّصل به a 7 הכרסנה: הכרשינין ג הכרסינה אדמ 8 השילם: השיליו אד השיליאו בפ ‖ ודבש: أو بعض الأقراص المجفّفة أو دقيق الباقلّى وخلّ وعسل add. a 9 ואיש: ثانية أغلوقن add. a في مقالته تلك add. ELO 10 וקיום: والتحرّز a 12 להרבה: في القروح add. E(?)GLOU في الفروج emendation editor 17 שהוא חותך אותה המורסא: om. a ‖ שריי: שרשי גד 19 שריי: אשפירטואל בלעז אג add. בע׳ נפיס אשפירטואל בלעז ד add. שַׁרִי איספירטולי בלעז ובע׳ נַפִּיס ב add. בע׳ נפיס מ[1] 20 הסתימות: الدوار a ‖ והשקוטומיאה: והאשקוטומיאה ד והסקוטומיאה מ ‖ האלצדאע: האלצדע אדמפ ‖ הראש: والخوذة add. a 22 האידים: א[1]מ[1] העשנים אגמ ‖ בעורקים: בגידים א[1]מ[1] 23 לשטח: إلى شبكة a

[15] כל יציאה שתהיה באיזה מקום שיהיה מן הגוף ואותו המקום בעל יתרים ועצבים או מקום ערום מהבשר ויהיו בו עצמות הרבה בעליו יהיה ממנו פחד שמא יקרה לו כאב גדול וכווץ וערבוב דעת. ברביעי מהתחבולה.

[16] מה שיהיה מן האברים מרגישים תהיה צריך כשתרפאם שלא תעשה להם דבר מכאיב כלל ומה שיהיה מן האברים בעל חוש מועט אפשר לך כשתרפאנו שתעשה לו דברים חזקים אם יצטרך זה החולי רפואה חזקה. בד׳ מהתחבולה.

[17] כשתקרה עקיצה בעצב מן העצבים על כל פנים יכאב כאב מרובה מפני חוש העצב. על כן תתחבל לשכך הכאב ולמנוע ככל יכולתך שלא תתחדש שם מורסא והוא שתעמיד המקום פתוח לא תעשה מה שיעלה בו בשר. ומן הראוי שתוסיף לקרוע העור ושתקיז אם הכח יסבול זה. ואם היה החולה בעל ליחות תריק הליחה הרעה ברפואה משלשלת ותטבול מקום העקיצה בשמן שיהיה בתכלית הדקות כלומר ישן ותשימהו חם. ותזהר בכל יכולתך שלא יתקרב במקום ההוא מים חמים כדי שלא יתעפש המקום ויהיה החולה בפחד גדול. בששי מהתחבולה.

[18] אם עלה בדעתך לרפאות הסרטן עם הברזל תשים ידך תחלה להריק הליחה המלינקוניקה בשלשול ואחר כן תחתוך על מקום המחלה כלה עד שלא תהיה נשארת שם שורש כלל. והניח לדם יוצא ולא תמהר לעצור אותו ודחוק סביבות העורקים עד שיצא מהם הדם הגס ואחרי כן תשים פניך לרפאות החבלה. במאמר האחרון מספר תחבולת הבריאות.

[19] החזירים הם מורסא קשה יתחדשו בבשר הרך. ואם נתחדש זה בבשר הרך הנברא לתועלת גדולה והוא אשר נברא להוליד הרוק ודומה לו ויתדבקו בו גידים דופקים ובלתי דופקים רפואתו תהיה כמו רפואת שאר המורסות הקשות. ואמנם המתחדש בבשר הרך הנברא להיותו מוצק לזולתו והוא לסמוך הגידים ירופא בהעתיק האבר הרע כמו שהוא כולו וזה יעשהו או בברזל כמו שיחתוך אותו כמו שיעשה בסרטן או בעשות בו דברים מעפשים. בסוף המאמר האחרון שלתחבולה.

[20] הצמחים אשר ברוב יתחדשו בשטח הגוף הכוונות הכוללות ברפואתם הם שלושה: ההתרה או העפוש או לחתוך בברזל. והדבשית מהם תצטרך אל אחת מאילו לבד. אבל אשר תהיה בתוכה כדמות קמח מבושל במים ראוי לך שתתחכנה והוא עובר שתעפשנה והדומה

1 ועצבים: أو معرق add. a 2 פחד: خطر وشرف a ‖ יקרה לו: יבא לידי ג ‖ כאב גדול: وجع وسهر a ‖ וכווץ: וקיווץ אבגדמ 4 מה: מי אדמ 6 בד׳ מהתחבולה: פ om. 7 מפני חוש: لفضل حسّ a 8 תתחבל: לשון תחבולה פ^1 ‖ לשכך: בהשקטת אגדמ לשכך מ^1 10 בעל ליחות: رديء الأخلاط a ‖ ותטבול: ותמשח א^{1}בדמ^{1}פ ופתח ג ומשח ג^1 12 ויהיה החולה בפחד גדול: ويهلك العليل a 14 המלינקוניקה: המילנקוניקא אד המלינקוניקא גמ 16 עד שיצא: واعصر a 19 ודומה לו: וזולתו א^{1}בדמ^1 21 להיותו מוצק לזולתו: להוליד הרוק ג لحشو الفرج a ‖ בהעתיק: בקטע ELU بقلع a 22 כמו: כמי פ 24 הצמחים: הדברים ג 26 ראוי לך: فيجوز a

לחלב או לשומן תרפאנה בברזל לבדו אחר שאי אפשר בה שתתעפש ולא שתהיה ניתרת. במאמר האחרון שלתחבולה.

[21] הבשר הנוסף בקצוות העינים והתוספות הצומחות בפי הטבעת והם הטחורים צריכות לחתכם. באחרון שלתחבולה.

[22] כשתחשוב לחתוך שום דבר מן הגוף בברזל תכוין לשלושה כוונות: האחת מהם שתהיה פעולתך נשלמת בזמן קצר מאד בכל יכולתך. והכוונה השנית שלא תהיה שם כאב בעת שתחתוך. והכוונה השלישית שסופו יהיה בטוח. ובטחון הסוף יהיה תלוי בשלשה כוונות: הכוונה הראשונה שתהיה בריא שהדבר שכיונת בו יהיה נשלם. והכוונה השנית שאם לא נשלם רצונך לא תביא בעבור זה היזק מצד אחר. הכוונה השלישית שתהיה בטוח שהחולי לא ישוב. כי כשתעיין באילו הכוונות יתבאר לך בקצת העתים שרפואת הברזל יותר נכבדת. במאמר האחרון מהתחבולה.

[23] כשיתעבו גידים בשוקים ובבצים צריכים לחתוך ולשרש. וכן הבשר הנוסף באף צריכה לחתוך עם השורש ההווה מבפנים ולפעמים תהיה נחתכת עם האף כמו שהוא. באחרון מהתחבולה.

[24] רפואת הציפורן אשר תהיה בעין בעודנו קטון יהיה בדברים מטהרים כרפואת הגרב. וכשתוסיף ותתקשה אז תרפא בברזל.

[25] החולי שבעין הנקרא ברדה צריכה לחתוך. וכן הטרי המקובץ בעין בחולי הנקרא אלכמנא ברוב תרופא ברפואה מתירה לא בדבר שמייבש יובש חזק כי הוא יריק הרוב ויקפיא הנשאר. ואנחנו הריקונו זה הטרי כשפתחנו הקרום הנקרא קרניית במקום האכליל. ותורק כמו כן בנענוע הראש עד שירד הטרי למטה. באחרון שלתחבולה.

[26] תחלת מה שראוי לעשות ברפואת החוליים אשר עמהם כאב מה שתהיה מן הרפואות לחות עם מעט חמימות עם רפואות מרפות והם יתירו ניפוח האברים. שביעי מקטאגאניס.

---

1 לחלב או לשומן: לשומן **בגמי** לשומן החלב **אד** לחלב **מ** 3 בקצוות: أماق L مأق a 7 שסופו יהיה בטוח (= أمن العاقبة): أمر العافية a ‖ ובטחון הסוף (= وأمن العاقبة): وأمر العافية a 8 שתהיה בריא: **אימי** שתעמוד על בוריך **אגדמ** أن تتيقّن a ‖ יהיה נשלם: يتمّ ضرورة a 10 נכבדת: وفي بعض الأوقات استعمال الأدوية أفضل add. a 12–13 ולשרש. וכן הבשר הנוסף באף צריכה לחתוך: **פ** om. 13 השורש ההווה מבפנים: الطبقة الملبّسة من داخل a 16 בברזל: في مقاله تلك add. EL أخيرة الحيلة add. a 17 ברדה: בַּרְדַה **ב** ‖ אלכמנא: אלכַּמְנַה **ב** אלכמנה **ג** 18 הרוב: הדק **פ**[1] 21 תחלת: תחלה **אבגדמ** ‖ ברפואת החוליים: ברפואות החליים **אבגדמ** من الأدوية في علاج الأدوا a 22 עם: ثمّ a ‖ ניפוח: تمديد a

[27] תתחדש חולי באובולא שהיא תתרפה רפיון חזק מבלתי מורסא ואנו נוהגים לחתכה. ובאמת שהאובולה בהיות בה זה כי הרפואה שתחמם ותנקה הליחה הלבנה היא מועילה לה והיא תהיה באותה שעה וברוב נוטה ללובן וכאילו היא נעדרת הדם. בששי מהמיאמיר.

[28] העין הוא יותר מרגיש משאר האברים ועל כן ראוי שתטיף בהם הרפואה אחר שירום העפעף העליון בנחת ותתיר הרפואה עד שתהיה לחה ותהיה רחוקה מן הנשיכה והעקיצה. ומצאו הרופאים תועלת גדול בלובן הביצה. בי״ג מהתחבולה.

[29] הרפואה הלחה הניגרת לא תעמוד אלא בקשר ועל כן תשים רפואת הגרב יבישה כי הקשירה צריכה להיות על העין כולו והעין אינו סובל שיהיה נקשר בקשירה שלא תהיה נבדלת ימים רבים. בחמישי מהמיאמיר.

[30] המים אחר שירד ויפחות מפני השומר ראוי שתחזיק אותו עם המחט שעה גדולה במקומות אשר ירצה שינוח בו כדי שיתאחז בו. בראשון מהחתנות.

[31] כשתהיה קורע הקרום הקרני יהיה תחלת מה שיפגשך הלחות הדק הרקיק ויהיה ניגר וזב והוא הלחות אשר הרבה פעמים אנו רואים שיגר ויצא מן הנקב אשר ינקב בעין אשר ימחט המים. ואחרי כן יתכויץ העין בעצמו. עשירי מתועלת האברים.

[32] הרפואה היותר מועילה לחבלות העצבים והיותר מתקנת להם הוא מה שהוא מייבש והוא במעט חמימות ותהיה חמימותו מספיק ומיבש עם כל זה. וכל מה שמטבעו שימשוך הלחויות מעומק הגוף לנגלהו יהיה טוב לחבלות העצבים. בשלישי מקטגאנוס.

[33] אמנם רפואת חבלי העצבים אני עושה בה הגפרית אשר לא נגעהו אש עם השמן עד שובו עבה כטיט כתלי המרחץ. ויעשו בגופות הנערים והדומים להם התירבינטינא לבדה או עם האופורביאו בגופות היבשות. וכן יעשו פצולת הדבורים לבדו או עם הפורביום מולש עם שמן ישן. אבל הגופות אשר הם קשים הרבה תעשה להם האופפנקו לפעמים עם השמן ולפעמים עם הטירבינטינה וכן האפפונק. ולפעמים יעורב עם השמן כמו כן סיד חי רחוץ. בששי מהתחבולה.

1 באובולא: באובלא **אג** באובולה **בד** 2 שהאובולה: שהאובלא **אגמ** 5 בנחת: غاية الرفق a ‖ ותתיר הרפואה עד שתהיה לחה: وتديف الأدوية برطوبة a ‖ ותהיה רחוקה: طبيعتها بعيدة a 7 הגרב: الجرب EL الغرب a 9 רבים: بمقدار يبرأ فيه الناصور add. a 10 ויפחות: وينحطّ a ‖ השומר: الناظر a 13 ימחט: يقدح a 14 יתכויץ: יתקווץ **אבגדמ** ‖ העין: **פ** om. ‖ בעצמו: מעצמו **פ** بأسرها a وتقلّصها وغورانها add. a 16 מספיק (= كافية): خافية a 19 כטיט כתלי המרחץ: وسخ الحمّام a ‖ התירבינטינא: הטירבנטינא **ד** הטירמינטינה **פ** 20 האופורביאו: הפורביום **אבגדמ** ‖ בגופות היבשות. וכן יעשו פצולת הדבורים לבדו או עם הפורביום: **ג** om. ‖ פצולת הדבורים: פעולת הדבורים **אדמ** وسخ الكور a 21 האופפנקו: האופפונק **ג** האפפונק **אבדמ** السكبينج a ‖ השמן: عتيق add. a 22 הטירבינטינה: התירבינטינא **אבגמ** התרבינטינאה **ד** ‖ וכן האפפונק: **פ** om.

[34] כשתהיה העצב נגלה ונראה בחבלות לא תקרב לו הרפואה החזקה הנזכרת ויספיק לך סיד חי רחוץ מאד בשמן דק. וצריך שתהיה הרפואה חמה כשתשימנה על המקום. במאמר הששי מתחבולת הבריאות.

[35] כשתתחדש באחד מהאברים מורסא פתאם להריק המוגלא ממנו פתאם הוא פחד כי הוא מחדש לבעליו ההתעלפות מיד והכח נופל כי המגל כולו הוא סותם בפיות העורקים הדופקים. וכשיריק המוגלא כולה יצא עמה דבר מרובה מהרוח פתאם. בפירוש גליאנוס לששית מהפרקים.

[36] הרקת המים הכלואים בבטן בעל ההדרוקן הנאדי תהיה ברפואה מתירה או בנקוב הקרום הנקרא אלסיפאק. אבל הלחות המתקבץ בכיס המעים תריק בקנה נבוב שיכניס בו. ויחתוך בכיס חלק מהסיפאק וכן האובולה תחתוך. ולא תמהר בחיתוכה עד שיאריך בה הזמן ותראנה כרצועה ואז תחתכנה. באחרונה מהתחבולה.

[37] שים כוונתך תמיד בחבלות הבטן שתשים הצד אשר בו החבלה יותר עליון מהצד האחר. אם תהיה החבלה בצד הימין יטה עצמו החולה על הצד השמאלי ואם היה בשמאל יטה על הימין. אחר תפרו החבלה וקשירתה תהיה כמו שהוא ראוי לקשור. בששי מהתחבולה.

[38] כל חבלה טרייה אי זו חבלה שתהיה אם תהיה בבטן צריך להוציא מהחבלה בעצמה דם או מעט או הרבה כי כשיגר ממנו דם יהיה מורסת החבלה ומורסת מה שסביבה פחות. ברביעי מהתחבולה.

[39] החבלות אשר יתרבה יציאת הדם מהם מפני דקירת העורקים יפסיק אותו הדם בכויה או ברפואה שיהיה כחה כח הכויה או בדבר שיקבץ וימעט או כשיעתיק החומר אל מקום אחר קרוב או במשכו אל הפך הצד או בקררו לכל הגוף וכל שכן לקרר האבר שבו החבלה. והרבה פעמים יהיה הדם נפסק בשתותו מים קרים ובחומץ המזוג או עם היין הקובץ העפיץ ושאר מה שיקרר ויקבץ כשיורק מחוץ. בחמשי מהתחבולה.

[40] אם היה הגיד הנבקע ממנו הדם גיד דופק יהיה נפסק באחד משני דברים: או כשתחזק עליו בקשירה חזקה או שתחתכנו בשנים ויתכויץ כל חלק ממנו לעצמו ולצדו הסמוך לו ויתכסה בבשר. ולפעמים נהיה מוכרחים לעשות זה המעשה בגיד בלתי דופק בהיותו גיד גדול או באבר גדול בעל פחד. והיותר ראוי לעשות בשני העניינים כולם הוא שתקשור שורש הגיד הסמוך מן הלב או הכבד ותחתכנו לשנים. בחמישי מהתחבולה.

---

2 המקום: החבלה **אבגדמ** 4 פתאם: om. a ‖ פתאם: om. **פ** 5 המגל: המוגלא **מ** 9 אלסיפאק: אלציפאק **אגדמ** אלזיפאק **ב** ‖ בכיס המעים: في قيلة الماء a 10 בכיס: في القيلة a ‖ מהסיפאק: מהציפאק **אגדמ** מהזיפאק **ב** ‖ האובולה: האובולא **ג** 11 ותראנה: وترقّ a 13 יטה על: יטה עצמו אל צד **ד** יטה לצד **מ** 15 אם: غير a 19 וימעט: يسدّ a 24 ויתכויץ: ויתקווץ **רבגדמ** אל **פ** add. 26 גדול בעל פחד: شريف جليل الخطر a ‖ והיותר ראוי: والأحزم a

[41] יכריחנו העניין אל הכויה בהיות שילוח הדם בעבור חולי שנפל באבר או בעבור עיפוש שקרהו וכן כשנחתוך אבר בעבור איכול או בעבור עפוש ששרץ בו אנו נכווה שורשו באש או ברפואה שורפת מקבצת כמו הויטריאולו ומיניו. בשלישי מהתחבולה.

[42] החבלות הישנות ראוי שתוציא מהם דם מועט או הרבה. ואם היה האבר החולה שב ירוק או אדום או שחור נשרט אותו ונוציא דמו ונשים עליו אספוג יבש ואחר כן נרפאהו ברפואה מייבשת. ואם נצטרך אל הרקה פעם שנית בהקזת הדם נריקהו. בד׳ מהתחבולה.

[43] כשתראה מה שחתכת בחבלה שמראה משונה אז ראוי שתחתכנה ותשרשנה עד הבשר הבריא ואם היה אותו השינוי שהרבה אל הדרך המרובה תשרשהו או תרפאהו ברפואה בזמן ארוך. ברביעי מתחבולת הבריאות.

[44] בהיות הפישטולא שניגרה ממנה שום דבר לפי מנהגה ואחר מכן נכנס ונחבא מה שהיה ניגר ממנה ראוי שתפתחנה. בשני מפירושו לששי מספר פדימיאה.

[45] לבעל המחבוא כשיהיה שם לכלוך הרבה תעשה לו הקרישטיר במי הדשן והוא הנקרא המטיף או במי הדבש. וכל אשר הוא יותר מעט לכלוך תמעט הדבש ותעשה קרישטירו אחר מכן עם היין המזוג עם הדבש. ומי הדבש לנקות יותר מופלג והיין טוב לדבקות אחר הניקיון יותר עוזר. להשים התחבושת אשר מטבעו שידבק ממעלה ושים על התחבושת אספוג חדש טבול ביין וחתל ממעלה לו וחזק הקשירה מתחת למחבוא וכלה אותה אל פיה עד שתלחצנו מבלתי כאב ובכל שלשה ימים התירנו פעם אחת. ושים על פי המחבוא חתיכת בגד קטנה בתחבושת כאילו הוא חותם ודיבוק. ואם היה המחבוא למטה ופיהו למעלה ולא תוכל לשנות מקומו תפתחנו מתחת כדי שתהיה ניגר מה שבו. במאמר השני מאגלוקן.

[46] כשיצא דם מרובה מגיד דופק או בלתי דופק אנו נשים ידינו בו לחתכו ברוחב ואע״פ שלא יהיה מעלה בשר לעולם אבל נציל בעל החולי מן הסכנה. וכן כשהעצב ימצא עקיצה או חבטה ונהיה צריכים לחתכו ברוחב ונבטל תנועה מהתנועות למען נציל בעל החולי מן הכווץ או מבלבול הדעת או שניהם. ועל זה המשל כשיקרה בפרק מן הפרקים הגדולים השמטה עם חבלה נרפא החבלה עד שתתרפא ואע״פ שאי אפשר דבקות ההשמטה אחר מכן כי אנו

---

1 חולי: أكلة a 2–1 או בעבור עיפוש שקרהו וכן כשנחתוך אבר בעבור איכול: om. **פ** 3 הויטריאולו: הויטריאול **אגדמ** ‖ בשלישי: خامسة a 4 דם: om. **פ** 7 מה שחתכת בחבלה: شقّة القرحة a ‖ משונה: وحدها أو صلبت a 8 הדרך: مسافة a 11–10 שום דבר לפי מנהגה ואחר מכן נכנס ונחבא מה שהיה ניגר ממנה: om. **ב** 12 לבעל המחבוא: المخبأ a ‖ הקרישטיר: הקרישטירו **א** הקרישטירי **דמ** 13 המטיף: القاطر a ‖ קרישטירו: קרישטיר **אגדמ** 14 טוב: om. a 15 התחבושת: om. **פ** 16 טבול ביין: **פ**[1] ‖ וחתל: om. **פ** ‖ וחזק הקשירה: وابدئ من الشدّ a 18–17 ושים על פי המחבוא חתיכת בגד קטנה בתחבושת כאילו הוא חותם ודיבוק: واجعل على ضمام يطبق a ‖ חתיכת בגד קטנה בתחבושת כאילו הוא חותם ודיבוק. ואם היה המחבוא: om. **במ** 18 ודיבוק: ודובק **פ** ‖ המחבוא: أسفل المخبأ a 22 הכווץ: הקיווץ **אבגדמ**

אם נחשוב להשיב ההשמטה עם החבלה ימצאהו הכווץ ברוב העניין. ונרפא היותר מסוכן. בשלישי מהתחבולה.

[47] זאת היא רפואה שתפסיק הדם הניגר ואפילו מן הוורידים: תקח אוליבנו או עפרו ואלואין ותערבם בלובן הביצה עד היות הרפואה בעובי הדבש. וילוש בה שערות הארנבת ותשימהו על הגיד הקרוע והחבלה בכללה ועטוף עליה עיטוף יפה. ותשמור מהתחדש לו כאב כי אין בעולם דבר יותר גדול בהערת שילות הדם מן הכאב. ואחרי כן תתיר הקשירה אחר שלשה ימים ואם מצאת הרפואה דבקה בחבלה דבקות יפה לא תסירנו ושים עליו מאותה הרפואה כאילו אתה תטבול בה השערות שלארנבת וקשרהו כמו בראשונה ואם נפל השיער תעשה פעם שנייה ותקשרנו כמו כן. ולא תסור מהחליפך זה תמיד עד שיצמח הבשר. בחמישי מהתחבולה.

[48] כשתראה הרפואה לא תהיה לה יכולת להתיר הטרי כולו אבל יגבר עליה הטרי ונצח אותה ראוי שתפתח אותו הצמח ותפתחנו במקום העליון שבו והיותר דק ועשה שיהיה הטרי ניגר ושים מה שייבש מבלתי עקיצה. ואם מצאת שום דבר מן האבר שנתעפש על כל פנים יחתוך מה שנתעפש. ועור תחת השחי והאנגוינלייא צריך אתה לחתוך בשיעור עלה הדס מפני רכות עורם ושים אורך החיתוך הולך ברוחב האנגוינלייא לא בארכה ואחר החיתוך תמלא המקום מאבק האוליבנוס. בי״ג מהתחבולה.

[49] וכשליחות ישתעפו באבר בין האברים המתדמים חלקיהם ויתחייב שתריק מן האבר בעצמו ראוי שתשים על אותו האבר רפואה תדחה מה שירוץ לו. וההרקה תהיה עם הפתיחה ועם הרפואה המתירה וכל שכן אם תרגיש שיהיה בין האברים המתדמים החלקים דבר עצור וכלוא. במלאכה הקטנה.

[50] המורסות הבאות מסבת דם המתחדשות מבלתי סבה מבחוץ כשתשרטנו תביא על בעליהם רעה רבה וכל שכן אם תרצה לעשותה בתחלת החולי. אבל כשהחולי יאריך אינו רע שתשרטנו. וכן המורסא הנקראת ריזיפילא בערבי חמרה כשתגיע עניינה לשחרות או למראה העופרת או לירקנות טוב לשרט. שנית שלאגלוקן.

[51] המורסא הנקראת חמרה תקררנה בתחלת העניין. וככלות חומו ונתבטלה רתיחתו אז תועילנו השריטה והחיבוש בתחבושת יהיה נעשה בקמח השעורים מחומם. במאמר השני מאגלוקן.

---

1 הכווץ: קיווץ **אבגדמ** ‖ מסוכן: מסופק **בפ**   3 הוורידים: الأوداج a   4 וילוש: وتلوث a
14 והאנגוינלייא: והאגינליא **א** והאנגינליא **ג** והאינגינלייא **ד**   15 האנגוינלייא: האנגוינליא **א** האנגינליא **ג** האנגינלייא **ד**   17 ישתעפו: יתעפשו **אבגדמ** ارتبكت a   18 תדחה: **אדמ** .om   23 ריזיפילא: ריצִפִּילַא **ב** ריציפלא **אגד** ריציפילא **מ** ‖ חמרה: חמְרַה **ב**   25 תקררנה: תעשה הקירור **אדמ**

[52] כשהטרי יהיה קשה מהיותו נגמר בעשייתו והתרתו תהיה קשה והליחות אשר נסתבכו באותו האבר יהיה בהם עובי מרובה ודבקות ראוי לעשות השריטה העמוקה. וטוב כמו כן באילו המורסות התחבושת העשוי עם התאנים והוא שתבשל התאנים עד שישובו מימיו כאין דבש הדבורים ותערבנו לפעמים בקמח השעורים ולפעמים בלחם הסובין. בשנית שלאגלוקן.

[53] מצאתי השריטה אשר אינה עמוקה תועלתה מועטת במורסות. והשריטה העמוקה הארוך הרבה תעשה הרקה גדולה מאד עם שכמעט יתעלפה בעליה. ויצטרך אותה השריטה בעצמה לרפואה מיוחדת. והשריטה אשר היא בין שני השריטות היא מובטחת משני ההזקים. ועל כן לפי דעתי טוב לעשותה תמיד אלא במה שיקשה בשולו והתרתו מן המורסות כי הוא יצטרך לשריטה העמוקה. בשני מאגלוקן.

[54] בגופות תהיינה נולדות שתי מותרות: האחת דקה תהיה ניתכת מן הגוף בהתכה הנסתרת והאחרת עבה והיא הלכלוך המתקבץ בגוף. ואותה הדקה בחבלות תהיה נקראת מרגא בערבי צדיד ואותה הגסה העבה בחבלות תקרא וירוש בערבי וצרי ותשוב החבלה לחה או וצרה מריבוי אחת משתי אילו המותרות. ותצטרך החבלה בהכרח בעבור לחותה לעניינים מייבשים מבלתי נשיכה ובעבור לכלוכה צריכה לנקות. ולא תהיה נחדלת תולדת שתי אילו המותרות בחבלה העמוקה ולא בזמן אחד אפילו. בשלישי מהתחבולה.

[55] החבלה העמוקה צריכה תמיד אל רפואה מיבשת. והרפואה המצמיחה הבשר ראויה להיות במדרגה הראשונה מהיבשות ממוצע בניקוי ובניגוב כמו האוליבנו וקמח השעורים וקמח הפולים וקמח הכרשנא ושורש השושן וצמח האופופנקו והתותיא. והיין רפואה טובה לכל החבלות. בג׳ מהתחבולה.

[56] הרפואה המעלה הבשר ראוי שתהיה יותר מיבשת מהמצמיחה הבשר ולא יהיה בה ניקוי וריחוץ כמו שיצטרך לזה המצמיח הבשר אבל יהיה המעלה בשר מקבץ. והרפואה אשר תחתום ותדמל צריכה להיות מיבשת יותר מהרפואה המעלה הבשר כי היא תיבש שטח הבשר אשר נתרקם בשר ויקשהו וייבשהו וישימהו כמו העור. ואילו הם כמו העפצים הלחים וקלפות הרמונים והבלאושטי שהם פרחי הרמונים והדומים לאילו. בשלישי מהתחבולה.

[57] הבשר הנוסף הנולד בחבלה צריך לרפואה מיבשת יבשות נוסף ויטהר ויאכל כמו הזינגאר. בשלישי מהתחבולה.

1 יהיה קשה מהיותו נגמר בעשייתו: عسر التقيّح a ‖ נסתבכו: נשתבכו **אבד** ישתבכו **גמ** 5 מצאתי: **פ** om. 11–12 מרגא בערבי צדיד: صديدا a 12 וירוש בערבי וצרי: וירוש בערבי וְנְרִי **ב** وضرا a ‖ וצרה: וַצְרַה **בפ** وضرة a 14 נחדלת: **מ**¹ נחתכת **אדגמ** 16 מיבשת: ومنق add. a 18 הכרשנא: הכרשנה **ב** הכרסנה **גמ** הכרשינה **ד** ‖ האופופנקו: האפפנק **אגדמ** האפפונק **ב** ‖ והתותיא: **פ** om. 19 בג׳ מהתחבולה: **פ** om. 20 המעלה הבשר: الملحم a 22 ותדמל: ותחדל **ד פ** om. ويدمل a 24 והבלאושטי: והבלושטי **אגד ב** om. والقرض والجلّنار add. a 25 הנולד: **פ** om. النابت a

[58] הרבה מאותם שתרצה לשעטם על זה המשל: תקח האשנוז ותדק אותו עד שובו כמו האבק ויעורב בשמן ישן וישחקנו שחיקה טובה. ואחר כן תצוה החולה שימלא פיו ממים ויטה ראשו לאחור כמו שיוכל ותשעטנו בזאת הרפואה ויצווה שיתנפש עד שימשוך הרפואה בכח גדול. במאמר גליאינוס שעשה בכלי הריח.

[59] אמרו כי אדם אחד היה בירכו חבלה ימים רבים ולא היה יכול להתרפא. ובא אל רופא נכבד והקיז בידו וראה אשר היה הדם שחור ועבה והוציא ממנו ביום אחד מעט וכן עשה ביום השלישי וביום הרביעי והשקהו רפואה משלשלת כימוס שחור שלשה פעמים והאכילהו מזון שהיה מוליד כימוס טוב ואחר כן בא לרפאות לו החבלה ונתרפא האיש. במאמרו במרה השחורה.

[60] כשתרצה לפתוח המורסא והיה בעל המורסא אדם פחדן תראה עצמך שאתה תדחק או תתקע באותו המקום אשר תהיה צריך לפתוח עד שאתה כשתבוא לפתוח בברזל לא ישער הוא בו ואתה כבר פתחת אותו. בראשון מהחנות.

[61] לא יועיל להוציא שום דבר מהליחה אשר תרצה להשיב טרי כי עמידתה מבפנים עד שישתנה עמו שאר מה שיש שם יותר טוב ויותר מהר ישתנה יחד. בשנית מהחנות.

[62] עצם האף יתדבק שבירתו ויתרפא ויתרקם בעשרה ימים אבל הלחיים והקטולא והפנים יתדבק בעשרים יום. אמנם הזרוע בשלשים יום והשוק והזרוע התחתון בארבעים יום והירך בחמשים יום. במאמר הרביעי מפירושו לספר המזונות.

[63] העצמות במי שהוא בחור יהיו נדבקים קודם מהיותם נדבקים בילדים כי הילדים צריכים אל חומר יגדלו בו ויחליפו במקום מה שהותך מהם. זכר זה אסקליביוס במאמר הראשון מפירושו לספר הדבקות.

[64] כל עצם שישבר שילך עליו ד׳ ימים ויותר לא תחשוב לדבקו כי היה גובר על החולה היזק גדול. בשלישי מפירוש אסקליביוס לספר הדבקות.

[65] בהיות העצם נשבר תשים הרפידות טבולות ביין קובץ ושחור וכל שכן בקייץ. כי אתה אם תעשה בקיץ השמן או הקירוטו יתחדש באברים עפוש. בששי מהתחבולה.

1 לשעטם: לעטשם מ[1] تسعطهم a 1–2 כמו האבק: לעפר ד 2 טובה: גדולה ד 3 ותשעטנו: ותעטשנו דמ 10 פחדן: أو يشقّ ذلك على من حوله a 10–12 תראה ... אותו: فأوهمه أنّك تغمز أو تدهن وتبطّه من حيث لا يشعر من قبل a 11–12 עד ... אותו: בברזל לא ישער הוא בו ואתה פתחת אותו פ 15 והקטולא: והקטיולא ב ‖ והפנים: والجبين a 16 הזרוע: العضد a ‖ והזרוע התחתון: والساعد a 19 זה: גליאינוס פ .add 21–22 כל ... הדבקות: ד .om 21 היה גובר: تجلب a 22 אסקליביוס: אספיליבוס פ 24 הקירוטו: הקירוטי אבגדמ

[66] ראוי שיהיה החולה מוצא שום דוחק בקשירה במקום החולי יותר. ובקצוות פחות זה בזמן השבירה והחבלה. אבל הקשירה אשר בה יחשוב להשמין האבר הכחוש יהיה יותר נרפה על האבר הכחוש ויותר יהיה מקושר סמוך לאברים הבריאים לשלוח הדם אל האבר הכחוש. במאמר השלישי מהחנות.

[67] כשתדבק יד או רגל תשים צורת מקומו כצורת שהיה רגיל בה תמיד כי יש בני אדם שרגלו פשוטה כל היום כולו ויש מהם שרגלו מקובצת. בשלישי מהחנות.

[68] שברי הרגל צריך אל תיק כדי שלא יסתער האבר בזמן התנועה וראוי שתעיין היטב בחולי המגיע ללב כי אם יהיה ההיזק המתחדש מהלב יותר מתועלתו לא תעשנו. בשלישי מהחנות.

[69] ראוי שתקשור תחלה תחת הרפידות ותתחיל ממקום החולי ותכלה אל המקום העליון למען מנוע הרקת הלחויות ויהיה מונע המורסא. ואחרי כן תשים הרפידות ואחר כן תרפד ממעלה לרפידות כדי שלא יסתער ותתחיל ממקום המחלה ותכלה למטה לדחוק הדם המעופש מן האבר החולה עד הקצה. ואחר זאת הקשירה השנייה תשים והיא תקיים ותחזק כל מה שהוא מאחריה ויסמוך אותו. ויהיה כל אשר יקיף באבר ארבעה דברים: הקשירה הנעשית על האבר והרפידות והקשירה שעליהם והדבקות. בשלישי מהחנות.

[70] ראוי שתשים הרפידות במקום היותר דק מהאבד עד שיתישר עם העובי ושתקשרנו ותקיימנו בקשירות ויבוא הקשור שוה כי אם נשתנה נתרפה. ויהיה רוחב העצבה ג׳ אצבעות או ד׳. בשלישי מהחנות. נשלם המאמר הט״ו ומספר פרקיו ס״ט.

המאמר הי״ו בענייני הנשים

[1] כשהווסת יהיה נעצר בנשים לא יתבאר היזקם בחודש הראשון ויתבאר בחודש השני ביאור נסתר ובשלישי והימים הבאים אחריהם יהיה ההיזק גדול כי אשר יהיה נשפך מן הווסת בחודש הראשון יכיל ברחם וכשתתמלא הרחם ממה שיהיה נשפך בה ישוב למעלה ויתעפש ויתחדשו בה הרעות הגדולות. בספרו בכאיבי הנשים.

[2] קודם זמן הווסת בארבעה ימים או חמשה ראוי לדקדק ההנהגה ואז תקיז הרגלים לעורר הוסת וזה כשתשתה הרפואה במי הדבש והמינטרשטרי היאורי והפרדסי והיותר חזק מזה

8 המגיע ללב (= الموجب القلب): الموجب القالب a ‖ מהלב: من القالب a 11 תרפד: تربط a 12 לדחוק: א[1]מ[1] לעצור **אגמ** ‖ העצבה: בלע׳ בֵּינְדַא א[1]ד[1]מ[1] בִּינְדַּא בלע׳ **ב[1] פ** .om العصابة a 13 תשים: الجبائر .add a 17 נתרפה: נתרפא **אבגדמ** 18 נשלם המאמר הט״ו ומספר פרקיו ס״ט: **ד** .om 19 המאמר הי״ו: **ד** .om 21 ההיזק: البلايا a ‖ הווסת: הרחם **פ** 22 בה: ولم يجد ما ينصبّ موضعا .add a 24 תקיז: בגיד **אבגדמ** .add 25 והמינטרשטרי: והמינטששטרי **אגמ** והמינטרשטו **ד** והמינטרשטי **פ**

האבהל והמשכטראמשיר כשיבושלו עליהם או גרמיהם. והזמן הטוב בקחת אילו הרפואות המביאות הוסת הוא בצאתם מבית המרחץ וכן האיאריג בזה העת יביא הוסת. במאמרו בהקזה.

[3] כשהוסת נעצר יקרה או מפני חולשת העורקים והרחם ממשוך אותו או יקרה מפני סתימה שתהיה להם או יקרה מפני שהרחם נדחק. בביאורו לכאיבי הנשים.

[4] אמר משה: אילו הסבות אשר זכרו הם בעבור הכלי לבד ויהיה דם הוסת נמצא. ולא כיונו במקום זה הסבות התלויות בדם כלומר כמות הדם כשהמזון יהיה מעט כי דם הוסת אז בלתי נמצא ועל כן אמר כשהוסת נעצר ולא אמר נפסק.

[5] העצר הוסת ברוב ירדפוהו מקרים רעים או כולם או קצתם ואילו הם כובד הגוף ונפילת תאות המזון ופלצות וכאב על עצם העגבות או הצואר או הקדקוד או הראש או שרשי העינים וקדחות שורפות ושתן במראה מעורב משחרות ואודם ויצא החלב מהשדים. ואם יאריך העצר הוסת כי אפשר נראה עובי באנגוינלייא. והנשים אשר ילך עניין ווסתן כראוי לא יקרה להם מזה שום דבר. בששי מההכרות.

[6] בהיות דם הנשים מרובה יקרה להן מזה מראה רע. וכפות הרגלים נפוחים וכל הגוף ועיכולן רע. בששי מההכרות.

[7] יקרה לנשים החולי הנקרא הגרת דם בהנקות בזה הגוף כולו. וברוב יהיה זה לנשים אשר גופן יהיה לח ושמן. והדבר אשר יהיה מורק בהגרת הדם בקצת העתים הוא טרי אדום ולפעמים טרי מימיי או שיהיה נוטה אל הכרכומות. אבל אם ראית אותו כדם ההקזה תרגיש אם יוכל להיות מאכילה שתהיה בצואר הרחם. בששי מההכרות.

[8] יש אנשים שטבעם נוטה לטבע הנשים שבשרם חלק ודשן ודומה לגוף האשה כן ימצא בנשים מי שגופן יבש וקשה דומה לטבע האדם. וכל אשה שטבעה יהיה נעתק אל טבע האדם אין כח לשום רפואה בעולם להעיר מקור דמיה. בשמיני מפירושו מהששי מספר פדימיאה והוא האחרון שלספר.

1 האבהל: *savina* ג[1] ‖ והמשכטראמשיר: והמשכטרממשיר **ב** והמאשכטראמשיר **ד** והמשכטאושיר **פ** *puleyni* ג[1] ‖ עליהם: أحدها a 2 המרחץ: والمرأة بعد تتنشّف add. a ‖ וכן: شرب add. a ‖ האיאריג: *iera* ג[1] 6 כיונו (= يقصد BELOU): يذكر a 7 כשהמזון יהיה מעט (= إذا قلّت الغذاء): إذا قلّت جدّا a 10 עצם העגבות: القطن a ‖ הקדקוד: اليافوخ a 12 באנגוינלייא: באנגינליי **אד** באנגווילייא **ב** באנגנלי **ג** באנגוינליי **מ** 14 מראה: מקרה **ב** 17 ושמן: البلغميات a ‖ טרי: *sanies* ג[1] 19 מאכילה שתהיה: من تأكّل وأكثر ما يعرض التأكّل a 20 חלק ודשן: ناعما ليّنا a

[9] המותרות יתקבצו בגופות הנשים מפני שבתן ומנוחתן ושאינן טורחות ואילו המותרות ידחה אותם הטבע אל הגידים הדבקים ברחם ויתקבצו שם ולרחם כח מושך לאותם המותרות. בפירושו לכאיבי הנשים.

[10] כל הגידים הדופקים ושאינם דופקים בכל הגוף מהזכרים והנקבות הם על דמיון אחד לא במספר לבדו אלא ביצירתם ותכונתם ומקומם אבל ישתנו בכלי ההריון ויתבאר בניתות כי כלי ההריון בזכרים ובנקבות זה נוכח זה בדמיון כי בזכרים יוצאים ובנקבות הם בפנים עד שהרחם אילו נתהפך שטחו הפנימי לחוץ היה דומה לכיס הביצים והביצים אשר בצדי הרחם יהיו בתוך כיס ויהיה צואר הרחם דומה לגיד. בשני מספר הזרע.

[11] בהיות הרקה מרובה באה פתאם מן הרחם בשומו הכוסות בשדים תנוח הרקתה מהרה. וכן תשים הכוסות על האנגוינליי והירכים באשה אשר נתלחץ רחמה ונתמעט משלשה רוחותיה או שנטה אל שני הצדדים. ויקרב לנחיריה מה שיהיה בו ריח מזוהם ומאוס בתכלית. וכן יקרב לרחם רפואה טובה בריחה ומטבעה שתרפה ותחמם. בראשון מאגלוקן.

[12] הרבה פעמים נתלה הכוסות על עצם הערוה והאנגוינליא ברצותינו להעיר הוסת. בי״ג מתחבולת הרפואה.

[13] הזהר מהקיזך גיד היד במורסות הרחמים כי הוא יבטל דם הוסת. אבל תקיז למעלה מהעקב ולא תעשה זה קודם זמן ווסת האשה שלשה ימים או ארבעה ואז תתלה הכוסות על שתי העקבים. במאמרו בהקזה.

[14] מי שהיתה וסתה ביושר והיה תעשה הטורח מועט לא תתאוה לתשמיש כי גופה ינקה מהמותרות אשר תמשמש הרחם ויעירוה לבקש התשמיש. בפירושו לכאיבי הנשים.

[15] אם התרבה הגרת הדם יהיו העצבים נמשכים והמושקולי אשר על הגו מן היובש ויחדש כאב והרחם יהיה מתקווץ מן היובש הקורה מרבוי הגרת הדם ויעלה למעלה ויתמשך בהמשכתה המבדיל והקרבים ויחדש החנק. בפירושו לכאיבי הנשים.

[16] חניקת הרחם יקרה כשיהיה הוסת נעצר והרחם יהיה מתמלא והגידים אשר לה והקישורים ויהיו נמשכים ויתמשך הרחם למעלה וידחק המסך המבדיל ויצר הניפוש והאסטומכא תהיה נדחקת ויכאיבוה המים מאד ויהיו נדחקים האברים העומדים על הגב ויכאיבוה כאב חזק. בפירושו לכאיבי הנשים.

---

2 הדבקים: הדופקים **פ** 10 האנגוינליי: האנגווילייי **ב** האנגילי **ג** *inguina* **ג**[1] האנגינלי **אד** ‖ נתלחץ: נתקלץ **אבגדמ** تقلّص a 11–10 ונתמעט משלשה רוחותיה: واستقلّ شاهقا a 13 והאנגוינליא: והאנגינליא **אד** והאנגווילייא **ב** והאינגנליא **ג** 16 ולא תעשה זה: وتتوخّى أن تفعل ذلك a 18 תתאוה: תתאו **אבגדמ** 19 תמשמש: تدغدغ a 21 מתקווץ: מתכווץ **אבגדמ** 22 המבדיל: ⟨המסך⟩ המבדיל الحجاب a 23 הוסת: הרחם **פ** 25 המים (= ألماء): ألما a 26–25 המים ... ויכאיבוה: **ב** .om

[17] והכריע בזה החולי שיהיה סבתו העצר זרע האשה והפסידו שם והאריך בביאור זה בסוף הקדמת ההכרות.

[18] ראיתי אשה שעמדה אלמנה זמן גדול ובסבת מה שקרה לה ממקרי חניקת הרחם ובסבת מאמר המילדת שרחמה עלה למעלה ראיתי שתעשה הדברים הנהוגים לעשותם. ובסבת חמימות אותם הדברים שעשתה ובסבת חלקות היד לפי הרחם בהכנסת הרפואה בפנים קרה לה מן הכיווץ עם כאב והנאה יחד כדמיון מה שיהיה בעת התשמיש. ובסוף זה יצא ממנה דבר עבה ונתרפאה האשה מאותם המקרים המזיקים לה. בששי מההכרות.

[19] הווסת הניגר מן ההרות אי אפשר שיצא מן העורקים אשר בתוך הרחם כי השלייה נתלית בפיות העורקים כולם. אמנם יהיה צאתו מן העורקים אשר בצואר הרחם. בפירושו לחמישי מן הפרקים. וכן זכר בסוף הקדמת ההכרות כי הדם אשר יהיה ניגר מן ההרות הוא מחניקת גידים שבצואר הרחם.

[20] מהירות גידול גופות הנשים יורה כי בהם חמימות נוסף השיג אותם לחות גופותן ויאמתהו זה שבכל חודש יגר וסתן כי כאשר יתרבה הדם יתרבה החמימות. בפירושו לכאבי הנשים.

[21] הרבה פעמים יהיה יוצא הרחם בהרבה נשים הרות ויהיה כמו צמח יוצא כשתהיה הרחם ניתר מאד ותעשה הכח הדוחה בעצמו רבוי דחיה וכל שכן בהיות קשרי הרחם שעם עצם הגב חלושים בטבע. בשלישי מהכחות הטבעיות.

[22] המורסא הנק׳ סרטן ברוב הוא מתחדש בשדים בנשים כשלא ינקה גופן מן הוסת. ובהיות אותה הנקיון כראוי האשה תעמוד בבריאותה תמיד מבלתי בוא אליה שום חולי כלל. בשני מאגלוקן.

[23] התאוה למזונות הרעים יקרה למי שיקרה לקרומות האסטומכא מותרות רעים. וזה יקרה לנשים שיש בהם הליחות הרעות בזמן שהן הרות וברוב יתאוו כל דבר חמוץ ועפיץ וכל דבר חריף וחד והטיט והפחם. ויקרה לרובן עד החודש השלישי ואחר כן ינוח בחודש הרביעי כי חלק אחד מאותה הליחה יהיה מורק בקיא וחלק אחר יתבשל באורך הזמן מפני מיעוט אוכל האשה מפני שיקרה לה מחסרון תאות המזון ואין העובר יתפרנס באותה שעה בדבר בעל שיעור ויפחות ממלוי גוף האשה ויחסר כל מה שבה מהליחות הרעות. ברביעי מספר החליים והמקרים.

---

5 שעשתה: المحتملة a ‖ חלקות (= مماسة): ملامسة a   6 הכיווץ: הקיווץ **אבגדמו** ‖ דבר (= شيء BELOU): منّي a   8 בתוך: בצואר **אד** ‖ השלייה: הַשִׁלְיַה **ב**   10 מחניקת: من انبثاق a   12 גידול: גודל **פ**   13 יגר: יתר **פ**   14 ויהיה כמו צמח יוצא: فيقع خارجا a ‖ כשתהיה: שתהיה **פ**   15–14 כשתהיה הרחם ניתר מאד: إذا كان الطلق شديدا جدّا a   17 מן הוסת: بالطمث a   20 רעים: مداخلة لها .add a   23 יתבשל: יתייבש **אבדמפ**   24 ואין: ולא **אבגדמו** ولأنّ a

[24] החולי הקורה לנשים מאילו התאוות הרעות אמנם יהיה בסבת פי האסטומכא כשיהיה מבוטל. וכל החליים המתחדשים בנשים בהתאוותן תאוה כלבית או יתאוו דברים רעים כל זה חוליים באסטומכא. בחמישי מההכרות.

[25] הזכרים ברוב הזמנים יהיה בצד הימני מן הרחם והנקבות בצד השמאלי ולא יהיה זה אלא כן כי אם לעתים רחוקות. בששי מההכרות.

[26] ההרות כששדיה צומקות וכחש יקרה להם סימן שתפילנה. אם תהיה הרה ובבטנה תאומים ואחת משדיה יצמק ויכחש סימן שהאחד משני עובריה תהיה מפלת. בששי מההכרות.

[27] בהיות האשה הרה ומפלת תמיד אחר שני חודשים או אחר שלשה חדשים או ארבעה חדשים תכיר כי סבת זה הוא הליחות הפליאומטיקו והוא מתקבץ בפיות העורקים אשר ברחם. ולפי אותו הלחות יהיה הגידים הדופקים ובלתי דופקים אשר ברחם דבקים בשיליא דבקות חלוש ולא יסבול כח העובר אבל יהיה נחתך וינצל ממנו בנקלה. בששי מההכרות.

[28] בזמן ההריון יהיה הדפק יותר גדול ויותר מתואתר ויותר מהיר. אבל שאר הדברים תהיה כמנהגה. בדפק הקטון.

[29] וממה שיורה על שהטבע חכם הוא שפה הרחם כל זמן היות העובר חי תהיה מקובצת ומאוספת מאד ובחכמה גדולה. ובהיות העובר מת יפתח הרחם פיו עד שיוכל לצאת ממנו העובר. ולא יניחו המילדות לנשים בעת לידתן לקום ויושיבום על כסא אבל אחר פתוח פה הרחם מעט מעט. ובהיות פה הרחם פתוח השיעור הצריך בצאת הוולד יושיבון על כסא ויצוום לדחות העובר בעיצור המושקולי שלבטן. בשלישי מהכחות הטבעיות.

[30] האשה תהיה מפלת מפני התנועה או מפני שתכנס למרחץ כי המרחץ ירפה הגוף והעצבים. ותוכל להיותה מפלת מפני עשותה המשיחה בראשה ברבוי ותחדש קטרא והשעול ויתר הרחם ותשליך העובר. בביאורו לכאבי הנשים.

[31] בזמן ההריון ימשוך הכח המצייר והמגדל לעובר הדם הטוב ויהיה נשאר היותר רע והוא בגידים ויצא אחר הלידה לפי מה שיצא בכל חודש מה שלא יצטרך אליו מצד כמותו או איכותו. במאמרו במרה השחורה.

2–1 כשיהיה מבוטל: إذا اعتلّ a 4 יהיה: يحبل بهم a 5–4 אלא כן: على خلاف ذلك a 6 יקרה להם סימן: فتوقّع لها a 7 סימן שהאחד משני עובריה תהיה מפלת: فيسقط واحد من جنينيها a 10 הפליאומטיקו: הפליומטיקו ג הפליאומטיקי מ 11 ולפי ... דבקים: א[1] ‖ יהיה: דבקות .add א[1]דמפ ‖ הגידים ... בשיליא: .om ב ‖ בשיליא: בשוליה דמ 12 כח העובר: ثقل الجنين المحمول a 13 ויותר מתואתר: وأشدّ تواترا a 16–15 מקובצת ומאוספת מאד ובחכמה גדולה: منضمّا انضماما محكما a 17 ויושיבום: ויושבים פ ויישבום ג ומושיבום ד ויושבום מ 18–17 פתוח פה הרחם: تلمسن فم الرحم عند انفتاحه a 19 המושקולי: המושקלי א המושקולו פ 22 ויתר: فتهتزّ a 23 בזמן: בעניין א[1]במ

[32] הזמן שישלם בו בריאת העובר יהיה ל״ה ימים או מ׳ יום או מ״ה יום וכפי שנים מן הזמן שיהיה נוצר יתנועע. והזמן שבו יתנועע בשלשה פעמים כמהו יהיה נולד. בפירושו לרביעי שלספר המזון לאבוקראט.

[33] כשתקשה על האשה לידתה הדם אשר יהיה ניגר בזמן הלידה ברוב העניין יהיה נעצר ממנה כי איברי התולדת יסתמו בסבת הצרה אשר יבואום בהקשותה בלדתה. בשני מפירושו לשני שלפדימיאה.

[34] האשה כשתלד תצטרך להריק אותו הדם הנפסד כולו אשר נתקבץ בימי ההריון. ועיקר העניין ברפואתה הוא להריק אותו הדם ואם תאכילנה ותלחלחנה כדי שיקל עליה הגרת הדם. ומה שיתקבצו בו מזון ולחלוח הוא מי גריסי השעורים ויהיה עמו דקדוק וחתוך. וזה ממה שיעזור על הגרת הדם העב. בששי מפירושו לשנית מאפידימיאה.

[35] המינקת אם היא נעצרת מחלב עתידה להיות חולה ובהיותו מרובה יורה על שטבע השדים ממוצע חזק על פעולתם. בפירושו לכאבי הנשים.

[36] ההרה כשחלבה יוצא משדיה העובר הוא חלוש ומפני חולשתו אינו מושך הדם וישוב אל השדים ויתילד החלב. ואם יהיה בשדים הרבה אוסף העובר הוא יותר בריא. בששי מפירושו לשני מאפידימיאה.

[37] חלב האם ניאות לולד כי עצמותו עצם הדם אשר נברא ממנו ובהיות חלבה נפסד תבחר לו חלב נאות. ברביעי מפירושו למזון.

[38] התקבץ הדם בשדיים יורה על שטות שיתחדש. בששי מפירושו לשני מאפידימיאה. נשלם המאמר הי״ו ומניין פרקיו ל״ו.

המאמר הי״ז בהנהגת הבריאות בכלל

[1] המנוחה רעה גדולה בהנהגת הבריאות כמו שהתנועה הממוצעת טובה גדולה כי האדם לא יחלה אם הוא זריז להשגיח שלא יקרה לו רוע עכול כלל ולא יתנועע אחר המזון תנועה חזקה. וכמו שהטורח קודם המזון הוא מועיל יותר משאר הדברים בהתמדת הבריאות כן התנועה אחר האכילה יותר מזיקה מכל הדברים. במאמרו בכימוס הטוב.

1 בריאת: בריאות **אמ** خلق a 2 לרביעי: לששי **ג** לג׳ **מ** 5 יסתמו: ترم a 8 ואם: ואז **אדמ** وأن a 9 גריסי: גרישי **אבגדמ** 11 מחלב: أو لم يحتبس بوجه add. a 13 וישוב: **אבדמפ** om. 14 אוסף: اكتناز a 19 נשלם המאמר הי״ו ומניין פרקיו ל״ו: **ד** om. 20 המאמר הי״ז: **ד** om.

[2] אמר איפוקראט בששית אפידימיאה התמדת הבריאות הוא שישמור עצמו מאכול לשבעה ולעזוב עצלת הטורח. ואמר גליאינוס במאמר הראשון מפירושו לזה המאמר: עזוב המילוי מהמאכל יועיל בכל השנים ובכל עניין מענייני הגוף.

[3] הבריאות הוא דבר שבני אדם צריכים לו. אבל אין כל אדם יכול להנהיג עצמו ההנהגה הצריכה לו או מפני המית הרעב או לרבוי עסק או שיהיה האדם אורח או שלא ידע מה שיהיה לו טוב לעשות. במאמרו בכימוס הטוב.

[4] ראוי שלא יהיה נואש האדם מעשות תנועת הגוף כמו שיעשו לומדי החכמה שיעמדו עליה הלילה כולו והיום. רק צריך שינועע הגוף והאברים כולם תנועה משתוה ושיעשה כל אבר מעשהו ויועיל אברי הגוף הפנימיים והחיצונים. במאמרו בשינה וביקיצה.

[5] שתי כוונות צריכות לכוין האדם בהנהגת הבריאות: להחליף מקום שהותך עד שיכניס בגוף מה שיהיה דומהו ונאות לו לפי מזגו. והכוונה האחרת לנקות גופו מהמותרות אשר על כל פנים הם נולדות מן הגוף. והכוונה השלישית והיא שלא ימהר עליו הכלח והוא נמשך לשתי אילו הכוונות. בראשון מהנהגת הבריאות.

[6] ראוי שתקדים קודם שום דבר להשגיח בשמירת החמימות הטבעי ואשר יהיה מזומן בו שמירתו במיני הטורח הממוצע אשר יהיה לנפש ולגוף יחד. בראשון מהנהגת הבריאות.

[7] ראוי שתתחיל לעשות הטורח תחלה בהנהגת הבריאות ואחרי כן המזונות והמשתים ואחרי כן השינה ואחר השינה התשמיש. ומכל אילו החמשה יעשה השיעור הממוצע. בששי לששית מפדימיאה.

[8] התשמיש יש בעשייתו מה שהוא נכנס בהנהגת הבריאות והוא שיהיה בין שעותיו מהדוחק מה שלא ירגיש עמו ברפיון ולא חולשה אבל ירגיש גופו יותר קל ממה שהיה קודם עשותו וזמן עשותו לא יהיה הגוף מלא מאד ולא ריקן מאד ולא קר מאד ולא חם מאד. וכן העניין ביבשות ובלחות ואם נפל העושה אחת מאילו בשגגה ראוי שתהיה אותה השגגה מעוטה כי העושה התשמיש על המילוי או על עניין חמימות הגוף או על לחותו הוא פחות היזק מהיותו עושהו על הפכי העניינים האילו. במלאכה הקטנה.

[9] התשמיש כמו שייבש תמיד כן יקרר תמיד אבל יועילהו מי שבגופו מותר עשני מפני התגבר בו רוע המזג חם עליו בטבע יועילנו התשמיש בניגובו וקירורו. בחמישי מפירושו למאמר הששי לאפידימיאה.

---

1 הבריאות: פ .om 2 ולעזוב עצלת הטורח: وترك التكاسل عن التعب a 3 השנים: העתים ג 4 לו: كلّهم add. a 5 המית הרעב: لحال النهم والرغبة a ‖ או שיהיה האדם אורח: om. a 19 מהדוחק: من البعد a 26 בטבע: זה אבגדמ add. هذا فقط a

[10] ראוי בשמירת הבריאות שיטרח האדם תחלה ואחר כן יהיה נמשך אחר זה המאכל והמשתה ואחר כן יעשה השינה. בשנית מהנהגת הבריאות.

[11] ראוי לאכול אחר המרחץ או הטורח אחר נוחו והרגיעו. והזהר מהיותך אוכל קודם אותם העניינים כדי שלא יכנס המזון אל האברים קודם התעכלו. ואכלו תכף הטורח או תכף למרחץ ימלא הראש ויצוף המזון בפי האסטומכא ברוב. בפירושו לשלישית בחליים החדים.

[12] אחר שיטרח האדם כראוי וירחץ כמו שזכרנו ויתפרנס ממזון טוב ויישן אחרי כן ישמש מיטתו אם התשמיש היה ניאות לו. בששי שלהנהגת הבריאות.

[13] לא ינצל מהיזק התשמיש אלא מי שהיה גופו חם ולח או מי שהיה מתילד בו הזרע בטבעו והיזק התשמיש הוא במי שמזגו נוטה אל היובש ובזמן הזקנה היזק התשמיש גדול מאד. בששי מהנהגת הבריאות.

[14] ימצאו תכונות רעות מאד מתכונות הגוף והם שיש בני אדם שיתילד בהם זרע מרובה חם נושך יעוררם להוציאו ואחר שהוציאוהו בדרך התשמיש פי האסטומכא שלהם תרפה וגופם כמו כן נרפה. ואחזתם חולשה וייבש גופם ונדלדל ונשתנה מראיהם ועיניהם שקועות. ואם מנעו עצמם מהתשמיש ראשם כבד עליהם ונצטערו מהאסטומכא ויקרה להם מהמנע התשמיש היזק כמו שיקרה להם מהתשמיש.

ואילו לפי דעתי צריכים להיותם מונעים עצמם מכל דבר שהוא מוליד הזרע ויאכלו מזון ורפואה שתכבה הזרע ויטריחו עליון גופם בשישחקו לכדור הקטון או הגדול או להעתיק האבנים וימשח העצם העומד למטה מכל השדרה הנקרא קוטון אחר צאתו מבית המרחץ במשיחות מקררות. וכשיעלה על דעתו להריק הזרע יאכל באותו יום מזון טוב ואחר אכלו אכילת הערב ויישן ישמש מיטתו ויישן. ובקומו בבקר ישפשף גופו באישטמינגא עד שיאדים עורו. ואחרי כן ימרח בשמן מריחה ממוצעת ויעמוד מעט ויאכל לחם יפה ועשוי בחכמה ויישרנו ביין מזוג ואחרי כן ילך לעשות ענייניו. בששי מהנהגת הבריאות.

[15] אני רומז לכל בני אדם כי כל המזונות המולידות הליחות הרעות ואפילו יעכלם האדם מהר לא יהיה ניזון בהם כי על כל פנים שיתקבצו הליחות ההם בגידיו והוא לא שיער בנפשו ואותם הליחות הרעות יתעפשו במעט סבה ויחדשו בגופו קדחות רעות. בשני המזונות.

---

3 נוחו והרגיעו: سكون الاضطراب الحادث في البدن عنها a 4 תכף הטורח או תכף למרחץ: في حال الاضطراب a 9 היזק התשמיש: היזק התשמיש הוא פ om. a 13 מראיהם: זיווּם א[1]בדמ[1] 15 היזק: דמ om. 16 ואילו: وتدبير هؤلاء a 20 באישטמינגא: *estamenya* (Catalan) or *estameña* (Spanish) 21 יפה ועשוי בחכמה: محكم الصنعة a 22 בששי: בשני פ 23 לכל בני אדם כי כל המזונות: على جميع الناس أن يجتنبوا جميع الأغذية a 24 מהר: بسهولة وسرعة a ‖ לא יהיה ניזון בהם: فلا يغترّ بذلك a

[16] מן המעשה הבטוח והצריך לעשותת הוא שיהיו דרכי המזון וסימפוניו אשר בכבד פתוחים נקיים לא בחולים לבד אבל בבריאים כמו כן. בשלישי מהמזונות.

[17] מעיקר ההנהגה המשובחת שיקנה לנפש מדות טובות ויועילה בהם כמו שיועיל לגוף בהקנות לו בריאות וכל שכן אם הנהיג האדם בהנהגה הטובה מיום היותו נולד. בראשון מהנהגת הבריאות.

[18] ההפסד יקרה במדות מהרגילו הדברים הרעים במה שהוא אוכל ושותה ובטורח ובמה שישמע ובמה שרואה. והרבה הם שיהיו מדותיו הרעות סבות לחליים. בראשון מהנהגת הבריאות.

[19] מה שתקדימהו בעיון בהנהגת כל איש ואיש הוא לשער רגעי המזון אם תשים מאכלו פעם אחת או שתי פעמים לפי מזגו כי יש מי שאוכל מזונו בשלשה פעמים וההשגחה הגמורה תעשה שבטנו לא יהיה עצור אבל יטה אל החלקות מעט. בששי מהנהגת הבריאות.

[20] אני רומז על כל המכובדים שלא יתנהגו כמנהג הרבה בני אדם אשר ינהגו עצמם כבהמות אשר ילכו אחר ההנאות במזון ולא יראו בו אלא מה שהוא יותר מוטעם לפה. אבל ראוי לכל אדם שינסה עצמו ואיזו מן המזונות ומן המשקים ואיזו מן התנועות יזיקוהו שיעזוב אותם ויתנהג בהם לפי זה. וכן ינסה התשמיש אם יזיקהו ואחר כמה ימים לא יזיקנו ויתנהג בו לפי זה. ויראה כל מה שיועילהו ויכוין לו וכן יראה כל אשר יזיקנו וירחיקנו. כי מי שהנהיג עצמו כן אינו צריך לרופא כל זמן היותו בריא. בששי מהנהגת הבריאים.

[21] מי שיצטרך התוספת במזון צריך שיהיה מזונו מזון לח כמו האלחסו וצריך בערב מזון יבש כמו הלחם והבשר. והמזון היבש שלשה: הזרעים וחלקי הצמחים וחלקי החי. בפירושו לראשון מן המזון.

[22] הפארי מהשעורים הנעשה בחכמה יותר משובח משאר המזונות בטובת הכימוס ובשמירת הבריאות והוא יפרנס מזון אין למטה ממזון הלחם המשובח. במאמרו בכימוס הטוב.

[23] ההנהגה הנהוגה במאכל ובשתייה יותר קיימת ויותר שמורה ויותר רחוקה מהסכנה בבקשת הבריאות מהיותו נעתק בהנהגתו אל דבר אחר יותר משובח. ויש שם בטבע דברים מיוחדים באנשים ניאותים לטבעם ודברים בלתי מיוחדים בהם ובלתי ניאותים לטבעם. במאמרו במנהגים.

---

1 מן המעשה הבטוח והצריך לעשותת: من الحزم والعمل بالوثيقة a 3 מעיקר: من شأن a 9 מה: מי **גפ** 13 ההנאות במזון ולא יראו בו אלא מה שהוא יותר מוטעם לפה: الألذّ لا غير a 15 ויתנהג בהם לפי זה: om. a 16 וכן יראה כל אשר יזיקנו: وكلّ ما يضرّه a 18 האלחסו: הנקרא שוֹרְבוּ בלעז **ב** .add הנקרא שורבו בלעז **גדמ** .add 21 הפארי: הַפַּאְרִי **ב** 22 למטה: פחות למטה **פ** פחות **אבדמי** 23 יותר קיימת: أوثق a ‖ ויותר שמורה: وأحرز a 24 נעתק: دفعة add. a

[24] ראיתי הרבה בני אדם שאע״פ שהיו בשאר הנהגותיהם בלתי מנהיגים הנהגה טובה היו מעמידים בריאותם בחומץ שלאשקיל ואישרוב שלהאשקיל. במאמרו בהנהגה הדקה.

[25] הדג המתגדל בין הסלעים מהר הוא מתעכל ועם מהירות התעכלו הוא בתכלית השבח וניאות מאד לשמירת בריאות גוף האדם מפני שהוא מוליד דם ממוצע העצמות אינו דק ורקיק ולא גס. בשלישי מהמזונות.

[26] אינו מותר לילדים הקטנים שיטעמו היין עד שיגדלו כי יזיקם היזק גדול ילחלח גופם ויחמם אותו יותר מן הראוי וימלא ראשם ויפסיד מדותם הנפשיות. בראשון מהנהגת הבריאות.

אינו טוב לבני אדם שישתו מן היין יותר מן השיעור המכוון כי יוציאנו לכעוס במהרה ואל הגנות והזלזול ויעכור מחשבות הנפש ויחסר זכות המות. בראשון מהנהגת הבריאות.

[27] הנהגת בריאות הזקנים בכלל הוא במשיחה עם השמן בבקרים אחר השינה ואחר כן בהליכה או ברכיבה בנחת והרחיצה במים החמים הערבים והמתוקים ושתיית היין ולאכול המזונות המחממים והמלחלחים. בחמישי מהנהגת הבריאות.

[28] כמו שהנערים יזיק להם היין בתכלית ההיזק כן הזקנים יועיל להם היין בתכלית התועלת. וטוב להם מן היינות מה שהוא יותר חם ויותר נוטה אל הרקיקות ומראהו אדום מעט והוא אשר יקראהו בקראט ⟨...⟩. בחמישי מהנהגת הבריאות.

[29] מה שיאכל הזקן יהיה בשלשה פעמים ביום כי הכח בהיותו חלוש צריך שיאכל מעט מעט ובזמנים רצופים ובהיות הכח חזק תפרנסנו במזון מרובה ובזמנים ארוכים. בחמישי מהנהגת הבריאות.

[30] לחם הזקנים צריך להיותו עשוי בחכמה והחלב אינו טוב לכל הזקנים כי אם למי שיעכלנו עיכול יפה ולא יחדש בו ניפוח למטה מחלציו. בחמישי בהנהגת הבריאות.

[31] תאכיל הזקנים מהתאנים הלחות המבושלות ותזהירהו על שאר הפירות ובימי החורף מן התאנים היבשות. בחמישי מהנהגת הבריאות.

[32] מטבע המותרות הפליאומטיקי הממיות שיתקבצו ויתרבו בגוף הזקנים על כן ראוי שתרבה שתנם בכל יום ברפואה אבל בכרפס ובדבש וביינות ותחליק בטנם עם השמן לבד

2 שלאשקיל: הבצל הנקרא אשקיל **אגדמ** הבצל הנקרא אֶשְׁקִיל **ב** 8–9 אינו ... הבריאות: **ג** .om
8 השיעור המכוון: المقدار القصد a 9 והזלזול: والخنى a ‖ ויעכור: ויעכיר **דמ** ‖ ויחסר: وتكسّر من a 10 הנהגת: **פ** .om 14 מעט: ناصع a 15 ⟨...⟩: كوصيا a 19 עשוי בחכמה: المحكم الصنعة a
21 ותזהירהו: وتوّره a 24 שתנם: שנתם **פ** ‖ יום: לא add. a

יעשה חסו קודם המזון. וכן יעשה מן השמן לבדו קרישטיר ויאכל הכותח והירקות קודם המזון או הפרונגי המבושלים עם הדבש. בחמישי בהנהגת הבריאות

[33] ראוי להקדים תחילה מכל מה שהאדם אוכל ושותה מה שיהיה מחליק לטבע כמו היינות המתוקים והירקות המחליקות הנעשות עם השמן והכותח. ויאכל אחר המזון המזונות העפיצים והקובצים למען חזק בהם פי האסטומכא. בששי מהנהגת הבריאות.

[34] הזקנים ובעלי הגופות החלשים יזבחו להם כל בעלי חיים שהם אוכלים קודם זמן בשולו יום ולילה אחת וייטיב בישולם. והבחורים והחזקים בגופם והפועלים ובעלי המלאכה החזקה יבושל להם הבשר הלח בין שיהיה צלי או מבושל יהיה בישולו יפה. ברביעי מפירושו מהמזונות.

[35] הזקנה שלשה חלקים. החלק הראשון והוא הקרוב בזמן הזקנה אפשר האדם שישמש בהם שימושי העיר. והחלק השני הוא אשר ינהיג בהם הזקן כמו שזכרנו. וחלקו השלישי והוא שני הכלח לא יסבול מי שהיה בו הרחיצה בכל יום ולא יתקבץ בגופו מה שהוא חם נושך. בחמישי בהנהגת הבריאות.

[36] דחיית הזקנה ומניעתה הוא מה שאי אפשר שיהיה אבל למנוע מהירות בואה הוא אפשר וזה במה שינהיג בו הזקנים במזונם ורבוי הכנסה לבית המרחץ והשינה והמנוחה הרכה והשמירה מכל מה שייבש או יקרר. במאמרו בטיציש.

[37] כבר ידעת כי יש אנשים שיקרה להם הגרת הדם מנחיריהם בהקפה בזמנים משתוים ואחרים שהדם תהיה מורקת מהם מן העורקים אשר מתחת. ואחרים יריקו בקיא או בשלשול שיקרה להם ואחרים יריקו עצמם בהקזה או בשריטה או שיריקו גופותם ברפואה משלשלת. וכשיבטל מהם אותה ההרקה הנהוגה להם יחלו כי הנהגתם הנהגה רעה ויתקבץ בגופם הליחות הרעות אשר אינם יוצאות בפעולות הטבע בלתי הכנה או בהכנה שנשארה בגופותם והחלם. וכשיתחלף מבעלי אילו ההרקות הנהגתם ומעטו מזונם והוסיפו בטורחם מלטו עצמם מן החליים. וחילוף המנהג אז ממה שיועילם. במאמרו במנהגים.

[38] איני יועץ שיותן לזקן שום אלואין או מן האיארג. ואם הטבע נעצר מהם שני ימים יספיק להם להחליק אותו עם הלבלאב הקטון או השמן או לבות הקרוק אוריאינטלי עם הפארי שלשעורים או התאנים היבישות והקרוק אוריאינטאלי או בשיעור אגוז או לוזה מן הגומא שלהאלון הנקרא בערבי בוטם כי הוא יחליק הבטן מבלתי היזק וינקה הקרבים ויטהר מה

1 יעשה חסו (= حسو): يتحسّى a ‖ קרישטיר: קרישטירי **אדמ** קרישטרי **ב** ‖ והירקות: بالزيت add. a 2 הפרונגי: הפורנגי **ב** 3 תחילה: **פ** .om 5 העפיצים: העפציים **אבד** העפצים **גמ** 8 בישולו יפה: **פ** .om 12 מי: מה **אדמ** 18–19 יריקו בקיא או בשלשול שיקרה להם ואחרים יריקו עצמם: **פ** .om 25 אוריאינטלי: אוריאינטאל **ב** אוריאינטל ג אוריינטל ד אוריאנטאל **אמ** 26 אוריאינטאלי: אוריאינטל ג אוריאינטאל **אבמ** אוריאנטל ד ‖ אגוז: אגוזה **אבגדמ** ‖ אגוז או לוזה: جلّوزة أو جلوزتين a

שבכבד והטחול והשלפוחית והריאה. ויעשו מאילו פעם אחת ומאילו פעם אחת עד שלא יאהב הטבע האחד מהם ולא יעשה בו פעולה. בחמישי בהנהגת הבריאות.

[39] מי שירגיש תמיד כאב הראש בעבור חוש העצבים הנמצאים בפי האסטומכא רפואתו נכנסת במלאכת הנהגת הבריאות. והוא שיאכל בכל יום בבוקר קודם הריק המרה האדומה באסטומכא ויטה הנהגתו לצד הקירוב והלחלות. ואם הורק אל האסטומכא יריק בקיא וישלשל בטנו ויעשה מן הרפואה בין זמנים רחוקים האפסנתין ורפואת היירא פיגרא או שתמשח האסטומכא מחוצה בשמן הספרגלים ושמן הנארדין ודומיהן מן המשיחות העוצרות מעט. בששי מהנהגת הבריאות.

[40] כשהמזון יהיה נפסד באסטומכא וירד ממנה מה שהוא נפסד היה זה מן ההשגחה המשובחת בהשארות הבריאות. ואם לא ירד ישגיח להורידו משם בדבר שלא יהיה נושך ולא מזיק כמו המרקחות הכמוניות והרפואה העשויה בתאנים יבשים ולבות הקרטם ושאר מה שיהיה עשוי עם הקרטם ואפיתימון. ויואיל כמו כן בהקיאו מה שהוא נפסד. בששי מהנהגת הבריאות.

[41] גליאינוס צוה למי שירצה לקחת התריאק להנהגת הבריאות שיקחנו אחר התעכל המזון וצאתו מן האסטומכא ושיקח ממנו כשיעור פולה מצרית במעט מים. ואם יצטרך לשיעור לוזה יתירנו בשלשה לקיקות מים. ולא יקחנו בזמן הקיץ ולא ישתנו לא בחור ולא בעל חמימות במזגו. ואם היה להכרח צריך יקח ממנו שיעור מועט ויזהרו ממנו הנערים מאד מאד. ואמרו כי אדם אחד אנס את בנו בעודנו נער לקחת התריאק וכששתה אותו הנער הוא לא יכלה טבעו לשנותו והתיר גופו ושלשל בטנו ומת הנער בלילה ההוא. וכן רמז על האנשים שהם בני ארבעים וזקנים כשיקחוהו שימזגוהו עם היין לא במים. במאמרו בתריאק שעשה לקיצר המלך. נשלם המאמר הי״ז ומנין פרקיו מ״ב.

פרק י״ח לענייני הטורח הנקרא בערבי אלריאצה

[1] למי שאפשר לעשות הטורח קודם המזון איננו צריך לשמירה רבה. אבל מי שעסקיו לא יניחוהו לטרוח או אין לו פנאי לעשותו לא יספיק לו ההנהגה הטובה לבדה עד שיחבר לו בזה לאכול המזונות הטובות והבריאות. במאמרו בבימוס.

---

1 והטחול: والكليتين add. a 2 יאהב: تألف a 3 שירגיש: يشكو a ‖ בעבור: كثرة add. a ‖ הנמצאים: المنبثّ a 6 היירא: הגירא **אגדמ** 9–10 מן ההשגחה המשובחת: מן ההנהגה המשובחת **מ** من أفضل الغنائم a 10 ישגיח (= يعيّن): يعان a 15 במעט: بملعقين a 16 לקיקות: ملاعق a ‖ ולא בעל: om. **אבדמפ** 17 להכרח: om. **פ** 21 המלך: om. a ‖ נשלם המאמר הי״ז ומנין פרקיו מ״ב: om. **ד** 22 פרק י״ח: om. **ד** ‖ הטורח: הנקרא אישירציציאו add. **ב** הנקרא איקשירגיאני add. **ג** הנקרא איקשירגיציאוני add. **דמ** ‖ אלריאצה: אַלַרִיאָצַה **ב** אלריצה **פ** 24 או אין לו פנאי לעשותו: om. a 25 המזונות: الأدوية a

[2] המשובח מכל מיני הטורח הוא מה שיהיה עם דבר המשמח הנפש כמו הציד והמשחקים לכדור. כי אילו הגיע להם כח הנפש שיעור אשר בו נעתקה להרבה בני אדם הקדחת מהם בשמחה ששמחו לבד. ואחרים היו שפסקה מהם חליים מצד אחר בסבת היזק שבא לנפשותם וסר מהם. במאמרו בשחוק בכדור הקטון.

[3] ראוי שתשים השגחתך בתנועות הנפש יותר מהיותך משגיח בעניין תנועות הגוף לפי עלוי הנפש על הגוף. ותכוון בכל מיני הטורח שיתערבו בו שמחה וגיל וטיול. והדבר אשר יגיע בו זה בנקלה הוא לטייל ולשחק עם הכדור הקטון אשר ישליכוה המשחקים מיד אל יד. במאמרו בכדור הקטון.

משבח הטורח עם הכדור על שאר מיני הטורח שאפשר לך בו להניע כל אבריך ואפשר לך להניע קצתם בלתי קצתם ואפשר לו כמו כן שיטרח בהם טורח מועט או טורח חזק ולא יבוא לו ממנו שום מין ממיני הפחד והחולי אשר יהיה נמשך אחר מיני הטורחים האחרים. במאמרו בכדור.

[4] הטורח טוב מכל מה שיוכל האדם לעשותו כי הוא יריק מה שבעומק הגוף בבשר ובאברים שהם יותר קשים מן הבשר. בפירושו לשני מהפרקים לאבקראט.

[5] מי שאינו עושה הטורח יתקבצו בגופו ליחות עבות ודקות. אמנם העבות בעבור המנוחה והרקיקות והדקות המימיות מפני העדרו ההרקה בטורח. בשלישי מפירושו לשלישית פדימיאה.

[6] אין ראוי לעשות הטורח בסוף רוע העכול. בשלישי מהנהגת הבריאות.

[7] הטורח אם ימצא הגוף מלא מהליחה הלבנה או המרה האדומה או המרה השחורה או הדם יתחדש על בעליו מהם או ויציאו הנקרא צרע או שיתוק או זולת זה כי הטורח יתיר המותרות ויניעם לצאת. בפירושו לשלישי שלפרקי אבקראט.

[8] מי שהרבה במנוחה יוליד בגופו מזה שני מיני המילוי כולם כלומר המילוי אשר לפי הכיסים והמילוי אשר יהיה לפי הכח. בפירושו לטבע האדם.

[9] הטורח החזק ייבש הגוף וישיבנו קשה מאוחר ההרגש מאוחר ההבנה. ועל כן יהיו העמלים והטורחים הרבה ונושאי המשקלים ואותם המעתיקים האבנים ממקום למקום תראה אותם פתאים ומיעוט הבנה להם. במאמרו בשינה ובתעורה.

---

2 לכדור: בכדור מ ‖ כי אילו הגיע להם כח הנפש: فإنّ لحركة النفس من القوة a ‖ הקדחת: الأمراض a 4 וסר מהם: om. a ‖ בכדור: הכדור אבגדמ 6 וטיול: ونزهة a 7 לטייל ולשחק: اللعب a 11 והחולי: والآفات a 13 הגוף: منبتّ add. a 18 אין: אינו פ ‖ לעשות: أصلا add. a 20 צרע: צָרע בפ 22 כולם: אד om. 24–25 העמלים והטורחים הרבה: المصارعون a 25 המשקלים: الثقيلة add. a

[10] הגופות שהם בתכלית החמימות אינם צריכים אל טורח כלל ויספיק להם ההליכה והמרחץ והמריחה בשמן מריחה קלה. והנה יועילם המרחץ אחר המזון. בו׳ בהנהגת הבריאות.

[11] הזקנים יצטרכו להניע גופותם כי חמימותם תצטרך אל רוחה. ואין שום זקן צריך אל מנוחה ושקיטה שלימה עד שלא יתנועע כלל כמו שהוא לא יצטרך אל טורח גדול. כי הטורח הגדול יקרר חמימותם החלוש ויכבה אותה. בחמישי בהנהגת הבריאות.

[12] גדר הטורח הוא תנועה חזקה תשנה הנשימה כי בעת שיניע האדם תנועה יהיה מוכרח לנפש ניפוש נוסף ומהירות יותר ממה שהיה קודם זה כי זאת התנועה הוא טורח לאדם ההוא. בשינית מהנהגת הבריאות.

[13] הזמנים המשובחים לטורח הם אחר עשות עיכול המזון מאמש ואחר התעכלו בבטן ובגידים. וראייה בזה אודם השתן במיצוע ודחה כל אשר היה עצור בשלפוחית ובמעים השפלים מן המותרות. ואחרי כן תצונו בטורח. בשני שלהנהגת הבריאים.

[14] ראוי לך תחלה למשוח הגוף ולמרוח אותו קודם הטורח ואחר כן יטרח בנחת ויעשה במדרגה עד הגיעו לסוף טרחו והוא כל מה שייטב מראהו וימהר לעשות התנועה ויהיו תנועותיו שוות וזיעתו תצא ממנו. ותחלת מה שיהיה משתנה שום דבר מאילו הזמנים והעניינים ישוב מעשות הטורח. בשני מהנהגת הבריאים.

[15] אחר כלות הטורח תחפפנו במיצוע והוא יתנועע ויתהפך תנועה ממוצעת וזה הוא החזרה. ואחר כן יכנס למרחץ וירחץ ולא יאריך לעמוד בו ואחר המרחץ יאכל המזון. בשני מהנהגת הבריאות.

[16] אם יהיה לו קדחת רביעית קצרה ולא תהיה קשה עליו טוב לעשות קצת טורח אשר היה נהוג לעשותו בימי הבריאות. בראשון מאגלוקן. נשלם המאמר הי״ח ומניין פרקיו י״ז.

המאמר הי״ט בענייני המרחץ ותועלותיו

[1] המרחץ יריק מה שסמוך לעור לבד. אבל מה שהוא בעומק הגוף מתפשט בתוך הבשר לא יריקנו המרחץ הרקה מספקת. בפירושו לשלישית מהפרקים.

3–2 בו׳ בהנהגת הבריאות: **פ** .om 7 הטורח: הנקרא אישירציציאו **ב** .add הנקרא איקשירגיאום **ג** .add הנקרא איקשירגיסיאו **אדמ** .add 8 נוסף: عظما add. a ‖ יותר: وتواترا add. a 11 ובגידים: ويكون قد حضر وقت تناول غذاء آخر add. a 12 הבריאים: الصحّة a 16 הבריאים: الصحّة a 17 תחפפנו: תמשחנו **אימ**[1] تغرق البدن بالدهن وتدلكه a ‖ החזרה: الاسترداد a 21 נשלם המאמר הי״ח ומניין פרקיו י״ז: **ד** .om 22 המאמר: **ד** .om ‖ ותועלותיו: om. a

[2] המרחץ יועיל לשאר מיני היובש שיהיה עם קרירות כמו הרישפיצי הבא מזקנה או עם חמימות כקדחת אטיקא הנקייה מעיפוש. וזאת היא סגולה מופלאה במרחץ כי הוא יועיל ליובש החם וליובש הקר ועל כן יחדש הצמא למי שאין בו צמא ויפסיק הצמא למי שבו צמא. במאמרו ברישפיצי.

[3] המרחץ אם יעשנו אחר זמן גדול מהמזון והצורך גדול אל המזון יחליש הכחות ויקרה זה ממנו בשאר ענייני הגוף. ואם יעשנו קודם התעכל המזון יהיה סבה להתקבץ הכימוסים הפגים בגוף. והשעות היותר משובחות לגוף למרחץ הם אחר התעכל המזון כי אז יעזור להעביר המזון אל האברים. באותו המאמר.

[4] המרחץ הוא מן הדברים הניאותים יותר למי שהריק לו מדברים נשפכים אל אסטומכתו. אבל הגרת דם מהאף ושאר יציאת הדם יעוררנו המרחץ התעוררות חזק. ומי שמצאו ההתעלפות מרבוי הזיעה המרחץ יהיה מזיק לו מאד. בראשון מאגלוקן.

[5–12]

[13] מי שהיה גופו מדולדל יועילנו המרחץ אחר המזון אבל לא יהיה בטוח מי שהתרחץ אחר המזון מהתעורר בו סתימה בכבדו. ואם יאריך בזאת ההנהגה יוליד בו החול בכליות. ובהמצא הכובד בצדו הימני ובעצם הנקרא קוטן והוא העומד בראש החוליות למטה יאכל מיד הקפרי עם חומץ ודבש בתחלת מזונו ולא יסור מעשות כן עד שיסור הכובד. בסוף התחבולה.

[14] מי שהיו ליחותיו נושכות ינשכו פי האסטומכא ראוי שיתחיל להאכילו מה שיוליד דם טוב אחר המרחץ. ואם אי אפשר אלא קודם המרחץ יהיה מה שיאכל שיעור מועט שלא יזיקנו במרחץ. בשנית מהמיאמיר.

[15] ממה שיועיל לכלי הקול ושאר האברים אשר ימצאם עייפות התרחץ במרחץ במים פושרים. ואותם שישמשו קולם הרם יכנסו למרחץ וירחצו מאד ויאכלו מן המזון מה שאינו נושך אבל יהיה מרפה. בז׳ מהמיאמיר.

[16] בהיות חולי העינים הנקרא רמד מבושל היטב והגוף יהיה נקי המרחץ יהיה מן הדברים המועילים להם כי הכאב ישכך מיד ויפסיק הגרת הליחות הניגרות אל העין והליחות תהיינה ממוצעות בו ונמזגות. בי״ג מהבריאות.

---

1 הרישפיצי: הרִישְׁפֶּיצִי ב 2 אטיקא: האיטיקא **אבגמ** האיטיקה ב 3 ועל כן: وكذلك a 4 ברישפיצי: ברישפיציאו **אגדמ** בְּרִישְׁפֶּיצְיאוֹ ב 12 Aphorisms 19.5–12 are missing in Zeraḥyah's translation. 15 קוטן: קוֹטָן ב ‖ מיד: מן פ ‖ הקפרי: הַכַּפְרִי ב הכפרי **אגמ** 17 שיתחיל: أن يبادر a 21 פושרים: العذب a 22 בז׳: בשני פ 23 רמד: רַמֶד ב בלעז לגניא **אבגדמ** add. 23–24 מן הדברים המועילים: من أنفع الأشياء a 25 מהבריאות: الحيلة a

[17] תחבושות בעלי הטחול יושמו על הטחול מאחר ב׳ שעות מהיום עד סוף התשיעית ויכנס החולה למרחץ והתחבושת דבק בטחולו ובהתרפותו ויפול במרחץ אחר כן תכניסהו לתוך הטינא מהמים החמים. בתשיעי מהמיאמיר.

[18] העתים המשובחים למי שלא יוכל להכנס במרחץ אחר הטורח בתחלת היום הוא שיאכל מן הלחם לבדו בשיעור מה שתעכלנו אסטומכתו קודם זמן הכנסו למרחץ. בששי מהנהגת הבריאות.

[19] אם יהיו חוליי הראש מרוע מזג חם ראוי לעשות המרחץ במים שאדם שותה כי זה יפזר האדים החמים הנולדים בראש וישנה מזג הגוף בעצמו אל מה שהוא יותר טוב. ואם היה הראש חם מאד ויוקד הטוב שיוכל לעשות הוא שימשח בשמן הוורדים העשוי בשמן הבית. בששי בהנהגת הבריאות.

[20] הגופות הקרות הלחות רעים ימהרו בהם החוליים הבאים מהגרת המותרות. וממה שיועיל בו בעלי אילו העניינים הוא שימנעו עצמם מהכנס למרחץ ומהטורח ותדקדק ההנהגה. בששי מהנהגת הבריאות.

[21] מי שיולדו בו מותרות עשניות אשר טוב לעשות לו הוא שיכנס למרחץ ואפילו פעמים בכל יום וכל שכן בימי הקיץ. אבל מי שיהיה מזגו קר ולח אם יעזוב המרחץ לא יזיקנו. והמזג הקר והיבש יצטרך אל המרחץ כמו הזקנים. אבל בעלי המזג החם הלח המותרות יתרבו בגופותם ועשותם המרחץ קודם ההרקה הוא פחד ואחר ההרקה יועיל. בחמישי מהנהגת הבריאות.

[22] מי שהיה גופו מלא ליחות ניות ופגות אין ראוי לו להכנס במרחץ כי המרחץ יכין אותן הליחות לצאת ויתקדמו ויסתמו הדרכים הצרים. בחמישי מהנהגת הבריאות.

[23] אמר בהנהגת בעלי קדחת הרביעית בתחילה: החפיפה וההליכה והכנסתו למרחץ ושאר מה שתנהג לא תמנעם ממנו המניעה השלימה כי הם אם יוכלו לעמוד מהמרחץ כלל ויספיק להם החפיפה לבדה יהיה זה יותר מופלג להם בתועלת. בראשון מאגלוקן.

[24] הליחה הגסה תזוב ותדקדק בשתותו היין החי ועשות המרחץ אחר שתותו היין. בפירושו לשביעית מהפרקים.

[25] אמר אבקרט בשלישי מהחוליים החדים וגליאינוס בבארו לאותו המאמר כי בעלי חולי הצד וחולי הריאה ובעלי הקדחות החדות יועילם המרחץ.

1 תחבושות: תחבושת **אבגדמ** 3 הטינא: הַטִינָא **ב** ‖ מהמים החמים: om. a 4 העתים המשובחים: أصلح الأحوال a 8 בעצמו: بأسره a 9 שימשח: في الصيف add. a ‖ הבית: الإنفاق a 18 יכין: يستدعي a 20 אמר: om. **פ** 21 לעמוד מהמרחץ כלל: الإمساك أصلا عن الاستحمام a 23 אחר: בסוף **ג** בסוף אחר **פ**

[26] אמר משה: אמנם אם בעלי הקדחות יועילם המרחץ אחר הבשול עדיין יבואוך מזה פרקים מדברי גליאינוס. אבל אמרם בתועלת המרחץ לבעל חולי הצד וחולי הריאה אשר יראה לי שהם רוצים בזה מי שיש בו כאב צד או כאב ריאה מרוע מזג או מליחות גסות או נושכות מבלתי מורסא ולא קדחת וזה הוא אשר יועילנו המרחץ.

[27] המרחץ יועיל למי שיש לו שלשול כי הוא ימשוך החומרים אל העור ולא יכנס למרחץ מי שגופו ממולא ולא מי שבטנו עצור. בפירושו לשלישי מהחוליים החדים.

[28] לא יעשה המרחץ מי שיש לו הגרת הדם מאפיו או מי שיש לו קרבונקלי או מי שבאסטומכתו מרות. ואם נכנס בו יפיל כחו ויחדש ההתעלפות וכן יתרחק מן המרחץ מי שכחו חלוש. בפירושו לשלישי מהחליים החדים.

[29] אמנם ראוי לעשות המרחץ בקדחות הבשול למען יעזור על השלמתו ויתיר. וראוי שיזהר ממנו קודם הבשול ובכלל יזהר בו במה שיהיה מקדחות שיהיו מליחה לבנה מלוחה מעופשת כי הליחה הלבנה לא תהיה נתכת מן העור כמו שיתכו המרירות וחומו לא יהיה נכבה. בפירושו לשלישי מהחליים החדים.

[30] ראוי שינגב הראש אחר צאתו מן המרחץ בתכלית הנגוב עד שלא ישאר בו שום דבר מהלחות ואע״פ שייעף כי אותו הנשאר יקרר ויזיק למות. בפירושו לשלישי שלחוליים החדים.

[31] לעשות המרחץ בקדחות הכימוסים אחר בשל הכימוסים יועיל וירפא והוא בכל הזמנים יהיה ראוי בקדחת אטיקה ואין פחד ממנו באילו הקדחות אלא אם תהיה הכח חלוש מאד או יתחבר בקדחת אטיקה קדחת עיפושית ולא תכניסהו למרחץ עד התבשל הכימוסים. במאמרו בדבול.

[32] בעלי קדחת יום כולם ראוי להכניס לבית המרחץ אלא מי שקרתה לו זאת הקדחת בסבת רפיון העור או בסבת מורסת הגרנדולי אשר תחת הזרועות ובאנגווינליי ואם תצונו שיאריך לעמוד באויר המרחץ לא יזיקנו שום דבר. אבל שאר מי שקרה לו הקדחת הזאת מבלתי שתי אילו הסבות כולם ימעטו העמידה באויר המרחץ וירחצו ויעמדו במי המרחץ כרצונם. בראשון מאגלוקן.

---

6 החדים: המחודדים **אבמ** המחודדים החדים **ד** 7 לא יעשה: לא יכנס **במ** 7–9 לא ... החדים: om. **פ**
7 המרחץ: למרחץ **מ** 10 בקדחות: אחר **מ[1]** add. (= بعد a) 13 החדים: המחודדים **אבדמ**
15 שייעף: قلّ a 18 ראוי: **ב[1]מ[1]** מחייב **ב** מחוייב **אגמ** ראוי מחוייב **פ** يلائم a ‖ אטיקה: איטיקא **אגדמ**
איטיקה **ב** 19 אטיקה: איטיקא **אגדמ** איטיקה **ב** 20 בדבול: = في الذبول a 21 לבית: om. **ג**
22 רפיון: استحصاف a ‖ הגרנדולי: הַגְרַנְדּוֹלִי **ב** הגלדולי **ד** ‖ ובאנגווינליי: ובאנגינלי **אד** ובאנגנליא **ג**
24 וירחצו ויעמדו: וירחצו **אבגדמ** ويؤذن لهم a

[33] בעלי קדחת השלישית הפשוטה ירחצו במרחץ במים החמים המתוקים כי יוציא ויריק דברים מהמרות ויועיל לו איכות המרחץ תועלת גדולה. כי התרחץ הגוף בזה המים ילחלח הגוף ויקררהו ויחזקהו. וראוי שתהיה כוונתך בהכניסך בעל זאת הקדחת במרחץ שתטבול גופו ותלחלחהו. בראשון מאגלוקן.

[34] הנתכים וכל מי שגבר עליו היובש לא יצטרך מן המרחץ אל אויר חם אבל אל מי האבזין הנקרא טינא ויהיה בתכלית המצוע. והאבזינים הגדולים יותר משובחים מן הקטנים לזה החולי. וראוי שיעמוד במים זמן גדול ואיכות המים הממוצעים בתכלית היא תערב לגוף ועל כן יעורר הטבע לפישוט ולהתמשך אל כל צד למצוא הדבר המשמח להם בדבר שיהיה נהנה ממנו. ויחמם חימום מיושר במרחץ ותמשחנו בשמן אחר המרחץ לסתום סתימות העור להצמיח מה שהגיע מן הלחות בתוך הגוף ומפני שיש להתחלתו מן האויר הזק. בשביעי מהתחבולה.

[35] מי שהוקדח מבעלי המותר העשני מקרירות שמצאו ראוי לו שיכנס למרחץ אלא אם היה קדחת עם ריאומה או קטרה. ולא תכניסהו לבית המרחץ בלתי שהתבשל הריאומה שלו או הקטרה. אבל מי שהוקדח מפני שמש ששרפו ראוי שיכנס למרחץ ואע״פ שיהיה בו ריאומה או קטרה. ואחר המרחץ ישפוך על ראשו שמן הוורדים כמו שעשית קודם המרחץ. בשמיני מהתחבולה.

[36] כל בעלי קדחת אטיקא וכל מי שבא אל הרישפיצי הכנסתו במים הקרים מבלתי מרחץ סכנה כי המרחץ יתקדם ויתחמם ויזמנהו להתרחץ במים הקרים. בעשירי מהתחבולה.

המרחץ יועיל למי שקדחתו מועטת וכחותיו אינם חזקים אחר הראות סימני הבשול. י״א מהתחבולה.

[37] התרחץ במרחץ בקדחות כולם ראוי שתכוין בו שלשה כוונות: האחד שלא יחדש פלצות ולא סמרות בהכנסתו. והשני שלא יהיה אבר שפריטואלי חלוש. והשלישי שלא יהיה בגידים הראשונים מהליחות הניות שיעור מרובה מקובץ וכלוא. בי״א מהתחבולה.

הזמנים המשובחים בהכנסת המרחץ בכל הקדחות שהם נעתקות כשיהיה עובר היותו נכנס במרחץ הוא זמן שתתחיל הקדחת להתיר כי המרחץ אז יכין הגוף מיד ויתקנהו להתפרנס. ויהיה נשמר לעולם באילו הקדחות להכנס במים הקרים. בי״א מהתחבולה.

---

1 ירחצו: يؤذن لهم بالاستحمام a || המתוקים: المشروب add. a 2 ויועיל לו איכות המרחץ: وينفع بكيفيته a 6 טינא: טִינַא **ב** 7 לגוף: om. a 8 לפישוט: والتفتيح add. a 9 ויחמם חימום מיושר: وحسبك منه أن يسخن سخونة معتدلة a || להצמיח (= לינבת): لينبثّ a 10 ומפני שיש להתחלתו: ولأن لا تباده a 12 ריאומה: ריומא **אבגד** ראימא **מ** || קטרה: קטרא **אבגדמ** 12–13 לבית המרחץ בלתי שהתבשל הריאומה שלו או הקטרה. אבל מי שהוקדח: om. **ב** 12 הריאומה: הריומא **אדג** הריאומא **מ** 13 הקטרה: הקטרא **אגדמ** || ריאומה: ריומא **אבגד** ראימא **מ** 14 קטרה: קטרא **אגדמ** קטארא **ב** 16 אטיקא: איטיקא **אבגדמ** 21 שפריטואלי: אשפריטואל **אגדמ** אבר שפריטואלי واحد من الأعضاء النفيسة a 23–25 הזמנים ... מהתחבולה: om. **פ**

[38] לקצת בני אדם טוב לאכול מעט קודם היותם נכנסים למרחץ. וכל מי שמזגו חם ויבש בתכלית יהיה נאות לו המרחץ אחר המזון. בששי מהנהגת הבריאות.

[39] כל מי שיעלה בדעתך שימצא המילוי הנקרא תכמה אחר המזון ראוי שתראה עניינו ואם ראיתו ימצא במקום הכבד מעט מהכאב או כובד או המשכה הנקרא טומור הרחיקהו מהכנס במרחץ אחר המזון. ואם מצאו שום דבר מזה שים ידך לפתוח סתומיהם והרחיק מהם לעולם המאכלים הגסים. בששי מהנהגת הבריאות. נשלם המאמר הי״ט ומנין פרקיו ל״ט.

המאמר העשרים במזונות ובמימות והמתפרנס מהם

[1] כוונתינו הראשון המיוחד לעשות המזונות הוא שיתעכל המזון עכול יפה. וכוונתינו השנייה שיהיה הכימוס הנולד ממנו טוב כלומר שיהיה נאות לשאר האברים. במאמרו בכימוס הטוב.

[2] הידיעה בכחות המזונות קרובה מהיות יותר מועילה משאר חכמות הרפואה אחר היות הצורך אל המזון תמיד בזמן הבריאות וזמן החולי. בראשון מהמזונות.

[3] יעזור לדחות היזק המזונות הרעים המנהג והטורח ואריכות השינה אחרי אכלם. בראשון מהמזונות.

[4] כל אחד מבני האדם יקשה או יקל עליו עיכול מה שיאכל מן המזונות או יהיה זה בעבור סגולה בעצם הדבר והטבע או בשביל מקרה יקרה. בשני מהמזונות.

[5]

[6] המזון החלק יותר נקל ויותר ממהר לקבל העיכול באסטומכא לשנותו אל הדם בכבד ובגידים ולדמות כל אחד מהאברים הניזונים בו. והקשה הוא יותר מאחר לקבל כל זה ויותר קשה ממנו. בשלישי מהמזונות.

[7] אין ראוי לנו בעבור הרעב שנתמלא מן המזון מלוי יתר ככלבים ולא בעבור הצמא שנהיה משלימים תאותינו לשתות הקר כמי שנתלהב גופו בקדחת וישתה כל מה שימצא בכלי.

---

1 לקצת בני אדם טוב לאכול: ראוי לקצת בני אדם לאכול פ 3 שימצא המילוי הנקרא תכמה (= أن يجد تخمة B): أنّه يحمّ a ‖ תכמה: תוכמַה ב 4 המשכה הנקרא טומור: تمدّدا a ‖ טומור: טֻומור ב ‖ הרחיקהו: فجنّب كلّ من هيئاته هكذا a 6 נשלם המאמר הי״ט ומנין פרקיו ל״ט: om. ד 7 המאמר העשרים: om. ד 13 הרעים: نزارة ما يستعمل منها و- add. a ‖ ואריכות השינה: וטול אלנום מ אריכות השינה והוא לשון ער׳ מ[1] 17 Aphorism 20.5 is missing in Zeraḥyah's translation. 18 לשנותו (= وللاستحالة ELOU): والاستحالة a 19–20 ויותר קשה ממנו: وأبطأ فيه a 21 מלוי יתר: امتلاء رغبة a 22 משלימים תאותינו: نستتمّ ELU نستلذّ a ‖ בקדחת: دائمة add. a ‖ בכלי: في الكأس بالرغبة add. a

ונשמור יותר מזה משלוח ידינו אל מה שיושם לפנינו לאכול ולא אל מיני המתיקה וזולתם כמו שיעשו השוטים. במאמרו שהאדם יהיה מכיר מומיו.

[8] הנקיים מהחולי והחלשים נשים מזונם בלילה יותר חזק ומפני שאינם יכולים לעכל המזון נזון אותם מעט מעט בפעמים רבות ונשקם מעט מעט בשיעור שינות חוליים ולא יצוף מזונם. בז׳ מהתחבולה.

[9] הנקיים מהחליים וכל חלש שתרצה לפרנסו תחלת מה שתשים כוונתך בשיעור מה שתאכילהו עד שלא יכבד עליו והשנית מהירות איכולו והשלישי מהירות ירידתו. ואם האכלת אותם בשר בהמה תזבחנו קודם אכלו בלילה אחת בזמן הקור כי הבשר הלן הוא מתעכל יותר במהרה. ואם היה בזמן קיץ תעשה חשבונך שיהיה בשר שזבחו בבקר ויאכל אחר בוא השמש. בז׳ מהתחבולה.

[10] המזונות והיינות והמימות המעופשות יולידו הפסד כמו שיולידו הסמים ההורגים. בפירושו לשנית מן המימות.

[11] המזון יהיה מועיל או מזיק בכחות הרפואיות אשר בו. אמנם מצד המזוניי הוא מועיל לגופותינו תמיד על כל עניין מן העניינים. בפירושו לשניה מן המזון.

[12] הכח החלוש לא יוכל לעכל המזון המרובה ואע״פ שיהיה טוב. על כן ראוי שתשער כמות המזון לעולם לפי כח הגוף וחולשתו ותבחר איכותו לפי מזג הגוף. בפירושו לרביעית מהמזון.

[13] קצת מהמזונות יחליקו הטבע והבטן מדרך שיתערבו בהם כחות מכחות הרפואה דומה לכח האסקמוניאה וקולקוינטידה והליבורוס ואילו מורכבים מחוברים מטבע המזון וטבע הרפואה. אבל תהיה המזון יוצא מגדר הרפואה כל זמן שלא יעשה מעשה בגוף שום דבר מאילו המעשים ולא יעשה מלבד שיפרנס. ומעט ימצא מן המזונות על אילו הפנים ואשר ימצא כן הוא המזון הגמור. בראשון מהמזונות.

[14] אי אפשר שתהיה הליחה הנולדת מן האבטיח עב עפרי ואפילו נתעכל עכול טוב כמו שהוא לא יתיילד מן העדשים ולא מבשר השור ליחה מאיית לחה. ומאכל הבחור ואע״פ

---

2 השוטים: أهل الشرّة a 3 הנקיים מהחולי: الناقهون a 4–6 שינוח ... בשיעור: **ב**[1] 4 חוליים: أذاءهم a ‖ יצוף: **א**[1]**ד**[1]**מ**[1] יכבה **אגדמ** 7 איכולו: עיכולו **ד** انهضامه a 9 תעשה חשבונך: فحسبك a 10 בז׳: בששי **פ** 11 והיינות והמימות: والأشربة a 15 ואע״פ שיהיה: **ד**[1] ואם שיהיה **גד** 19 האסקמוניאה: האשקמוניאה **ד** הסקמוניאה **ג** ‖ וקולקוינטידה: וקולקינטידא **אגדמ** ‖ והליבורוס: והליברוס **אגמ** 22 הגמור: **א**[1]**מ**[1] הפשוט **גפ** 23 עב עפרי: עם עפר **פ** נ׳ משובחת **פ**[1] 24 מאיית: ממיית **בדמ** ניאותה **פ**[1] مائي a ‖ הבחור: القثّاء a

שיעכלנו עכול יפה כשתסתכל עניינו ותבטח על עכולו הטוב יתקבץ בגידיו ליחה קרה עבה לא תשתנה אל הדם אלא בקושי וזה עיקר העניין בהנהגת הבריאות ורפואת החליים. בשני מהמזונות.

[15] עיסת לחם הכשכאר יספיק לו החמץ המועט והלישה המועטת ומיעוט עומדו לאש. והלחם הנקי בתכלית הנקיות הוא הפך זה. בראשון מהמזונות.

[16] היותר מועיל והיותר ניאות למי שלא יטרח ולזקנים הוא מה שיהיה מן הלחם שכבר נתבשל בתנור כראוי והיה בו מן החמץ שיעור מרובה. אבל הלחם שהוא מצה בלתי ניאות לשום אדם. במזונות.

[17] האמידו כחו קרובה מכח הלחם הרחוץ מפני שהוא יפרנס הגוף פרנסה מועטת ולא יחמם כמו שלא יחמם הלחם הרחוץ עם שכל מיני הלחם יחממו. בראשון מהמזונות.

[18] טבעינו ימשול על הבשרים עד סופם אלא הזרות מהם וישנם וישיבם דם טוב. אבל הצנון והבלידי ודומיהן בעמל ישנה מהם דבר מועט ובפעולה גדולה. ואותו המועט אינו דם טוב ושאריתם יוציא עם המותרות. בראשון מהכחות הטבעיות.

[19] הבשרים היותר מעולה שבבשרים ההולכים על ארבע הוא בשר החזיר. ואחריו בשר הגדיים ואחריו בשר העגל. אבל בשר הכבשים הוא לח ודבק ודומה למותרי האף. אבל שאר בשר ההולך על ארבע אני מצוה למי שישגיח בעניין הכימוס שימנע עצמו מאכלם. במאמרו בכימוס הטוב.

[20] בשר העופות בעבור קלותם כשימצא בגוף חמימות נוסף יוליד מרות רבות. בששית מפירושו לששית מאפידימיאה.

[21] הצלוי יחזק הגופות יותר מן המבושל ושני לו המבושל והמבושל יחזק יותר מזולתו ממיני הבשול. ברביעי מפירושו למזון.

[22] כל בשר נאכל צלי או על מחבת מרחשת אשר יבוא לגוף ממנו הוא מזון יותר יבש. וכל בשר בשל במים מזונו יותר לח וכל בשר יבושל בקדירה ויתוקן עם התבלין עניינו ממוצע בין שני העניינים. בשלישי מהמזונות.

1 כשתסתכל: כשתשתכל **אגמ** כשתתבשל **ד** متى أهمل a   4 הכשכאר: الخشكار a   8 במזונות: في تلك المقالة ELO أولى الأغذية a   11 אלא: אבל **פ** ‖ הזרות מהם: הדרות מהם **אדמ** הז[...]ות מהם **פ** الشاذّ a   12 והבלידי: והסלקא **ג** והוילדי **אבדמ**   20 הצלוי: הצלי **ג** ‖ המבושל: האפוי **בדמי** ‖ המבושל: المسلوق a   22 כל בשר נאכל צלי: כל בשר נא או כל צלי **פ** ‖ על מחבת מרחשת: مطجّنا a

הבצים בהם זוהמא עם ריעות שיהיה נולד מהם. ומאמרי זה הוא בביצי בעלי חיים ההולכים על ארבע כי ביצי התרנוגלים השמנים הם ערבים מאד ומזונם טוב מאד. וכל מוח הוא מזיק לאסטומכא אי זה מוח שיהיה. בג׳ מהמזונות.

[23] הבעלי חיים הרועים בהרים ובמדברות המזון הנולד מהם אין בו מותרות. על כן ראוי מאילו הפנים בהכרח שיהיה מה שיבואנו לגוף מהם מבשר הבעלי חיים המדבריים יותר ממה שיבואנו מבשר בעלי חיים אשר בני אדם מגדלים אותם סביבותם ויותר טובים מהם מאד. בשלישי מהמזונות.

[24] היין אשר ימזג בכמוהו מים יחמם הגוף כולו ויתנועע אל כל האברים תנועה מהירה ויתקן ליחות הגוף ויטיבם בשיתישר מזגם ויריקם. בפירושו לשביעי מהפרקים.

[25] היינות המזוגים שהם כמים ילחלחו האסטומכא ויחלישוה ויולידו במיעים רוחות מפני קרירות המים ולחותם. והיינות החזקים שהם בלתי מים יולידו הרפפות בצדעים וכובד בראש וצמא מפני חמימותו. בפירושו לשנית מהחוליים החדים.

[26] הראש בזמן השכרות יתמלא מהאדים והיין בלתי מזוג יבשל אותם האדים ויתירם. בששי מפירושו לשני אפדימיאה.

[27] אין אצלינו יותר ניאות משתיית היין לכח החלוש ונפול. וכן למי שנתקרר גופו כולו או סר מראהו ונתלבן. בפירושו לששית אפידימיאה.

[28] היינות המתוקים והשחורים ימלאו הגידים דם עב ושחור. והלבן הדק ממנו יתתוך הכימוס הגס וינקה הדם עם השתן. והיינות הצהובים ממוצעים יולידו כימוסים ממוצעים בעצמותם. במאמרו בהנהגת הבריאות.

[29] היינות הרקיקים מועילים בתולדת הכימוס המשובח עוזרים על העיכול והיינות העכורים הנוטים אל הלובן יועילו להרבות השתן. ברביעי בהנהגת הבריאים.

[30] כל מי שיצטרך אל גידול וריבוי אין ראוי שישתה אלא היין הרקיק הלבן הזך אשר יסבול מעט מים אשר יהיה בו קביצה מועטת כי זה יותר מועיל מכל הדברים כל זמן שלא יהיה בו קדחת. בשביעי מהתחבולה.

10 במיעים: במים פ 15 לכח: التي قد خارت add. a ‖ ונפול: وسقطت a 15–16 סר מראהו ונתלבן: حال لونه a 17 היינות: جميع الخمور a 18 הגס: הדק פ 20 על: אל פ ‖ העכורים: الكوصية a (= *كرصيا = κιρρός) 21 הבריאים: הבריאות ב الصحّة a 22 גידול וריבוי: الإنعاش a

[31] היין טוב מאד למי שהיה בו חולי בכבדו מבלתי מורסא או רוע מזג כי הוא יפרנס ויבשל וינגד העיפוש ויחלוק עליו. ואם יזדמן שיהיה רוע המזג קר ולח ירפאנו. בשמיני מהמיאמיר.

[32] אמר כי שתות המים הקרים קודם המזון יזיק לכבד ואפשר שיבוא לגידים מהם היזק בקצת בני אדם. בפירושו לטבע האדם.

[33] הרע שבמימות כולם הם אותם שנתכות מן השלג והכפור כי הדק שהיה ממי המטר נתך והגס נקפא ולא ישוב אל מי המטר לעולם. בפירושו לשני מן המימות.

[34] כל מים שהוא חזק בקור הוא עב וקשה מאוחר לבשל ולרדת. וכל מים זכים ושאינם קרים יחזקו תאות המזון. וסבת זה בקיץ יפסידו לליחות וינשכו האסטומכא ובקור יזיקו לליחות בקרירות וינשכו פי האסטומכא. בפירושו לשינית מהאוירים.

[35] מהירות שינוי המים יורה על טובתם לא על רעתם. ומי המטר כשיתעפש לא ישוב אל טובתו. ועל כן ראוי שימתין עליו עד שילך ממנו ריחו הרע ואחר כן ימזגנו עם הדבש או עם היין ולא יניח מבשל אותו מעט. בפירושו לשנית מן האוירים.

[36] המים הרע אשר הוא עכור או מוסרח או יתאחר באסטומכא או זולת זה אם יבושל כי הבשול יסיר מעליו רעתו ויתקנהו עד שהוא טוב לשתותו. וימהר הפעלותו ויבדיל ממנו המימות העפריות ויצללו בו. וראוי שיבושל בסוף היום ויעזבנו כל הלילה ויזככנו וישתנו. ברביעי מפירושו לו׳ פדימיאה.

[37]

[38] המימות היותר משובחות הם אותם שלא ימצא בהם שום טעם ולא שום ריח ואילו המים הם היותר ערבות והיותר מתוקות. וכל מים רצים לצד המזרח על עפר ויחממו מהרה ויתקררו מהרה הם יותר טובים מכל המימות לכל בני אדם. בראשון מהנהגת הבריאות.

[39] החלב יפרנס הגוף הכחוש ויגדלהו וישבר מריעות הליחות הרעות עד שיישרם ויחליק הבטן. והגבינה תשתבך בדרכי הכבד ובסמפונותיו ויסתמם ועל כן הוא יותר רע מכל הדברים לבעל ההדרוקן. בששי מפירושו לשינית אפידימיאה.

---

2 ויבשל: ويقوّي add. a ‖ ויחלוק עליו: ويضادّها a 4 אמר: משה **פ** add. ‖ יזיק: יזיקו **אבגדמ** 6 שנתכות: التي تنحلّ a 7 והגס: الرديء add. a ‖ אל: جودة add. a 9 יחזקו: ירחקו **אבדמפ** 13 יניח מבשל: ولا يغني عنه الطبخ a 14 אם: אז **אדמ** 17 לו׳: לשנית **פ** 18 Aphorism 20.37 is missing in Zeraḥyah's translation. 20 עפר: نقية add. a 22 ויגדלהו: وينعشه a

[40] ואמר ברביעי מספר המזון כי החלב יותר מפרנס מן החטה. ואמר במאמרו בכימוס הטוב כי החלב טוב משאר הדברים בעשות כימוס טוב.

[41] היותר גובר על חלבי הגמלות והאתונות הוא הלחות המימיי ועל חלבי הצאן הגבינות ועל חלבי הבקר השומן. אבל חלב העזים הוא ממוצע בין שני העניינים העוברים מן המיצוע בהקישך אותו עם שאר החלבים. והוא ממוצע בפעולתו בגוף האדם ויותר משובח בכימוס הטוב מה שיהיה מבעלי חיים השמן והבריא בגוף כשישתנו מיד שהוא נחלב. ויש מבני האדם מי שישים בו דבש ומעט מלח למען לא יתגבן. במאמרו בכימוס הטוב.

[42] החלב כאילו הוא מעבה ורוב עיבויו הוא בגבינה והוא מן הדברים אשר יעבו בתכלית העיבוי כשיאכלנו יבש. והחלב המתגבר עליו החלק הגביני מאד מאד כמו חלב הבקר וחלב הצאן הוא יותר עבה מכולם. והיותר דק הוא אותו שגבר בו החלק המימיי כמו חלב האתון כי אם יוקח בדבש או במלח לא יזיק מה שיהיה צריך אל ההנהגה הדקה אבל שאר החלבים ראוי להשמר מהם. במאמרו בכימוס הטוב.

[43] חלב הבקר הוא יותר עב מכל החלבים ויותר דשן. וחלב האתון וחלב העזים ממוצע בין העב והרקיק וחלב הצאן יותר עב ממנו. בג׳ מהמזונות.

[44] החלבים כולם טובים למקומות החזה והריאה ואינם טובים לראש אלא אם היה הראש חזק מאד לא יזיק. ואין החלב טוב לשתי הצדדים כשהנפח ימהר בהם. בג׳ מהמזונות.

[45] מיני הגבינות החדשות היותר טוב מהם הוא אשר יעשה מן החלב אשר הוסר החמאה ממנו. וזה הוא יותר ערב מכל מיני הגבינה כולם ובלתי מזיק באסטומכא ויותר יורד מכל מיניו ואין מזונו רע ולא יוליד דם שאינו טוב. בשלישי מהמזונות.

[46] המזונות שהם בתכלית החולשה הם הירקות ורוב הפירות אשר סביבם קלפות קשות. ומטבע אילו שיחלישו הגוף ואם יתמידם אדם יהיו חייו קצרים. בחמישי מפירושו לששית פדימיאה.

[47] הירקות אין בהם טוב הכימוס והחסות ירק מקרר בלתי מזיק. והלפתות בין הרע והטוב. ואחריו העשב הנקרא מלוכייא ואחריו האלקטף והפורקקלה והעשב הנקרא ימניאה. במאמרו בטוב הכימוס.

---

1 כי החלב יותר מפרנס מן החטה. ואמר במאמרו בכימוס הטוב: **ב**[1]   2 טוב: מי המטיף לא ישתנה אל איכות אחת מסוג העיפוש וכשלא תוכל על מי הטפה תעשה מי המעיינות כי יספיק במים שיהיה נקי וזך. בשביעי מן המיאמיר add. **אבגדהפ**   6–7 ויש מבני האדם מי שישים: ومن الحزم أن يلقى a   8 עיבויו: עביו **אבדמ**   9 כמו: הוא **אגדמפ**   13 וחלב: الإبل أرطب الألبان كلّها وأقلّها دسما. وبعد لبن الإبل الخيل وبعده لبن add. a   16 לא יזיק: om. a ‖ ואין החלב טוב לשתי הצדדים כשהנפח ימהר בהם: om. **פ**   17 החמאה: زبده a   24 העשב: **א**[1]**ב**[1]**מ**[1] הירק **אבגמ** ‖ העשב הנקרא: om. a ‖ והפורקקלה: והפורקקלא **אבגדמ** ‖ והעשב הנקרא ימניאה: והעשב הנקרא ימאניה **אדמ** والبقلة اليمانية a

[48] הקישואים והאבטיחים אם לא ירדו מהרה יפסדו בבטן ויהיה הכימוס המתילד מהם קרוב מהסמום ההורג. במאמרו בכימוס הטוב.

[49] הדברים המדקדקים הם השומים והבצלים והמשטרוצו והכרת והחרדל. ואחרי אילו המקדוניס והשומר והמנטרשטי ההררי והיאורי והאזוב והשדוריאני והאמיאוס והסאליוס ושאר מיני הצמחים הטובים בריחם והחריפים בהיותם נאכלים בעודם לחים. ואחרי אילו הרוקי והכרפס והבסיליקו והצנון והכרוביות והרומיג׳. במאמרו בהנהגה הדקה.

[50] זרע הפאפויר פחות קרירות מהעלים והעץ שלו הרבה עד שיותן על הלחם ויעורב עם דברים הרבה שיושמו לפני אדם לאכול עד שתאמר שאין בו היזק ויחדש בראש כובד ויישן. והשומשמין יוליד בגוף כימוס גס ודבק. באותו המאמר.

[51] פירות האילנות טובות כולם אלא המעט מהם רעים מלבד הקשטאנג׳ הנק׳ בערבי שאהבלוט כי הם עם עבים אם נתעכלו באסטומכא הם טובות לא יהיה מהם כימוס רע. והפירות הלחות כולם רעות בכימוסיהם ואם יהיו נפסדות בגוף יולידו הסם הממית. והתאנים והענבים פחות רעים והתאנים היבשים עם האגוזים או השקדים הם טובים בכימוס. במאמרו בכימוס הטוב.

[52] התאנים הלחים מה שיהיה מהם מבושל הם מן המזון הממוצע אשר לא יאמר בו שהם ידקדקו הכימוסים ולא יעבום. והתפוחים והפירה המבושלים מהם הם פחות היזק מאכלם ניות. במאמרו בהנהגה המדקדקת.

[53] התותים אם לא ירדו מהרה מהגוף יפסדו באסטומכא הפסד זר אין להרהר אחריהם והם כמו הפסד האבטיחים והדלעת כשלא ירדו מהאסטומכא כי הדלעת עם היותו מזיק פחות משאר הפירות שלקיץ כל זמן שלא תרד מן האסטומכא מהרה יפסד הפסד גדול. בשני מהמזונות.

1 יפסדו: יפסידו **בדמ** 2 מהסמום: من السموم a 3 והמשטרוצו: והמשטרצו **ג** והמשטורצו **אבדמ** ההררי **פ** add. 4 והמנטרשטי: והמינטשרי **אב** והמנטשטרו **גמ** ‖ ההררי: ההרי **אבגמ** ‖ והשדוריאני: והשדוריאוני **אדמ** ‖ והאמיאוס: והאמיאוש **אגמ** 5 והסאליוס: **פ** om. ‖ הצמחים הטובים בריחם והחריפים (= GU^{1}): om. a 6 הרוקי: وقرّة العين وهو كرفس الماء add. a ‖ והכרפס: والكرفس البستاني a ‖ והבסיליקו: والباذروج add. a ‖ והרומיג׳: وسائر أصناف النبات الطيّبة الرائحة الحريفة (G^{1}) add. a 8 הפאפויר: הפאפויאר **אד** הפפאויר **ב** הפאפאביר **מ** 11 פירות: תמרי **במפ** פירות **בימ**^{1} ‖ הקשטאנג׳: הקשטאגי **אגדמ** הקשטאניי **ב** 12 שאהבלוט: הבלוט **פ** שֶׁאַהְבַלוֹט **ב** שהבלוט **מ** שרבאלוט **אד** 13–14 והתאנים והענבים פחות רעים: **ב** om. 17 והפירה: והפירא **אבגדמ** 19 זר: نادرا add. a ‖ אין להרהר אחריהם: لا ينطق به a

[54] בכל הפירות קושי העכול יחדשו כאב בראש מי שיתרבה לאכלם ויפסידו פי האסטומכא וינשכוהו. והבוסר ימלא הגוף ליחה נייה ופגה ויחדש פלצות שאינו מתחמם ויסתמו הכבד. בשני מהמזון.

[55] ואמר בשיני מהמיאמיר כי התמרים יש להם סגולה שיחליאו הראש ויכאיבוהו.

[56] הזיתים יחזקו האסטומכא ויעוררו תאות המזון והטוב שבהם לזה הוא העשוי מהם עם החומץ. והאגוז יותר מתעכלים מהר מהלוזים ופחות מזון ויותר נאותים לאסטומכא מהלוזים וכל שכן באכלם עם התאנים היבשים. בשנייה מהמזונות.

[57] הצימוקים קשים לקבל העיפוש וכל עצמותם נאות לכבד ומיוחדים בו ירפאו רוע מזגו ויפרנסו אותו ויבשלו הליחות שאינם מבושלות ויישרו הליחות הרעות ויתקנו מזגם. והם בלא שיעור מועילים ומרפאים אילו החליים. בשני מהמיאמיר.

[58] המאכלים שהם יותר קרובים מן הדם הם הממוצעים בין הדקים והגסים. והם מיני הלחם הטוב ובשר התרנוגלות והיונים ודומיה לאילו משאר הצפרים וכל הדגים שאין בהם דבקות ולא ריח רע ולא זוהמא והביצות הנולדות מיד שעדיין לא נקפאו. במאמרו בכימוס הטוב.

המזונות אשר אין בהם שום דבר נראה מכחות הרפואות ואין בהם מן העצם הזן שיעור גדול המשובח שבהם הוא מי גריסי השעורים העשוים בחכמה ואחריו השעורים בעצמם ואחרי השעורים הכנדרוס והוא הפארי במעט חומץ ואחריו הפארי בלתי חומץ ולחם התנור כמו כן מזון טוב. ומן הדגים כל מה שיהיה רץ בחול הנקרא רצראצי. והמשובח שבעופות הפאסן וכל הצפורים הנולדים בהרים. ואחר אילו התרנוגלות. ותעזוב מבעלי החיים הישנים שבהם והחדשים שהם נולדים מיד ובקרוב. בשמיני מהתחבולה.

[59] המזונות אשר יולידו כימוסא דבק ועב זנים הגוף מאד. ואם הם נתעכלו באסטומכא ובכבד עיכול טוב יולידו דם משובח ויפה ואין ראוי לעשות מהם מאכל אלא מי שיטרח קודם מזונו טורח גדול. ומי שישגיח בבריאות גופו יהיה נשמר מכל מה שיוליד כימוס עבה ויתרחק מהמזונות העבים ואפילו גופו יהיה נשמר מכל מה שיוליד כימוס עבה ויתרחק מהמזונות העבים ואפילו היו טובים בכימוס. במאמרו בכימוס הטוב.

---

1 הפירות (= الثمر): التمر a ‖ העכול: **אבדצמפ** .om ‖ ויפסידו: ويبتر a 2 פלצות: قشعريرة ونافضا a ‖ שאינו: عسر ما a 9–10 בלא שיעור: جليل القدر a 12 התרנוגלות: התרנוגלת **ב** התרנגולת **אדמ** התרנגלות **ג** والحجل a .add ‖ ודומיה לאילו משאר הצפרים: واليمام والدرّاج والتدرج a 13 והביצות הנולדות מיד שעדיין לא נקפאו: والبيض الرعّاد a 15 גריסי: גרישי **אבגדמ** ‖ העשוים בחכמה: المحكم الصنعة a 17 כל מה שיהיה רץ בחול הנקרא רצראצי: جميع ما هو رضراضي a ‖ רצראצי: רצאצי **פ** ‖ הפאסן: הפאסנו **ג** 18 וכל הצפורים הנולדים בהרים: والعصافير الجبلية a ‖ התרנוגלות: התרנגולות **ב** 20 כימוסא: כימוס **ג** כימוסה **ד** كيموسا a

[60] המזונות העבים הדבקים הם מינים רבים: הלחם שהוא עשוי בלא חכמה כלומר שלא יהיה חמץ כראוי או שיהיה במעט מלח או שיהיה מחוסר הבשול או שלא מולש יפה בין ידי עושהו והגבינות כולם והבצים הצלויים או המבושלים עד שנתקשו ומיני הדגים הגדולים שהם נקראים בישטינאל ואותם שבשרם קשה ודבק והפטריות והכמהין וגרעיני הפיניי הגדולים והתמרים. אמנם העדשים והכרוביות והגלנדי והקשטנגי הם בלתי דבקים ואע״פ שהם עבים בכימוס הנולד מהם. במאמרו בכימוס הטוב.

[61] המזון הרע בכימוס ראוי לבני אדם שיעזבוהו לעולם אלא אם טרחו בקיץ ויהיו צריכים לרפאות יובש גופותם וחומה טוב להם בזמן זה שיאכלו קודם המזון התותים או הפרונגי או האבטיחים או הגיראנס בערבי מישמיש או האפרסקים והחלב הקר או הדלועים. ואם היה האדם מסתפק בהנהגתו ומשתדל וזריז אפשר לו שיקרר וילחלח מה שנתחדש מהטורח במין אחר מן ההנהגה בהכנסו למרחץ ויאכל אחר צאתו מזון טוב בכימוס מתוקן בחומץ ודומהו. במאמרו בכימוס הטוב.

[62] המזון שהוא קשה להתיר והוא מזון הדברים שהם עבים ודבקים כמו מזון בשר החזיר והלחם הטוב הנקי ושלא יתקרב בו שום טורח ויתמיד לעשות זה המזון ימהר לו החולי ממילוי כמו שמי שירפא הטורח ויתמיד להיות ניזון עם הירקות ומי השעורים יפסיד גופו וימהר אליו הטיצי. בראשון מהמזונות.

[63] כל אשר הדבר יותר לח בעצמותו יהיה מה שיקח מן המזון מעט ויהיה מהיר בהתכה ובהזמנה וימהר להתעכל ויצטרך הגוף אל מזון אחר חדש. וכל אשר יהיה קשה ועפרי יפרנס הגוף מזון מרובה ומקויים קשה מהתיר והמתקבל ולא יקל להתעכל ולהשתנות אל דם. בראשון מהמזונות.

[64] ראוי שתתנהג בכל המזונות בכלל כי מה שיהיה מהם חריף ומחודד או מר יהיה מזונו מעט. ומה שיהיה מהם אין טעם לו מה שהגיע ממזונו אל הגוף מרובה וברוב מה שיהיה מתוק וכל שכן אם יהיה גרם קשה בין שיהיו אילו הטעמים והמאכלים בטבע או נקנים במלאכה כלומר בבשול ובצלי אש ובקלוי ובשרוי במים ודומה לאילו. בשנייה מהמזונות.

[65] הדברים אשר להם שמנונית ודבקות כמו החלבים מיד שיגיעו אל האסטומכא בתחלת אכלם הם שובעים וימלאו גוף האוכל אותם. ואחרי כן ישובו וימעטו התאוה למזון והאדם לא ימתין על התמדתם. בשלישי מהמזון.

---

1 הם מינים רבים: הלחם: أنواع الخبز a 3 המבושלים: השלוקים ד 5 והקשטנגי: והקשטניי **ב** והקשטאנגי **ג** 8 גופותם: גופם **פ** ‖ וחומה: וחומם **אבדמ** om. **פ** ‖ בזמן זה: בזמן ההוא מה **אדמ** ‖ הפרונגי: أو القراصيا أو القثّاء add. a 9 הגיראנס: הגרישים **ג** הגרשום **בדמ** ‖ מישמיש: מִשְׁמִיש **ב** משמוש **פ** ‖ הדלועים: הדלעת **אבגדמ** 11 בהכנסו: בהכניסו **אבגדמ** 16 הטיצי: הטִיצִי **ב** 18 ובהזמנה (= والتهيؤ): والتهيّ a 19 ומקויים: لابثا a ‖ והמתקבל: والتهيّ a 20 מהמזונות: במזון **אבגדמ** 21 שתתנהג: أن تذكر a 23 והמאכלים: om. a 25 אשר: אין **אדמ** add. 26 גוף: End of: **א**

[66] הדברים המתוקים מאד יפרנסו בלא ספק והדבר החמוץ לא יפרנס והדבר שהוא בינוני בין אילו בטבע מזונו יותר פחות מן הדבר המתוק. וכן העניין בשאר המזונות שהם כולם לא יפרנסו מלבד המזון המתוק לבדו. והדבר השמן והדשן כמו כן הוא מסוגי המתוק הערב ויפרנס. ברביעי במזונות.

[67] אמר משה: זכר בן מרון בן זוהר תועלות שנסה אותם בקצת מזונות והם הולכי דרך סגולה. וזכר בספרו אשר חבר במזונות לאחד ממלכי האלמורביטים וקצתם זכר אביו במזכרת שהיתו לו בזה וישרה בעיני העתקתם וזכרונם בפרקים והם אילו.

[68] מרק התרנגלות השלוקות יישרו מזג האדם והוא מזון ורפואה להתחלת הצרעת. ויקנה גוף הכחושים והקמים מן חליים ואפרוחי היונים להם סגולה בשהם יולידו חולי הראש הנקרא מגרניאה ובערבי שקיקה וכל שכן צוארם. והטורטורי יוסיפו בשמירה ויזכו החוש ויחזקו החושים. והקורא מבושלת במים עוצרת הבטן. וכשהיא שלוקה בעורה תתיר הבטן. וכן התרנגלות והתרנוגלים יותר גמורים להתיר הבטן.

[69] הצפרים מועילים מהרפיון והפלג ועוות הפה ומיני ההדרוקן ויוסיפו בכח התשמיש.

היונים הנגדלים בבתים ואפרוחיהם יוסיפו בחמימות הטבעי. מרקי הצפרים הנקראים קנאביר יתירו הקולון. והשליו קרובים מטבע הצפורים מועילים לבריאים והנקיים מחוליים והם מעצמות דק ישברו החול ויתירו השתן.

[70] בשר הגדיים מרוב טובתם אינם בכלל הולכי על ארבע. בשר הגאצולי יש לו סגולה בחיזוק הנפש. והמים שבושל בו יגדיל ויוסיף מי שנפל כחו וירפא מי שיפוחד עליו מרוב ההרקה.

[71] ביצי התרנוגלים טובים במזונם מאד והם דבר יותר טוב לזון בו הדלים בבשרים והנקיים מחוליים וכל ביצי בעלי חיים חמים ולחים יעזרו למשגל עזר מבואר נגלה.

[72] ביצי היונים יעזרו על התשמיש עזר יפה וכל הביצים עוזרים על התשמיש וכל שכן כשיבושלו עם הבשר עם הבצלים והלפתות.

---

1 המתוקים מאד: الصادق الحلاوة a ‖ החמוץ: المرّ a 2 בטבע (= بالطبع BELOU): في الطعم a ‖ המזונות: الطعوم a ‖ כולם: om. a 8 ויקנה: وتخصّب a 9 הכחושים: הנתכים **במ**
10 מגרניאה: מיגראניא **ב** מיקראניא **ג** מגראניאה **מ** ‖ החוש: الحفظ a 12 התרנגלות והתרנוגלים: התרנגולות והתרנגולים **ב** התרנגלות והתרנגלים **ג** 13 ועוות הפה: واللقوة a (= ועוות הפנים)
14 הנגדלים: الراعية الناهضة add. a 15 והנקיים מחוליים: والناقهين a 17 אינם בכלל: كادت تخرج عن a ‖ הגאצולי: הגזאל **בג** הגאזל **ד** אמ׳ שהם גאצולי **ד**[1]**מ**[1] גַצולִי בלע׳ **ב**[1] الغزال a 18 יגדיל ויוסיף: ينعش a ‖ מי שיפוחד עליו: من غشي عليه a 19 התרנוגלים: התרנגולים **ב** התרנגלים **ג** ‖ בבשרים: בבשרם **ב** 19–20 והנקיים מחוליים: والناقهين a 22 עם הבשר: om. a

[73] החלבים כולם בכלל ישלשלו הבטן וחלב הסוסיות יחזק האסטומכא והכבד. הצימוקים ישמינו הכבד ויועילנו בסגולה שבו ויישר מזגו. והבוסר יחזק האסטומכא בסגולה ויתקן מזג המוקדחים בטבעו ויפסיק הקיא הפסקה מופלאת בהיותו מקולורה.

[74] התפוחים להריח אותם יחזקו הלב והמוח וריחו יועיל לבעלי הרישפיצי והמשועממים. אבל לאכלם אמר הם יותר מזיקים מכל שאר הפירות הנאכלים כי בשמותם יתילד ממנו רוחות בעצבים ובמושקולי בשיעור התרתם.

[75] הפירה יחזק האסטומכא ויש להם סגולה שהם מכבים הצמא כשהם נאכלים אחר המזון ומיצם כשיונח ישוב חומץ שיחזק האסטומכא חיזוק מופלא ולא יזיק בעצבים מפני שיש בו מן הקבוץ והבשמות.

[76] הרמונים המתוקים יש להם סגולה נפלאה כשהם נאכלים עם הלחם כי ימנעוהו מלקבל ההפסד באסטומכא. וכן החמוץ כשיבושל בו המזון לא יפסד אותו המזון באסטומכא.

[77] הרבוי מאכילת האגוזים יכריח הלשון ויעמידהו בדברו ועל כן אין ראוי שיאכלו ממנו הנערים. אכילת השקדים יישן שינה מיושרת והמזון אשר יבושלו עמו השקדים ילחלח לחות טבעי. והשמן שלהם כשיוטף באף יישן והבשול בהם טוב.

[78] הפוסתק יותר משובחים משאר הפירות יחזקו האסטומכא והכבד בסגולה שבהם. וכן השמן שלהם ותמשח האסטומכא והכבד ותועלותיו מרובים. יאכלו לבדם או עם צימוקים וסוכר קודם או עמו או אחריו טובים הם בכל העניינים וחמימותם ויבשותם במיצוע.

[79] התמרים מסתימים ויולידו בראש מורסא רעה בכימוס שלהם והלחים יותר רעים מהיבשים הרבה ולהם סגולה שיולידו הטחורים ולב העץ שלתמרים והוא הנקרא אלגמאר יוליד זרע הרבה ויעזור על התשמיש.

[80] השומשומים יזיקו במוח וחוט השדרה וימלאו הראש ממותרות ויסריחו הפה והזיעה ויעשה הנשים עקרות ויגדיל הגוף ואפשר שיחדש הקריעה בזיפאק.

[81] הכרוביות ניות או מבושלות יזכבו הקול ויסירו נחרות הקול. המילינגאני יתקנו האסטומכא ויחזקוה ויועילו מן הקיא על דרך הרפואה והם מן הרעים שבמזונות ויולידו המרה השחורה בכח גדול. נשלם מאמר בן זוהר.

---

1 הסוסיות: النوق a   2 ויישר מזגו: om. a   3 מקולורה: מקולורא **אבמ** מקולרא **ג**   4 הרישפיצי: הרישפיציאו **ג**   5 בשמותם: בבשמותם **בגדמ**   6 בשיעור התרתם: om. **פ** بكدّ ما تحلّل a   7 הפירה: הפירא **בגדמ**   13 יישן שינה מיושרת והמזון אשר יבושלו עמו השקדים: om. **ב**   16 יאכלו (= أكل ELOU يؤكل B): وإن أكل a   17 וסוכר: וצוקרו **ב** וצוקר **ד**   22 הגוף: الجوف a ‖ בזיפאק: בציפאק **גדמ**   23 נחרות: om. **בדמפ** ‖ המילינגאני: המלינגני **ג** המלינייני **בדמ** ‖ יתקנו: يدبغ a   24 הקיא: التهوّع والقيء a

[82] אמר משה: זה האיש שהיה בהר הקודש הנקרא התמימי אשר חבר ברפואות ספר וקרא אותו אלמורשיד זה האיש אמרו עליו שהיה מנסה גדול ואע״פ שרוב דבריו הם בשם אחרים אפשר שיפול החטא ממה שיובן ממאמר אחרים אבל בכלל זכר סגולות הרבה למזונות ולרפואות ראיתי לזכור מה שנראה לי מדבריו טוב במזונות וברפואות.

[83] מדבריו בסגולות המזונות אמר: התורמוסים הנמתקים המלוחים כשיאכל אדם מהם בקליפותיהם מלא כף יחזק הראות מאד בסגולה שבהם. אמר שהתרנוגלים יחממו החמימות הקורה בפי האסטומכא. ומרק התרנגול הישן יועיל לקדחות הפליאומטיקי הישנה ויועיל מן השעול הנקרא רבו. האזוב הנקרא אוריגנו יש לו סגולה בחיזוק הראות מועיל מחולשתו ההווה מליחות ויועיל לנשיכת העקרב.

[84] הירק הנקרא קטף יש לו סגולה בתועלת לירקאן ההווה מסתימה. והאשפינג׳ יועיל לחולי הצד ולכל מורסא המתחדשת ממרה אדומה או מדם. והירק הנקרא ירבוז יש לו סגולה להסיר הצמא הקוליריקה יועיל לחזה ולריאה. ולפורקקלא סגולה בהסיר תאות הטיט והעפר וירפא מקהות השינים.

[85] ואמר שהאספרג יוסיף בזרע ויש לו סגולה בתועלת מכאב הגב ההוה מפליאומה ורוח. הלפתות כשיבושלו בבשר הצאן השמן יוסיף בחלב המיניקת.

[86] הקלקאס לקח התמימי מה שזכר בן עיסי בן מסואי כי הוא חם ולח יוסיף הזרע. ואמר התמימי שהוא חם ויבש יוליד המרה השחורה ואין בו הצלחה. ואמר שהכרכום סגולתו בהערת תאות התשמיש. וכן האניסו והוא ינקה הלחויות הלבנים מהרחם ושיש לעשב הנקרא אניט סגולה שיועיל מהסונגלוט ההווה ממילוי.

[87] ואמר שקלפת הקשואים כשיאכל אדם אותם יתעפשו ויולידו ליחה סמית. וכן הציטרולו כשעיכולו יהיה קשה על אדם האוכל אותם יולידו ליחות בעלות סם ממית. והנשים ההרות כשמתמידות לאכול החבושים ייטיבו מדות בניהם הנולדים להם.

---

2 אותו: שמו **דמ** 6 אמר שהתרנוגלים: אמר שהתרנגולים **ב** אמר שהתרנגלים **ג** المحتلمة add. a ‖ יחממו (= تسخن): تسكن a 7 הפליאומטיקי: הפליאומטיקא **גדמ** 8 רבו: ובלעז רימפלי **בגדמ** add. 10 לירקאן: = من اليرقان a ‖ מסתימה: الكبد add. a ‖ והאשפינג׳: והאספינאג׳ **ב** והאישפינאג׳ **ג** והאשפינג **ד** והאספינאגי **מ** 11 ירבוז: יַרְבוֹז **ב** יַרבוֹז **פ** 12 הקוליריקה: הקוליריקא **בגדמ** 14 שהאספרג: שהאיספרג **ב** שהאישפרג **ג** שהישפארג **ד** שהאספארגי **מ** ‖ מפליאומה: מפליאומא **גמ** 16 לקח: أنكر a ‖ עיסי בן מסואי: עִיסִי בן מֵאֶסוַיֵה **ב** עיסי בן מאסויה **גמ** עיסי בן מסואיה **ד** بن ماسويه BELO بن ماسّه a 18 האניסו: האניסון **גדמ** 19 מהסונגלוט: מהסונגלוצו **ב** מהשנגלוט **ג** מהאנצגלוטצו **ד** מהאנצגלוטוצו **מ** 20 הציטרולו: הגיטרול **גדמ**

[88] סגולת המוז שיסתום סמפונות הכבד בדבקותו ומתיקותו. וסגולת קלפת האתרוגים שיועיל מחולי הכזאז המתחדש בפי האסטומכא מתגבורת המרה השחורה והתעוררותה. ומסגולת הלוזים שמחזקת המעים הצמים וירחיקו ההזק מעליהם.

[89] ללבות התמרים הנקר׳ גומאר בערבי יש להם סגולה שיכבו הדם החם המתעורר וישקיטנו וישכיבנו ויועיל מהטואעין הדמיית. נשלם המאמר הכ׳ ומניין פרקיו פ״ט.

המאמר הכ״א בעניינים בפרקים מדברים ברפואות

[1] הרפואות במזונות אשר בהם כחות מזוניות. והזהר לעשות הרפואה הפשוטה לבדה אלא אם הכריחך אליה דבר מן הדברים ותעשה אותה וערב עמה מה שיתקן אותה בדברים אשר בהם כחות מזוניות. בפירושו לשנית מהמזון.

[2] הערימו הרופאים לקחת הרפואות הבריאיות והם אשר להם כחות מדקדקות כי זה הכח יפתח הסמפונות הצרות ויטהר הכימוסים הדבקים התלויים בגידים וידקדק הלחויות העבות אלא שהאדם אם הרבה לעשותם ישוב הדם מימיי או מריריי. ולרוב הזמן ישיבנו מלינקוניקו כי אילו הרפואות אלא המעט מהם יחממו חמום מרובה וייבשו. במאמרו בכימוס הטוב.

[3] היינות העוצרים יועילו לכל מיני ההרקות ויפסיקום והטוב שביינות למי שיש בו חולי חם היין המימיי והוא הלבן הרקיק אשר לא יתבאר בטעמו ולא בריחו איכות. כי זה היין נעדר מהיזק המים והיזק היין. בביאורו לשלישי בחוליים החדים.

[4] היין מטבעו שיבשל הליחות אשר לא ישלם בשולם וירבה השתן והזיעה ויעזור להביא השינה. ברביעי מהנהגת הבריאות.

[5] היזק המים מיוחס אל קרירותו כי המים בקרירותו יזיק ויתאחר בין החלצים זמן ארוך ויחדש רוחות ונפיחות ויחליש האסטומכא ויפסיד כחה ויהיה זה סבה למיעוט העכול. ומפני קרירותו אינו עוזר להעביר המזון עזר בעל שיעור. בשביעי מהתחבולה.

[6] הטובות הנמצאות במיני היינות הטובים הם נגד הרעות המתחדשות מן המים ובהם עם זה שהם מולידים דם טוב ויישר המזג ויבשל מה שהוא כלוא באסטומכא ובגידים ויוסיף בכח האברים יפריד המותרות וישלחם ויביאם לצאת על דרך הרעי. בשביעי מהתחבולה.

1 המוז: הוא פרי הנמצא באסכנדריא add. ב^1 פ הוא פרי הנמצא באסכנדריאה ד^{1}מ^1 2 הכזאז: הכזיאז ד הכיזאז מ הכאזיז פ الحزاز a 5 וישקיטנו וישכיבנו: وتسكينه a || מהטואעין: מהט[...] פ الطواعين a || הדמיית: ובמקום זה תמו דברי התמימי add. בגמפ = هنا إنتهى كلام التميمي U || נשלם המאמר הכ׳ ומניין פרקיו פ״ט: om. ד 6 המאמר: om. ד || בעניינים: om. פ 7 מזוניות: دوائية أفضل من العلاج الأدوية التي فيها قوى add. a 15 היין: om. פ || והוא: היין add. מ 16 מהיזק: om. דמ 19 יזיק ויתאחר (= ضارّ يبطئ): صار يبطئ a 20 רוחות: قراقرا a 236.17–22 הנמצאות ... ופחד (24.26): om. ג 24 על: אל דמ

[7] המים לא ישכך השעול ולא יעזור להוציא הרקיקה ויעורר הצמא וישתנה אל המרות ויחליש הגופות כשישתם על ריקנות הגוף ויוסיף בגודל הכבד והטחול בהיות בהם התלהבות ויחדש רוחות וקולות ויצוף בפי האסטומכא ולא ישלח הרעי ולא יביא השתן ולא יעבור באברים כי אם בקושי כי הוא נא בלתי מבושל. אבל יועיל כשיעורב עם הסכנגבין או זולתו יעזור לו לעבור או שילחלח בו הגוף וימנע מהשתנותו. בפירושו לשלישי מן החליים החדים.

[8] הפארי שלהשעורים יש בו מן הניקוי שיעור מספיק עד שאין צריך לערוב עמו מעט מהאישפו. ואם תרצה שתוסיף בכחו תערב עמו מעט פלפל ואין צריך שיעורב עמו מעט מן הדבש אלא אם יכוין בו מכוין לנקות צדדי החזה והריאה. במאמרו בהנהגה המדקדקת.

[9] השעורים ימצא בהם לעין כח מקרר בכל מה שיעשה ממנו מלחם או פארי או קלי. ואפילו אם לא יסיר קלפתו העליון ממנו יהיה הפארי העשוי יותר מופלג בטהרה ובניקוי ולא יבוא ממנו היזק מצד אחר. ומפני שכח השעורים הפך בכחו לכח העדשים שב כשיעורב כולו יתילד ממנו מזון הוא יותר מעולה שבמזונות. בראשון מהמזונות.

[10] התמדת עשיית החלבים יזיק לשינים ולחניכים ומהר בהם העפוש והאיכול ועל כן ראוי שירחץ פיהו עם היין המזוג עם דבש. אמנם החלב החמוץ לא יזיק בשינים אלא אם היה מזגו קר. והאסטומכא שהיא יותר חמה מן הראוי תעכל החלב החמוץ ויועילנה ואפילו אם יקורר עם השלג. בשלישי מהמזונות.

[11] החלב היותר מעולה משאר החלבים מלבד חלב האשה הוא חלבי בעלי חיים שהם קרובים מטבע האדם כחזירות והצאן והעזים והסוסים. ואם יתקן כשיתחמם חלוקי אבנים אחרי שקדם ותכבס בחלב אחר חמםם לאש והתלבנם עד שיחסר מן החלב מימיותו ויותר לחותו ואחרי כן ירד מהאש וישתנה ישכך התרת הבטן המרובה ויפסיק שינוי הדברים הנמצא בהם שמנות. ותעשה בכל מורסא נושכת או חבלה נגרת מרוב הלחויות הנושכות. ואם יעשה במקום האבנים הברזל הנקי והחדש היה יותר טוב להשים בו הקביצה שבברזל. בעשירי ברפואה.

[12] מטבע החלב שישתנה מהרה כמו הזרע ועל כן יהיה היותר טוב שבחלב שיניקנו מן השדים בעת שצריך אליו. וחלב הנשים יותר מעולה שבחלבים למי שיש לו הרישפיצי ואחריו חלב האתון. בשביעי מהתחבולה.

---

2 כשישתם: כשישתה פ 3 רוחות וקולות: قراقر a 5 זולתו: لأنّ غيره add. a 7 שלהשעורים: om. פ 8 מהאישפו: מהאיספו ב 11 פארי: פָּארְי ב 16 עם היין המזוג עם דבש: بشراب ممزوج وعسل a 20 חלוקי אבנים: حجارة صمّ ملص a 21 אחרי שקדם ותכבס בחלב: بعد غسلها وتطفا فيه a ‖ אחר חמםם לאש והתלבנם: ثمّ يطبخ اللبن طبخا a 22 וישתנה: וישתנו בדמ ويستعمل a 24 להשים בו: ليسير a 27 בעת שצריך אליו: من يحتاج إليه a

[13] ומימיות החלב הוא כמו כן מן הדברים המדקדקים עם שהוא כמו כן מן הדברים המחליקים הבטן. ולעשות פעמים רבות בזמנים ארוכים הוא יותר טוב. במאמרו בהנהגה המדקדקת.

[14] מי החלב הוא למעלה מכל הדברים האחרים המתירים הבטן. וחשוב כי לזאת הסבה היו הקדמונים עושים זה המשקה בהצטרכם להתיר הבטן. וראוי שיעורב עמו מן הדבש בשיעור שימתיקהו ויערב לשותהו מבלתי עשות קרבונקלי. ויערב עמו מעט מלח. ואם תרצה להתיר הבטן יותר תוסיף בו מן המלח. בשלישי מהתחבולה.

[15] הטוב שבדברים לרקיקת הליחות העבות הוא מי הדבש ולליחות הדבקות הסכנגבין. ושני למי הדבש מי השעורים ואחר מי השעורים היין המתוק. בפירושו לשלישי מהחוליים החדים.

[16] מי הדבש מבושל בו האשינצו הנקרא אפסנתין היא רפואה שיוריד מה שבגרם האסטומכא עצור מהליחות הרקיקות והדקות. בשביעי מהתחבולה.

[17] אם יעורב החלב עם הדבש הוא טוב לליחות אשר בחזה והריאה ומן הדברים המזיקים יותר למה שבכבד ובטחול. במאמרו בהנהגה המדקדקת.

[18] לחמאה ולדבש מעורבים יש להם תועלת מופלג לרקיקה ההווה מן הריאה בבעלי חולי הריאה וחולי הצד והוא עם זה יבשל. ואם ילקק החמאה לבדה יהיה בשולו יותר ועוזר לרקיקה פחות. ואם יעורב החמאה והדבש עם השקדים המרים היה כחו ברקיקה יותר ועל הבשול פחות. בעשירי מהרפואות.

[19] החומץ יש בו עם דקות חלקיו כח דוחה ומונע אינו מעט. והרופאים מצאו להשימו בהתחלת רוב חוליי המוח אחר ערב עמו שמן רוסטו. ואחר האריך החולי ערבו עם שניהם העשב הנקרא נמאם עד שהוא מחמם עם הדקות כי הרפואה תחלש בדרך ויתך כחה בסבת העצם המבדיל ועל כן עשו במקום זה הקשתור ואע״פ שאין אנו עושים אותו בשאר המורסות החמות ואע״פ שיהיו בסוף הירידה. אבל בירידת מורסות סמוכות למוח הוא יותר מועיל מכל הדברים. בי״א מהתחבולה.

[20] החומץ יזיק ברחם ושאר האברים העצביים מפני קרירותו ודקותו ושקיעתו בהם. בפירושו לשלישי שלחוליים החדים.

---

4 וחשוב: وأحسب a   6 מעט מלח: بمقدار ما لا يؤذي حاسّة المذاق a   11 אפסנתין: אפסינתין **פ**
13 לליחות: للأوجاع a   19 מצאו: أصاب a   20 רוב: om. a ‖ עמו: בו **בדמ** ‖ רוסטו: רושד **דמ**
26 שלחוליים: מהחליים **במ**

[21] הסכנגבין החמוץ ביותר או שיהיה מיבש החומרים ויוסיף בדבקותם ויקשה לרקקם או שיחתוך החומרים העבים הדבקים הנעצרים בחזה ובריאה ויהיו ניגרים החומרים פתאום ברבוי ויחנק החולה וימות אם לא יהיה כחו חזק. בפירושו לג׳ מהחליים החדים.

[22] הסכנגבין החמוץ מעט ילחלח הפה והחיך ויעזור לרקק הרקיקה וישכך הצמא ויפתח הסתומים הקורים לכבד ולטחול וינקם מבלתי היזק ויסיר המרות המתחדשות מהדבש ויתיר הרוחות הנופחות ויתיר השתן בפתיחתו לסתומים ובנקל יוריד המותרות והמרירות אל המעים ואין בו היזק כלל מלבד לחבלות המעים אם ירגילנו. בפירושו לחוליים המחודדים.

[23] אמנם האשרוב הנעשה מחומץ ומדבש הטוב שבו הוא שיהיה הדבש שלשה חלקים והחומץ חלק אחד. וראוי שיבושל עד שיתעבה ויוסר קצפו תחלה תחלה. במאמרו בנערים שיקחם הויציאו.

[24] אמנם הסכנגבין נשקנו לחולים הרבה על דרך הרפואה או על דרך המזון וכן אנו משקים הרבה מן החולים מי הדבש ומי השעורים על דרך הרפואה לא על דרך המזון. במאמרו בהנהגת החליים החדים.

[25] הסכנגבין הוא יותר ניאות משאר הדברים המתוקים הנעשים בהנהגה המדקדקת. ועם זה אינו עושה כימוס רע ואינו מזיק לאסטומכא ולא בשום דבר רע כלל. והוא יותר מחתך לא מן המזונות לבד אבל מן הרפואות כולם. וראוי למי שירצה להפליג בתכלית החתוך והדקדוק למותרות העבות והדבקות הפליאומטיקי שיעשה אשרוב שלהבצל הנקרא אשקיל. במאמרו בהנהגה הדקה.

[26] ואמר בן זוהר כי אשרוב של הסכנגבין במי בשול פינוקלו מן הים בכל יום קודם האכילה יהיה בטוח מן החולי האלשוצה ומורסות האברים הפנימיים כולם ומחליק הבטן תמיד יבטיח מזה. ואישרוב העשוי ממיני הצנדל יועילו בזמנים שיהיו בו מתים הרבה.

[27] הסכנגבין כשיתרבה ממנו יחדש במעיו פונט ויעורר השעול ויזיק באברים העצביים. י״א מהתחבולה.

[28] למצוא רפואה דקה בחלקיה ויהיה קר היטב וביושר הוא עניין לא תמצאנו כי החומץ שהוא יותר דק מכל מה שנדעהו מכל הדברים הקרים אשר ירופא בהם יערבנו דבר חם

3 לג׳: לששי פ   5 ויסיר: ويقمع a   6 ובנקל יוריד: ويسهل انحدار a   7 לחבלות המעים: سحجه للأمعاء
a   8 הטוב שבו: فأثقف a   9 אחד: وأعذب مايكون منه إذا كان عسله سبعة أجزاء وخلّه جزء واحدا add.
a   11 לחולים הרבה: بعض المرضى a   15 ולא בשום דבר: ولا فيه شيء a   17 אשקיל: وخلّ العنصل
add. a   19 פינוקלו מן הים: דימי פינוקולו מן הים ב הקרנעינה דמ   21 הצנדל: הצנדלי ב הצנטלי מ
הסנדלי ד ‖ בזמנים שיהיו בו מתים הרבה: في الأوقات الوبائية a   22 פונט: פּוּנְט ב   24 היטב: محضها
a ‖ לא תמצאנו: عساء لا يمكن a

ונמצאנו מיבש ועל כן יעורב עמו מן המים הקרים כשיעור שאפשר לשתותו ונעשהו בחוליים אחרים הצריכים אל קרירות ולחלות. בעשירי מהתחבולה.

[29] נמצא הרפואה האחת שפועלת פעולות משתנות כמו השלסי הנקרא בערבי חומאץ כי עליו ישלשלו הבטן וזרעו יעצור וכן מרקי התרנוגלים הגדולים והלימאק הנקרא חלזון ומי הכרוביות ישלשל הבטן וגרמיהם הם עוצרים והאלואין ותובאל הנחושת עוצרים החבלות הלחות וישלשלו הבטן שלשול מרובה. והגבינה תעצור הבטן ומי הגבינה יתירו הבטן. במאמרו בתריאק לקיצר.

[30] תמצא רפואה שתועיל לקצת אברי הגוף כמו הפוליקריאה כי תועיל לכבד תועלת מבוארת וכן הריאוברברו. ואין כל רפואה מועיל לכל אדם אבל לכל אדם רפואה מן הרפואות מועילה לו. במאמרו בתריאק לקיצר.

[31] הדברים המועילים לאסטומכא יותר הם מה שיהיו בין החמימות והקבצות כמו ראשי אילני הרומיג׳ וראשי גפני הכרם וכל הדברים העוצרים מועילים לאסטומכא ברוב העניינים. במאמרו בהנהגה המדקדקת.

[32] המשובח שברפואות בכל אחת מסוגיה הוא מה שאינו מקווץ ולא כחוש. וכן מה שיהיה ממנו יותר עב ויותר שמן מן השיעור הממוצע הוא יותר מחוסר. וכל מה שיהיה ריחו המיוחד לסוגו חזק מאד הוא יותר מעולה והוא ההקש בטעם. ושבח הרפואה המורכבת יהיה משבח פשוטיהם אבל היתרון אשר ביניהם בסבת מלאכתם שיהיה היותר טוב שברפואה. ברפואה המהפכת לחוליים.

[33] אין ראוי לעשות האיליבורו הלבן בזמנינו מרוב ריעות גוף האדם כולם כי גופותם מלא מליחה לבנה והליבורו ימשכנו ויחנק החולה. אבל יעשה במקומו האגריקון ודומהו. זכר זה אסקליביוס בפירושו לספר הדבקות לבקראט.

[34] התאנים היבשות בהיותם נאכלים עם האגוזים והפיגם קודם קחת הסם ההורג יועילנו וישמרנו מן ההיזק. במאמרו בכימוס הטוב.

[35] החלב והיין הרתוח והחומץ והמלח יועילו מן הסמים או ממה שיתילד בגוף כמו הסמוס. בששי מפירושו לששית מאפידימיאה.

---

2 אחרים: om. a 3 השלסי: השָלְסִי ב השַלְסִי ד השַלְצִי מ ‖ חומאץ: חוּמֵץ ב חומאיץ פ 4 והלימאק: והלימק ב והלומק ד והלומקי מ ‖ חלזון: פ¹ חליון במפ 5 ותובאל: ותובל בד מה שנופל מהמתיכות בעת שמכה בהם בפט⟨י⟩ש נק׳ תובאל פ¹ 11 החמימות (= الحرارة): المرارة a ‖ ראשי: قضبان a 12 הרומיג׳: הֵרוֹמִיג׳ ב ‖ וראשי: وقضبان a 16 ההקש: בהקש בדמ 17 היתרון (= الفضل): الفصل a ‖ שיהיה היותר טוב שברפואה: فيسير a 18 המהפכת: المقابلة a 19 האיליבורו: הליברוס במ הליבורוס ד ‖ כולם: om. a 20 והליבורו: הליברוס במ הליבורוס ד 21–20 זכר זה אסקליביוס בפירושו לספר הדבקות לבקראט: om. פ 24 הסמוס: السموم a

[36] אמר משה: ירצה לומר שכל אחד מאילו יועיל לסם המות או מה שיהיה מורכב מהם לפי סם סם ולפי עניין עניין.

[37] הקפרי יעירו התאוה הקצרה למזון ויטהר מה שבאסטומכא והבטן מן הליחה הלבנה ויוציאנו עם הרעי ויוציא המותרות ויפתח סתימות הכבד והטחול וינקה אותם כשהם נעשים עם החומץ והדבש או חומץ ושמן קודם שאר המזון כולו. בשני מהמזונות.

[38] הפלפל הארוך מטבעו שיתיר הרוחות הגסות הנופחות וידחה מה שיתגבן באסטומכא ומה שסמוך להם למטה מן הבטן ויעזור לעכל מה שנשאר בו. וזה עניין הוא כולל כל מיני הפלפל. ברביעי מהנהגת הבריאות.

[39] השומים מהרפואות אשר יתירו הרוחות יותר מכל דבר יתיר אותם ולא יוליד הצמא ויתיר הנפח יותר משאר המאכלים ועל כן אני קורא אותו תריאק. בי״ב מהתחבולה.

[40] סתומי הטחול ומורסותיו הקשים יצטרכו אל רפואה מחתכת ופותחת פתיחה חזקה. וקלפות שורש הקפרי לטחול כמו האפסנתין לכבד והסקולופינדריאה לטחול כמו הפוליקריאה לכבד. והקפרי עם החומץ והדבש יועיל לשתי אילו האברים. בי״ג מהתחבולה.

[41] האוזמרינו הנקרא אכליל המלך בערבי המבושל יש בו עם הכח המבשל קבוץ ועצור והוא מיוחס לכרכום. ברביעי מהמיאמיר.

[42] הקנמון הוא רפואה דקה מאד פותחת שבילי האסטומכא ויטהר הליחות וידקדקם ויהפך לטרי המוסרחת כולו כשישנהו ויתירהו ויתקן ריחו ויועיל מכל החליים המתחדשים בעבור הליחות הרעות ויתקן כל עיפוש ויהפך כל כח מפסיד מהפסד וישיבנו לתיקון. וכן יתקן המוגלא והרפואה הממיתה וסמום בעלי חיים. ואחר הקנמון בזה הוא הקסיאה ליניאה בהיותה מובחרת וטובה. ואחר הקסיאה ליניאה סוג התבלין ובעלי הריח כמו האשפיק והאשקיננט וקלמו ארומטיקו ומו. בשיני מהמיאמיר.

[43] האלואין אע״פ שהוא ממוצע הוא בתכלית הנגדיות למי שמצאו רוע מזג חם ויבש חוץ מלחויות הרעות. בח׳ מהמיאמיר.

---

1 לסם המות: السمّ a   3 הקפרי: הכברי **בם** הכפרי **ד**   4 ויוציא המותרות: om. a   10 תריאק: القرويين add. a   11 מחתכת: وتلطّف add. a ‖ פתיחה: تقطيعا وتفتيحا a   12 והסקולופינדריאה: והסקולופונדריון **בדמ**   14 האוזמרינו: האזמרינו **בד** האסמרינו **מ**   15 מיוחס: مجانس a   17 כשישנהו ויתירהו ויתקן ריחו ויועיל מכל החליים המתחדשים: om. **פ**   18 עיפוש: וינגד כל עיפוש add. **פ** ‖ ויהפך: וינגד **בדמ¹**   19 וסמום: وسموم a ‖ הקסיאה ליניאה: הקשיא לינייאה **ב** הקשיאה ליניאה **ד** הקשיא לינייא **מ**   20 ואחר הקסיאה ליניאה: ואחריה **ב** ואחר הקשיאה ליניאה **ד** ‖ האשפיק: האישפיקא **ב** האשפיקא **ד** ‖ והאשקיננט: והאשכיננא **ב** והאשכינג **ד** והאשכינאג **מ**   22 חוץ: **מ¹** כל שכן **מ**   23 בח׳: בשיני **פ**

[44] האשינצו מטבעו שיטהר וירחץ ויוריד הליחות הרעות הנעצרות בפי האסטומכא ויקבצהו ויחזקהו. בח׳ במיאמיר.

[45] הדיליאו יחליק חלקות מספיק ויבשל ויתיר עם כל זה התרה ממוצעת. ועלך אלבטם כמו כן יש בו כח דומה לזה הכח והוא עם זה יטהר וינקה ויפתח הדרכים הצרים. ואילו הם סגולות יצטרכו לכבד החלוש. בשמיני מהמיאמיר.

[46] האספיק ההודיי יש בו מן הכח המבשל לכל החוליים הקרים דבר בלתי מועט. [47] וכן הכרכום רפואה מפורסמת בבשול הליחות והחוליים אשר הם בלתי מבושלים. בתשיעי מהמיאמיר.

[48] כל הרפואות המצילות שני מינים: מה שיהיה מהם משנה לסם המות ומהם שימשכוהו ויוציאוהו מן הגוף. וכל סם ממית אמנם יהיה מורק ברפואה המבשלת שתושם מבחוץ ואילו מושכים או בחמימותם או בכל עצמותם. וכן אותו שישנה הסם וינצל ממנו אם לנגדיות איכות או בכל עצמותו. בחמישי ברפואה.

[49] ראוי שכל מה שיקחנו מכל הרפואות המצילות יהיה שיעור אינו מזיק לגוף בריבויו ולא יפחות כי שמא היה נכנס בכלל הרפואה הממיתה. בחמישי ברפואות.

[50] ישתה מן התריאק הגדול לנשיכת החיות יותר משיעור אוריאה במעט וכשיעור הלוזה בשיעור ט״ו אונקיות מיין מזוג קרוב מחציו. וישתה ממנו מי שהוא הולך בדרך רחוקה לדחות היזק המימות כשיעור פולה גדולה עם ששה אונקיות ממים חמים קודם קחתו המזון. בראשון שלרפואה המנגדת לחוליים.

[51] השיעור הלקוח מן התריאק לרפאות הסמום הוא כשיעור לוז יחובר עם היין כשיעור שלשה כפות לקיקות. אמנם לשאר החוליים השיעור הוא משתנה והדברים הנגדיים אשר יחוברו בו הם משתנים. וכמו שיועיל זה המרקחת לחוליי הקורים לגוף כן יועיל לחוליי הנפש כמו כן וינגד למרה השחורה בעצמה ויעביר חמרה כמו שיעביר ריעות סמום הבהמות והחיות הרעות. וישתהו לנשיכת הכלב השוטה ויתירהו עם השמן רושד אשר כמו משיחה ויושם על החבלה מבחוץ. ובמקום זה יספיק לנו בזה המרקחת בהצילו האדם מן הדבר. במאמרו בתריאק לקיצר.

---

1 האשינצו: האנשינצו **ב** האישנצו **מ** 2 בח׳: בשיני **פ** 3 כל: om. a ‖ ועלך: דבק גומא נ״ל **פ**[1] 6 האספיק: האישפיקא **בדמ** ‖ מועט: والإقليطي دونه add. a 9 לסם המות: السمّ والدواء القاتل a 10 המבשלת: om. a 11 לנגדיות: נגדיות **פ** 14 שמא היה נכנס בכלל הרפואה הממיתה: ويخل عن جميع الأدوية add. ELO ويخل عن جميع الأدوية القتّالة لقلّته فتقهره add. a 15 משיעור אוריאה במעט וכשיעור הלוזה: أرجح من مثقال بقليل مقدار البندقة a ‖ אוריאה: אוְרֵיאַה **ב** אאוריאה **מ** 16 מחציו: من الصرف a 17 פולה: לוזה (del.) פולה **פ** 19 הסמום: السموم a 20 לקיקות: כפות **בפד**[1]**מ**[1] ‖ והדברים הנגדיים: والمائعات a 22 סמום: سموم a 23 רושד: רוסטו **ב**

[52] סיפר לי רופא מהיר שקרה פעם אחת בעיר אנטביאה חולי מדבר שהיה שם והיה ממית בני אדם וצוה להם לקחת התריאק אחר שכל הרפואות לא היו מועילים מאותם החליים. כי כל מי ששמש התריאק נתרפא והועיל לו ומי שלא עשאו ולקחו היה מת ומי שעשה אותו ואכלו קודם התחדש בגופו החולי ניצל ממנו. ואין זה פלא אחר היות זאת הרפואה יכולה לנגד הסמום. ובכלל אי זו חולי שנחלש לפניו שאר הרפואות זו הרפואה תועיל ממנו תועלת מופלא. במאמרו במעשה התריאק.

[53] האפעה הנכנס בתריאק יכרת ראשו וזנבו כי בראש הוא סם ובזנבו מותרות מזונו. במאמרו בתריאק לקיצר.

[54] אותם שינשכנו התמסאח על מקום הנשיכה תשים מהשומן שלו ויתרפא מיד ואתה תראה בעיניך. והחיה הנקראת בן ערוס כשתקח אותה ומשחת בה נשיכתה יתרפא מיד. וכן נשיכת האפעה כשיוקח האפעה וידוך ויושם על מקום הנשיכה ינוח החולי מעט מעט. בתריאק לקיצר.

[55] כשתבשל האפעה הזהר בך שלא תוקד תחתיו אלא אש פיחם ושים עליו מלח חדש ואניט לח ולא יבש. במאמרו בתריאק לקיצר.

[56] הטעמים המורים על החמימות הם ארבעה והם המתיקות והמליחות והמרירות והחריף שהוא חזק מכולם. והטעמים המורים על הקרירות הם ארבעה והם התפל והחמוץ והקביצה והעפיץ. אבל הטעם השמן יורה על מיצוע באיכות בין החמימות והקרירות ועל דקות העצם. בד׳ מהרפואות.

[57] העוצר יקרר וייבש ועל כן יקבץ ויקשה ויעצור וידחה אל פנימה ויעבה. והחמוץ יחתך ויבדיל וידקדק ויפתח וינקה ויקרר וידחה. והחריף יחתך ויבדיל וידקדק ויפתח וינקה כמו החמוץ אבל יחמם וימשוך ויתיר וישרוף. והמר יפתח וינקה הדרכים ויטהר וידקדק ויחתוך הליחות הגסות מבלתי חמימות מבואר. ומחזיק המזון טבעו לעבות ולקבץ ולאסוף וימית ויבטל. והמליח יקבץ ויחזק וייבש וינגב הליחות מחמימות מבואר או קרירות. המתוק ירפה ויחליק ויבשל ויספיג. והדשן ילחלח ויחליק וירפה. במאמרו החמישי מהרפואות.

[58] הרפואות הנושכות קצתם כוחם חם כמו החריף והמר וקצתם קרים כחומץ. אם כן הנשיכה דבר כולל לאילו השלשה טעמים. והרפואות כולם ברוב הם בלתי שוים במזיגותם.

---

1 אנטביאה: אנטאכיה ב אנטכיה ד אנטוכיה מ إيطاليا a 3 ששמש: מ[1] שעשה מ استعمل a ‖ שעשה: שנסה ב 5 הסמום: السموم a 7 בתריאק: أقلّ الأفاعي مضرّة. ومع ذلك add. a 10 והחיה הנקראת בן ערוס: وابن عرس a 11 האפעה: נ׳ בשר פ[1] 18 בד׳ מהרפואות: פ om. 19 ויקשה: ويلزّز a ‖ ויעצור: ويقبض a 22 מבואר: נ׳ והעפיץ מקרר פ[1] ‖ ומחזיק המזון: والمسيخ الطعم a 23 מחממות: من غير حرارة a 24 ויספיג: ויספיק פ ويسخّف a 25 הרפואות: פ om. 25–26 אם כן הנשיכה: واللذع a 26 כולם (= كلّها BELOU): om. a

אבל הרפואה האחת מורכבת מחלקים משתנים וכן נמצא בו בטעמינו אותה טעמים משתנים. ברביעי מהרפואות.

[59] כל אשר יתבאר מריחו או מטעמיו או משניהם יחד שהוא חריף נושך הוא חריף ויש בו כח מחתך ומדקדק. וכן כל אשר ריחו טוב או שיהיה בהטעימך אותו ידמה לך שיש בו בשמות הוא פחות חמימות מן הדברים הנושכים. וכל אשר יהיה בטעמו בורקי או מליחות רוב עניינו בו כח מדקדק והוא מחליק לבטן. ובדברים המרים כמו כן כח מדקדק אינו פחות מהכח אשר בדברים הבורקיים והמלוחים. במאמר בהנהגה המדקדקת.

[60] כל הדברים המרים הם עם חמימותם יבשים. אבל הדברים החמים החריפים ימצא בקצתם מרה הרבה ולחות מרובה מעורב עמו עם חמימותם. ועל כן אנו אוכלים דברים הרבה ממה שזה תכונתם. ברביעי מהרפואות.

[61] רפואה שתטהר ותנקה מבלתי נשיכה כמו השורבו העשוי מן הפולים ומים שלפארי מהשעורים וזרע הפשתן הקלוי והמירכב העשוי מן התאנים היבישים. אבל מירכב הענבים כחו שיטהר וידבק והוא רחוק מהנשיכה יותר מכל דבר. ויותר מכל זה נקוי הוא שרף הבטם והאוליבנו והדבש המוסר קצפו. והיותר מטהר מזה קמח הכרסנה ושרשי הגיליו ושורשי האופופונקו. בשביעי מהמיאמיר.

[62] הרפואה המשככת לכאבים באמת יהיה סבת הכאב ליחה או רוח קרים או חמים באי זו עצם שתהיה הליחה הם הרפואה אשר חומה כחמימות הגוף או חמימות שיהיה בראשונה ויהיה עמו דקות עצם עד שתספיג ותדקדק ותבשל ותריק מה שנתבשל ויוציא מן הנקבים ועל כן ראוי שלא יהיה בו קבוץ כלל.

[63] מזג הרפואה אשר יעזור להוליד הטרי והמוגלא צריך להיות חם ולח דומה למזג הגוף אשר ירצה לבשלו. והטיבולים היותר מועילים לזה הם המים הפושרים והמים המעורבים עם השמן. ומן הדברים המורקים הם השמן הממוצע בחמימותו ומן התחבושות קמח החטה עם המים והשמן. בחמישי ברפואות.

[64] הרופאים יקראו הרפואה המחליקה על כל מה שיחליק הגוף הקשה אשר נתקשה בעבור הקרירות וכל שכן בהיות באותם הגופות לחות כלוא ועצור כמו שהוא במורסות הקשות. ואילו הרפואות יחממו חמום חזק ואינם מיבשות מאד עד שיתך מה שנתעקר מהם ויתיכהו

1 וכן נמצא בו בטעמינו אותה טעמים משתנים: מ om. 3 חריף (= حادّ): حارّ a 5 בורקי: بورقية a 6 והוא מחליק לבטן. ובדברים המרים כמו כן כח מדקדק: פ om. 10 תכונתם: ד[1]מ[1] תארם דמ 11 השורבו: השירוב פ השורבו׳ ד 13 שיטהר: تطلق a ‖ וידבק: وتغذّي a 14 הגיליו: הייליו ב 15 האופופונקו: האפופנק במ האפופנאק ב 18 שתספיג: تسخّف a 19 כלל: خامسة الأدوية add. a 20–202.2 Aphorism 21.63–64 feature the other way around in the original Arabic text. 22 המורקים: המוריקים פ נ׳ התמרוקיים פ[1] 26 הרפואות: لا add. a ‖ שנתעקר (= שנתעקד?): שנעקר בגמ انعقد a

תחלה תחלה. והם לעולם יותר חמות ממזג הגוף אשר יתיר קשיו כמו הארמוניאקו והדיליאו והאשטורג וקצת המוחות והחלבים. בחמישי ברפואות.

[65] הרפואות המעוררות השתן הערה חזקה כולם חמים מאד כזרע הכרפס והשומר והקרוטי והדוקו והסיסיליאוס והפו והמו והוג׳ הוא אקורון ואשרא בקרא. אמנם המשברת לחול ראוי שתהיה בחמימות מועט אשר תשבר החול בדקותו ולא יקבצנו וייבשנו לחוזק חמימותו כשרשי האישפרג׳ ושרשי הסנה והקסטראן והגעדה ואבן יהודי והזכוכית השרוף וחומץ האשקיל. בחמישי מהרפואות.

[66] הרפואה המועילה בתולדת החלב והגרת הוסת והשתן כולם הם חמים וישתנו בחוזק החמימות ובאיכות היובש כי הרפואה אשר תחמם חימום ממוצע ואינה מיבשת היא טובה להרבות החלב ולהולידו והמחממת יותר ולא תיבש יבשות חזק שתי אילו הסוגים ירבו השתן. ואשר תחמם יותר מזה ותיבש ירבה כמו כן השתן יותר ולא תביא הוסת ולא תוליד החלב. ועל כן יחד זה הסוג לבדו בשם המרבה השתן. בחמישי מהרפואות.

[67] אמר משה: המעמיס על עצמו לדעת על פה מה שאינו מוכרח לדעת אותו יבואנו שאפילו המחוייב לא ידע ולא יזכור. ועל כן אני מיעץ שתשמור בלבך ותזכור תמיד טבעי הרפועות הנעשות תמיד בכל מקום ושמותם מפורסם מאותם שהאדם מכניס בגוף. ואני סומך בזה כולו על ספר בן ואפיד אחר שנודע מהירותו ואמיתת ספורו על שם גליאינוס וזולתו. ובקצת המקורים אני סומך על מה שזכר בן סינא.

[68] הרפואות הממוצעות בין החמימות והקרירות מהם שהם יבישים בשנייה והם ג׳: קלפת האתרוגים בסבאסה עדשים. ומהם שהם יבשים בראשונה והם ג׳: כסברתא וזרע אשפרג ושמן. ומהם לחים בראשונה והם ג׳: סבסתאן מגנא קסיאה פישטולא. והזהב ממוצע בין שני ההפכים והוא דק. כל אילו הם עשרה.

[69] הרפואות החמות בראשונה היבשות מאותן שמשמשין אותן שבעה ועשרים והם אורז ואנזרוט אשטוכדוס אסמרינו הנקרא בעברי עטרת המלך אשקיננט קמומילא עשב הנקרא

---

1 הארמוניאקו: האמוניאק **במ** הארמוניאק **ד** ‖ והדיליאו: והדיליאום **בדמ** 2 והאשטורג: והאישטורצי **ב** והאישטורג **דמ** وعسل اللبنى والميعة a 3 הרפואות המעוררות: הרפואה המעוררת **בדמ** ‖ כזרע: أنواع add. a ‖ והקרוטי: וזרע הקרוטי **בדמ** = وبزر الجزر BELOU 4 והדוקו: והרְוקו **ב** והרְוקו **ד** והדוקו **מ** ‖ והסיסיליאוס: והססאליוס **ב** ‖ אקורון: אקוֹרוֹן **ב** ‖ ואשרא: ואזרא **מ** 6 האישפרג׳: האשפאראצי **ב** האשפראג **מ** ‖ והקסטראן: והקסקראן **פ** وقصطرن ELO 9–10 ואינה ... השתן: ولا تجفّف تجفيفا قويا تدرّ الطمث وكلا هذين الجنسين أيضا يدرّ البول a 16 ואפיד: וַאפֵיד **פ** וַאפִיד **ב** 17 המקורים: המקומות **פ** 19 בסבאסה: מאצי **ד**[1] מצי **פ**[1] 19–20 ומהם ... ושמן: om. **ד** 19 כסברתא: كزبرة بإر a ‖ אשפרג: אשפארג׳ **ב** אשפארג **מ** 20 מגנא: מגְונֵא **פ** מגְנֵא **בד** ‖ קסיאה פישטולא: קשיא פישטולא **ב** קסיא פישטולא **מ** 22 שמשמשין אותן: يكثر استعماله a 23 ואנזרוט: סרקקולא **פ**[2] ‖ אשטוכדוס: אשתוכודוש **בדמ** ‖ בעברי: בערבי **פ** 23–203.1 עשב הנקרא תרנגאן: **ד**[1] מיליסא **מ**[1]**פ**[1]

תרנגאן משי תמריש כרוביות כסברתא קוריגולא סכר שיפריש סנדרוס סינא פוסתוק פואה קרדומוני לופין מלוא וויסקו תמרים פוליקריאה אגריקון אבן יהודי אבן הנקרא יאקות.

[70] ומאותם שנעשים הרבה והם בחמימות בראשונה ויבשים בשנייה שמונה רפואות והם אפסנתין כרסנה קשקוטא אישפיקא סרכס פיאוניאה פו מו שהשברם.

[71] ומאותם שהם חמות בראשונה וממוצעים בין היובש והלחות או מעט היובש בהם מאד הם שמונה רפואות והם זרע פשתן וחטה לאדנו מחלב מיעה היא אשטורג מין פיניי.

[72] הרפואות החמות הלחות בראשונה מאותם שנעשות הרבה תשעה והם זרעונים פשולי שקדים לשון שקדים שור הפרי הנק׳ מאויזי מלוכייא שומשמין יינצובי שקאקולי.

[73] הרפואות הקרות היבשות בראשונה שנעשות הרבה חמשה ושלשים רפואה והם הדס אשנה אקסיאה אמלג מירובלני ציטריני מירובלני אינדיש כאבולי קרצענה פולים גלנדי ערמונים באדורד בוסד וורד שורבי שלסי בע׳ חומאץ והוא הוולידו המדברי חסך בע׳ ליציאו אפרסקים ברבא דרון קרבולי נבק סנה שעורים שכאעא תותים תפוחים ספרגלים רמונים חמוצים חומץ כרוביות ערבה וכן שמו צפצפה.

[74] הרפואות הקרות הלחות במדרגה הראשונה עשרה והם פרונגי אספינג ויאולי אינדיביאה נינופר קראסיא קטף וולידי מלבא גיליו וחמימותו פושרת והוא קר יותר ממנו מעט ולחותו ממוצעת והיותר מועיל בו הוא מיץ שרשו.

[75] הרפואות החמות והיבשות בשנייה והם נעשות הרבה ארבעה ושלשים והם אנגרה בלעז אורטיגה פנגמשך והוא ההדס הדומה לגרופלו בטם בלסאן אגוז מוסקאטו געדה

1 משי: ד[1] ‖ תמריש: ד[1] תמראיש פ ‖ כרוביות: ב״ץ הקאולן חם בראשו⟨ן⟩ ויבש בניה פ[1] ד .om قنّبيط a .add ‖ כסברתא: כזבורתא(?) ד[1] ‖ קוריגולא: ד .om ‖ שיפריש: שִׁיפְּרֵיש בד ‖ סנדרוס: בירניצי מ[1] ‖ סינא: סנא בדמ ‖ פוסתוק: פוסתיק בדמ 2 קרדומוני: קרדומומי ד ‖ אגריקון: אגאריקון דמ 6 שמונה: سبعة a ‖ לאדנו: לאודנו(?) פ ‖ אשטורג: אשטורג׳ במ ‖ מין: منّ a 8 שקדים: פ .om ‖ הפרי: הפארי פ ס״א הפרי פ[1] ‖ מאויזי: מַוְזִי ב מַוְז ד מוזי מ ‖ יינצובי: גינזובי דמ ‖ שקאקולי: שקאקול במ ה׳ מין אוריגנו מ[1] 10 אינדיש: אינדי פ[1] ‖ כאבולי: קיבולי פ[1] 11–10 קרצענה ... בוסד: פ .om קרציעינה פולים גלנדי ערמונים באדורד בוסד פ[1] 11 וורד: פ[1] ארד ב ירד ד ארד מ ‖ שורבי: زعرور a ‖ הוולידו: הוֶלְדִי ב הוִילְדִי ד הוילדי מ 12 אפרסקים: كمّثراء a ‖ קרבולי: קיבולי פ קרבולין פ[2] ‖ נבק: נַבְקִי בד קורניאש מ[1] ‖ שכאעא: שאכעא בפ 13 כרוביות: خروب a ‖ צפצפה: מרגלית הנקרא זמרד בלעז אסמרל פירני כסף לפיס סנגינריאה (סנגאריאה ב סנגוינאריאה ד סנמנאריאה מ) בערבי שאדנה בדמפ .add = زمرد لؤلؤ فضة شاذنة ELO 14 אספינג: אשפינאג׳ במ אישפינאג׳ בד ‖ אינדיביאה: אינדיבא ב אידיביא ד 15 נינופר: נילופר בדמ ‖ וולידי: וֶילְדִי ב וילדי דמ ‖ מלבא: מלווא במ מלוא ד ‖ גיליו: ייליו ב سوس a 18 אורטיגה: אורטיגי בדמ ‖ הדומה: בריחו .add בדמ ‖ מוסקאטו: מוסקטא בד מוסקדא מ ‖ געדה: פוליו מינטא מ[1]

אריסטולוגיאה זידוארה קפר אליהודי לקא לפתות משטיצי מסך אמברה עץ אלואי ריוברברו נסרין נרגס אסימין כירי הסקולופינדריאה והוא נקרא סקורפיוסה ובערבי נקרא כמו כן עקרבן ארמודקטילי פראסיון אלואין קורק אוריאינטלי דבש לוזים קרוטי ניטרו אזויר אלום מלח קיבות.

[76] הרפואות החמות בשנייה ויבשה בראשונה או בתחלת הראשונה ששה והם האגוזים הנאכלים והכרכום ופין גריקו והאוליבנו והגליו והתאנים היבשים.

[77] הרפואות החמות הלחות בשנייה ששה והם בהמן גרגיר זרע הקלקל לשון הצפרים מגאת נארגילי.

[78] הרפואות הקרות היבשות בשנייה י״ב והם אמירובאריס בלאושטי גומא דרגנטי לשון הכבש והוא צינטונירויאה מאמיתא סומק אטרי עפצים ענבי השועל גומא ערבית קורנאלי בזר קטונא היא שיליאו מהם שהם ממוצעים בין הלחות והיובש.

[79] הרפואות הקרות הלחות בשנייה י״א והם ירק נקרא ירק ימאני והוא ממין הבלידי אבטיחים קישואים דלועים ירוקה שעל פני המים ושמה בערבי טחלב כמהים קוגורצי חסות אפרסקים.

[80] הרפואות החמות היבשות הנעשות הרבה שנים וששים והם החלתית והאופופנק וארמוניאק דיליאו סרפינו סקמוניאה גלבנום אניסון חרמל הוא ציקוטה כמון קרואי פינוקלו שוניז אניטי מין אחד משדוריאי שומים אוריגנו מינטרשטו בצל האשקיל רוטא קפרי כרפס כרבא יבש בראשונה אמר בן סינא שהוא חם בראשונה. אמיאוס אבהל ובלעז ייניפרו דוקו

1 אריסטולוגיאה: אשטורלוגיאה ב איריטורלוגיאה מ ‖ זידוארה: زرنباد a ‖ לקא: לכא בדמ ‖ משטיצי: מצטכי בגמ ‖ אמברה: אמברי בדמ ‖ עץ אלואי: לין אלואי בדמ فلنجة add. a ‖ ריוברברו: ריוברבר ב ריוברברי מ 2 נסרין: פרח לבן כמו ה⟨..⟩ המדברי מ[1] ‖ אסימין: אסימון במפ ‖ הסקולופינדריאה: הקולופינדריאה במ ‖ סקורפיוסה: סקורפיוסא ב איסקורפיוסא ד אסקורפיוסא מ 3 ארמודקטילי: ארמודקטיל ד אירמודטולי פ ‖ פראסיון: פראסיקי פ ‖ קרוטי: קרוֹטִי ב ‖ ניטרו: ניטרי בדמ ‖ אזויר: אזור בדמ لازورد a 6 ופין גריקו: ופינגריג ב ופיני גרגי ד ופיניגריג מ 7 גרגיר: גרגריר ב גרגריי פ רוקי מ[1] ‖ מגאת: שרשי הרימון המדברי מ[1] מגאוני פ 8 נארגילי: נרגולי פ 9 י״ב: כשנים עשר פ ‖ אמירובאריס: אמירבריס ב אמיבאריס ד אמירבאריס מ ‖ בלאושטי: בלושטיאי במ ‖ גומא דרגנטי: גומה דרגנט ב 9–10 לשון הכבש והוא צינטונירויאה: לשון הכבש והוא צינטאוריאה מ لسان الحمل a 10 אטרי (*אטד): אטר דמ אט⟨.⟩טר ב ‖ גומא: גוממה ב 13 קישואים: قثّاء خيار a ‖ כמהים: مشمش add. a 14 אפרסקים: אפרסכים בדמ 15 והאופופנק: והאפופנק במ והאפופנאק ד 16 וארמוניאק: ואמוניאק בדמ ‖ ציקוטה: שיקודא בד שיקודה מ ‖ קרואי: כרוי בד כרואי מ ‖ פינוקלו: פינוקלי דמ 17 שוניז: שטוזי פ שוניק (*שוניז) פ[1] ‖ מינטרשטו: מינטרשטי בד מינטשטרי מ فجل add. a ‖ רוטא (= O): مرّوية add. a ‖ קפרי: כברי בדמ 18 ובלעז: לטין ד ‖ ייניפרו: גֵ׳נֵיבְרֵי בד גיניברי מ

אקורי איפיתים תורביד פוליפודיאו אישטפיזגרא קולוקינטידא חב אלניל ליבורוס היופאריקון מירא גרעיני לור גרעיני איבולי אסרא בקרא איספו קרדי כרכומי מאמיראן צינטוריאה קרדמוניא מומיאה קנמון זרנבי ואמרו שהוא אלפלנג'ה חמאמא שדוריאי קסיאה ליניאה קושטו גרופולי גלנגה דרונג קבאבה נענע ובלעז מינטא נמאם קשטורו יבש בשניה.

[81] הרפואות החמות הלחות בשלישית שנים: הזנגביל והאשולה והוא הזנגביל המזרחי.

[82] והרפואות החמות בשלישית ולחות בראשונה שתים: פלפל השחורים והוא נקרא בלעז ⟨…⟩ והתאבסיאה והוא הינבות.

[83] הרפואות הקרות היבשות בשלישית תשעה והם היושקיאמו והמנדרגולה והקמפורה והאשפודי והפופל והצנדל והתמרי הדו ודם תנין.

[84] הרפואות הקרות הלחות בשלישית ארבעה והם הפורקקלה וחי לעולם והפטריות ומטה הרועה והוא הנקרא במצרים המטה או השבט ויש בו הזרה טוב למורסות החמות ויפסיק הגרת הדם.

[85] הרפואות החמות היבשות במדרגה הרביעית הנעשות הרבה ארבעה עשר והם הפלפל והפלפל הארוך פחות יובש ממנו החרדל פילטרו אנקרדי כנדס מזאריאן הוא לאוריאולה משטורצו טאציאה מאהודנה פורביון הכרתי והם מיני בצלים ויש בו לחות.

[86] הפפאויר קר ויבש ברביעית. כלל הרפואות אשר ראוי לשמור מדרגתם ולדעת אותם על פה מרוב שהם נכנסות במלאכה ונעשות הם מאתים וששים וחמשה.

---

1 אקורי: אקורא בדמ ‖ תורביד: תרביד בדמ ‖ אישטפיזגרא: אֶשְׁטַפִּיסְגַרַא ב אישטפיזיסקרא ד אישטפיזקרא מ ‖ קולוקינטידה: om. פ קולוינטדא(?) פ[1] ‖ אלניל: אלניילא פ ‖ ליבורוס: ליברוס בד מ om. جنطيانا add. a ‖ היופאריקון: ארבא פורפור(?) מ[1] 2 גרעיני לור: פ[2] ד om. ‖ איבולי: بان a ‖ כרכומי: כַּרְכּוּמֵי בפ ‖ מאמיראן: צילידוניאה מ[1] ‖ צינטוריאה: צינטונירויאה פ גרעיני ניילו ס"א צינטוריאה פ[1] 3 קרדמוניא: קרדמאנא בדמ ‖ זרנבי: זרנב בדמ ‖ אלפלנג'ה: אלפלנְגָה ב ‖ חמאמא: חמאמה במ אמומי מ[1] ‖ ליניאה: לינגיאה בד 4 קושטו: קושט בדמ ‖ גלנגה: גלנגא דמ ‖ דרונג: דרונג' בדמ ‖ קבאבה: כאבבה ב כבאבה דמ ‖ מינטא: מינטה במ ‖ קשטורו: קשטור בדמ 5 והאשולה: והאנולא ד[1] والراسن a 6 פלפל השחורים: حبّ الزلم ويسمّى فلفل السودان a ‖ בלעז: om. פ 7 והתאבסיאה: emendation editor והתאכסיאה בדמפ וורד הגפן מ[1] 8 והם: الشوكران add. a ‖ והקמפורה: והכמפורה בדמ 9 והאשפודי: והאישפודיאן ד ‖ והצנדל: והצנטלי ב והצנדלי דמ ‖ תנין: ويسمّى القاطر ويسمّى الشيّان add. a 11 המטה או השבט: القضاب a 14 פילטרו: פילטרי בדמ ‖ מזאריאן: מאזריון ב מזיריאן ד מזריון מ ‖ לאוריאולה: לריאולַא ב לריאולא ד לאוריאולא מ 15 טאציאה: شيطرج a ‖ מאהודנה: מאהודאנה בד מאהודאנא מ ماهيزهرة add. a ‖ פורביון: وهو التاكوت add. a ‖ בצלים: om. a 16 הפפאויר: הפאפאוי⟨ר⟩ ב הפאפאר ד הפאפביר מ 17 ונעשות: لكثرة استعمالها a

[87] הרפואות אשר אינם נאכלות והם נעשות הרבה מבחוץ שהם ממוצעות בין החמימות והקרירות והם ארבע והם השעוה ומרתך הוא ליטריירו ואקלימיאה וליציאו אלא שהאקלימיאה והליציאו הוא מיבש בשנייה והליטרגיר מייבש מעט והשעוה כמו כן ממוצעת בין הלחות והיבשות. ומהם קרים בראשונה יבשים בשנייה שלשה והם הכוחל הנקרא בערבי אתמד והאלחנא והתוטיאה. ומהם קרים ויבישים בשנייה: הצירוסא והטיטים. אמנם העופרת הוא קר ולח בשנייה. הכלל עשרה רפואות.

[88] ומאותם שאינם נכנסים לתוך הגוף והם חמים ויבשים במדרגה השלישית ששה והם הזפת והריצינא והויטריאולו לפי שינוי מיניהם ולפעמים הם נכנסים ברפואה הנכנסת לתוך הגוף ומיני הארסניש והסלמוניאק והנחושת השרוף ולפעמים יכנס לתוך הגוף.

[89] ומהם חמים ויבשים ברביעית ארבעה והם הווירדיריס והגפרית והעטרן ונכנס בגוף ממנו מעט. ומרירות בעלי חיים. בכלל אשר ראוי לשמור מדרגתם ממה שיעשה מבחוץ עשרים רפואה.

[90] מראה המרה הטבעית היא ציטרינה והיא אשר ראוי לעשות במלאכת הרפואות. אמנם הירוקה במראה היא פחות חמימות כי סבת ירקנותה תגבורת הלחות עליה. ואם היא נשרפת תשוב שחורה במראה. במאמר העשירי מהרפואות.

[91] מרירת השור יותר חזק מכל המרירות אשר לבעלי חיים ההולכים על ארבע. ואחריו בכח מרירת הזאב ואחריו מרירת העז ואחר מרירת העז הצאן ואחר הצאן החזיר ועל כן מרירתו חלושה בכחה מאד. בעשירי ברפואה.

מרירות העופות כולם נושכים והם חמים ויבשים וחזקים ומרירת התרנוגלים והתרנוגלות יותר חזקים ויותר נכנסים במלאכה. בעשירי מהרפואות.

[92] השמן כשתעשנו על הגוף בעודנו קר יסתום נקבי הגוף ויסתבך בו וכשיעשנו בעודנו חם יתיר מן הגוף. בששי מהתחבולה.

---

2 ליטריירו: ליטרגיר **דמ** 3 והליטרגיר: ליטריירו **ב** 4 שלשה: om. a 5 והתוטיאה: והתותיה **ב** והתותיא **דמ** ‖ הצירוסא: השירוצא **בדמ** 8 והריצינא: והֵריצִינָא **בד** והִריצְינַא **פ** ‖ והויטריאולו: והֵוִיטֵריאול **ד** והוויטריאול **מ** 9 ומיני הארסניש והסלמוניאק והנחושת השרוף: om. **פ** 10 הווירדיריס: הוירדאס **ד** הווירדירס **מ** הוירדי ראס **פ** 14 היא: المرّة الصفراء a 17 הזאב (= الذبّ): الدبّ a ‖ ואחר מרירת העז הצאן: ואחריו מרירת הצאן **ב** ‖ ואחר הצאן החזיר: ואחריו מרירת החזיר **ב** ואחריו החזיר **מ** 19 כולם: حادّة add. a ‖ התרנוגלים והתרנוגלות: התרנגולים והתרנגולות **ב** 21 השמן: إنّي قد بلوت من أمر الزيت أنّه a ‖ כשתעשנו על הגוף: متى أدني من البدن a ‖ ויסתבך: וישתבך **בדמ** ‖ וכשיעשנו: ومتى أدني منه a 22 מן: נקבי **פ**

[93] הצירוטו העשוי עם השמן ג׳ חלקים והשעוה חלק אחד כשיולש במים הקרים ומעט חומץ ויקררנו בפועל יקרר וירטיב האבר אשר תרצה לקררו ובהתחממו על הגוף יוסר ויעשה אחר. וכן המיצים הקרים עם הפארי של שעורים כשתטבול בו חתיכות בגד והושם על האברים יקררם. בעשירי מהתחבולה.

[94] לעשות התחבושת עם הדוחן מפני שהוא יותר קל משאר הדברים והוא עם זה יבש והאדים הנולדים ממנו בלתי נושך ולא מזיק. בי״ב מהתחבולה.

[95] התחבושת העשוי בקמח החטה המבושל במים ושמן בשול ממוצע הוא יותר פותח במהרה מן התחבושת העשוי בלחם. והעשוי מן הלחם המבושל אחר שרותו במים ושמן בשול יפה יהיה מתיר יותר מפני שיש בלחם מן המלח והשאור. והיותר טוב ממנו במנוע הפתיחה הוא התחבושת העשוי מקמח השעורים המבושלים במים שנתבשל בו שורש מלוא ויסקו. ואחרי כן יושם אותו המים והשמן עם קמח השעורים ויבושל בשול הרבה. בשני מאגלוקן.

[96] אמר התמימי בספר שקראו המורשיד: אם ישתה אדם האיזולא בדבש הדבורים עשוי עם תבלין ומור והוא הנקרא משקה המלכים יועיל לזקנים ולמלוחלחים ויתיר לחותם המותרית ויועיל מכאב הפרקים הקרה ויחזק האסטומכא והלב ויעורר תאות המזון ויעזור לתשמיש. ואמר לשם כי הקסיאה ליניאה תבטל סם העקרבים והחיות והנחשים ויועיל מהם תולעת מבואר ויחזק רחמי הנשים כשתשב האשה במימיה או שתשאנה בפנים. ואמר לשם צפורני הרפואות יועילו לעשות מהם עשנים ולהשקותם לחניקת הרחם והויציאו משקל אוריאה ממנו באשרוב שלתפוחים. וכן המיבה הנעשית בה המור טובה בתכלית לחניקת הרחם ולסינקופיץ. נשלם המאמר הכ״א ומניין פרקיו צ״ד.

המאמר הכ״ב בסגולות

[1] נמצא רפואה פועלת בכוחותיה ונמצא רפואה שפועלת בכל עצמותה כמו שאני זוכרו עתה. במאמרו לקיצר.

[2] ראשי העכברים שרופים ומולשים בדבש ימשח בהם הלופיציאה יצמיח השיער וכן זבל העכבר כשתשחקנו עם חומץ יועיל מחולי השועל. וכן יועיל ממנו עור האפעה כשיהיה שחוק בדבש. במאמרו לקיצר.

---

1 הצירוטו: הצירוטי **במ** ‖ כשיולש: **דימי**[1] כשיקחנו **דמ**   3 המיצים: **פ** .om ג׳ המים **פי**[1] ‖ שעורים: وخلّ .add a ‖ חתיכות בגד: שרוי **פ** .add ديقي .add a   7–8 הוא יותר פותח במהרה (= أسرع تفتيحا): أسرع تقييحا a   9 יותר: **דימי**[1] בתכלית (.del) יותר **ב** בתכלית **דמ** ‖ הפתיחה: التقييح a   11 הרבה: מרובה **בדמ**   12 האיזולא: האישולא **בדמ** האינולא **די**[1] الراسن a   13 המלכים: الملائكة a   15 הקסיאה ליניאה: הקשיאה ליגניאה **ב** הקסיאה ליגניאה **ד** ‖ והחיות והנחשים: והחיות **ב** والحيات a   16–17 צפורני הרפואות: أظفار الطيب a   17 אוריאה: אֲוְרֵיאה **ב**   18 המיבה: המיוה **פ** המביאה **ד** الميبه a ‖ ולסינקופיץ: ולסִינְקוֹפוִיץ **ב** ולסיניקופי⟨.⟩ **פ** والخفقان a

[3] מות הבעיר כשיובש וישתהו עם חומץ יועיל מן האלצרע וכן עושה מות בן ערוס. באותו המאמר.

[4] מות הריג׳ הנקרא בערבי כפאש עם הדבש יועיל למים היורדים בעין. וכן יעשה מות השה.

[5] מרירת הצבעה אלערגה כשתעורב עם דבש ויכחל בה תועיל מן המים היורד בעין. מרירת העוף הצד כשיבושל בשמן השושן יועיל מחולשת הראות. באותו המאמר.

[6] מות השה כשתמשח בו חניכי הנערים יצמיח שיניהם בנקלה בלא כאב.

[7] קרן האיל כשתשרפנו ותשחקנו עם היין יועיל לכאב השינים וחולשתם. באותו המאמר.

[8] קרן השור כשיודק וישתהו מי שיצא דם מנחיריו וכן יעשה עצם ירכיו. באותו המאמר.

[9] עקב השור שרוף כשישתהו עם הדבש ישליך התולעים הקטנים הדומים לזרע הדלעת מן הבטן. באותו המאמר.

[10] זבל העכבר ישבר החול שבשלפוחית וכן יעשו התולעים הנמצאים בתוך האדמה הארוכים ונקראים בערבי כראטין וכן יעשה העקרב כשיאכלנו עם הלחם ישבר החול.

[11] הכראטין כשתשחקם וישתם בעל האיקטריזיאה ינקה גופו מיד.

[12] הכנפסא כשיורתח בשמן זית ויוטף אותו השמן באוזן ישכך כאבה מיד.

[13] עקב השור כשישרפנו וישתנו עם הסכנגבין ימחה הטחול והוא מעורר תאות המשגל. באותו המאמר.

[14] שומן האווזה כשיותך בשמן רושד יועיל מן המורסות המתלהבות.

[15] עור סוס הים שרוף יועיל מן המורסות הגסות. הסרטן היאורי כשתשחק אותו ותשים אותו על המורסא הקשה יפזרנה. באותו המאמר.

1 הבעיר: פי׳ גמל **מ**[1] البعير a ‖ האלצרע: ר״ל חולי הנופל **ב** .add הוא ויציאו **מ**[1] ‖ בן ערוס: רונולא **א**[1] ابن عرس a 4 הצבעה אלערגה: الضبعة العرجاء a 4–5 מרירת העוף הצד: מרירת העוף **פ** البازي a 8 וישתהו מי שיצא דם מנחיריו: إذا شرب بالماء حبس الرعاف a 9 עקב השור: الإربيان تستفرغ حبّ القرع. وكذلك كعب البقر a ‖ התולעים הקטנים הדומים לזרע הדלעת: حبّ القرع a 12 כראטין: כַּרַאטִין **בד** 13 האיקטריזיאה: האיקטריציאה **בדמ** ירקון **ב**[1] 14 הכנפסא: חזיאולי(?) **פ**[2] 15 ימחה: أذبل a

[16] חלב הבקר יועיל מחבלות המעים והקשטור יועיל לכזאז מאד. באותו המאמר.

שומן התמסאח יושם על מקום נשיכתו ויתרפא מיד. וכן בן ערוס כשתקחנה ותמשח בה מקום נשיכתה יתרפא מיד. ואם תקח האפעה ותדק אותו היטב ושמתו על מקום נשיכתו תשכך בו הכאב מעט. באותו המאמר.

[17] אבן המרקישיטא כשתלבנהו באור ותזה עליו חומץ והושם האבר אשר בו מורסא קשה על העשן העולה ממנו תראה בהתרתו נפלאות וכאילו הוא פעולת הכשפנות. בשני מאגלוקן.

[18] שורש הפיאוניאה כשתקשרנה בשום דבר ותתלנה על הנערים אשר יקחם הויציאו ירפאם בה ואני ניסיתיה ונמצא כעין זה.

[19] החלתית יועיל לאובולה המתמרמסת על אותם הפנים הנאמרים בפיאוניאה. וכן השוניז הקלוי כשתקשרנו בחתיכת בגד כעין אשטמינייה והוא יריחנו בעל ריאומה יועילנו. וכן חוטי הארגמן היוצא מן הים כשתצבענו ותחנק בו האפעה ותקח מאותם החוטים ותעטוף על צואר אדם שיהיה בו מורסת הגרנדולי או זולתו מכל המורסות המתחדשות בצואר ראיתי ממנו הפלאות בתועלתו. בששי מהרפואות.

[20] זבל הכלבים אשר יאכל העצמות והוא שתראנו לבן ויבש שאינו מסריח ייבשנו וישחקנו וישקנו לבעלי האשקיננציאה ומורסות הגרון עם אחת מהרפואות המועילות לזה. ויותן כמו כן לשתותו לבעלי הדיסינטיריאה עם החלב המבושל באבנים או בברזל ותרפא בהם כמו כן החבלות הקדומות כשיעורב עם קצת מהרפואות הנכנסות בה ויעורב גם כן עם הרפואות המתירות למורסות. בעשירי מהרפואה.

[21] תבוא לפני נער ותצונו לאכול ג׳ ימים לחם אפוי בתנור ותורמוסים וישתה יין מזוג מעט וישמר מהמילוי. ותקח הזבל שלו ביום השלישי ותיבשנו ותשחקנו ויולש עם דבש וימשח על הגרון שיהיה בו מורסא עד שיהיה נטוי למות ויתרפא. בעשירי מהתחבולה.

[22] זבל הזאב הניזון מעצמות והוא הזבל הלבן כשישתהו מי שיהיה בו כאב הקולנג׳ ישככנו. ואפשר שירפאנו ממנו קודם היותו מחודש ולא יתחדש או שיקל עליו יותר מן הנהוג. ויתלהו על מי שבו הקולנג׳ ויועילנו תועלת מבואר. בעשירי מהרפואות.

---

2 בן ערוס: ابن عرس a   5 המרקישיטא: המַרְקַשִׁיתַא ד המרקשיתא במ   6 נפלאות: פלאות בדמ   9 החלתית: פי׳ אשא פיטדא מ¹ ‖ המתמרמסת: הנעשה בה כעין מורסה בדמ add. ‖ השוניז: פי׳ קצח הוא ניילא מ¹   10 אשטמינייה: שטמינייא ב אִישְׁטַמִינַייא ד אשטמינייא מ خرقة مهلهلة a ‖ estamenya (Catalan) or estameña (Spanish) ‖ יועילנו: om. a   15 האשקיננציאה: האסקיננציאה ב האִישְׁכִינַנְצִיאַה ד האשכיננציאה מ   16 הדיסינטיריאה: הדושינטיריאה במ הדושינטריאה ד   19 תבוא לפני: תביא לפניך פ   23 יתחדש: لمن اعتاده add. a

[23] רעי העזים עם קמח השעורים מולש עם החומץ יתיר המורסות הקשות ומורסת הארכובה וקושי הטחול. ולא ירופא בו מי שהוא רך הגוף כנערים וכנשים וכסריסים.

[24] רעי הבקר ימשחו בו בעלי ההדרוקן ויועילם תועלת מבואר וכשתלושנו עם החומץ יתיר המורסות הקשות. בעשירי מהרפואות.

[25] זבל הצאן תיבשנו ותאספנו ויולש עם החומץ ותרפא בו התלול הוא הפורו והבשר הנוסף והחבלות המתחדשות משריפת האש והנמלה אשר ירגיש בה כשריצת הנמלה. בי׳ מהרפואות.

[26] זבל היונים כתוש ומנופה תמשח בו האברים אשר בהם כאב מזמן גדול ושתשככנו בו. וכן הכאבים הקרים הארוכים כמו הארטיטיקא והמגרניאה וכאב הראש וכאבי הבטן והגב והכליות. בעשירי מהרפואות.

[27] אני מכיר אדם שהיה בדורינו שהיה משקה לבני אדם עצמות אדם שרופים ולא היה מודיע להם בזה כדי שלא יהיו בורחים ממנו. והיה זה האדם מרפא באילו העצמות בני אדם הרבה שהיה להם הויציאו הנקרא צרע ומי שהיה בו כאב הפרקים. בי״א מהרפואה.

[28] זבל התרנוגלות שחוק וישתהו בחומץ מי שיחנקהו אכילת הפטריות ויקיא ליחות עבות דבקות ויתרפא. בעשירי מהרפואות.

[29] הסרטנים היאוריים שרופים חיים בקדרת נחושת אדום תקח מדשנם חלק אחד ומן הגנציאנה חלק ומן האוליבאנו עשירית חלק וישתה ממנו מלא כף וישתהו מי שנשכו הכלב השוטה ויועילנו תועלת מבואר. וכן דשני אילו הסרטנים לבדם יועילם מאד ולא יועילם דשן הסרטנים הימיים.

[30] ריאת השועל כשתיבשנה ותשקנה לבעלי הרימפלי הנקרא בערבי רבו יתרפא. באחרון מהרפואות.

[31] מרק העופות הנק׳ קנאביר כשיתמיד לשתותם ויאכל מבשרם ירפא מהקולנג׳.

---

5 ותאספנו: om. a ‖ התלול: الثآليل a ‖ הפורו: הפוֹרא בד הפורא מ   8 ושתשככנו בו (التي تريد تسكينه): التي تريد تسخينها a   9 והמגרניאה: והמיגראניאה ב והמגראניאה דמ   10 והכליות: والمفاصل add. a   11 בדורינו: זה בדמ add.   13 בו: לו דמ om. ב ‖ בי״א מהרפואה (= Galen): عاشرة الأدوية a   14 התרנוגלות: התרנגולות בד   17 הגנציאנה: היינציאנה ב ‖ וישתה ממנו מלא כף: ويذرّ على الماء من مجموع ذلك قدر ملعقة كبيرة a   20 רבו: רַבוּ ב   22 קנאביר: = القنابر a

[32] האלכראטין והם התולעים הארוכים הנמצאים בתוך אדמה כשתשחקם ותשימם על העצבים החתוכים יועילם מיד תועלת מופלא. ואם ישתה אדם אותם ירבו השתן. בסוף הרפואות.

[33] בחומץ סגולה כי הוא יתקבץ בו עם חתוכו שהוא מתיר מונע למה שיהיה נמשך וזה בסבת כי קצת טבעו חם אמנם החומץ קר ודק. בראשון מהמיאמיר.

[34] טחול חמור יער או טחול סוס מדברי ייבש וידק וישקה מהם בעלי הטחול ו׳ דראהם עם יין מזוג חמש אונקיות. בשביעי מהמיאמיר.

[35] זכר בן מרואן בן זוהר סגולות הרבה שנסה אותם והיה מן המנסים. הגיד לי בנו פלאות מזריזותו בנסיונות על כן עלה בדעתי לזכרם וליחס אליו ואע״פ שזכרו אחרים זולתו מהם אבל הוא היה אשר אמת הנסיון בהן. ואילו הסגולות כולם זכרם בספר התייסיר ובספרו אשר עשה במזונות לאחד ממלכי ספרד. ואבי בן זוהר זכר קצתם בזכרון שלו ואילו הם:

[36] לשתות משקל ט׳ גרעיני חיטה מהזמרד שחוק ומנופה יבלענו במים על הריקנות יפסיק שלשול הסמום ואם יתלנו על מי שיש בו שלשול או מעידת המעים ירפאנו ואם יתלנו בצוארו יחזק האסטומכא ויועיל מהויציאו הנקרא אלצרע ואם יתננו בתוך פיו יחזק השינים והאסטומכא ואם יחזקינו עמו בטבעת יחזק פי הטבעת ויפסיק הקיא ויציל מן העלוף. ודין האשמרלד כמו דין התריאק לא יתקבץ בינו ובין המזון ויהיה בינם ט׳ שעות.

[37] המעיין אל חמור המדבר בעיניו יתמיד בריאות הראות ויועיל מירידת המים בעין ואמר שהוא אמת ואין ספק בו.

[38] אכילת ראשי הארנבת כל מה שאפשר יועיל מן הרעש ונמצא בנסיון שיועיל כמו כן מבטול והפלג. ואכילת בשר הארנבת ישבר החול.

[39] נמצא בנסיון כי שתות המים אשר בושל בו המסטיכי יבטיח מחוליי הכבד והאסטומכא ושתיית היין אשר בושל בו זרע אבטיח יבטיח מן החול ומי שיכחל עינו עם הזהב יחזק הראות ושהבשול אשר יהיה עמו הזהב בקדירה יחזק הגוף בכלל וחבוש העינים בוורדים הלחים ימנע מן החולי שבעין הנקרא רמד.

2 אותם: مع عقيد العنب add. a 4 סגולה: دون نظرائه add. a 5 חם: وذلك فيه وتح يسير add. a ‖ החומץ: جل طبعه a 6 וישקה: וישתה בדמ 9 מזריזותו: من تحريه واجتهاده a ‖ אחרים: بعضها a 11 ואבי בן זוהר: أبو العلاء أبوه a 12 לשתות: אבן סמארלדא ב add. ‖ גרעיני: גרגרי מ 13 הסמום: السموم a 14–15 ויועיל … והאסטומכא: פ om. 14 ואם יתננו: وإمسا كه a 15 ויציל: وينعش a 20 והפלג: والفالج a 21 המסטיכי: המשטקי ב המצטקי דמ 22 היין: الماء a

[40] מי שיכחל עינו באשרוב שלהוורדים החדשים ימנע מן הרמד ויחזק הראות ואם יתמיד זה ירפא מהחולי הנקרא פשוט הראות. התאמת זה בניסיון ולא סרתי מעשותו בחזוק הראות. מצאתי שהקרונפל השחוק המנופה הוא טוב להשימו שחוק על מוקדם הראש בלילה בזמן הקור ויבטיח מן הריאומי והמג׳ הוא בסבאסה יעשה זה בכל הזמנים. אמנם המנטרשטו הוא מתחת הקרונפל וכן קלפת האתרוג מתחת הבסבאסה.

[41] מי שימשח חוליותיו בשמן השקדים המתוקים בעודנו חם יבטיח מן העקימות והעוות המתחדש לזקנים. והתאמת זה בנסיון אם יאכל הלפתות מבושלים יחדד הראות.

[42] אכילת ראשי הצפרים וכל שכן ראשי הזכרים שלהם וכן אכילת הלפתות מבושלים בבשר או לבדם וכן הקרוטי וכן אפרוחי היונים המגודלים וכן לשתות מי הזרעונים כל אחד מאילו יעזור לתשמיש וכל שכן אם יהיו יחד בבשול אחד.

[43] אכילת זכרים שליונים העומדים במגדלים ירפאו מן הרפיון והבטול והשתוק והרעש. ולהריח נשיבתם ומה שיתך מעצמותם באויר יבטיח ⟨מ⟩אותם החוליים כולם. והתרחץ במים המתוקים הפושרים יבטיח מהטחורים.

[44] מלבוש עורות הארנבת מחזקת לגופות הזקנים והבחורים. ומלבוש עורות השיות מחזקת גופות הנערים. ולקרב החתולים יוריש הרישפיצי והטיציש.

[45] אכילת הצנון והכרוביות יסיר חסרון הקול ואכילת הספרגלים הצלויים אחר המזון ישמח. ואכילת קלפת האתרוגים יחזק הלב וזרעו יועיל מהסמום וקלפת הלומיא יועיל מהסמום וכן עלי אילנו.

[46] אכילת הכותח השרוי והחומץ יפסיק סבות תולדת התולעים בבטן. ואכילת האפרסקים ואע״פ שהם מזיקים יועילו מריח הפה. וכן הקרצעינה תעשה קרוב מהם. ולהריח האפרסקים יצילו מהעלוף ושתיית מיץ עליו ימית התולעים.

[47] שמן החרדל יטיף באוזן שאינו שומע וישיב השמיעה. ולטבול בשמן הפושר יועיל מכאבי הגוף כולם.

---

1 החדשים: הסוכרי **ד**[1] 2 פשוט הראות: الانتشار a 4 והמג׳: והמַגְ׳ **בדמ** ‖ בסבאסה: מאציש **פ**[2] ‖ המנטרשטו: המינטרשטי **ב** המינטרשטרי **ד** המנטשטרו **מ** 5 הקרונפל: בתועלת **בדמ** .add 6 בעודנו חם: مفترا a 9 הקרוטי: הקַרוּטִי **ב** 11 שליונים העומדים במגדלים: حمام الأبراج a ‖ הרפיון (= الاسترخاء ELOU): الفالج والاسترخاء a 12 והתרחץ: والاستنجاء a 14 השיות: الخرفان a 16 חסרון הקול: بالبحح a ‖ ישמח: ينشط ويفرح a 17 מהסמום: السموم a ‖ מהסמום: السموم a 20 מריח הפה: من بخر المعدة a ‖ הקרצעינה: הקרצענה **בדמ** פינוקלו מַרִי **מ**[1] 22 ולטבול: ולצבוע **מ** ולאכול **מ**[1]

[48] קלפת נוצת העוף הבארי כשייבשנה יש לה סגולה בתועלת מירידת המים בעין כשיעורב עם הכוחל. וקלפת נוצת בת היענה יש לה סגולה כשהיא נאכלת שתועיל לחולי האסטומכא ותשבר החול.

[49] אפרוחי העופות אשר יצודו בהם ערבים בטעמם ויורישו הגבורה בלב ויש להם סגולה שיועילו מן המלאנקוניאה והמראקיא וזולתם מהפסד הדעת.

[50] שומן הקפוד כשימשח בו האמה יעשה הקושי החזק ויתן הנאה נוספת בתשמיש. והגיד של הקפוד כשיובש וישחק וישתהו יוליד קושי חזק. וכן יעשה גיד האיל בסגולה שבהם.

[51] היינצובי יש להם סגולה שיועילו מחולי הריאה והוושט והחזה והשלפוחית. והוא לח יטה לחמימות מעט.

[52] חימוץ האתרוגים יסיר הצמא והוא חזק בהסרת הקולורה מחזק לנפש. ולמירבולני סגולה בתועלת האסטומכא ומי שישתה חצי דרכמון מן הקרפו בלסמו ינגד הסמום כולם.

[53] ואבן עקיק כשתשחקנו ותגרד בו השינים ילבנם וימנע איכולם.

[54] לפולים סגולה בהפסד השכל ולחלב סגולה בהפסד המוח ולאלואין בהיזק פי הטבעת ולקולוקוינטידה בהיזק הכבד. ולעשב הנקרא גבירא סגולה בתולדת הכנים ולתאנים סגולה בחלשת הכבד.

[55] לשקדים סגולה בשמירת גב המוח. וישמור באברים לחותם שמירה מבוארת ולא יחדשו לחות זר. ולוורדים הנעשים מרבב סגולה בחזוק הריאה.

[56] הלין אלואי יש לו סגולה בחזוק האסטומכא ויעביר ריח הפה. והקרדי יבשמו הרוחות הנדחות מהגוף. כשיריח הנרגס יעביר הוויציאו שלנערים. ויעשה זה מה שזכר גליאנוס בפיאוניאה. תמו דברי בן זוהר.

1 נוצת: קרקבן ד[1] מוראת מ[1] قانصة a ‖ הבארי: الحبارى a الداخل add. a 2 נוצת: מוראת ב قانصة a 4 העופות אשר יצודו בהם: البزاة والصقور a 5 המלאנקוניאה: המילנקוניאה ב המלאנכוליאה ד המלנקוניאה מ 6 הקפוד: ספינוסה בלע׳ ב .add ספינוסה מ[1] ‖ ויתן: ויעשה פ وأكسب a 6–7 והגיד ... וכן יעשה: ב .om 8 היינצובי: היינוצבי ב הגינזובי דמ 10 ולמירבולני: ולמירובלני ב ולמירבלני דמ 11 בלסמו: בלשמו בד ‖ הסמום: السموم a 14 ולקולוקוינטידה: ולקולוקינטידא בדמ ‖ ולעשב הנקרא גבירא (= وللغبيراء BELOU): والتين له a ‖ ולתאנים (= وللتين BELOU): وللغبيراء a 16 גב: جوهر a ‖ מבוארת: بديعا a 17 הנעשים מרבב: المربّى a ‖ בחזוק: בחוזק במ 18 בחזוק האסטומכא: בחוזק האסטומכא בדמ في نفع المعدة وتقويتها a 18–19 הרוחות הנדחות מהגוף: رياح أرواح البدن a 19 הוויציאו: פ .om הותיאו פ[1]

[57] מדברי התמימי בסגולות הרפואות. אמר: המים אשר נתבשל בהם הזרעונים השחורים עם דבש הדבורים כשישתם ג׳ ימים זו אחר זו ירפא מכאב הארטיטיקא החזקה והפפאויר ימנע הירידה מן הריאומה היורדת מן הראש בין שיהיה החומר חם או קר. והפורקקלא פוסקת לתאות הטיט.

[58] ואמר כי לשמן הקנבוץ סגולה להועיל מכאבי האוזן הקר וירפא חולייה הישנים ויתיר סתימותיה. ובשר הבקר כשיבושל עם החומץ תהיה לו סגולה להועיל מן הירקון ודוחה המרה האדומה. ויחדל השלשול הקוליריקו.

[59] בשר הקנפוד כשיובש וישתה ממנו עם הסכנגבין יועיל מכאבי הכליות והצרעת וההדרוקן הבשרי. וכשיתפרנסו הנערים מבשרו יועיל מן הויציאו והמשתין במטה.

[60] ואמר כי קלפות הטיליני והפורצילני כשיושרפו וישתה מהם משקל ב׳ דרהם באחד מהמשקים העוצרים יועיל לחבלות המעים והדיסנטיריאה ולהם פעולה חזקה ויחזיר פי הטבעת כשיתן מעפרם עליה ויושב.

[61] כשיבושלו הביצים עם החומץ ויוציאו חלמוניהם ועשית להם תבלין בעפצים וסומק ומעט מלח יועיל מן השלשול המרובה וחבלות המיעים. וכשתשחק זרע האורוגא והושמה בבצים שאינם מבושלים אלא מעט עם מעט מלח האשטינק ויעשה מהם חסו יוסיף בזרע ויחזק הקושי מאד.

[62] כשתקח חלק אחד מקמח שרשי הסירפנטריאה המיובש ושלשה חלקים מקמח הסולת ויולש הכל עם שירג׳ ויולש בחומץ ומלח ויעשה ממנו לחם וייבשהו וישחקהו ויקח ממנו טריאה בכל בקר משקל עשרה דרהם עם אישרוב הדבש העשוי עם בשמים יחדל הטחורים ויוציאם בג׳ ימים ותועלת זה ברוחות הפנימיים והנגלים מבואר נגלה.

[63] ואמר כי כשיוקח שרף הזתים ואלואין סוקוטרין ויולש זה במיץ עלי האפרסקים ותעשה ממנו פתילות יתרפאו בו הפישטולי הארוכות וכל שכן סביבות פי הטבעת.

[64] ואמר כי מיץ עלי אילן התפוחים החמוצים ידחה היזק הסמום הממיתים ונשיכת החיות והשרצים כולם. ואם יאכל משקל ג׳ דרהם מעלי אילן התפוח החמוץ אחר התיבשו וישתהו עם ג׳ אונקיות ממיץ התפוחים החמוצים יציל מנשיכת האפעה ויתרפא ממנו.

1 השחורים: פ[2] 2 הארטיטיקא: הארטטיקא פ 8 הקנפוד (= القنفذ a): הקפוד ד ריצו בלע׳ ב .add ריצו ד[1] ריצו בלעז מ[1] 10 הטיליני והפורצילני: הַטְלִינִי והפורצֵילַנִי ב 11 והדיסינטיריאה: והדושינטריאה ב והדישינטיריאה ד והדושינטיריאה מ 12 ויושב: וישוב ד 15 האשטינק: האשְטִינְק בד ‖ ויעשה מהם חסו: وتحسى a 17 שרשי: שורש בדמ ‖ הסירפנטריאה: השירפינטרא ב השרפינטארא ד הסירפונטרא מ 18 שירג׳: שמן שומשומין ד[1] ‖ בחומץ: بخمير a ‖ ויקח ממנו טריאה: واستفّ منه a 21 סוקוטרין: סקוטרי בד סיקוטרי מ 23 הסמום: السموم a

[65] **ואמר** פרח אילן העשב הנקרא גבירא בלעז פוליאול יעורר הנשים לבקש התשמיש עד שיקרה להן כמו שיקרה לחתול וצועקות ושומחות ואפילו בהריחן זה הפרח.

[66] לגלנגא סגולה שיועיל מן הטחורים הפנימיים וכן יועיל האושנה מן הסנקופוס המלינקוניקו ויושיב הנשים בבשולה ולסיפרי סגולה בהתכתה לחול והתרתו ופתיחתו ויעיר השתן.

[67] הארמודקטיל יתיר מורסות הפודגרא כשימשח בה בסגולה שבה ולהם סגולה מופלאה שתועיל מן הטחורים הפנימיים כשתלוש מהם משקל דרהם בחמאת הצאן הישנה ותחבשנה בצמר גפן ב׳ לילות אינו צריך לשלישית.

[68] הזהב כשיכובה בחומץ פעמים רבות ותעביר בתוך פיך אותו החומץ ותנענעהו מאד בפיך יסיר כל ריח רע שיהיה בפה וייטיב אותו וכן כשתחזיק הזהב בתוך פיך.

[69] **ואמר** שהחול הנמצא בכליות או בשלפוחית תשרפנו ויעשה כוחל בעיניו ממנו יטהר הלובן הקדום והחדש. וכן הנחושת הציני הלבן הטהור כשישרפנו מעורב עם קצת הרפואות המטהרות.

[70] **ואמר** הספיר כשתשרפנו ותשחקנו ותרחצנו וישתה ממנו יועיל מן הרעש והרעדה והטיסיש. ואם ימשח בו מעורב במים השדים יביא החלב וינקה הלובן שבעין. כל זה בסגולה שבו. נשלם המאמר הכ״ב ומניין פרקיו ס״ד.

המאמר הכ״ג מדבר בהבדל אשר בין חוליים מפורסמים לפי שמותם ומבאר ענייני שמות מפורסמים לרופאים ולא ידעו ענייניהם

[1] המילוי לפי הכיסים הוא שהדם הוסיף בכמותו רבוי מרובה ואיכותו יהיה טוב לפי טבעו. והמילוי אשר הוא לפי הכח הוא שתהיה איכות הדם נשתנה או לחדוד ונשיכה או בעבור ליחות ניות ופגות ואפילו היה שיעורו מעט או שיהיה כח האבר הסובב חלוש ויכבד זה על הכח. ונכפל זה העניין בספרים הרבה והוא כמו כן במאמר גליאינוס בהקזה ובמאמרו בריבוי.

---

1 אילן: צמח **פ** צמח אילן **ב** ‖ גבירא: الغبيراء a 2 להן כמו שיקרה: **בפ** .om 3 הפנימיים: ولا سيّما إذا شرب مع الداذي add. a ‖ הסנקופוס: הַסַנְקוֹפִס **ב** הסינקופיש **מ** 4 ולסיפרי: וְלִסִיפְרִי **ב** ‖ ופתיחתו (= وتفتيحه): وتفتيته a 6 סגולה מופלאה (= خاصّية: عجيبة BELOU): خاصّية a 7 הצאן הישנה (= الغنم العتيق BL): بقر a 9 ותעביר בתוך פיך אותו החומץ ותנענעהו מאד בפיך: وتمضمض بذلك الخلّ a 11 יטהר: فيجلو a 12 הנחושת: شقاف a ‖ הציני: אטוני **מ**[1] 14 הספיר: הקרישטלו **ד**[1]**מ**[1] البلّور a ‖ ממנו: مثقالين بلبن أتن أوقية add. a 15 והטיסיש: והטישיש **ב** והטיציש **מ** 19 הכיסים: או הגידים **מ** الأوعية a 20 בעבור: إلى a

[2] שקר שיהיה בגידים דם פשוט גמור עד שלא יתערב בו שום מרה אדומה או מרה שחורה או ליחה לבנה או כימוס מימיי. וכן יובן ממני כשאני אומר תוספת הכימוסים יובן ממני כשאני אומר תוספת הדם. במאמרו ברבוי.

[3] הכימוס אשר יקראהו גליאינוס במאמרו ברבוי הפג ואמר כי ממנו יולד ההדרוקן הבשרי והוא אשר יצלול בשתן בדמות גריסי הפולים המבושלים הוא המין מהליחה הלבנה הנקראת במקומות רבים הליחה הנאה.

[4] הדם המוגליי הוא הרקיק המימיי אשר בו כח סמי רע ונושך אבל מה שהוא ממימיות הדם הוא חם מחודד נח ושקט. בב׳ מביאורו לששי מפדימיאה.

[5] הכימוס הוא הלחות אשר ימצא בגוף החי והכילוס הוא מה שימצא באילנות כשהם נאכלים או כשהם נעצרים. בפירושו לראשון מהליחות.

[6] הליחויות הנמצאות בצמחים שני מינים: האחד מהם מה שיצא בעיצור והשני מה שיהיה ניגר מן הצמחים. ואשר יצא בעיצור הוא על שני מינים או שתהיה העשב או האילן נעצר בידים כמו שיעשה בענבים וברמונים ובחבושים ובתותים ודומיהם או שיוקח ראשי הצמחים או עליהם הלחים ויהיו נעצרים. וכל אחד משתי אילו המינים יקראוהו הקדמונים כילוסאת. אמנם המין השני אשר יהיה ניגר מן האילן או מן העשב הצומח והוא דבר רקיק כעצם המים ויקראוהו דמעה. ומה שהוא בעצמותו יותר עב מן הדמעה כמו אותו שיהיה ניגר מן הענפים והסבכים כשיבוקעו הוא נקרא חלב. ומה שהוא יותר עב מן החלב נקרא שרף. במאמר השני מפי׳ גליאינוס מספר טימיאוס לאפוקרט.

[7] החטה המשובחת היא אשר יהיה גובר עליה הלב. והחטה המגונה היא אשר גובר עליה הסובין. במאמר השני מאגלוקן.

[8] ההפרש אשר בין הזיעה והריח כי הזיעה היא הלחות הדק מהליחות. והריח אשר יפוח מן הגוף הוא האיד הניתך מן הליחות. בפירושו לשני מהליחות.

[9] המזון אשר יכנס באסטומכא לא יאמר בו בזמן היותו טחון וישוב חלקים קטנים שהוא נתעכל אבל יאמר בו שהוא כבר נתעכל בהשתנותו אל איכות ניאות מיוחד לגוף הרוצה להתפרנס בו. במאמרו במנהגים.

---

1 שיהיה: أبدا add. a ‖ או מרה שחורה: om. a 2–3 הכימוסים יובן ממני כשאני אומר תוספת: **פ** om. 5 גריסי: גרישי **בדמ** 9 והכילוס: = والكيلوس a ‖ באילנות: في الثمار a 13 ראשי הצמחים: أغصان النبات a 14 כילוסאת (= كيلوسات BEGSU): كيلوسا a 15 השני: om. a ‖ העשב הצומח: الثمر a ‖ והוא דבר רקיק כעצם (= وهو رقيق كقوام BELOU): وهو في قوام a 17 והסבכים: והשבכים **בדמ** 21 והריח: והרוח **פ** ‖ והריח: והרוח **פ** 24 אבל יאמר בו שהוא כבר נתעכל: **פ** om.

[10] מנהג הרופאים היתה שירצו לומר מרה או מרירות במאמר מוחלט המרה אשר מראה ציטרינה או אדומה ולא ישיגו עם זה השם תוספת יורה על מראיהם וכשהם רוצים לומר אחת משאר מיני המרות האחרות השיגו עם זכרם שם מראהו. בסוף המזונות.

[11] כל מה שהוא נפסד מאברי הגוף או ליחותיו נאמר שהוא נתעפש אבל נקרא עפוש כשיתחבר עם הפסדו ריח רע. בחמשי ברפואות.

[12] הניפוש הוא הכנסת האויר משפוי כובע וקנה הריאה. והנשימה היא הפעולה ההווה בגוף כולו בפישוט העורקים הדופקים והתקבצם. בשלישי מהחוליים והמקרים.

[13] מה שיתחדש באברים מרוע מזג שהוא מועט ומיואש ידיעתו תבצר מהרבה בני אדם ויקראוהו בשביל זאת הסבה חולשה. בראשון מהחוליים והמקרים.

[14] החולי בהיותו בפרקים כולם נקראים כאב הפרקים והוא בעצמו בהיותו בפרק הירך לבדו נקרא גיד הנשה ובהיותו בכף הרגל נקרא פודגרא בערבי נקרס. והנקרס בהיותו ישן והאריך עמידתו ונתפשטה המחלה בפרקים כולם הם כולם כימוס יתרבה בפרקים ויתמשך מה שיסובב בו מן העצבים. ואשר ישתפך ברוב העניינים בכאב הפרקים הוא הכימוס אשר נקרא הנא בלע׳ קרודו. ב״ מהמיאמיר.

[15] החוליים הנקראים לפי הנהוג במדינה הם החוליים המיוחדים ברוב בעלי אותו העיר והם מתחדשים בהם או בפרק ידוע או הם נופלים מאד בהם בכל פרק מהשנה ואילו הם נמשכים אחר אויר אותו המקום ומימיו והמזון הכולל ליושביו. בפירושו למאמר הראשון מהאויר והמימות.

[16] החולאים הנקראים העודפים הם חוליים כוללים מתחדשים ביושבי אחד מן המקומות ובקצת שנים והם נמשכים אחר שינוי מתחדש באויר או במים או במזונות המורגלים או בשלשתם. באותו המאמר.

[17] הטיציש הוא מיוחס על מי שיתך גופו ויקחנו רזון בבשרו עד שימות בין שיהיה זה מחולי הריאה או מרוע מזג או זולתו. אמנם הושם שם הטיסיש לחבלת הריאה כי הטיסיש מתחדש ברוב מהריאה. בשיני מפירושו לראשון מאפידימיאה.

[18] אמנם נקרא הרחם עצבי וכן ערותה שלאשה והגיד מפני היות כל אחד מאילו האברים ידמו לעצבים בהמשכם ובהתקבצם ובפישוטם ובלובן והעדר הדם כי גרמיהם מן העצבים או מן הקשרים או מן היתרים. בראשון מפירושו לששית פדימיאנה.

---

2 ישיגו: ישיבו **פ** ‖ וכשהם: בשתן **פ** נ׳ וכשהם **פ**[1] 3 השיגו: השיבו **פ** 4 כל: ليس كلّ a 5 ריח: om. **במ** ‖ ברפואות: الأغذية a 8–9 מה ... והמקרים: om. **ד** 8 מועט ומיואש: الحقير اليسير a 14 קרודו: קְרוּדוֹ **ב** 22 מי: كلّ من a ‖ מחולי: عن قرحة a 23 הטיסיש: הטיציש **בדמ** ‖ הטיסיש: הטיציש **בדמ** 25 ערותה: **ד**ימ[1] המקום **דמ**

[19] הרישפיצי בערבי אלדבול הפשוט הוא הקורה מתגבורת היובש לבדו. ויאמרו כי הוא יקרה מהעצר המזון בין שיהיה זה בכוונה או מהעדר מציאותו. ואם נתחבר עם תגבורת היובש תגבורת הקרירות יהיה רישפיצי מורכב והוא הקורה לזקנים או מי שנפל בחולי דומה לזקנה. ואם נתחבר עם תגבורת היובש תגבורת החמימות יהיה הרישפיצי הקורה בקדחות התלויות בעצם האברים. וזה המזג על כל פנים יהיה מגיע בלב. ואז תהיה התכה אמתית. במאמרו בהתכה.

[20] ההתכה הנקראת השורפת היא ההווה מן הקדחות השורפות והרישפיצי הנק׳ בעל העלוף יהיה אחר שיקרה לבעליו העלוף וההפוך באותה שעה מחוזק הרעה וישאר בו השארות מ⟨...⟩קדחות נתקררו על מה שאין ראוי שישוקה המים הקרים מתחלת החולי. ואשר יקרא גליאינוס יוקד הקדחת הוא האבר אשר יתחמם תחלה חמום בלתי חומר עד שיהיה מחמומו קדחות האטיקה הנקרא בערבי אלדיק בדגש הדלת. במאמרו בהתכה הנקרא בערבי אלדבול.

[21] אמר משה: בהיותך משתכל מה שזכר גליאיוס בספרו הנקרא הרעד והרפפות והריגור והכיווץ ובאר זה כי שם הרעד והרעש שתי שמות נמשכות זו אחר זו. אבל היה מנהג הרופאים אבל בני אדם כולם שקורין הרעד מה שסבתו נמשכת לחולשת הכח כמו שנהוג למי שישא משא כבד או ילך על מקום עליון או למי שיש בו פחד או למי שעבר עליו אורך החולי. ויקראו הרעש למי שהיה סבת רעדתו חוליים קיימים בעצבים לפי השתנות סבותיהם.

[22] הפעולות הרצוניות הוא בטול אותה הפעולה ובטולה בכלל ונקרא רפיון וחסרונו נקרא בטול. בחמישי מהחוליים והמקרים. ואמר בדפק הקטן כי עניין הרפיון הוא איבוד החוש והתנועה.

[23] הבטול הנקרא בערבי כדר בכף רפה הוא דבר מורכב מעוצר החוש ועוצר התנועה ויהיה מקרירות האויר ומלחיצת הגופות העצביות וממשוש הבעל חיים הימיי. והאברים יקרה להם תחלה שיתבטלו ואחרי כן ישובו אין להם חוש ולא תנועה ויאמר לזה המין מההיזק רפיון בערבי איסתירכא ברפה הכף. ברביעי מהחוליים והמקרים.

[24] הגרון והוא קנה הריאה וכשאני אומר לך כלי הקול תבין ממני שאני רוצה לומר קנה הריאה והגרון והושט והקרום הלובשו מבפנים שלגרון והשפוי כובע וקנה הריאה הוא קרום אחד עב מתדבק. בז׳ מהמיאמיר.

1 הרישפיצי: ההתכה **ב** ההתכה **ד[1]מ[1]**   3 רישפיצי: התכה **בד[1]מ[1]**   4 הרישפיצי: ההתכה **בד[1]**   6 בהתכה: בער׳ אלדבול **בדמ** .add   7 ההתכה: הרישפיצי **בד[1]מ[1]** ‖ בעל: חולי **דמ**   8 וההפוך (= والتقلّب a): והשינוי **בד[1]מ[1]** والتفلّت conj. editor   9 מ⟨...⟩קדחות: = من ⟨...⟩ الحمّيات a   14 והכיווץ: והקיווץ **בדמ**   15 אבל: אצל **פמד[1]** بل a   19 בטול: وجريانه المنكريسمّى تشنّجا add. a   21 בכף רפה: ברפה הכף **דמ** כופה הסף (sic!) **ב** ‖ מעוצר: من عسر a ‖ ועוצר: وعسر a   24 איסתירכא: אִיסְתִירְכֶא **ב**   26 והושט: والحلق a

[25] אמר משה: אילו המפרשים לספרי גליאינוס טעו בקצת שמות וראוי להעיר עליהם כי קליפות האברים הפנימיים קראום בתועלת האברים קרומות ויאמרו קרום האסטומכא וקרום הושט אל פנימה והקרום היוצא או אשר בחוץ ורוב אילו השמות באותו הספר. וכן קראו כמו כן אותם קלפות העין קרומות באותו הספר. וקראו כמו כן קצת מהקרומות שהן נקראים בערבי אגשיה קראום קרומות וקראו הקרום השלישי מקרומות החוט שלהשדרה קרום ולא יטעך זה.

אמר המעתיק: ידעתי כי להעתיק זה המאמר שלהרב ז״ל לא היה צריך כלל אחר שבלשונינו העברית לא מצאנו אלו השמות הנאמרים כי אילו הקרומות כמו שהם נמצאים בלשון הערבי שהם שלשה הנזכרים במקום זה והם בערבי אגשיה וצפאקאת וטבאקאת ואע״פ שהעברי אומר קרומות וקלפות מכל מקום על אלו השלשה נופל לפי לשונינו שם הקרום בלבד כי שם הקלפה אינו נופל על אחד מאילו השלשה כלל מפני שרוב נפלו הוא על קלפות הפירות הנאכלים ועל כן ידעתי באמת כי מהעתקתי לא יתבאר כלל ולא יובן מה שרצה לומר הרב ז״ל. ודיי לי התנצלותי זה עם המבוכה אשר תקרה לקורא זה המאמר לבדו ר״ל באור הקרומות.

[26] דוחק הדפק והתלחצו לפי מה שנהגו בו הרופאים הוא שיהיה הדפק בתחלת עונת הקדחת קטון מאד משתנה. והתלחץ החמימות הוא שהחמימות יהיה מתלהב ומתחזק ולא יהיה משתוה בגוף כולו אחר שיקדימנו פלצות וקרירות הקצוות ועצלה מבוארת ויטה דעתו לנום. בראשון מהקדחות.

[27] בהשימך אצבעותיך על הגיד הדופק ואחר כן הרימות ידך וחזרת אותה בכל שעה שתשית ידך על הדפק תמצא תנועת הדפק שנפחתה. זה העניין נקרא העדר הדפק ושינויו וכאילו הוא העדר הפעולה כולה בחוש. ואם תשים אצבעותיך על הדפק תתבאר התנועה ובהאריך תשומת ידך עליו תמצא התנועה תגרע ותסתור תחלה תחלה עד שינוח מכל וכל לפי ההרגש זה נקרא דפק כלה וזה הוא חסרון הפעולה. בעשירי מהדפק.

[28] הדפק החזק הוא האלם והדפק החלוש הוא הנכבה. ובהשימך ידך על הגיד הדופק ותמצא הדפיקה השנייה יותר קטנה מן הראשונה מעט וכן השלישית יותר קטנה מן השנייה באותו השיעור וכן הרביעית ולא תסור כן זה הוא אשר נקרא זנב העכבר. ויתקיים ויעמוד על מה שכלה בו מקטנות הדפקים והוא נקרא זנב העכבר העומד. ואם הדפיקות לא יסורו מהקטין עד שהדפק יתבטל לגמרי ויאמר לו זנב כלה. וישוב ממה שכלה בו מן הקטנות ויגדל מעט אחר מעט עד שישוב אל גודל אחד אבל משתוה לתחלת דפקו או בלתי משתוה נקרא זנב העכבר החוזר. בראשון מן הדפק.

---

2 קליפות: ד¹מ¹ קרומות דמפ 5 אגשיה: אַגְשִׁיַה ב אגְשִׁיַה ד 9 אגשיה וצפאקאת וטבאקאת: אַגְשִׁיַה וצְפַאקַאת וטַבַאקַאת ב ‖ וצפאקאת וטבאקאת: וצפאקיאת וטבאקיאת פ 10 קרומות וקלפות: קליפות קרומות ב 13 ודיי: ויספיק בדמ¹ 16 ויטה דעתו: وميل a 19 ושינויו (= وخلافه BEL): وتلافه a 21 ותסתור: وتفتر a 23 הנכבה: الخامل a 26–27 הדפקים ... הקטנות: ב¹

[29] הדפק אשר ימצא בתוך הגיד בו עובי ואחרי כו יהיה קצתו דק הוא הנקרא הנוטה והעקום. בראשון מספר הדפק.

[30] הקדחות התמידיות והנדבקות שתי שמות נמשכים זה אחר זה. וכן הקדחת הנקרא סנוכוס היא נדבקת או דבקה וכן השורפת תמיד אמנם תהיה מיוחדת בשם שורפת לרבוי חומה. בשני מהאלבחראן.

[31] בזוכרו גליאינוס ובארו איך יתרכבו שתי קדחות משני מינים כלומר פליאומטיקה וקוליריקי וזולתם ואמר כשיתרכבו שתי קדחות האחת עם האחרת ונתמזגו אמר מבאר למאמרו ורצוני לומר בהרכבה שתהיינה שתי הקדחות יתחילו עונותיהם בזמנים משתנים ורצוני לומר בהמזגות שתהיינה שתי העונות משתי הקדחות בזמן אחד. בשני מן הקדחות.

[32] יתחדשו מורסות במושקולי שלהצלעות ויהיה נמשך אחריהם קדחת ויהיה הניפוש קטון ומתואתר וזה החולי דומה לחולי הצד אשר אין עמו רקיקה. וההפרש ביניהם כי בזה החולי לא ישעול בעליו ולא יהיה בדפק קושי ולא תהיה הקדחת חדה כקדחת בעל חולי הצד ורוע הניפוש בו פחות מכאב הצד. וקצתם כשילחצו על המקום החולה מבחוץ יכאב להם. וכשתתבשל אותה המורסא או שיהיה נתך מה שבו מן המוגלא או יהיה יוצא לחוץ לעור ויצטרך אל הפתיחה. בחמישי בהכרות.

[33] המישמוש בידים או בדבר אחר ונקרא בערבי תכמיד והוא נופל על מה שיחמם הגוף מחוצה ומיניו חמשה: לח ויבש ונושך וממוצע ומיושר בערבי מעתדל. הלח מה שהוא במים חמים שנתמלא מהם נאד או שלפוחית שהוא כיס המתקבץ בו השתן והדומה לאילו. והיבש הוא מה שיהיה בחתיכות בגד מחוממות על אש או יעשנו בעשבים חמים או בדוחן קלוי על האש. והנושך הוא מה שהוא במלח חם בכיסים או בכרסנה בלעז ויג׳ ודומה וכח הכרסנה יספיק בחתוך עובי הליחות ובשולם והתרתם. והמיושר בערבי מעתדל הוא מה שיהיה בתשומת גוף בעל חיים ככלב קטון או כצבי קטון ודומים לאילו. והממוצע הוא שיוקח שעורים וכרסנה תשחקם ותבשלם בחומץ חזק ומזוג יותר חזק יהיה מאותו ששותים בני אדם ותשימנו בכיס ותמשמש בו האברים וכן תעשה בסובין. בפירושו לב׳ מהחליים החדים.

החפיפה הנקרא בערבי אלדלך הבינוני ממנו הוא אשר ישיב ידו ויניחה בראותו כי הגוף יתחמם. בז׳ מהתחבולה.

---

3 והנדבקות: והדבקות מי[1] 6 פליאומטיקה: פליאומטיקא בם פליאומטיקי ד פליאומיקה פ ומלינקוניקו פ .add 7 וקוליריקי: וקוליריקא בם 13 בעליו (= BELU): أصلا add. a 17 תכמיד: תַּכְמִיד ב 19 מהם: מאד בם 20 בעשבים חמים: بِشيح a 21 ויג׳: וְיג׳ בד 23 בתשומת: ד[1]מ[1] בפגישת ד ‖ כצבי: كصبي a

[34] המקומות המזרחיים הם העומדים בעליון ההרים כי השמש יזרח עליהם היום כולו. ואמר כמו כן כי המדינות המזרחיות הם אשר ינשבו בם רוח מזרחית ויהיה המערב שלהם נסתר והמזרח יהיה מגולה והמדינות המערביות הם הפך אילו. בפירושו לא׳ מספר האוירים.

[35] כל חבלה שלא תעבור העור והיא שורצת מתפשטת נקראת נמלה. וכל חבלה שעוברת העור ותתפשט בבשר ובעור היא נקראת אוכלת. בפירושו בששית מפרקי אבקראט.

[36] העביט הוא שם שמורה על דם מרובה ונקפא והוא נראה לחוש. במאמרו במורסות היוצאות מן הטבע.

הפישטולא היא חללות צר הולכת באורך מעט יתקבץ ויתפרד בהשתפך בה הליחות. במאמרו במורסות.

[37] כשהעור יהיה רקיק מאד או שיתמיד זמן ארוך שלא יתדבק ויתאחז עם מה שתחתיו מהבשר אפשר שקראו זאת המחלה פישטולא ואפשר שיקראוה מחבוא. בשנית מאגלוקן.

[38] הגחלת היא מן המורסות החמות אלא שתולדת הגחלת תהיה בקרות לדם כמו הרתיחה עד שהעור יהיה נשרף ויחדש עם זה קרושטא. ובתחלה יעשה החבלה אבעבוע דומה לאבעבוע המתחדש משריפת האש ויהיה רודפת אחר זה קדחת חדה תביא על האדם סכנה מהרה. במאמרו במורסות

[39] ובמאמרו הראשון מן הקדחות אמר: החבלות אשר יאמר להם הגחלת יהיו נולדות מדם חזק בחומו נוטה אל המרה השחורה.

[39a] בהיות הליחות מורקות מפיות הגידים אל המקומות הריקות מן הבשר או המושקולי וישתה האבר באותם הליחות כמו שתשתה האספוג הליחויות נקרא זה מורסא. וכשיאכל הטרי חלקי הבשר וזולתו ויהיה שם עומק שבו יתקבץ הטרי נקרא צמח. ובהיות אותם החמרים אשר בצמחים בתוך קרום מקיף אותם דומה למסך המבדיל נקרא דובילה. ובהיות הליחה בעור לבד נקרא שיקולין ובערבי דומלא והוא יותר חם. ובהיות בעומק הגוף יהיה זה יותר רע והוא אז דומה בצמח. ויהיה הבדלו בינו ובין הצמח בקושי לבד. במאמרו במורסות.

[40] אמר גליאינוס במאמר הראשון מפירושו לששית מאפידימיאה כי שם היציאה לדעת אבקראט יורה על כל מורסא. וכן גליאינוס במקומות הרבה יביאנו על המורסות החמות

---

6 העביט: העֲבִיט **ב** 7 היוצאות: שהם חוץ **בדימ[1]** add. a ‖ הטבע: שהן חוץ 13 קרושטא: קְרוֹשְׁטַא **בד** 14 סכנה: **דימ[1]** פחד **דמ** 19 האספוג: הספוג **מ** 21 דובילה (= دبيلة a): דֻובַנלַה **ב** דובבלה **פ** דֻובִילַה **ד** דובלנה **מ** 22 שיקולין ובערבי דומלא: שִׁיקוֹלִין ובערבי דוּמַלַא **ב** 23 בצמח: לצמח **מ** 24 אמר גליאינוס: אמר משה אמר גליאי׳ **פ[1]** ‖ היציאה: הצמח **בדימ** היציאה **מ[1]** 25 יביאנו: يوقّعه a

ובמקומות מעטים ממאמרו יביאנו על כל מורסא. אמנם הבתור הם משתנים לצמחים ברבוי הליחה המתחדשת להם לבד. ויהיה הטבע מכוון בבתור כמו כן לנקות מה שבתוך הגוף. ואם היתה הליחה המולידה לבתור במעט חמימות תחדש חכוך לבד. ואם תהיה חמה יותר תעשה נשיכה. ואם היתה הליחה קרה מאד או עבה מאד תחדש בתור רחב. במאמר השני מפירושו לששית פידימיאה.

[41] אם יהיה מה שיהיה ניגר אל האבר מותר מעורב מדם וממרה אדומה שניהם יותר חמים מן השיעור הראוי או שיהיה מה שיהיה ניגר אליו דם אלא שהוא דם חם רותח רקיק בעצמותו נאמר לחולי המתחדש ממנו חמרא בלעז ריזיפילא. וסקירוס הוא המורסא הקשה ההווה מליחה עבה דבקה תשתבך באותם האברים אשר יתחדש בהם והוא שני מינים: מה שממנו בלתי חוש כלל אין בו רפואה ומה שיהיה ממנו במעט הרגש רפואתו קשה. והמקומות אשר תגדל בהם המורסא מאד ויכלא בהן הדם והניפוש יהיה נעדר עד שובו אל גבול המות אילו המורסות נקראות אותם הבאות עד שערי מות קודם מותם קורין אותם גאנא גאנא ורפואתם שיריק מהדם אשר שקע באותו האבר כשתשרטהו שריטה עמוקה או תפתחנו במקומות עד שיצא הדם כל מה שאפשר להוציאו. בשני מאגלוקן.

[42] כשהמורסא הנקראת ריזיפילא תתקרר ותתקשה ותשוב קשה מהיותה ניתכת נקראת ריזיפילא קשה. וכן כשתהיה מעורבת עם המורסא הרכה נקראת ריזיפילא רכה. בי״ד מהתחבולה.

[43] רצונינו לומר באמרינו מורסא קשה כל מורסא שיתקבצו בה קושי והעדר כאב. ואין ראוי שיהיה נעדר החוש עם העדר הכאב כי מה שיהיה כך אין לו רפואה כלל. בסוף התחבולה.

[44] כל חבלה שתעצור חיותה וחתימתה מפני לחויות שיבואו לה או שיהיו הרבה או שיהיו מחודדים מבלתי גמור רוע מזג האבר אשר בו החבלה אנו נקרא אותה קשה מלחיות. ואם רוע מזג האבר הוא גמור ונתיחדה בו החולי עד שיהיה מרוע מזג בעניין יפסיד מה שיבוא אליו ואם היה טוב אני קורא אותה חבלה פירדולינט. ומה שיהיה מן החבלות הפירדולינטי חזקה מאד נקראנה החבלות הכיבוניאה. בראשונה וברביעית מקטאגניס.

---

1 הבתור: = البثور a 6 מותר: ליחה a 8 חמרא: חמרה **במ** ‖ ריזיפילא: ריציפלא **בד** ריציפילא **מ** ‖ וסקירוס: = وسقيروس a ‖ המורסא הקשה ההווה: **פ** .om 12 אותם הבאות עד שערי מות: طالما هي سائرة إلى الموت a ‖ גאנא גאנא: غانغرانا a 15 ריזיפילא: ריציפלא **ב** רציפלא **ד** ריציפילא **מ** 16 ריזיפילא: ריציפלא **ב** רציפלא **ד** ריציפילא **מ** ‖ וכן ... ריזיפילא: **ד** .om ‖ ריזיפילא: ריציפלא **ב** ריציפילא **מ** 21 חיותה: اندمالها a 22 מחודדים (= חادّة): حارّة a ‖ גמור: أن يستحكم a 23 מלחיות: מלחויות **במ** الاندمال a ‖ ונתיחדה: واستحوذ a 24 אותה: خاصّة add. a 25 הכיבוניאה: הכינוניא **במ** הכיכוניא **ד** الجبرونية G الخبرونية EL الغبرونية B الغيرونية OU الغنغرانية a = emendation editor
26 מקטאגניס: מקטאגנוס **פ**

[45] מורסת הסקירוס שני מינים: האחד מהם יהיה נולד משמרי הדם ומותריו. ויכללם כולם ששניהם שתי מורסות גדולות וקשות בלתי מכאיבות. וייחד השני שהוא שחור במראהו. במאמרו במורסות.

[46] הסרטן שני מינים והוא מורסא נולדת מהמרה השחורה ובהשתפך המרה השחורה אל הבשר ותהיה נושכת תאכל כל העור אשר סמוך לה ותחבלנו והוא הסרטן המתחבל. ובהיותה ממוצעת תחדש סרטן בלתי מתחבל. במאמרו במורסות.

[47] כל המורסות הסרטניות אמנם תהיה תולדתם ממותר מלינקוניקו. ואם יטה אותו המותר אל שפל הגוף וידחהו הכח הדוחה אשר בגידים מפיותיהם אשר בפי הטבעת או ברחם נקרא זו ההרקה טחורים שיצא מהם הדם. ולפעמים תדחה אל הרגלים ותעשה חולי הנקרא גפנים. ולפעמים ידחו אותם המותרות לעור הגוף כולו ומזה יתיילד הצרעת. בשני מאגלוקן.

[48] בגוף יתקבץ הפסד גדול עם החבלה ליחה רעה או מרות מלינקוניקי או זינגארי שורץ וילבש מה שסביבו מן האברים עד שיאכל האבר הבריא אשר סמוך לאבר החולה. וזה החולי נקרא האוכלת. במאמרו במורסות.

[49] האוכלת היא חבלה תאכל מהעומק והמאשרה היא חבלה אוכלת מנגלה והאיספו הלח הוא הצמר השמן לא הצמר המלוכלך. בפירושו לשלישית מהליחות.

[50] ההדרוקן הבשרי נקרא כמו כן הפליאומטיקו הלבן ונקרא אלחבן ונקרא כמו כן המין הנאדי קיבוץ המים. בחמישי מההכרות. ואמר כמו כן בפירושו לרביעי מפרקי אבוקראט כי ההדרוקן התופי הוא אשר יקרא אבקרט ההדרוקן היבש.

[51] הבולסו בערבי תרהול מתחדש בהתקבץ ליחה פליאומטיקה דקה והחולי הנקרא גאנא גאנא הוא התחלת מות האברים הקשים זולתי העצמות. ובהפסד העצמות כמו כן נקרא סקאקוליס. במאמרו במורסות.

[52] ההפרש אשר בין הנפיחה והמורסא הרכה כי הנפיחה כשתלחץ בה בידך לא תעשה חפירה. וכשתכה בה תשמע קול כקול התוף. והמורסה הרכה כשתשקיע אצבעך בה יעשה חפירה. באחרון מהתחבולה.

1 נולד: عن البلغم الغليظ والثاني يتولّد add. a 8 ברחם: في القبل a 11 יתקבץ הפסד: يجتمع ... عن فساد a ‖ עם (= مع BELOU): في a 12 וילבש: וייבש **במ** 14 והמאשרה (= والماشرا a): והמַאשֵרָה **בד** 16 אלחבן (= الحبن a): אלחַבַן **ב** אלחַבֵן **ד** 17 כמו: **פ** .om 19 הבולסו בערבי תרהול: הבולסו בערבי תְרַהֻול **ב** 19–20 גאנא גאנא (= غانا غانا B): غنغرانا a 21 סקאקוליס: سفاقولس a 22 כשתלחץ בה: لطى والخفض والانتفاخ إذا غمزت عليه add. a

[53] הלופיציאה והסרפייני בעברי חולי השועל וחולי הנחש שניהם חולי אחד אבל שמותם נשתנה בעבור מקום הדמות כי המקום אשר ישיר השיער בחולי הנחש יהיה כצורת הנחש לכתה. בראש מהמיאמיר.

[54] בעור הראש תתחדש חולי מסוג המורסא יהיה בה חורים קטנים מלאים לחות רקיק ויסקוסו יאמר לו האלצעפא. ויתחדש בעור הראש חולי דומה לאילו בראייה ונקביו יותר גדולים ויותר רחבים מנקבי האלצעפא והם מלאים מלחות דומה ביערת הדבורים וזה נקרא יערת הדבש. בראשון מהמיאמיר.

[55] האלצעפה היא חבלה קטנה תהיה בעור הראש יגר ממנה טרי לא דומה למים ולא יהיה עב כדבש כמו מה שיהיה נגר מן החבלות הדומות ליערת הדבש. וידמה שתולדתה מליחה מלוחה. במאמרו במורסות.

[56] הבשר הרך אשר באנגינלייא ומתחת לזרועות בהתחדש בם מורסא חמה ונתקשו אותם הגרנדולי ונתקשרו נקרא אותה המחלה חזירות. באותו המאמר.

[57] קושי הבצים נקרא כיס הבשר כמו שנקרא הלחות המימיי המתקבץ בקרומות אשר סביבות הבצים כיס המים. אבל כיס החלב וכיס המעים והחולי המורכב מהם כלומר כיס החלב והמעים הם שמות בדויים מן הרופאים החדשים אשר קורין כל המורסות המתחדשות במה שסמוך הבצים כיס בערבי קילה. באותו המאמר.

[58] בהתגבר בראש ליחות מסוג המרירות יתחדש מזה התעורה ובלבול הדעת. ובהתגבר בו ליחות קרות פליאומטיקי יתחדש ממנו התרדמה והשכחה. ובהיות הליחות ממוצעות בין שני העניינים יתחדש מזה עם הסובאת החולי הנקרא הדהשא ופירושו בלבול הדעת שלא יהיה מרובה. בשני מפירושו לשנית פדימיאה.

[58a] ואמר בראשון מפירושו לשלישית כי ההזיה בערבי הדיאן שהוא בלבול דעת מועט. לא יאמר כי בחולה תרדמה בערבי סובאת עד שיקשה להעירו משנתו. אבל כששנתו תהיה ארוכה ולא יקשה להעירו משנתו כשהאדם ינועענו זה היא שינה ארוכה לא סובאת ושניהם מקרירות המות. בפירושו לשנית מן הפרקים.

---

1 הלופיציאה: הליפיציאה פ ‖ והסרפייני: והסרפין בדמ 2 ישיר: يحلق a 5 ויסקוסו: ויסקוז מ ‖ האלצעפא: האלצעְפַא בד 6 מלחות: לחות פ ‖ ביערת: ד[1]מ[1] בדבש ד 8 האלצעפה: טיגא ב[1]מ[1] טִינְיַא ד[1] 10 מלוחה: بورقي add. a 11 באנגינלייא: באנגווינלייא ב באנגינייא דמ 14 החלב: ד[1]מ[1] התַרְפַא ד התרבא מ 17–18 מסוג ... ליחות: om. פ 18 התרדמה: ד[1]מ[1] הסובאת דמ 19 הסובאת: = السبات a ‖ הדהשא: הדַהְשַה בד הדהשה מ الدهش a 21 הדיאן: הַדְיַאן בד

[59] בהתחזק הקרירות על המוח ויתערב בו לחות יתחדש ממנו השרסאם הקר והוא ליתרגיאה. וכשיתערב עם הקרירות יובש יתחדש ממנו ההקפאה. וכשיתחמם באיכות לבד או עם חומר יתחדש התעורה. בפירושו לשנית מהפרקים.

[60] ואמר בדפק הקטון החולי הנקרא השכחה הוא החולי אשר יקרה ממורסה פליאומטיקה שיהיה בקרום המות.

[61] השתוק הוא כשהרוח הנפשיי לא יוכל לרוץ חוץ למוח או בשביל חולי מסוג המורסא שתתחדש במוח או שבטני המוח נתמלאו ליחות פלימטיקו ולפי שיעור הסבה הפועלת לזה החולי תהיה גדלו וחזקתו. בשני מפרקי אבקראט.

הקדמונים היו קורין לויציאו בערבי האלצרע חולי האלהי וקצתם קראו כן כי הוא היה רואה שזה החולי היה מן השדים. וקצתם שמו סבת אילו השמות מפני היות זה החולי מתחדש בראש שרשו במות. במאמר הרביעי מפירושו לטימיאוס.

[62] השטות הוא בלבול דעת תמיד בלא קדחת. והשרסאם הוא בלבול דעת תמיד עם קדחת. בשלישי מפירושו לשלישית מפידימיאה.

[63] החולי המלינקוניקו והוא המלנכוניא והוא השעמום המלינקוניקו. בשלישי לששית מפידימיאה.

[64] בטול הדמיון נקרא ההשקעה וההקפאה והגרת האף נקרא ערבוב. ובטול המחשבה נקרא העדר השכל. בשלישי מהחליים והמקרים.

[65] מן השעמום המלינקוניקו מין יהיה התחלתו מן האסטומכא ויש מן הרופאים יקראו זה החולי המראקיא והנופחת. ג׳ מההכרות.

[66] החולי אשר קראוהו הרופאים הביצה והכודה הוא חולי מחוליי הראש והוא כאב ראש ארוך וקשה ולהעתיקו יבוא אל הסבות עד שיענה עונות גדולות עד שבעליו לא יסבול שישמע קול מדבר ולא יסבול לראות שום נוגה ולא אור ולא שום תנועה והדבר שהוא אוהב יותר הוא שיהיה שוכב בחושך ואפילה מרוב כאבו. בשלישי מהתועלת.

---

1 השרסאם (= الشرسام BEO): השִׁרְסָאם **בד** 1–2 השרסאם הקר והוא ליתרגיאה. וכשיתערב עם הקרירות יובש יתחדש ממנו: **פ** .om 2 ליתרגיאה: לִיתַרְגִיאַה **בד** ליטרגיאה **מ** 6 לרוץ (= أن يجري LO): أن يخرج a 9 האלצרע: האֵלצַרְע **בד** 10 השמות: لكون سبب هذه العلّة فأل القمر وحده. وأفلاطون يجعل علّة هذه التسمية add. a ‖ בראש: فتضرّ بالجزء الإلهي الطاهر الذي add. a 11 שרשו: مسكنه a 12 בלבול: מבלבול **בדפ** ‖ והשרסאם: והסרסאם **ב** והשארסם **פ** 14 והוא המלנכוניא: והוא המילכוניא **ב** והוא המיליכוניאה **ד פ** .om 16 ההשקעה: الاستغراق a ‖ והגרת האף: وجريانه المنكر a 19 המראקיא: המראקיה **בדמ** 20 הביצה והכודה: البيضة والخوذة a 21 אל הסבות: بالأسباب a

[67] בלבול הדעת המתחדש מפני קראניטס והיא מורסא חמה מתחדשת במוח וקרומיו אינו מתחדש פתאום אבל מעט מעט ולא ינוח בזמן ירידת הקדחת. אבל הערבוב המתחדש בקדחות השורפות ואשר יתחדש מפני חוליי האברים האחרים יתחדש פתאום וינוח בעבור אותן החוליים עמידתם אלא שמה שהוא מן הבלבול נמשך אחר מורסת המסך המבדיל הוא קרוב מן הבלבול הנמשך אחר קראניטס לא ינוח בעמידה. בה׳ מההכרות.

[68] בהתרבות במוח ליחה גסה פליאומטיקה קרה ולא נתעפשה תחדש מין מהתרדמה הנקרא בערבי סובאת העמוקה מבלתי קדחת והוא אשר נקראת סבאת ושקיעה והקפאה. ואם היא נתעפשה בזמן שנתחדשו אילו העניינים עם קדחת ונקראת זאת המחלה לטרגיאה. בי״ג מהתחבולה.

[69] המים אשר יתקבץ בעין והוא אשר יקראוהו הרופאים פישוט בערבי אנתשאר יתקבץ במה שבין הלחות הכפורי והקרום הקרניי. בעשירי מהתועלת.

[70] הקרום הנקרא בערבי אלמלתחם והוא הלובש כולם כשיתמרסם מורסא דמיית יזיק בפעולת הראות וימנעהו מעשות עניינו על דרך המקרה. אבל בהתחדש בו חולי הורדינג או הצפורן מה שיתחדש מאפילת הראות בהסתירם לבת העין לא יהיה בדרך המקרה. בד׳ מהחוליים והמקרים.

[71] בהתאכל מקום הקרום הקרני ויצא ממנו שום דבר מן הקרום הענביי הוא אשר נקרא אלמוסרג. והטרי המתילד תחת הקרום הקרניי הוא אשר נקרא הכמנה. והעפעפים אשר יתעבו ויתקשו וישוב מראיהם אדום וישיר שערותיהם הוא החולי אשר נקרא סולאק. והמסת הבשר אשר בקצה העין לצד האף נקרא זה החולי דמעה. בד׳ מהמיאמיר.

[72] הפישטולי אשר תהיה בקצה העין הנקרא בערבי מאק הוא אשר נקרא הגרב. והקרום הקשה אשר יהיה בפנים נקרא אלנכילאת. בה׳ במיאמיר.

[73] החרש הוא שיהיה האדם בלתי שומע כלל הקול השפל וישמע הקול העליון בעמל. ולא יסור זה מהיותו נוסף מעט מעט עד שיבוא להיות חרש שאינו שומע כלל. בשלישי מהמיאמיר.

---

1 קראניטס: فرانيطس a   3 בעבור: إذا جاوزت a   4–5 מורסת המסך המבדיל הוא קרוב מן הבלבול הנמשך אחר: om. **ב**   5 קראניטס: فرانيطس a   8 לטרגיאה: ליטרגיאה **מ** ליתרגיאה **בד**   10 פישוט: om. **פ**   12 והוא הלובש כולם: om. a ‖ דמיית: והוא הנקרא רַמַד לטין לַגְנְיַיא או קקרְגא **בד** add. והוא הנקרא רמד לטין לגנייא או קקרגא **מ** add.   13 הורדינג: הורְדינַגְ **בד** الوردينج a   17 אלמוסרג (= موسرج a): אלמוסיג **במ** אלמוסראג׳ **ד** ‖ הכמנה (= الكمنة a): הכמֵנה **בד** הכמינה **פ**   18 וישיר: وتناثر a ‖ סולאק (= السلاق a): סולַאק **ב** סולַאַק **ד** סילאק **פ**   19 דמעה: = الدمعة a   20 מאק: מַאק **בד** ‖ הגרב: الغرب a   21 אלנכילאת: emendation editor אלכנילאת **פ** אלתכילאת **גדמ** النخيلات a   22 החרש: **ב**[1]**ד**[1]**מ**[1] הַטַרש **בדמ** الطرش a

[74] המורסא אשר תתחדש בתוך האף וכאילו היא בשר נוסף הוא אשר נקרא נאסור ונקרא המרובה הרגלים. בשלישי מהמיאמיר.

[75] שם החולי הנקרא אלקולאע הוא שם נופל על החבול אשר יתחדשו בתוך הפה בשטח הקרום אשר לובש הפה ויהיה עמו חמימות אשי ורוב התחדש זה לנערים בעבור ריעות החלב. ואינו נקרא קולאע אלא אותו שיהיה עמו עפוש. אבל עם נתחדש בקלאע בהאריך בו הזמן מעט עפוש הוא אשר יקראוהו הרופאים האוכלת. בששי מהמיאמיר.

[76] נקראת קנה הריאה החלקום והוא שם מיוחד בשם הגרון כי הגרון נקרא בערבי חלק המקום אשר יעבור לו נקבי הנחירים שפוי כובע והושט מתחת שורש הלשון. ובגרון הוא המושקולי אשר נקרא במושקולי שלנגנאג. והנגנאג שם רבים ואמנם הם שתי צדדי הגרון. בראשון מספרו בקול.

[77] האישקיננציאה היא מורסא שתהיה בגרון והיא ד׳ מינים: האחד שיתמרסם מה שבתוך הגרון כלומר חללו אשר יכלה בו בקצת הגרון ולא יהיה נראה מהמורסא שום דבר מחוצה. והשני כשיתמרסם לחוץ ולא ירגיש החולה שום חניקה וזאת היא היותר מובטחת. והשלישי כשתכלול המורסא חללי הגרון ונראהו מחוץ והיא היותר רעה. והרביעי כשאינו רואה שום דבר ממה שהוא חוצה מהמורסא אבל ימצא החולה חוש החנק. ברביעי מהכרות.

[78] כל מיני הרימפלי הנקרא בערבי רבו ובלשון אחר בלעז אשמו הוא מחודד ודפקם לעולם משתנה בלתי מסודר. בי״ב מהדפק.

[79] מי שיקרה לו שהוא מתנפש ניפוש זה אחר זה כמו ניפוש מי שהחזיק ניפושו זמן גדול מבלתי היותו חולה. הרופאים נהגו לקרוא זה המקרה אלרבו בלעז אסמו. ויקראוהו כמו כן המצב מפני כי בעל זה החולי יתיצב חזהו בניפוש. ועלה זו צרות שיקרה בחזה או ממורסא שתהיה שם באותם האברים או ליחה דבקה נשפכת בין החזה והריאה או ליחות עבות דבקות יהיו בחלקי קנה הריאה. בשביעי מהמיאמיר.

החולי הנקרא צרות הניפוש ועוצר הניפוש בייחוד הוא החולי המתחדש מלחויות עבות דבקות עומדות בחלקי קנה הריאה וזה השם אמנם יפול על זה החולי ביחוד. בשביעי מהמיאמיר.

1 נאסור: emendation editor באסור MSS 3 אלקולאע: = القلاع a ‖ החבול: ההכדל פ قروح a ‖ בשטח: ד׳מי[1] בנראה דמ 5 אלא אותו שיהיה: إلا ما لا a 7 החלקום (= الحلقوم a): החלְקוֹם ב החַלְקוֹם ד ‖ הגרון (= الحلق B): الحلقوم a ‖ חלק: חַלְק בד 8 המקום אשר יעבור לו נקבי הנחירים: الموضع الذي يفضي إليه المجريان a 9 שלנגנאג: النغانغ a ‖ והנגנאג: والنغانغ a 11 האישקיננציאה: האִשְׁקֵינֵינְצִיאַה ד האשכיננציאה מ 16 אשמו: אשְׁמוֹ ב אֵשְׁמוֹ ד אזמו מ 18–19 ניפוש מי שהחזיק ניפושו זמן גדול מבלתי היותו חולה: من قد أحضر إحضارا شديدا من غير أن يكون محموما a 19 אסמו: אַסְמוֹ ב אַזְמוֹ ד אזמו מ 20 המצב: نفس الانتصاب a

[80] אמנם שנוי המזונות באסטומכא אל איכות אחרת לא אל אותם אשר בטבע ויאמר לו רוע העכול והוא האמפונימינטו בערבי תוכמה. ובטול הכח העוצר מן האסטומכא הוא שלא תתקבץ האסטומכא כלל ולא תרחף על המזון ולא תאסוף עליו בדבקות ואסיפה. וזה יקרה לה בחולי הנקרא חלקות או המעדת המיעים. בג׳ מהחליים והמקרים.

[81] אמנם התאוה הרעה למזון מה שיהיה ממנה מרובה היא התאוה הכלביית ותהיה בהיות ליחה רעה חמוצה תנשוך לאסטומכא או בזמן שיהיה נתך הגוף כולו התכה מרובה. ברביעי מהחוליים והמקרים.

[82] כמו שהקיא יקדימנו התנועה הנקרא בערבי תהוע ובלעז אורי כן יתקדם השעול התנועה המביאה אל השעול וכן תתהפך נפש האדם ויקחנו רצון הקיא הנקרא תהוע ולא יקיא כן יקחנו תנועת רצון לשעול ולא ישעול כי הסבה תהיה מעט. בחמישי מהחוליים והמקרים.

[83] האסטומכא תעשה בדחיית הדבר המזיק אשר אותו המותר מטה אליו. ואם קרה כמו זאת הסבה באסטומכא כולה תעשה בדחיית שתי הפיות כולם ויצא בקיא ובשלשול יחד כמו שיקרה זה באינגישטיאון הנקרא בערבי היצה. בו׳ בחוליים ובמקרים.

[84] יוכל להיות סבת האלתכמה רוע מדרגת המזון במה שיתקדם ויתאחר או שיעורו או איכותו. בחמישי בהכרות.

[85] החולי הנקרא בולימוס הוא עלוף שיקרה מרבוי קרירות פי האסטומכא. במאמרו בדפק הקטון.

[86] אמנם נקרא חולה מהאסטומכא מי שאין מורסא באסטומכתו ותאותו אינה נוטה למזון או למי שמצא אחר קחת המזון כובד ודחיקה וצער וקרבונקלי לא יסבלנו אלא בכח. וכן יקראו בעל אסטומכא עלולה מי שנפשו תתהפך אחר המזון וכל שכן אם הוציאו זה אל הקיא. בח׳ מהמיאמיר.

[87] מחוליי האסטומכא היא המחלה הנקרא התהפך והיא איבוד תאות המזון מבלתי מורסא או קרבונקלו או קיא או רצון קיא. והחולי הנקרא בולימוס והוא הבשר היא נשיכה מתחדשת באסטומכא עד שיהיה פחד עליו. ורפואת אילו החוליים כולם בכלל רפואה קובצת ויעורב בהרבה מהן רפואה תחמם ותיבש. בשמיני מהמיאמיר.

---

1 בטבע: בטבעו **במ** 2 האמפונימינטו: האינפוֹנְימִינְטוֹ **בד** האימפונימינטו **מ** ‖ תוכמה: תכְמַה **ב** תוֹכְמַה **ד** תכמה **מ** 3 ולא תרחף על המזון ולא תאסוף עליו בדבקות ואסיפה: ولا تلتحف على الأغذية التحاف ضمّ ولزوم a 8 אורי: אוֹרִי **ב** ‖ התנועה: المضض a 9 תהוע: תְהַוּע **בד** 10 תנועת רצון: مضضا a 11 המזיק: الفم add. a ‖ מטה: أميل a 12 בדחיית: في دفعها a 18 ותאותו אינה נוטה למזון: وقد ذهبت شهوته للطعام a 20 הוציאו (= أخرجه BLU): أحوجه a ‖ בח׳: בשיני **פ** 23 קרבונקלו: קרבונקלי **בדמ** ‖ הבשר (= اللحم): اللحس a 24 עד שיהיה פחד עליו: حتّى يغشى على صاحبه a

[88] החולי אשר יקראוהו הרופאים החולי הכבד ויקראוהו המכבוד הוא חולי רוע המזג מבלתי מורסה כמו שיקראו חולי האסטומכא עלול האסטומכא למי שנתבטלה אסטומכתו מבלתי מורסא. וידוע כי רוע המזג לפעמים יהיה בעצם הכבד המיוחד בו ולפעמים יהיה בגידים הדופקים ובלתי דופקים אשר יסובב עליהם הכבד ולפעמים יהיה רוע המזג בחומרים מרים אשר יקיפו עליהם אותם הגידים. בשמיני מהמיאמיר.

[89] הרופאים באמרם טחולים ירצו לומר במי שיקרה בטחולו קושי ואבנינות מבלתי מורסא. והחולי אשר נקרא באמת דוסינטריאה היא חבלה במעים. וזאת החבלה או תהיה פשוטה בלי עפוש או יהיה עמה עפוש והיא אשר ממנהג הרופאים שיקראוה חבלה שתתפשט והיא האוכלת. והזופא הלח הוא השומן שבצמר. ט׳ מהמיאמיר.

[90] המעדת המעים הוא שיהיה המזון יוצא במהרה מבלתי השתנותו. והחולי הנקרא אלדרב הוא חלקות טבע וצאתו זה אחר זה ובערבי נקרא מתואתר. בב׳ מפירושו לראשון מאבידימיא.

[91] החבלות אשר תהיינה במעי הישר הזקוף ושם זה החולי נקרא בערבי זחיר בלעז פונט יחדש לבעליו צער גדול ותאוה לקום לנקביו ולא יצא ממנו כי אם מעט והוא שיהיה מתחלת העניין פליאומטיקו או ממראה מעורב. ואם יאריך הזמן ירד מהם דבר מסוג הגרידה. בששי מההכרות.

[92] כשיהיו המותרות המזיקות לטבע לחות ידחם הכח הדוחה בזה הרעד החזק אשר יהיה בדפק או בשעול וישובו אל כל המקומות אשר מטבעם שתקבלם. קצתם ילכו אל הבטן העליון והוא האסטומכא וקצתם יבואו אל הבטן השפל והוא המעים ויגיע לשם וקצתם יבוא לחוץ אל העור. בחמישי מהחוליים והמקרים. ואע״פ שיהיה עצם הנפש דומה שיהיה זה השער לא ימלט מאחד משני עניינים או שיהיה זה העצם יעשה הרוח והדם והחמימות אשר בכל אחד מהם ובהן כולן בכל פעולות על דרך שיעשו הכלים או שיהיה בשני אילו האברים.

[93] בהתחדש במעים הדקים מורסא קשה או סתימה גדולה ממותר עד שיקיא האדם צואתו אותו החולי נקרא איליאוס ומעט הם שיהיו נצלים ממנו. ובהתבטל המעים כולם והאסטומכא ולא יוכל להחזיק מה שבהם ואפילו שעה מועטת ולא תהיה החולי עוקץ אותו החולי נקרא המעדת המעים וחולי הבטן. ונקרא בעל זה החולי כמו כן מובטן. בששי מההכרות.

---

1 ויקראוהו המכבוד: ويسمّون من أصابته مكبودا a 2 עלול האסטומכא: وممعود a ‖ האסטומכא: om. פ ‖ למי שנתבטלה: لمن اعتلّت a 7 דוסינטריאה: דישונטיריאה מ 9 והזופא: والزوفا a ‖ השומן: השמן בדמ ودخ a 10 והחולי הנקרא אלדרב: والذرب a ‖ אלדרב: אלדַרַבְ בד 11 טבע: פרש פ[1] ‖ מתואתר: מֻואתְרַא ב מתַוַאתְרַא ד מתואתרא במ ‖ מאבידימיא: om. פ 12 זחיר: זהיר דמפ ‖ פונט: פוּנְט דמ 14 ממראה מעורב: ودكيا a 16–21 Follows after aphorism 23.96 in Zeraḥyah's translation. 17 בדפק (في النبض): في النافض a ‖ וישובו: ד[1]מ[1] ויהיו דמ 18 האסטומכא: ويحصل فيها add. a 19–21 ואע״פ ... האברים: כן מצאתי זה המקום כמו שהעתקתיו ב[1]ד[1]מ[1] om. a 21 פעולות: פעולתו פ 22 ממותר: משמרים מ[1] 23 איליאוס: ايلاوس a ‖ ובהתבטל: وإذا اعتلّت a

אשר נקרא באמת שלשול הדם הוא אשר יהיה מפני חבלה שבמיעים. בו׳ מהכרות.

[94] החולי הנקרא התרת השתן ואחרים קורין אותו דיאביטיס ואחרים קורים אותו הצמא הגדולה. ובעל זה החולי יצמא צמא גדולה וישתה שתייה גדולה וישתין מה שהוא שותה במהרה. ודומה זה החולי מן הכליות והשלפוחית להמעדת המעים מן האסטומכא והמעים. באותו המאמר.

[95] האסטומכא כשתחלה במה שיבואנה בנשיכה המתחדשת מהמזון אשר לא יתעכל ידחוהו היא והמעים עד שיצא כולו וזה המקרה נקרא חילוף. במאמרו כשהאדם צריך להכיר את מומיו.

[96] צואר הרחם ועורף הרחם שני שמות נמשכים על אבר אחד בעצמו. וקצה אותו הצואר אשר סמוך לרחם נקרא פי הרחם והוא אשר יתחבר בתכלית החבור בזמן ההריון. וקצהו אשר סמוך לפי הרחם ובו ימשמש ראש האמה נקרא פי צואר הרחם. בביאורו לחמשית שלפרקים.

[97] הרחים הנולדים ברחמי הנשים הוא בשר יולידהו האשה אין צורה לו. בסוף התחבולה.

הרפואה אשר תכנס לתוך הגוף יקראוה הרופאים המנגדת לחוליים. בתחלת המיאמיר.

[98] הרפואה הנקראת בעלת תועלת הרבה היא הרפואה אשר היא טובה לחוליים הרבה וכאילו היא מחוברת מרפואות משתנות לא באיכותם וכחותיהם הראשונים לבד אבל בכחותם השניות כמו כן. בחמישי מקטאגאניס.

[99] הקלות והאספוגות שתי שמות נמשכים זה אחר זה כי כל רפואה שתחמם חמום שאינו מרובה ויבשותו פחות מחמומו ועצמותו יש בו דקות מועט כמו הקמומילא והמלוא ויסקו כי זה ירחיב הנקבים וירפה העור ועל כן רפואה מרפה וקלה. אמנם הרפואה החמה והעבה בעצמותה תקרא פותחת כי היא תפתח פיות העורקים כמו השומים והבצלים ועשב מרים ומרירת השור. בחמישי מהפרואה.

[100] הרפואה המכבסת והמטהרת היא אשר יסיר הלכלוך משטח הנקבים והפורי כמו הדבש וקמח הלופיני והשעורים והפולין והכרסנה והרבה מהזרעים. והרפואה המנקה לפורי ולנקבים היא כל רפואה בורקיית ודקה ויאמרו לה כמו כן פותחת. וההבדל בינו ובין הכיבוס התוספת והחסרון לבד. בחמישי מהרפואות.

---

1 אשר ... בו׳ מהכרות: פ .om 7 היא: הוא פ ‖ חילוף: خلفة a 9 וקצה: emendation editor וקצת MSS 10–11 והוא ... הרחם: ד .om 10 וקצהו: emendation editor וקצתו MSS 11 ימשמש: يلج a 12 הרחים: الرحا a 15 משתנות: متضادّة a 16 מקטאגאניס: מקטאגאנוס פ 17 הקלות: التسخيف a 17–18 שאינו מרובה: لا أذى معه a 19 זה (= BELOU): الدواء add. a ‖ כן: تسمّى add. a ‖ רפואה: היא פ[1] add. ‖ וקלה: مسخّفة a 20 העורקים: من السفلة add. a ‖ ועשב: ועשבים דפ 22 והפורי: והפוֹרי ב 23 הלופיני: הלופין בדמ 24 בורקיית: ניטרוסא בלעז ד add.

[101] הרפואה אשר תחמם ותלחלח עד שתפסיד מה שתמצא היא באמת הרפואה המעפשת. וכן נקראות כמו כן כל הרפואות החמות היבשות העבות בעצמותם בהיותם נושכין מעט או שורפות מעט מבלתי חדש כאב נקראות מעפשות כי הן יתיכו ויאכלו הבשר ויעשו בו מה שיעשה המעפשת באמת והן כמו הארסניץ ודבקות הזהב והפיניי וממית הזאב. בחמישי מהרפואות.

[102] אגוז המלך והוא אגוז הנאכל והאגוז הקטן הוא הלוזים והדוחן יקראוהו הקדמונים השילם והפניג׳ מין הדוחן. במאמרו בכימוס היפה.

[103] המיבכתג הוא היין אשר בושל בשול מרובה מאד. במאמרו בהנהגה הדקה.

[104] ההפרש בין השמן והדשן בלחות וביובש כי השמן לח כמו השמן אשר נתעבה ונתיבש בסבת קדמותו אבל הדשן יבש מאד ועל כן כשתתיכהו ותעזבהו יהיה נקפא במהרה. בג׳ מהרפואות.

[105] החלב הנקרא מכיץ הוא אשר הוסר חמאתו לבד והונח עד שיתחמץ. והביצות המבושלות הרבה נקראים העקודים והקשים. והמבושלות באמצעות הבישול נקראין המותרגרג בערבי והוא הבשול הנקרא נימרשת בערבי ובעברי תופיני כלומר חצים מבושלים וחצים נאים. ואותן הביצות שלא נתבשלו אלא בשיעור שנתחממו לבד לא יותר נקראין המותחסא בערבי ובלעז שורבו. בשלישי מהמזונות.

[106] היין שאינו מזיק ואם יזיק יהיה היזקו פחות מכל מיני היינות מה שמראהו לבן ועצמותו רקיק ויהיה דומה במים. ומה שיהיה מן היין כך הוא ניאות וטוב לכל מה שיעשה ממנו מי הדבש הנקרא אדרומיל. באותו המאמר.

[107] בשמות מיני החלב החלב כשיעשה ממנו מכיץ והוסר ממנו חמאתו נקרא מה שנשאר אלמכיץ ונקרא אלדוג. וכשירתיח הדוג עד שיתעבה והוסף בו מעט מלח מבלתי שומו בשמש נקרא אלכשד. ואם הושם לשמש אחר מכן עד שיתיבש ותתחזק חימוצו נקרא אלמצל. וכשיוקפא החלב בכללו אם בקיבה או שיעזבנו ימים עד שיתעבה נקרא ראיבא ובערבי יאמרו

---

4 הארסניץ: הארסיניץ **ב** הארשניץ **דמ** ‖ ודבקות הזהב: لصاق الذهب a ‖ והפיניי: ودود الصنوبر a 6 והדוחן: **פ** .om 7 השילם: השִׂילַם **בדפ** ‖ והפניג׳: והפִּינְג׳ **ב** והפַּנִיג **ד** والجاورس a 10 בסבת קדמותו: **פ** .om 11 מהרפואות: الأغذية a 12 מכיץ (= المخيض S): מַכִּיץ **ב** المحمض a 14 המותרגרג (= المترجرج BU): המותַרגְרַג **בגפ** المترجّج a ‖ נימרשת: נִימַרשְׁת **במפ** ‖ תופיני: תופני **בדמ** 15 לבד: **פ** .om 16 המותחסא: המותַחַסא **דפ** المتحسّى a ‖ שורבו: שׁוּרבּוּ **ב** 19 אדרומיל: אודרימילי **פ** 20 כשיעשה ממנו מכיץ: إذا مخض a 21 אלדוג: אלדוּג **בד** الدوغ a ‖ מבלתי שומו בשמש (= من غير أن يوضع في الشمس B): .om. a 22 אלכשד: אלכַשְׁד **בדפ** الكشء conj. editor الكشك MSS ‖ אלמצל: אלמַצַל **ב** אלמַצֻל **ד** المصل a 23 ראיבא: רַאִיבַא **בדמפ** رائبا a 23–232.1 ובערבי יאמרו ראב החלב כשיתעבה: .om. a

ראב החלב כשיתעבה ונקרא כמו כן אלמאסית. ואם יאריך עמדו עד שיתחזק חמוצו נקרא אלחאריז. וכשיורתח המאסית עד שיתעבה ויתיבש נקרא אלאקט. מבחירות אלחוי לאבן התלמיד.

אמר המעתיק מכל תשעה השמות האילו אשר זכר בפרק הזה שהם יוצאים ונעשים מן החלב איני מוצא מהם בשלון העברי כי אם שנים בלבד והם החלב ומיץ החלב כי שם החמאה אינה בכלל אילו התשעה כי החלב הנקפא והחלב החמוץ הם שמות נגזרים הנקפא מההקפאה והחמוץ מהחימוץ. ועל כן זכרתי כל אילו התשעה שמות בלשון ערבי והם החלב שהוא הסוג העליון ותחתיו השבעה מינים מהחלב שכל אחד ממנו אינו דומה לחבירו. ואם תרצה לקראם אישים ויהיה החלב שם המין תוכל לומר בו זה. והתשעה השמות אשר בכללם שבעה מיני חלב אשר לא ידעתי להם שם עברי כי אם מיץ חלב הם תחלה תחלה זכר מכיץ והוא אשר יוסר ממנו החמאה והנשאר הוא מכיץ וקורין אותו דוג כמו כן והשלישי שזכר נקרא כשך והרביעי נקרא מצל והחמישי ראיב ונקרא כמו כן מאסית והששי נקרא חאריז והשביעי נקרא אלאקט.

[108] מי הגבינה כשיורתח ולוקטו ממנו החלקים השמנים הנבדלים ממנו עם הרתיחה נקראים בערבי אללור. אבל האללבא הוא מה שנחלב בזמן הלידה ואחרי הלידה בימים כל זמן היות החלב עב. והחמאה הנקרא בערבי זובד כשיושם בו מלח וירותח עד שיסור מימיותו נקרא החמאה בערבי אלסמן. אמר המעתיק גם יש לערביים מהחמאה שני מינים והם קצף החלב יקראוהו זובד והחמאה יקראוה אלסמן.

[109] הקדמונים יקראו שינוי העצם אל מין אחר בלתי מינו עיפוש כהשתנות היין כשישתנה וישוב חומץ. וכמו ההפסד אשר יתחדש לקצת העצים אשר ישתבר ויתפרק או ישוב כאילו הוא אבק ודשן. אבל הרופאים החדשים וכל ההמון אמנם יפילו שם העיפוש על השינוי המפסיד לעצם בעצמו עם סרחון. וזה אמנם יתחדש בעצמות אשר הם יותר נוטים אל הלחלות. בשני מפירושו לספר טימאוס. נשלם המאמר הכ״ג ומניין פרקיו מאה וי״ג.

1 ראב: רַאבְ **בדפ** ‖ אלמאסית: אלמַאסִיג **ב** אלמַאסִית **ד** الماست a 2 אלחאריז: אלחַארִיז **ב** الحازر a ‖ אלאקט: emendation editor אלחקט MSS 10 מכיץ: מַכִיץ **ב** 11 מכיץ: מַכִיץ **ב** ‖ וקורין: ונקרא **פ** ‖ כשך: כַשְׁךְ **ב** 12 מצל: מַצַל **ד** ‖ מאסית: מַאסִית **ב** מַאַסִית **ד** ‖ חאריז: חַארִיז **בד** 13 אלאקט: emendation editor לאקט **פ** לאַקַט **בד** חקט **מ** 15 אללור: אללֻוַר **ב** אללור **דמ** אללַוֹר **פ** ‖ האללבא: האללוּבֶא **ב** האללַיבַא **ד** האלבֵא **פ** اللبا a 16 זובד: זֻבְד **ב** זוּבְד **ד** 17 אלסמן: אלסַמַן **בד** אלשמן **מ** אלסמאן **פ** 18 זובד: זֻבְד **ב** זֻבַד **ד** זוּבְד(?) **פ** ‖ אלסמן: אלסַמַן **בד** אלשמן **מ**

המאמר הכ״ד מדבר על עניינים זרים שעברו ונזכרו ונמצאו כתובים בספרי הרפואות ועל עניינים זרים כמו כן שמעט הם נמצאים

[1] ספר כאבי הנשים לאבקראט הוציאו חונין ובארו גליאנוס ונמצא תוספת באותו הספר הוציאו זולתי חונין וביארו זולתי גליאינוס ונמצא באותו התוספת עניינים זרים מהם שאמר שפוריפיריאוס אמר שהיה לשמש בסקליה אופל גדול ובאותה השנה קרה שהנשים ילדו בנים משונים בצורתם בעלי שני ראשים ושקצת הנשים קרה שרואות דם וסתן מפיהן בקיא.

[2] ובאותו התוספת כמו כן שהרחם היה משלח דם וסתן בגידים דקים אל פי הטבעת ויפתחו אותו הגידים לשם ויהיה זה במקום הוסת.

[3] כי האבנים במקום זה ומה שאינו מתחת הצומח ובהיות הדבר צומח הוא בלא ספק מתפרנס. זה דבר גליאינוס בסוף מאמרו בשמות הרפואיות.

[4] ואמר לחולה כשיבואנו הטירמיניאו הנקרא בערבי בחראן ובלעז קריסיש ולא בא לו אותו הבחראן ובא לראותו הרופא ומצא הבית קר וחמם האויר באש ונתמלא החולה מזיעה ובא לו האלבחראן. במאמרו בהבחנת הרופא.

[5] נער אחד קרה לו צמח בעצם החזה עד שבא לו שם טרי ופתחו אותו ונפסד לשם עצם ונעתק משם ונראה לבו מתחת אותו העצם ונתגלה ואחרי כן נתרפא רפואה שלימה אחר שהחזה לא ניקב. בשביעי מהניתוח הגדול.

[6] ראיתי עניין גדול והוא שבחור אחד ניקב אחד מבטני מוחו והצילו הבורא ונתרפא. ואילו היו שני בטני מוחו המוקדמים שניהם נקובים בזמן אחד לא היה חי אפילו רגע אחד. בח׳ מתועלת האברים.

[7] הסבה אשר הביאנו להקיז הגידים הדופקים הוא שאני ראיתי בחלומי שתי פעמים בהקזת הגיד הדופק אשר בין הבוהן והאצבע מהיד הימני. ועזבתי הדם נגר עד שנפסק מעצמו כי אני כן צויתי בחלומי. והיה מה שיצא מן הדם פחות ליטרא וסר מעלי הכאב שהייתי מרגיש קודם לכן במקום אשר יתדבק בו הכבד במסך המבדיל והייתי באותו הזמן שקרה לי זה הכאב נער. במאמרו בהקזה.

---

1 ונזכרו: ושקרו **בדמ** 4–3 גליאנוס ונמצא תוספת באותו הספר הוציאו זולתי חונין וביארו: om. **פ** 5 שפוריפיריאוס: שפוריפירידס **במ** שפוריפיריוס **ד** 10 זה: نمو add. a ‖ ומה: غذاء a 12 ובלעז: ובלטין **מ** ‖ קריסיש: קְרִישִׁיס **במ** 15 צמח (= خراجة): جراحة a 16–15 ונפסד לשם עצם ונעתק משם ונראה לבו מתחת אותו: om. **פ** 21 ראיתי (= رأيت B): أمرت a 22 הבוהן: הגודל **דמ**

[8] אמנם מה שיצא בשתן מהגופות דומות לשיער בקצת הזמנים מהם תהיה האחת ארוכה יותר מזרת. ויקרה זה מליחה גסה דבקה יתחמם ויתיבש בגידים על הצד אשר בו יתילד בשוקים בקצת מקומות לפי מה שיאמרו הגידים המדיניים אשר עצמותם מסוג עצם העצבים ויצירתם דומה בטבעם לתולעים אשר יתילדו בבטן במראיהם. בששי מההכרות.

[9] ויש במקום זה מין אחר מן הנקיות חוץ מאילו לא יקרה אלא לעתים רחוקות כמו שראינו צמח שהיה בריאה ונקה על דרך השתן וצמח היה בחזה ונקה על דרך הרעי. בששי מההכרות.

[10] אדם היה נושא כבד שלחזיר מעירו אל עיר אחרת והוצרך להפנות לצרכיו והניח הכבד על העשבים ושב ומצא הכבד שניגר על העשב. והיה אותו האיש יקח מאותו העשב והיה משקה בני אדם ממנה וכל מי ששתה ממנו לא יסור מהיות לו שלשול דם עד שהיה מת. והמית בו הרבה בני אדם ולקחו המלך וייסרו בייסורין גדולים עד שיספר לו מי הראה לו אותו העשב ומי שלמדה ממנו ואמר כי לא למדה משום אדם ולא לימדה לשום אדם אבל ספר מה שקרה לו בכבד החזיר ואמר כי הוא עשב נמצא מאד וצומח בכל מקום. אז אמר המלך שיחפו עיניו כדי שלא ירמוז לאותו העשב וצוה להרגו. במאמרו ברפואות המנקות.

[11] הצמחים והמורסות כשיפתחו בברזל יתראו בהם מינים משתנים וימצאו בו דברים דומים לדומן ולשתן ולרעי ולדבש ולמותר הגוף ולאבנים ולצפורנים ולבשר. וימצא בו כמו כן בעל חיים דומה בבעל חיים הנולד בדברים המעופשים. במאמרו במורסות.

[12] מן הראש ירד מותר אל הריאה וירד מן הריאה אל הביצים בסבת השתוף הטבעי אשר בין כלי החזה וכלי התולדה. בראשון מפירושו לא׳ פידימיאה.

[13] אמר במאמר הרביעי מפירושו לשנית פידימיאה: השפך הדם חוץ הגידים תחת העור יבוא ממנו שהמקום יהיה מראהו כמראה המלינגאני.

[14] ובן רצואן התעורר על מקום זה ואמר כי זה יורה כי המלינגאני היו נודעות לגליאינוס והיה מכירם ולא זכרם בזולת זה המקום.

[15] אמר משה: נראה לי שגליאינוס לא ראה המלינגאני ועל כן לא זכרם ואפשר שזכר מראה בין השחרות והאודם ואמר עליו המתרגם מראה המלינגאני.

---

1 לשיער: بطاقات الشعر a 3 מקומות: التهامة add. a || המדיניים: המדינים פ 5 יקרה (= تعرض): تعرف a 8 אדם היה: האדם שהיה בדמ 9 שניגר: صديدها add. a 11 וייסרו: וייסר פ 12 לשום: ל- פ || ספר: לו פ .add 16 לדומן: بالحمأة a || ולמותר הגוף: ולמותרי הגוף פ والمخاط a 21 המלינגאני: המליניני ב 22 רצואן: רַצְוַאן בד || המלינגאני: המלינייאני ב 24 נראה לי: الأقوى عندي a || המלינגאני: המלינייאני ב 25 המלינגאני: המלינייאני ב

[16] לבעלי הרעש ובעלי ההדרוקן והדומים להם ואע״פ שההקזה יזיק להם ברוב הזמנים אפשר שלעתים רחוקות תועילם ההקזה. ואמנם תועיל ההקזה ביחוד למי שהתחיל לו חולי מעוצר דם שהיה ניגר מפיות העורקים אשר בפי הטבעת או כשהוסת נעצר וכן מי שנתקבץ בגופו דם מרובה בעבור סבה מן הסבות וכל כך היה מתרבה עד שיהיה פחד על בעליו שלא יתכבה החום הטבעי בו. בד׳ מפירושו לשנית מאפידימיאה.

[17] לפעמים יהיו הגופות בתכלית הרזון ובהם דם מרובה וגופות אחרים שמנים ויפים והדם בהם מועט. וסיפר גליאינוס כי היתה אשה אחת שנפסקה וסתה ח׳ חדשים והיתה בתכלית הרזון וראה שגידיה היו נראים ובהם שחרות והקיזה והוציא לה מן הדם ביום הראשון ליטרא וחצי דם שחור כמו הזפת הניגר. וביום השני ליטרא וביום השלישי ח׳ אונקיות אמר שנתרפאה האשה ושבה לבריאותה בזמן מועט. בג׳ מפירושו לו׳ אפידימיאה.

[18] תעיין הזכר בהיותו בן י״ג שנה. ואם ראית שהביצה הימנית היא יותר גדולה מהשמאלית יוליד זכרים ואם השמאלית יוליד נקבות. וכן העניין בשדי הנערה כשהיא בוגרת. ברביעי לששית פדימיאה.

[19] החכוך והשעול והסונגלוצו והעיטוש ודומיהם ינוחו ויעמדו כשהאדם יסבלם ויעצרם וכל שכן בהיותם מועטים וחלושים. בא׳ מפירושו הליחות.

[20] מי שראה מי שיש בו חולי העין הנקרא רמד והוא בלתי מורגל לראות זה עיניו יתמלאו תחלה מליחות ואם יאריך לראותם גם הוא יחלה זה החולי. וכן כמו שאדם יראה אדם אחר ישתין או יבדוק נקביו או יגהק או יפהק מיד ירצה הוא לעשות כמוהו. במאמרו בתנועות ההכרחיות.

[21] קצת בני אדם יישנו בזמן עמדם ובלכתם ובשבתם ובעודנו הולך והוא ישן. והייתי שומע זה ולא הייתי מאמינו עד שהוכרחתי שהייתי ישן כששית מיל והייתי חולם ולא ניעורתי עד שהבהמה נכשלה באבן אחד. בשני מתנועות המושקלי.

[22] היה אדם שדעתו סר ממנו י״ג יום והיה חושב שהיה במדינת איתיניאה והיה ברומא והיה חושב עדיין שהוא מתחיל ללכת בסחורתו והיה רוצה ליכנס במרחץ ולא היה משתנה מעניינו

---

6 שמנים ויפים: ضخمة سمينة a 8 נראים: دارّة a 12 ברביעי: מפרושו **בדמ** .add 14 והסונגלוצו: והשונגלוצו **במ** והסונגלוצו **ד** ‖ והעיטוש: **פ** .om ‖ יסבלם ויעצרם: احتملها ... وصبر عليها a 16 רמד: רַמֶד **בד** رمد a 17 זה: מאותו **בדמ** 18 יפהק: يتمطّى a ‖ מיד ירצה הוא: فيدعوه ذلك a 20 קצת בני אדם יישנו: كثيرا ما ينام بعض الناس a ‖ בזמן עמדם ובלכתם ובשבתם: في حال جلوسه a 21–22 עד שהבהמה נכשלה: حتى عثرت a 23 איתיניאה: איתינא **במ** איתיניא **ד** 24 שהוא מתחיל ללכת בסחורתו: أنّه ... قدم من سفر a ‖ במרחץ: تطبّبا a .add ‖ ולא היה משתנה מעניינו: وليس كان ينكر من أحواله كلّها a

לא בדבורו ולא במעשיו בשום דבר אלא ברצונו ללכת מאיתיניאה ואחר י"ג יום קרה לו הגרת הדם מנחיריו חזקה והזיע פתאום ונתרפא. ולא היה זוכר שום דבר מאותו העניין שהיה לו תחלה. בשני מספר תנועות המושקולי.

[23] עבד אחד כעס והשליך עצמו לארץ ועצר ניפושו ופרכס ומת. ואמר כי עמד איש אחד שנה אחת שלא יצא מפיו דבר ויותר משנה והיה זה ברצונו. במאמר השני מספר תנועות המושקולי.

[24] אשה הרה אחר ההריון בקצת חודשים ראתה תחלה דם ואחר כן טרי רקיק מוסרח ואחר האריך בה הזמן הפילה ואחר מכן הוציאה מן השיליא בכל יום מעט כי השלייא נתעפשה בפנים. ואחר שנחתכה מה שנשאר מן השלייא חשבו המילדות וכל הרופאים זולתי שהאשה נקתה לגמרי. ומששתי אני דפקה והתבאר לי מדפקה כי ברחם היה שום דבר נשאר שהוא ראוי להוציאו. והודעתי לאשה ולבעלה כזה ושהיא תצטרך לנקות הדבר הנשאר ברחם וביום הי"ו מן היום אשר הפילה יצאה מגופה ילד מעופש כולו. במאמרו בהבחנת הרופא.

[25] אשה חלתה חולי שהזיק באסטומכתה עד שנתבטלה תאותה למזון ובאה עד שערי מות ממיעוט תאותה לאוכל. ורפא אותה אדם מפורסם במלאכת הרפואות ולא נתרפאה וציויתי להם שיקחו לה אישרוב מהאפסנתין ומיד ששתתה אותו נתחזקה אסטומכתה ובקשה לאכול. במאמרו בתריאק לקיצר.

[26] נער אחד קרה לו מורסא ונאמר לו שיפתחנו ופחד ולקח מהתריאק ושמו כמו תחבושת ונקב העור יותר מהרה מהברזל ויצא מה שהיה כלוא שם מן המוגלא. באותו המאמר.

[26a] וזכר מלכת מצרים אשר המיתה עצמה בששלחה על ידיה אפעה ומתה מיד כי היה מלך אחר מנצח אותה ולקח המדינות ממנה והיו בלקיחתם. ואמר גליאינוס: וראיתי באכסנדריאה זה האפעה ומהירות המיתה לבני אדם כי השופט שהיה שם בדונו על אדם מעולה משפט מות היו מביאים אותו האפעה יעשו שהיתה נושכת בחזהו והיה מת מיד. באותו המאמר.

[26b] נאמר לי כי היה אחד מן הקדמונים שהיה רוצה להוליד בן נאה ויפה. וצייר בקיר צורת הנער צורה נאה בתכלית ובזמן שהיה בא על אשתו צוה לה שתביט אל אותה הצורה ולא הסיר מהביט בה כלל אפילו רגע אחד וילדה בן נאה באותה הצורה ולא דמה לאביו. באותו המאמר.

---

1 ברצונו ללכת מאיתיניאה: ما يتعلّق بخيال قدمه من سفر إلى أثينيا a ‖ מאיתיניאה: מאיתינא **בט** באיתיניא ד 2 פתאום: om. a 4 ניפושו: مليّا add. a 8 השיליא: השילייה **בט** השלייא ד ‖ השלייא: השילייה **בט** 9 השלייא: השילייה **בט** ‖ וכל הרופאים: وجميع من حضر من الأطبّاء a 14 תאותה: رزءها a 17 אחד: קטון **בדט** ‖ ונאמר לו: وصلح a 19 ידיה (= يديها B): ثديها a 20 בלקיחתם: بأخذها a (= בלקיחתה) ‖ באכסנדריאה: באסכנדריאה ג באסכנריה ד 21 המיתה: om. a

האפעה כשאכלה הלחם יסתום הלחם דרכי שיניה עד שהיא אם תנשוך לא תזיק כלל. ויפלא מי שראה זה והוא לא ידע ערמת הצדים אותו ותחבולתם. באותו המאמר.

[27] קרה דָבָר בארצות היונים ואבקראט הצילם בתחבולתו בשצוה להם שיבערו אש סביבות הארץ וישימו עצים ועשבים אחרים ועלי האילנות בעלי ריח. וצוה להם להשים על הגחלים תבן הרבה ודברים שיעשו עשן טוב בריח ובעשותם זה הצילם מן המות. במאמר בתריאק לקיצר.

[28] ומי לא יפלא מפעולת הטבע ומה שיפעל בבעלי חיים מן הדוב הנקבה? כי היא תלד בעל חיים כחתיכת בשר לא יתבאר בה שום דבר מאבריו ולא צורת בעל חיים. וכשתלחכהו הדובה בלשונה תמיד אז יתבארו בו אבריו כולם. באותו המאמר.

[29] אם תחתוך מבעל חיים נקבה ביציה לא תתאוה לזכר ותבטל ממנה הכח אשר בנקבות. כי נקבות החזירות יסרסו אותן באיתוניאה ובמקומות אחרים וישובו שמנות ויהיה בשרם מוטעם מכל הנקבות הנאכלות מבשר החזירות. וכשירצה האדם לסרס הנקבות יכריחהו העניין עד שיחתוך שתי חלציה ובסבה זו יהיה סריסות הנקבות יותר מסוכן. בראשון מספר הזרע.

[30] האשה רואה קרי בהעדר האיש בזמן השינה כמו שיקרה לאיש. וברבות התחברו בה כמו שספרנו בעניין אותה האלמנה בשני מספר הזרע. ואותה האשה אשר רמז בה היא אשר זכר ספורה בסוף ההכרות.

[31] אמר בספר המזונות כי מה שעבר מן הזמן היו בני אדם מתפרנסים מן הגלנדי בערבי בלוט ולא היו אוכלים לחם אחר כי הוא יזון הגוף כהרבה מן הזרעים והגרעינים הנעשה מהם הלחם.

[32] אני מכיר אדם שאכל הרבה מן הפטריות ולא היו מבושלים היטב והרגיש מהם בפי אסטומכתו בדוחק וכובד וצר עליו נפושו וקרה לו עלוף וזיעה קרה וניצל מן המות אחר ההשתדלות. והוא שעשה דברים מחתכים הליחות הגסות כמו הסכנגבין בבשול השרשים המדקדקים. בשני מהמזונות.

[33] אמר: אני ראיתי ילד שמתה מניקתו והניק מינקת אחרת בעלת ליחות רעות ונתמלא גופו כולו חבלות מרובות ואותה המינקת השנית היתה אוכלת בזמן האלרביע והוא יומי ניסן העשבים הרעים בעבור הרעב שהיה בימים ההם. ונתמלא גופה כמו כן חבלות כמו החבלות אשר נתמלא בהם גוף הילד. בשלישי מהרפואות.

1 שיניה: שינה **פ** 3 בארצות היונים: من حدّ بلاد الحبشة إلى بلاد اليونان a 4 ועשבים אחרים ועלי האילנות בעלי ריח: وأشياء آخر من زهر النبات وورقه ومن الأشجار الطيّبة الروائح a ‖ תבן: طيبا a 5 ודברים: وأدهانا a ‖ המות: الذي كانوا أشرفوا عليه add. a 7–8 וכשתלחכהו ... תמיד: وإذا ولدته لا تزال تلحسه a 10 באיתוניאה: באיתניא **ב** באיתיניא **גד** באיתינא **מ** 10–11 מוטעם מכל הנקבות הנאכלות: ألذّ ما أكل a 15 ההכרות: ההכרה **בגד** 17 ולא היו אוכלים לחם אחר: om. a 22 ראיתי: أعرف a 23 האלרביע: האלרַביע **בד** الربيع a 24 שהיה בימים ההם: كانت أصابت أهل بلدها a 25 מהרפואות: الأغذية a

[34] אמנם הושמו למעים ב׳ קרומות ושניהם שוים להוסיף כחם הדוחה ויתרחקו מלקבל החוליים. וראינו פעמים הרבה אנשים הרבה שנתעפש חלק גדול ממעיהם עד שקצתם הלך מהם הקרום הפנימי מקרומ⟨י⟩ מעיהם כולם וניצלו וחיו. ואילו לא היה למעים קרום אחר כי אם אותו הקרום שנתעפש ונפסד לא היה אפשר שהיו חיים. בד׳ מהתועלת.

[35] ראיתי עניין מופלא אין מן הנהוג שיהיה כמוהו כי היה נער שקרתה לו הכאה בקצה ברזל מחודד על הבת עין ונגרה הלחות המימיי ונגרה מהנקב ונתמעטה בת העין ונתקבצה הקרום הקרניי בהתקבצה. וכשרופא היה רואה בטוב כי אותו הלחות אשר זבה פתאום נתקבצה תחלה תחלה וזה לא יקרה אלא לזמן רחוק.

[36] אדם נשכו עקרב והיה מספר שהוא היה חושב שהוא מוכה באבני שלג וכפור וברד והיה גופו קר והיה מזיע זיעה קרה וניצל אחר טורח בהתרפאו בדברים אשר ירופא בהם מי שנשכו עקרב. בג׳ מההכרות.

[37] אמר: ויש הנה חוליים ראינום בעתים רחוקות והם שאדם היה לו שעול שבא לו פתאום והקיא לחה דומה לטרי הרקיק ולא סר מהיותו מקיא בכל יום מאותה הליחה תמיד ובסוף העניין הקיא טרי ואחר חדשים הקיא מעט דם ושב גופו אחר מכן ניתך ואחר כן חלשה כחו ומת. ברביעי מההכרות.

ראיתי אדם אחד שהיה לו שעול והשליך מפיו חלקי הריאה נסתרים. וראיתי כמו כן אדם שהיה לו השעול זמן מרובה והיה משליך דבר מועט ואחר מכן השליך דבר דומה לאבן הברד קטון ולא היה נפסק ממנו מהיותו משליך מאבן הברד עד סוף ימיו. בד׳ מההכרות.

[38] פגשתי יום אחד רופא אחד מפורסם במלאכת הרפואות ומששתי לו הדפק ומצאתי בו כל מין ממיני השנוי בלא קדחת ולא היה מרגיש בנפושו שום דבר כלל. ואמרתי לו אני רואה שזה השנוי יהיה מדוחק וצרות שיהיה בגידים אשר בריאה או בעבור סתימה מליחות עבות דבקות או מתולדת צמח שלא נתבשל. ואמר לי אם כן היה ראוי שהיה לי בנפוש מצב מרימפלי. ואמרתי לו כי המצב יהיה בהתקבץ הליחה הדבקה בחלקי קנה הריאה לא בהתקבצו בגידים הדופקים. ברביעי מההכרות.

[39] התרת השתן והוא הנקרא דיאביטיס והצמא החזקה הוא החולי שאינו נמצא כי אם בזמן מועט ולא לעתים רחוקים כי אני עד היום הזה לא ראיתיהו אלא שני פעמים לבד. זה תורף דברי גליאינוס.

---

3 מקרומ⟨י⟩: om. פ 6 ונגרה מהנקב: om. פ 7 בהתקבצה: بأجمعها a || זבה: יצא פ 9 וכפור: om. מ1 || וברד: om. ב 13 מקיא: משליך במ1 16–18 ראיתי ... מההכרות: om. פ 16 נסתרים: قد عفنت a 20 דבר: שבעולם פ add. and del. 21 בגידים: בעורקים בד1מ1 22 לי: om. פ || מצב מרימפלי: מצב מרִימְפְלִי בד الانتصاب الربوي a 26 תורף: תוקף פ

[40] אמר משה: מעולם לא ראיתי זה החולי במערב ולא ספרה לי זקן מזקני מקומינו. אבל במקום זה בארצות מצרים אני ראיתיה בעשרים שנה לעשרים איש ולשלשה נשים. וזה שמני שאני אומר שזאת המחלה מעט היא מתחדשת בארצות הקרות והיא מרובה במקומות החמים כי סבתה חמימות מרובה מתגבר על הכליות כמו שנראה מדברי גליאינוס בששי מההכרות.

[41] ראיתי פעמים הרבה תנועת הגידים הדופקים שנחו ועמדו ואחר כן שב החולה ונתחזק וחיה וניצל וכל שכן במי שהיה זקן. בי״ד מהדפק.

[42] ראיתי אני אדם בזמן שהייתי שוטט והיה עמו כלי מלא דבש והוא עומד לפני שני אנשים רופאים והיה רוצה למכרו להם הדבש ההוא. ואמר להם שיטעמו ממנה לדעת אם הוא טוב ועשו כן וטעמו ממנו. ואמר להם מוכר הדבש איני נותן באותו הסך שאתם נותנים לי ובין כה וכה הלך לדרכו האיש ההוא ושני האנשים שטעמו הדבש מתו אחר זמן מועט. ובעבור זה ודומהו אין ראוי לשום אדם שיהיה בוטח בכל מי שיזדמן. בעשירי מהרפואות.

[43] בשר החזיר דומה לבשר בני אדם כי ראינו הרבה מבעלי השיירות שהיו מוכרים בשר האדם אחר שיתקנוה במחבת מרחשת ויתנוה במקום בשר החזיר. וספרו לי הרבה ממיודעיי שהיו נאמנים בדבורם שהם אכלו בפונדקים בשר שהיו סבורים בלא ספק שהיה בשר החזיר עד שמצאו בעצמות אצבע אחד. וכשידע המלך שהם היו זובחים בני אדם והיו מבשלים בשרם הרג אותם. בי׳ מהרפואות.

[44] אמר משה: מכלל ספרי הרפואות הנמצאות לזולתינו הוא מאמר אחד כתוב עליו מאמר גליאינוס בקבורת המת שאסור לקוברו עד כ״ד שעה. הוציא זה הספר פטריאקה אחד. וזה המאמר עניינו אינו מסופק אלא על מי שאינו שגור בדברי גליאינוס. ואשר נראה לי שזה הספר עשאו רופא אחד יווני שהיה שמו גליאינוס ולא היה חכם מאד והיה אחרי גליאינוס הנכבד המפורסם בספריו. וכשבא זה הספר לידי הפטריאקה העתיקה אל לשון ערבי וחשב שעשאו גליאינוס המפורסם מפני שהיה זה הפטריאקה קצר מאד ממדרגת חנין במה שהעתיק. ובבלל שזה המאמר הוא בכלל הספרים המחוברים ברפואות ועל כן ראיתי שאזכור פרקים זרים מאותו המאמר.

1 מקומינו (= في بلادنا EL): om. a   3 שמני: שמיני ב שמה מ שְׁמַע פ ⟨...⟩ ד يدعوني a ‖ שאני: om. פ   6 הגידים: העורקים ד[1]   8 אדם: om. פ   10 אם הוא טוב ועשו כן וטעמו ממנו: פ[1]   12 ובעבור ... שיזדמן: om. מ   14 מבעלי השיירות: من أصحاب الخانات a التي تمرّ بهم السابلة add. a   15 שיתקנוה במחבת מרחשת ויתנוה במקום בשר החזיר: أن يطبخونها في عدد لحوم الخنازير a   17 בעצמות: في الطعام a   19 אמר משה: om. a ‖ לזולתינו: om. פ لدينا a   20 הוציא זה הספר: إخراج a ‖ הספר: המאמר בד[1]מ[1]   21 הספר: המאמר בגמ[1] הספר ב[1]ד[1]   22 ולא היה חכם מאד (= مقصر?): مقصد a   23–24 העתיקה ... הפטריאקה: om. פ   25 בבלל: בכל פ

[45] אמר באותו המאמר: יוכל למצוא לבני אדם אמשטה שתעמוד ששה ימים ושבעה ימים לא יהיה בדעתו ולא יאכל ולא ישתה ויהיו גידיו יבשים ונפושו תתנועע. וגם זכר בו מינים זרים מרפואות בעלי השתוק.

[46] ואמר במאמר ההוא שהמרה השחורה תתרבה בלב ויתעבה הדם ויביא רוח בגידים עד שחייו יסורו ממנו. ויקרה לזה שיסורו ממנו סימני החיים כולם מלבד מראהו ומראה השער אשר על אצבעותיו יקחם סמרות ויקומו ובזה היו יודעים שהוא חי.

[47] ואמר באותו הספר גם כן כי מרוב המילוי יתבטל הדפק מהגוף כולו ולא יתנועע הלב ויהיה האדם כמו מת. אבל גידיו הגדולים יהיו נראים ומלאים יפים במראיהם ומשושו חם. ובראותך זה אי זה גיד שראיתו נראה ומלא אז תתחיל להקיז הקזה ארוכה והנית הדם ניגר כי הרוח ילך בעורקים ויחיה האדם מיד.

[48] ואמר בספר ההוא שמפני נפילה ממקום העליון או מפני צעקה גדולה או שנשקע במים ויעמוד מ״ח שעה וישוב כמו המת ופניו מוריקות וצפורניו משתחרות. וזכר לשם סימן היותו חי ורפואתו כמו שזכר.

[49] ואמר במאמר ההוא מי שקבר מת שמת בלא קדחת ולא סבה דבקה בו קודם ע״ב שעות אחר מותו הנה הוא כאילו הרגו כי הוא אפשר שקברו בעודנו חי והביא בספר ההוא סימני היותו חי ורפואת החי מהם.

[50] ואמר בו: מי שעמד מאכול הלחם זמן מרובה ואחר כן אכלו פתע פתאום או שעמד זמן מרובה ואחר כן שימש מיטתו או עמד במאפילה זמן גדול ואחר כן יצא לאור השמש יקרה לו עניין דומה למות וימות באמת. ואחרי כן זכר שם הסימנים והרפואה.

[51] וזכר בו כי יתחדש מפני אכילת סמי המות או נשיכת השרצים והחיות הרעות או במשחו בדברים מבטלים עניין דומה למות. וכן המתרבה באכילת המזונות והמשקים המלחלחים והשינה אחריהן על הצד יקחנו עומק שינה ויחשב בו המות. ואחרי כן זכר לשם הסימנים והרפואה.

---

1 אמשטה: אמַשְׁטַא **בד** אמשטא **מ** إغماء a 8 נראים: دارّة a 9 נראה: دارًا a ‖ ומלא: ملتويا كان أو غير ملتوي a ‖ ניגר: יגר **בדמ** 10 ויחיה האדם: וישוב רוחו **ב¹מ¹** וישוב רוחו **פ** ‖ מיד: וישוב רוחו אליו **ד** .add 11 בספר: במאמר **מ** 12 ויעמוד: أن يغشى على الإنسان a ‖ ופניו מוריקות: تعلوه غبرة وخضرة a 13 כמו שזכר: بزعمه a 14 במאמר: בספר **דפ** ‖ דבקה בו: מיתתו **ב¹** גורמת מיתתו **ד¹מ¹** 18 מרובה: נ׳ מן התשמיש **פ¹** .add ‖ במאפילה: באפילה **מ** במאפליה **פ** في سرداب مظلم a ‖ השמש: دفعة a .add 20 כי יתחדש מפני אכילת: כי מאכילת **פ** 22 הצד: اليسار a

[52] אחר שזכר גליאינוס סכלות רופאי אותו הדור והיותו לא עונה להם ולא היה מלמדם שום דבר בהתקבצו עמהם בבקרו החולים שהם היו נגדלים ומלומדים מדעות בלתי אמתיים אמר דבר אחד וזה לשונו: והלא לימוד תלמידי משה והמשיח יותר קרוב מלימוד אותם הרופאים והפילוסופים המשנים בתאותם. בשלישי מהדפק הגדול.

[53] אמר משה: התבאר לך ביאור אין ספק בו כי האומה שלהנוצרים היתה מפורסמת ונתפשטה קודם גליאינוס אבל לא היתה שולטת על ארצות היונים בזמן גליאינוס.

[54] החבלה השוקעת אשר תהיה בתוספות הכבד אפשר שתתרפא. וכן אם היתה דקורה אחת מתוספות הכבד יוכל להתרפאות. ואנו רואים צואר השלפוחית שתתרפא מן החיתוך אשר יתחדש בו להוציא החול מפני שצואר כיס השתן הוא בעל בשר. וכל אילו העניינים אמנם באים לעתים רחוקים. ואמרו שהחבלה שנפלה באסטומכא אפשר שתתרפא. וראיתי אדם שקרה למוחו חבלה גדולה עמוקה ונתרפא אלא שזה מן הדברים הקורים לזמן רחוק. בפירושו לששי מהפרקים.

[55] אמר גליאינוס במאמר הראשון מספרו בדעות אבוקראט ואפלטון: צויתי בקצת העתים אדם שבא לפני בעת הניתוח שיתפוש הלב במלקחים כי היה נמלט מן האצבעות כשיתפשנו. ולא היה נעדר החי בעת תפוש הלב שום דבר מהרגשו ולא תנועותיו הרצוניות אבל היה צועק והולך ומתנפש ולא היה נעדר שום דבר אלא תנועת הדפק.

והוכרחנו פעם אחת ברצותינו לטהר העצמות השבורים מן הגולגלת שנכנים תחת אותם העצמות על דרך השמירה הכלי הנקרא שומר הקרום. אם אנו נוסיף בדחקינו אותו ולחצינו המוח באותו הכלי יתבטל חוש האדם מיד ותתבטל מכל תנועותיו הרצוניות.

[56] אמר במאמר השלישי ממנו כי אצל האשקלבי והלטין והברבר הכעס יותר חזק מהמחשבה ואצלנו אנו קהל היונים נמצא העניין כן בנערים ובאנשים שאין להם סדר ולא מוסר.

[57] אמר גליאינוס בסוף המאמר הששי מדעת אבקראט ואפלטון שבני אדם היו בדורם יבואו העונש על האבר שחטא בו ובו עשה הפעולה הרעה. הגנב היו מכין רגליו ושוקיו וכן מי שנראה בו הזוללות והתאוה היו שורטין אסטומכתו ובטנו והיו מכים עליהם. וכן היו עושים בלשון מי

---

1 אותו הדור: ארצו **ד** דורו **גמ** ארצו **מ**[1] 2 בבקרו: בכבדו **פ** נ׳ אותם אצל החולים **פ**[1] .add ‖ שהם היו נגדלים ומלומדים מדעות בלתי אמתיים: لكونهم قد كبروا وربوا على أراء غير صحيحة a ‖ מדעות: דעות **פ** 3 יותר קרוב: أهون وأسرع a 4 המשנים בתאותם: المغترّين بالأهواء a 5 שלהנוצרים: **ד**[1]**מ**[1] שלהערלים **דמ** 6 שולטת על: عمّت a 7 השוקעת: העמוקה **בגד**[1]**מ**[1] ‖ בתוספות: בתוספת **פ** ‖ אם היתה דקורה: إذا انبترت a 14 שיתפוש: שיחזיק שיתפוש **פ** שיחזיק **במ**[1] 20 האשקלבי: הַאֵישְׁקְלַבִי **ב** הַאֵישַׁקְלַו **מ** האישקלו **ג** האישקלו **מ** ‖ והלטין: וְהַלַטִינִי **ב** ‖ והברבר: וְהַבַרְבַרִי **ב** 21 סדר: פחד **פ** درية a 24 הגנב היו מכין רגליו: فالآبق يشرطون رجله ويضربونه عليها وكذلك يفعلون بيد السارق a

שהיה מרבה הזיותיו ומותר דבריו. ועל כן יאמר: פלוני אשר חטא באשת פלוני הבושת אכלה כבדו אשר הוא מבוע התאוה והתחלתה.

[58] אמר במאמר הרביעי מפירושו לספר טימאוס: ראיתי בני אדם הרבה שגופם חזק בטבע ונפושם חלוש ותנועתו מעוטה ומבוטלת ונתחדשו להם חולים מסוג השיתוק והרפיון וחוליים מסוג הויציאו. ויקרה לנשים אשר הם ככה חניקת הרחם ויקרה אחר חנק הרחם הפלג במהירות. ואמנם אשר נפושם חזק בטבע וגופם חלוש לא ראיתי מהם אלא מעט. האחד מהם ארסטידוס אשר מבעלי מוסיא. וזה האיש הוא יותר נכבד מכל המליצים והטוענים וקרה לו בסבת שהוא היה מטיב זמנו כולו בדבור ובטענות שניתך גופו כולו.

[59] אמר גליאינוס במאמר השלישי מהרפואה הנפרדת העתקת הבטריאק כי הפורביון אם לקח האדם ממנו מעט מעט לא היה מזיק לו. ולמדנו זה מתחלה זקנה שהיתה בארצות איטליאה וזכרוהו כמו כן הראשונים כולם ושהיא היתה לוקחת הפורביון ולא היה מזיק לה שום דבר כי היא לקחה בתחלת העניין מעט וכל אשר התמידה הוסיפה ממנו והרגילתו ושב לה בטבע.

[60] ואמר במאמר התשיעי מזה הספר שהוציא הבטריאק: אין דבר מן הדברים יותר ניאות לבשול הבטן למזון מהיותו מקרב גוף בן אדם אחר ויתדבק בו. ויש מבני אדם שיקחו הנערים הקטנים וישימום על בטנם בלילה וימצאו תועלת גדולה בהם כי החמימות יותר ניאות ויותר משובח ויותר מחמם לחמימות מן החמימות ההווה משאר הדברים. ויש מבני אדם כשירצה לישן יקח כלב קטון וישימהו על בטנו וימצא לזה הנאה גדולה. נשלם המאמר הכ״ד ומניין פרקיו נ״ז.

המאמר הכ״ה פרקים נאמר בהם קצת ספיקות שנתחדשו לו מדברי גליאינוס

[1] אמר משה: אילו הקושיות והספקות אשר אני זוכר איני מכוין בהם כוונת אלרזי כמו שהוא מבואר למשתכל כי האלרזי לא הקשה אבל תפש עליו בעניינים אין להם מבוא והכנסה במלאכת הרפואות כלל. ועוד שהדברים אשר הם תלויים במלאכת הרפואות יקשה עליהם בהוראתו עליהם יבאר שזה אינו בראיה מופתית וכאילו הוא יבאר קוצר גליאינוס במלאכת ההגיון. ועוד שהוא ידחקנו מאד ויכריתנו במה שיחייב אותן המלות הפשטה גמורה מבלתי הבחן בעניין אשר ידבר בו באותו המקום. ובן זוהר ובן רצואן שמו ידיהם להתיר אותן הקושיות ואני איני מכניס עצמי בשום דבר מאותה הכוונה ולא אומר כמו כן שום דבר לא במה שאמר

---

1 יאמר: شاعرهم add. a ‖ אשר חטא באשת פלוני: الذي فضح عشيقته زوجة فلان ونال منها الفحشاء a ‖ הבושת: עוף הנק׳ נִיבְלוֹ ב[1]ג[1] עוף הנק׳ ניבלו ד[1] עוף הנק׳ נִיפְלוֹ מ[1] الحديان a 4 ונפושם: والنّفس a ‖ מסוג: السهر add. a 5 הפלג: الفالج a 6 נפושם: أنفسهم a 8 מטיב: משים פ[1] مغرى a ‖ בדבור ובטענות: بالمفاوضة a 10 מתחלה: ד .om من قبل a 12 ממנו: فلم يضرّها شيئا. ولمّا داومت أكله add. a 17 מחמם: אוהב בד[1]מ[1] ‖ משאר הדברים: من قبل الكماد a 20 ספיקות: קושיות דמ 22 למשתכל: למשכיל פ ‖ תפש עליו: أخذ أن يردّ عليه a 25 ידחקנו: يعيبه a 26 הבחן בעניין: اعتبار المعنى a

שהוא התרת ספק אחר שזה כולו אצלי איבוד הזמן בלא תועלת. אבל אבודו בריב ומדון אחר שכל תאוה נמשכת אחר אהבה ברוב וכל נמשך אחר אהבה הוא רע גמור. אבל אני זוכר הספקות הבאות לידי בדברי גליאינוס במה שהוא תלוי במלאכת הרפואות אחר שהוא אדון בזאת המלאכה והוא אשר כל אדם נמשך אחריו בה ואין ראוי שידקדק אדם בדבריו אלא בהם לא בזולתם. ואילו הקושיות שאני מקשה לא ימלט העניין בסבתם מאחד משלשה פנים: או שיהיה זה מטעות שנפל על מי שהוציא הספרים ללשון ערבי או שהיה זה משגגה שנפלה מצד גליאינוס או תהיה הסבה בזה רוע הבנתי. ומכל מקום התועלת הגיע ממה שאגידנו מהתקבץ בין שני המאמרים הנמצאים ויבאר מקום הספק ויהיה אותו העניין כונה למשתכל ויתבאר לו האמת אשר יהיה נסמך עליו ולא יתבלבל עליו מה שידע ולא יהיה נבוך בהכנס עליו הספק.

[2] במאמר החמישי מתועלת האברים אמר: בכבד כולו יהיה מתחלק עצב אחד חלוש מאד כי לא תהיה בו צורך לחוש מרובה. זה מאמרו לשם. וכן באר באותו המאמר שהטחול והמרה והכליות להם חוש מועט. ובמאמר הששי מזה הספר אמר בזה הלשון: אמנם העצבים אין אנו מוצאים שום דבר יהיה נחלק ויתפשט בגרם הלב כמו שאין אנו מוצאים בכבד ובכליות ובטחול אבל יגיע מן העצבים אל הקרום המקיף בלב עצב רקיק ובאותו שגופו גדול מבעלי חיים יהיה דבק מן העצבים בלב כלומר דבקות נראה לחוש זה לשונו. ואם תהיה העצב הרקיק אשר זכר שהוא נחלק בכבד וכן בטחול וכן במרה ירצה בזה אותו העצב הנחלק בקרום כל אחד מאילו האברים היה ראוי שיבאר זה מדבריו כמו שבאר בלב.

[3] במאמר השני מהכחות הטבעיות אמר שהליחה הלבנה החמוצה לא תקבל שום בשול בכבד ואמר במאמר החמישי מההכרות כי רוע מזג הכבד הקר ישים הליחה אשר תעלה אליו פליאומטיקו חמוץ מבושל חצי בשולו. ואם כן אפשר שיהיה אצלו הדבר הנא יותר מבושל מן הליחה הלבנה החמוצה כי הנא כבר קבל הבשול מן הכבד והחמוץ אמנם קבל קצת הבשול באסטומכא לבד. ועניין זה צריך השתכלות.

[4] במאמר התשיעי מספר הדפק הגדול אמר שהסבות המשנות לדפק שלשה והם הצורך והכח והכלי והוא אמר בשני מהנהגת הבריאות כי סבות השינוי ארבעה וזכר השלשה אשר זכר בדפק והוסיף התכת הרוח הנפשיי בכמות. ואפשר שיהיה זה מכלל מה שיכנס בצורך וצריך השתכלות.

[5] הליחה המעופשת המולידה לקדחת ההווה בתוך הגידים ראיתי מאמר גליאינוס בה מבולבל לפי עיוני. כי בספר מיני הקדחות נראה מדבריו לפעמים שאותה הליחה תרוץ בכל

1 בריב ומדון: في الشرور a 2 תאוה: تعصّب a ‖ אהבה: هوى a 3 אדון: כהן ד¹מי¹ 4 שידקדק: מי¹ שיהרהר דמ 7 גליאינוס: إذا لا يعصم أحد من هذه إلا عند أرباب العلو add. a ‖ ומכל מקום: ד¹מי¹ ועל כל עניין בד 8 הנמצאים: الموقعين a 9 מה שידע: محفوظاته a 11 מתחלק: מתפשט ד¹ 18 בלב: כלם בדמ 21 הנא: הוא גפ 22 הנא: הוא גפ 26 התכת: התרת ד

הגוף ולפעמים נראה מדבריו שאותה הליחה המעופשת כלואה במקום אחד. וכן יבואר מדבריו בחוליים והמקרים שהיא נכלאת במקום אחד. וזה הוא האמת ולולי זה לא היה ראוי להמצא שתי קדחות תמידיות או שלשה והשתכל.

[6] בספר המזג יאמר כי חמימות הנערים וחמימות הבחורים שוה. ובראשון מהנהגת הבריאות יאמר כי הלחות והחמימות יהיו זה נגד זה מיום הולד בעל חיים עד סוף החיים והשתכל.

[7] בשביעי מהתחבולה אמר שהשינוי אל החמימות והקרירות יותר נקל לרפאותו אבל השינוי אל הלחות והיובש קשים להתרפאות. זה לשונו שם. ואחרי כן אמר במאמר עצמו בדברו באסטומכא: אמנם רוע המזג הלח הוא יותר נקל לרפאות משאר מיני רוע המזג. והעניין בו כן אם יהיה לבדו ואם היה מורכב מחמימות או קרירות. זה גם כן לשונו. ואם בא מתנצל מזאת הסתירה בשיאמר המאמר הראשון כולל וזה האחרון מיוחד באסטומכא. וכן נראה לי אם היה העניין כן המאמר הראשון אינו כולל. וזה הוא מקום הספק.

[8] אמר ברביעי מספר מיאמיר: הדק שבלובן הביצה ירחץ ויטהר הלחויות מן העין וידבק ויחליק מה שיחדש בעין מן הגסות. זה לשונו ואחרי כן באותו המאמר בעצמו אמר: ולובן הביצה אין בו כח מטהר כלל. וזה צריך עיון.

[9] בספר המזונות אמר שחלב הסוסיא יותר משובח מחלב האתון ובחמישי מספר הנהגת הבריאות שבח יותר חלב האתון והקדימו על החלבים כולם.

[10] במאמרו בליחה הטובה והרעה שבח בשר החזיר על כל מזון ואחריו בשר הגדיים ואחריו בשר העגל ואחריו בשר הכבשים.

[11] הנה באר לנו גליאינוס במקומות הרבה שהחומרים בתחלת היותם נשפכים ובעת היות המורסא החמה נוספת כמו כן ובזמן עמידתה ימשוך החומר להפך הצד. אבל כשהעמידה תהיה שלימה וכלה והליחה תתקיים וישתבך באבר ויקדים ויתקשה תמשוך החומר מהאבר המלא אם יהיה אפשר או מן האברים הקרובים לו יותר. וזה עיקר הכפלת דבריו מאד במאמר גליאינוס ובקראט. וזה אמת ועליו מלאכת הרפואה כולה והצלחתה נראית בניסיון. ומפני זה העיקר הגדול בתועלת יצוינו גליאינוס שנקיז גיד הראש הנקרא קיפאל בחוליי

7 לרפאותו: وأسرع برء a   10 כן: om. פ   12 לי (= لي B): om. a ‖ היה: om. פ   17 הסוסיא: אלאבל די׳ الإبل a   18 והקדימו: בשבח add. בגדמ   19 על כל מזון: והאתון פ   20 הכבשים: ובראשון מן המזונות שם החזיר תוך שאר הדברים שהם עבים ודבקים וקשים להתיר add. פ   23 תתקיים (= وثبت B): واحتقن a ‖ וישתבך: ورسخ a ‖ מהאבר: من نفس العضو a   25 אמת: ومقيّس add. a   26 קיפאל: ציפליקה ב القيفال a

העין החזקים ובחנק ודומהו. ובהאריך החולי והמורסא תתקשה או תשתבך באבר ותתקיים צוונו באותו זמן שנקיז בחולי העין בקצה הגדול או בגיד המצח או בגידים אשר מאחורי האזנים. ונקיז במורסות הגרון והאובולה הגידים אשר תחת הלשון. וזה כולו אמת מבואר והשמירות למשוך לצד ההפך. אמר בפירושו בשביעי מהפרקים כי בחוליים אשר למעלה מהכבד ראוי שתקיז בידים ובהיותם תחת הכבד ראוי להקיז ברגלים. והכפיל לו זכרון זה העניין פעמים רבות. אבל אמר במאמר בהקזה מי שהיה חוליו האלצרע או שקוטומיאה או תעורה ראוי שתקיז מן הרגל בלבד. אמר משה: זה הפך מה שיצא מעיקר דבריו והפך מה שיחייב ההקש ואיני יודע לזה פירוש בשום פנים ושמא זה העניין תנאים שלא נזכרו בהעתקה.

[12] זכר בפירושו מהראשון מפירושו למאמר הראשון מספר פדימיאה כי הקדחת השורפת לא תתילד משריפת הקולורא באי זה אבר שיזדמן אבל תתילד בהיות עפוש המרות הציטריני באסטומכא וכל שכן פיה או בחלל הכבד. ואחר כן אמר במאמר השיני מפירושו לאותו המאמר הראשון כי הקדחת השורפת תתחדש כשתתעפש המרה האדומה בגידים וכל שכן בגידים הסמוכים לכבד ולאסטומכא ולריאה וזה צריך עיון.

[13] במאמרו בקרישטירי אמר: והמזונות הרעות כמו הכרוביות ודומיהן מן הירקות הקרות היבשות ובמאמר השביעי מהרפואות הנפרדות אמר אינו נראה החדוד והחריפות ובטעמו מרירות. ואמר שכוחותיו ירפא החבלות הקשות. וכל מה שזכר מפעולותיו יורה כי יש בו חריפות שאינו חזק וכן שמו בן ואפיד וזולתו חם ויבש בראשונה.

[14] ואמר גליאינוס בביאור במאמרו בכימוס הטוב והרע ממנו אמר: ואין אנו מוצאין בכרוביות מקררות ולא נמצא בבצלים ובשומים ובכרתי סוג מהם מקרר. ונראה לי בהתרת זאת הקושיא כי הלחות אשר בו הוא אשר בו חמימות ועצמותו בעצמו כשיסור ממנה אותו הלחות הוא קר. אבל היה ראוי לו שיבאר זה כמו שבאר זה העניין בזולתו. בראשון מהקדחות: המזונות החמות כמו הבצלים והשומים והכרתי והמשטרוצו והכרוביות והמילינגאני.

[15] כשיעלה ליחה חמה בעליון הגוף תתחדש חבלות בעליון הגוף כמו בראש באות מעצמן ועל כן ראוי שתריקנו ממקום יותר קרוב בקיא ולא בהקזה. אמר משה: זכר גליאינוס זה העניין במאמר הו׳ מפירושו לשיני מפידימיאה. והוקשה על זה בתכלית הקושיא כי הוא הפך המפורסם בסדרי הרפואות.

2 בקצה הגדול: المأق الأكبر a 6 העניין: القانون a 7 תעורה (= سهر B): سدر a 8 זה העניין: لهذا الفعل a 18 ואפיד: וַאפִיד בכמ 21–22 אשר בו חמימות ועצמותו בעצמו כשיסור ממנה אותו הלחות הוא קר. אבל: ב .om 23 והמשטרוצו: והמשטורצו בדמ 24 והמילינגאני: והמיליניאני ב (= باذنجان والباذروج a 27 והוקשה על זה: وقد أشكل هذا عليّ a

[16] ברביעי מהחוליים והמקרים מאמר זה לשונו אמר: כל היזק שבא לחוש מן החושים אי זו חוש שיהיה אמנם יבואנו מפני חולי שנתחדש בעצבים אשר ממנו יהיה בעת בריאותם.

[17] אמר משה: זה תמה כי המים היורדים בעין וחבלת הקרנית העמוקה בהיותה נכח הרואה שלעין ואחר כן עלתה בשר תזיק בחוש הראות תחלה ואי זו חולי שבא לעצב אשר יהיה בו חוש הראות באילו החוליים ודומיהם. והנה למדנו גליאינוס בראש זה המאמר כי החוש יהיה בו היזק או מפני הכלי הראשון אשר בו תהיה הפעולה או בעבור הכח אשר יבוא אל הכלי הראשון. וזה אמת כולו. ואילו נתהפכה זאת הגזרה ואמר כי עצב כל חוש אי זה חוש שיהיה בבואה חולי יבוא לאותו החוש היזק היתה הגזרה צודקת לפי מה שלמדנו. וזה צריך עיון.

[18] במאמרו למאמר השני מספר האויר והמימות אמר: אין צריך לכוות איברי הגוף מלבד הידים והרגלים והחלצים. ובמאמר השביעי מפירושו למאמר הששי מפידימיאה אמר: בעלי חבלת הריאה ראוי שיכוה חזיהם. זה לשונו הנה בטל מה שקדם. וזה צריך עיון.

[19] הנה אמר במאמר השני מן ההכרות דבר זה לשונו אמר: ואמנם הדפיקה אין נמשך אחריה כולה לפי מה שספרנו אבל אמנם יהיה נמשך מהם מה שיהיה בו גידים דופקים מרגישים בהיות האבר בעצמו מרגיש ותהיה המורסא הנקראת פליגמון בעל שיעור ויהיה מרגיל בו בגודל. כי כשתתקבץ בו זה ירגיש החולה בכאב הדפיקה ואם לא יהיה באבר החולה גיד דופק מרגיש. זה לשונו.

[20] אמר משה: כשתשתכל זה הדבר יתבאר לך בטולו כי הוא זכר ד׳ תנאים והוא שהמורסא תהיה חמה ושתהיה שיעורה גדול ושיהיה באבר מרגיש ושיהיה זה בגידים דופקים מרגישים. ואמר כי בהתקבץ אילו התנאים ירגיש החולה בדפיקה. ואחר כן אמר ואפילו לא יהיה באבר החולה גיד דופק מרגיש. הנה עזב בסוף מאמרו התנאי ההכרחי המיוחד בדפיקה והוא מציאות הגיד הדופק המרגיש. והיותר קרוב אצלי הוא כי בזמן העתקת הספר מלשון אל לשון עזב דבור שבעבורו נפסד העניין ושהכונה היתה ממאמר גליאינוס כי התקבץ אילו הד׳ תנאים באבר המתמרסם יחויב הרגשת הדפיקה ואפילו לא יהיה אותו הגיד הדופק המורגש בעצם המורסא אבל קרוב ממנו. וזה צריך עיון.

1 ברביעי: قال في رابعة a 2 מפני חולי שנתחדש: פ .om נ׳ הוא מפני חולי שנתחדש פ[1] 5–4 וחבלת הקרנית העמוקה בהיותה נכח הרואה שלעין: פ .om 5 תחלה: أو لا تضرّ a ‖ ואי: ואין פ[1] 7 יהיה בו היזק: יהיה ניזק בדמ 8 הראשון: أو من قبل الأعضاء التي خلقت لمنافع تلك الآلة الأولى add. a (except for B) ‖ עצב כל חוש: כל עצב מחוש מ 13 ראוי שיכוה: ينبغي أن يبادر بكيّ a 15 נמשך מהם מה: באבר ד 16 פליגמון: פלגמין מ פלגמון בד 17–16 ויהיה מרגיל בו בגודל: يعتدّ به في العظم a 19 הדבר: הדיבור בדמ ‖ זכר: חבר פ 21 ואפילו: מ[1] ואילו דמ 22 עזב: حذف a 23 אצלי: אבל פ 24–23 עזב דבור: سقطت كلمة a 24 ממאמר: במאמר פ 25 המורגש: המרגיש פ

[21] הנה הסתכל זולתינו והרבה רופאים מאמר גליאינוס בסבות הכאב ומצאנוהו במקומות הרבה ישים סבתו סבה אחת והיא הפרדת הדבקות לבד. ויאמר בכאב החם כי הוא בהפרידו הדבק ובכאב הקר כי הוא בקבוץ ובחבור. ובלא ספק כי כשיתקבצו חלקים מן האבר הנה התפרדו חלקים וישוב הכל אל הפרדת הדבקות. ועל זה השורש בנה מאמרו במאמר הרביעי מן החוליים והמקרים במקומות הרבה. וגם ביאר במאמרו ברוע מזג המשתנה סבה מסבות הכאב וזה אמת. אם כן תהיה סבת כל כאב אחת משתי סבות: אם רוע מזג המשתנה או הפרדת הדבקות ולפי זה בנה מאמרו. ואין ספק כי היה בדעתו הדעת הראשון ואחר כן התבאר לו שהעניין כמו שזכר באחרונה כי לכאב שתי סבות.

[22] במאמר בהנהגת נער שאחזו הויציאו התיר לו מפני היותו נער שיאכל קצת מהירקות המורגלות וקצת מהפירות מפני היותו קטון ולא יוכל להשמר שמירת הפילוסוף. וזכר כל הירקות אשר התיר לו ואמר בזה הלשון: וראוי שיהיה מה שיאכל מזה כמו כן בשיעור הראוי וכן מהכרתי והכרפס הפרדסי וההריי. זה לשונו. ובזכרו הדברים אשר ימנע אותם לגמרי אמר מאמר זה לשונו: וממה שהוא מסוג זה אשר זכר כל הדברים אשר יעלו אל הראש בחמימותם וחדודם וימלאוהו אידים כמו היין והחרדל והשום והבצלים. זה לשונו. יקשו עליו בהיותו מתיר הכרפס ואחר כן אסרו איסור גמור. והוקשה עליו בהתירו הכרתי ומנע הבצלים ושלשתם במניעת המוח מאידים שוה כמו ששוה אותם במזון.

[23] אמר משה: אין כל מה שהתאמת מציאותו נודעו סבתיו. ובכלל אילו הדברים הקדחות ההוות מעיפוש הליחות כי גליאינוס בהיותו חושב לתת הסבה בהיותה נפסקת ובלתי נפסקת והיות הקדחת שהיא בעלת מנוחה תהיה עמה סדר אחד והקף אחד וקצתם לא יהיה לו זה בהם לקח לתת הסבה בכל אחד מאילו הד׳ דברים הנראים. ואמר מה שאמר בזה בספר בקדחות ובאר בקושי תת הסבה בסדר ההקפות ובאר כמו כן בהעתקתו מדעת אל דעת אחר. ואחר כן נשען על דעתו האחר והאריך בביאור ואמר שהוא תירץ הקושיות ושמה שזכרו הוא היותר טוב מה שיאמר בזה. ובהסתכלך מאמרו הסתכלות יפה תראה באותו המאמר צער והמיה ורבוי ספיקותיו עלי ולא נתברר לי העניין בשום פנים. והנה אני אשנה לך לשונו ואבאר לך אחרי כן מה שהוא עלי ספק. אמר במאמרו הראשון מספרו בקדחות מאמר זה לשונו אמר:

3 ובחבור: والتكثيف a   4 חלקים: חלקים בג .add آخر a .add   14 עליו: عليّ a   15 הכרפס: نوعيه a .add ‖ עליו: علي a   16 במניעת: في ملء a   20 הנראים: الوجود a .add   21 מדעת אל דעת אחר: מעצה אל עצה מדעת אל דעת אחר דפ מעצה אל עצה מ¹   23 היותר טוב: היותר בגמפ أولى a   23–24 צער והמיה: اضطرابا a   24 ורבוי: وكثرت a ‖ אני אשנה לך: أورد عليك نصوص كلامه a

ואמנם הליחות אשר נתעפשו בקרבים ובגידים הגדולים מפני שאותם הליחות ירוצו תמיד ויתעפשו בעיפושם מה שיהיה נפגש בהם נעתק אל מאמרו מאחרי הקף הרביעית זה לשונו הראשון לפי דעתו הראשון.

ואחר כן אמר במאמר השני מאמר זה לשונו: כי הקדחות הנפסקות והם אשר הפסקם מבואר מורגש אמנם יהיה זה בהיות הליחה המולידה לקדחת מתחרף רץ בגוף כולו. אבל הקדחות התמידיות אמנם תהיינה בהיות הליחה המולידה לקדחת כלוא בתוך הגידים. זה לשונו השני. ואחר כן אמר בזה המאמר והוא המאמר אשר שב בו מדעתו הראשון מאמר זה לשונו אמר: עם שאתה אם חקרת העיון בעניין תמצא שהתחדש העונות בקצת הקדחות לפי ההקפות יותר מופלא מזה.

כי המשל אל מאמרו ראוי שנחשוב לספר על העניין בהם כולם זה לשונו במאמרו השלישי.

2 בעיפושם: בעפושו פ || נעתק אל מאמרו (ثمّ تنقّل إلى قوله B ينقل إلى قوله LP): فإنّ عفونتها والحرارة المتولّدة عنها تتّصل ويحدث منها شيء بعد شيء في مدّة أطول. وبالجملة فإنّ الذي يعرض من هذا في البدن سببه ممّا يعرض من خارج بجميع الأجسام التي تسخن سخونة خارجة عن طبعها من أيّ سبب كان ذلك. فإنّ الشيء الذي يسخن إن كان ممّا لا يعفن مثل الحجر والخشبة أو غيرهما ممّا أشبههما فإنه يبقى على حرارته مدّة ما إلى أن يبرد قليلا. وإن كان ممّا يمكن أن يعفن فإنّ حرارته تسعى دائما من الجزء الذي يسخن أوّلا إلى الذي يتّصل به مثل الذي رأيت مرّة في بعض القرى قد عرض في زبل دوابّ وحمام كان مجموعا في موضع فسخن جزء منه من شمس حارّة أصابته سخونة قوية حتّى جعل يرتفع منه بخار حارّ كثير جدّا جدّا بمنزلة الدخان يلذع تلذيعا قويا ويؤذي من دنى منه في عينيه ومنخريه. وكان أيضا قد بلغ من سخونة ذلك الزبل عند اللمس أنّه كان من أدخل فيه كفّه أو قدمه ولبث فيه أفضل لبث احرقه. إلا أنّ هذا العارض لم يكن يبقى دائما لكنّه كان من غدّ ذلك اليوم يبرد جميع ما كان من ذلك الزبل قد بلغت فيه الحرارة والغليان الأمس غاية منتهاها. ثمّ كان الجزء الذي يتّصل بذلك الجزء الأوّل التي كانت الحرارة لم تزال نتأدى إليه قليلا قليلا في وقت ما كان ذلك الجزء الأوّل في منتهى غليانه إذا بدأت حرارة ذلك الجزء الأوّل تنقص أخذ هذا الجزء الثاني أيضا في السخونة والغليان. ثمّ أنه بعد قليل يبلغ منتهاه من الحرارة فالجزء الأوّل قد ‹...›. ثمّ أنّ حرارة ذلك الجزء الثاني أيضا كانت تبتدئ في الانحطاط فالجزء الذي يتّصل به يتزيّد قليلا قليلا حرارة. ثمّ لا يلبث ذلك الجزء الثالث أن يشعل ويبلغ منتهاه من الحرارة ويبرد الجزء الثاني منه. وكان هذا الدور يكون في قريب من يوم وليلة حتّى يكون مثالا خاصّة في الحمى النائبة في كلّ يوم. ولو كان هذا الدور كان في يومين وليلتين لكان سيكون مثالا لحمّى الغبّ. ولو كان في ثلاثة أيّام لكان مثالا للربع ولو كان في أربعة أيّام كان مثالا للخمس إن كانت حمّى ينوب في الخامس. فإنّي أنا ما رأيت إلى هذه الغاية هذا الدور رؤية حقيقة ولا دور غيره a || מאמרו: om. פ 4 במאמר: في أوّل المقالة a 4–5 מבואר מורגש: محسوسا a 5 מתחרף: متحرّكا a 8 העיון: העניין פ 10 אל מאמרו: (وتمامه إلى قوله EL إلى قوله BP): الذي وصفناه في ما تقدّم من الزبل الذي يعفن شيء بعد شيء لا يكاد يمكن أن يكون في بدن الحيّ لأنّ الأخلاط التي تعفن لا تلبث أن تخلط بالأخلاط التي لم تعفن إذ كانت الأخلاط تجري من كلّ موضع من البدن كلّ موضع منه. فإذا كان الأمر كذلك فليس يمكن أن تكون العفونة في عضو من الأعضاء دون غيره وفي وقت من الأوقات دون غيره إلا أن يكون ورم في عضو من الأعضاء قد ربط الخلط الذي قد عفن وحصره فيه. فإذ كان الكلام قد آل إلى ضدّ ما كان نحا نحوه وبين أنّ وجود السبب في الحمّيات التي تنوب على أدوار أصعب من وجود السبب في الحمّيات المطبقة a

ואחר כן אמר בזה המאמר אחר היותו נשען על זה הדעת השני בתת סבת ההקפה: היות האבר דוחה מותרותיו מעת לעת ידוע ונתעפש אותו המותר הנדחה. ותת הסבה בהאריך סבת העונה וקצורה לפי זה הדעת האחר. אמר אחר מכן מאמר זה לשונו אמר: ואין כמו כן קשה לפי זה ההקש שנדע הסבה אשר בעבורה תהיינה קצת עונות הקדחות נפסקות וקצתם בלתי נפסקות. וזה שהוא בהיות העונה הראשונה מן הקוצר בעניין שתכלה עמה קודם שתתחיל העונה השנייה בלא ספק ותהיה הליחה רצה מתנועעת בגוף כולו יהיה אותו העת כלו אשר בין כלות העונה הראשונה ובין התחיל העונה השנייה כעת הפסקה וינקה מהקדחת. ובהתחיל העונה השנית ותתחדש קודם שתכלה העונה הראשונה הכלייה האמתית לא יהיה נשאר ביניהם זמן כלל יהיה הגוף נקי בו מן הקדחת. זה לשונו הרביעי.

[24] אמר משה: המובן ממאמרו הראשון הוא שהליחה המתעפשת תחלה תהיה בתוך העורקים. וזמן המנוחה הוא הזמן אשר בין עפוש חלק מזה הדבר ובין עפוש מה שסמוך לו כמו שהומשל באשפה ותהיה הקדחת תענה והליחה מתעפשת בתוך העורקים כמו שאמר. ומובן דברו השני שלא תהיה הפסקה נרגשת תחלה אם תהיה הליחה המתעפשת חוץ העורקים ותהיה מתנועעת רצה בגוף כולו. וזה פלא איך יהיה חוץ לגידים במקום אחד בלא ספק ויהיה ניגר מתנועע בגוף כולו. והמובן מהדבור השלישי אשר אני נסמך עליו כי האבר ידחה מותריו חוץ ממנו ויתעפש שם עד שיעבור בו מה שיעבור ויתדשן מה שיתדשן והוא עונת הקדחת אחר כן תסתלק עד שידחה לאותו המקום מותר אחר. והמובן מן המאמר הרביעי כי הקדחת התמידית היא מפני השיג עונה לעונה וזה צריך השתכלות.

[25] אמר משה: אשר אני אומר בפרק זה אינו קושיא על גליאינוס אבל הוא עניין ראוי לבעלי העיון שישתכלו בו ויבחנו ויהיה אל אי זה תכלית יכלה בקשת התאוה ואיך יתעוור הראות בו. כי גליאינוס זה איש אמתי מאד ובעל מופת וחבר ספר במופתים ויספק בדברים שאמרם אריסטו׳ בענייני הטבע או בענייני אלהות מפני שלא הביא עליהם אריסטו׳ מופתיו כמו שהביאם בלימודים. ועם היותו בזאת המדרגה מבקשת הראיות על כל דבר כשמצא תועלת הבצים והתבאר לו זה והוא אמת ותועלת זה לא זכרו ארסטו׳ ולא ידעו שמח בלבו וששׂ והאריך דבריו ודרס בו כדורס בנחלאה ובחלושה. והתחיל לשבח הבצים ולגדל אותם עד ששמם יותר נכבדים מן הלב בהקשו שהקיש. וזה לשונו במאמר הראשון מספר הזרע.

[26] אמר בלב שהוא התחלה ושורש לחיים לבד אמנם הבצים הם שורש וסבה למציאות החיים. ולפי יתרון החיים המשובחים והטובים על החיים סתם באותו השיעור שבח הבצים על הלב בבעלי חיים. זה לשון זה הנכבד האמתי וזה הקשו.

3 האחר: الأخير a   6 הליחה: om. a   13 תחלה אם: إلا أن a   15 אני נסמך עליו: إعْتَمَدَ عليه a
16 בו (= فيها O): منها a   19 אמר משה: om. a   20 יתעוור: יתעורר פ   21 הראות: البصائر a ‖ ובבעל
מופת: ويؤثر البراهين a ‖ ויספק: בימי וישים ספק בגמו ‖ בדברים: בעניינים בימיפ   25 ודרס בו כדורס:
وافترس أرسطو افتراس a ‖ בנחלאה ובחלושה: الضعيفة BELP الضعيف a إذا وجد فريسته add. a (except
for EL)   27 למציאות: لجودة a   28 שבח: مقدار فضل a

והשתכלו וראו בחירי החזיון כי אם נחתך מבעל חיים לבו ישאר חי עד שיהיה יכול לעשות התשמיש ויהיה נראה בו כח הזכרות ולא יהיה נפחת ממנו מפעולת החיות שום דבר? ואם היית חותך בציו יהיה נשאר חי כמו שאנו רואים הסריסים יהיו הבצים יותר מעולים מן הלב? ובכלל כי זה המאמר הוא גרוע עד שאין ראוי שיהיה גרוע יותר מזה.

[27] אמר במאמר החמישי מהחוליים והמקרים מאמר זה לשונו: והמקרים אשר יקרו בחולי האלצרע אני רואה שהוא אמנם יהיה בסבת רבוי מה שיתקבץ בבטני המוח מן הליחה הפליאומטיקה ועל כן יהיה פתאום ויכלה פתאום. וזה אי אפשר לעולם שיהיה מקרירות הגופות. זה לשונו שם.

[28] ואמר במאמר השלישי מההכרה כי מיני האלצרע שלשה: האחד שיהיה החולי עולה מאבר מן האברים עד הגיעו אל המוח. ואמר בזה המין השלישי מאמר זה לשונו: והדבר אשר יעלה הוא דבר דומה לרוח הקר וזה לא ימלט או שיהיה איכות עולה מאבר אל אבר או שיהיה עם האיכות מעט מרות כמו שעליו הסם. זה לשונו. ומקום הספק מבואר: איך יהיה האלצרע מרוע מזג פשוט יגיע למוח בלא חומר כלל והוא שהרחיק זה ואמר שאי אפשר כלל. וזה צריך להשתכל.

[29] אמר במקומות רבות כי הזכרים יותר חמים ויותר יבשים הרבה מן הנקבות ועל זה נבנה העניין בשרשי המלאכה כולה. ובאר זה העניין והאריך בביאורו במאמר השני מספר הזרע. ואמר בביאורו בספר בקראט בכאבי הנשים כי מהירות גידול הנשים יורה על שבהם חמימות יותר השיגן לחות גופן ויאמת זה מה שיהיה ניגר מגופן בכל חודש וחודש מן הוסת כי במקום שהדם יהיה מרובה יתרבה החמימות זה לשונו.

ואם ירצה לומר שהאברים השרשיים שלאשה הם יותר קרים ויותר לחים מאברי האנשים והדם בנשים יותר גם בזה יש להקשות כיון שגידי האנשים הם יותר רחבים. ועוד כי אותה הגזרה הראשונה כללית בהקש נקבת כל מין אל הזכר. ועוד איך יהיה רבוי מותר הנשים סימן על רבוי הדם? ואשר נראה לי כי זה המאמר מצאו לזולתו מן הקדמונים אבל לאבקראט או לאחד ממפרשי ספריו העתיק חוניין זה הפירוש. וחשבו אמתי אם בהיותו אז בלתי היותו יודע מה שאמר אריסטו׳ בזה או שלא ראהו ולא זכרו בעת שבאר זה הספר.

ושמע מה שאמר אריסטו׳ בזה העניין במאמר הי״ח מספר בעלי חיים אמר: החמימות הנמצא בנשים הוא חלוש ויחשבו קצת בני אדם מה שהוא הפך זה כלומר שהדם בנשים יותר מהיותו בזכר ובעבור הסבה הזאת יחשבו כי הנשים יותר חמות מהאנשים וזה מפני שלוח הדם שיש

1 בחירי החזיון: أولو الأبصار a ‖ ישאר חי: فيبقى حيّا حياة جيّدة a 4 שיהיה גרוע יותר מזה (= أن ينقص): أن ينقض a 7 הפליאומטיקה: הפליומטיקא ג הפליאומטיקא דמ 9 שלשה: أن يكون العلّة في نفس الدماغ والثاني أن يكون من أجل فم المعدة والثالث add. a 11 איכות: بالبذرقة add. a 16 ובאר: وبرهن a 18 יתר: ד¹מ¹ נוסף דמ ‖ השיגן: emendation editor השיגו MSS 23 אבל: إمّا a 24 חוניין זה הפירוש (= حنين هذا الشرح B): حين وجد هذا الشرح a 25 שלא: om. a

לנשים בעת וסתן. והדם חם וכל מי שבו דם יותר הוא יותר חם. ויחשבו שזה המקרה יהיה מרבוי תוספת הדם ותוספת החמימות ויחשבו שהדם בעצמו יהיה אפשר שיהיה בזאת הצורה ויספיק להם זה שיהיה לח ויהיה לו מראה הדם וצבעו ולא יהיו יודעים שהדם הנקי בעל כימוס יפה יהיה בו מעט כי אין דם וסת האשה בעצמו נקי. זה לשון ארסטו׳ והוא האמת. ולפי זה הנהיג גליאנוס דבריו בכל חיבוריו.

[30] בזוכרו החלב בכל מקום שזכרו ואמר כי יש בו שלשה עצמיות: החלק המימיי והחלק החלבי והחלק השמניי והדשניי. אמר במאמרו בכימוס הטוב מאמר זה לשונו: הגובר על חלב הגמלים המניקות וחלב האתונות הוא הלחות המימיי ועל חלב הכבשות הגבניות ועל חלב הבקר השמנינות. וכן מבואר מזון כי החלק השמן והוא החמאה בחלב הבקר הוא יותר גובר. ואמר במאמרו בהנהגה הדקה מאמר זה לשונו: ומה שגובר בו מהחלבים החלק הגביניי תגבורת גדולה כמו חלב הבקר. זה לשונו. ומקום הקושיא הוא אמרו במאמר הראשון כי החמאה גוברת עליו. וצריך השתכלות.

[31] בזוכרו מימיות החלב במאמר העשירי מספרו ברפואות הנפרדות אמר בו מאמר זה לשונו: אמנם כח מי זה החלב אשר יצא מן החמאה והגבינה הוא מנקה ומרחץ ירחץ המעים וינקה המותרות המעופשות כשישתה או כשיעשה ממנו קרישטיר. ויעשה זה מבלתי נשיכה אבל יש בו כמו כן שמשכך הכאב מאד זה לשונו לשם. ואמר בו במאמר השלישי מן המזונות מאמר זה לשונו: ולא תפלא שיהיה החלב אחר סור מימיותו ממנו אשר הוא לו ייחוד שישפוך עליו מן הראש מים אחרים. כי הרופאים אינם בורחים בפעולתם זה לחות החלב אבל הם בורחים מחדודו אשר בו ישלשל הבטן. זה לשונו. ומקום הקושיא מבואר כי במאמרו הראשון אמר בכלל שאינו נושך אבל אמר שמשכך הנשיכה ובמאמר האחר אמר כי יש בחלב כח חדוד שבו הוא משלשל. וזה הוא שצריך להשתכל.

[32] אמר במאמר הראשון מן הכחות הטבעיות מאמר זה לשונו אמר: ואמנם כל הכחות המשנות החלקיות מן הכחות הטבעיות הם המתחדשים לעצם שתי קרומות שלהאסטומכא ושתי קרומות שלמעים ושתי קרומות שלרחם כמו שהוא. ואמר כמו כן בזה המאמר מאמר זה לשונו אמר בשלפוחית שהיא עצם קשה מאד ונדחק מורכב משתי קרומות חזקים. זה לשונו. ואמר במאמר השלישי מן הספר מאמר זה לשונו: ראוי מזה שתהיה הכלי ואע״פ שיש לה קרום אחד כמו השלפוחית והמרירה והרחם והגידים בלתי דופקים שיהיה לו שני הסוגים כולם מן החוטים כלומר אשר יתמשך באורך ואשר יתמשך ברוחב. ומקום הקושיא והספק שהוא זכר תחלה שהרחם והשלפוחית קרום אחד והוא האמת. וכן באר בתועלת האברים והקדים זכרם לשם בתחלת הכחות הטבעיות כי כל אחד משניהם בעל שתי קרומות. וזה אצלי מטעות

5–4 ולפי זה הנהיג גליאנוס דבריו בכל חיבוריו: om. פ 11 זה לשונו (= هذا نصّه B): om. a 12–11 הוא אמרו במאמר הראשון כי החמאה גוברת עליו: كون لبن البقر يقول في الكلام الأوّل إنّ السمن أغلب عليه ويقول في الكلام الآخر إنّ الجبن أغلب فيه a 14 מי: ماء a ‖ ירחץ: om. פ 15 קרישטיר: קרישטירי בגדמ 25 קשה מאד ונדחק: كثيف ملزّز بالغ الكثافة والتلزّز صلب a 29 תחלה: om. a 30 לשם: בשם פ

הנוסחאות או מטעות המעתיק. ואם אמר אומר כי הקרום האחד הוא המיוחד בשלפוחית כמו שזכר גליאינוס והכת העליון הוא מן הקרום אשר יכסה כל אבר וזה כמו כן ספק אחר שכל בעל שתי קרומות יש עליו קרום ולא יאמר בו שהוא בעל ג׳ קרומות. וזה צריך השתכלות.

[33] במאמר הראשון מהחוליים והמקרים יגנה על בני אדם הרופאים אשר יקראו הקדחת לפעמים חולי ויקראוהו כשהיא נמשכת למורסא מקרה ואמר שזה שגגה ואמנם הוא לעולם חולי. ויהיו נמשכים חוליים אחר חוליים אחרים כמו שהמורסא תהיה נמשכת הקדחת למורסא. ואמר במאמר הראשון מאגלוקן מאמר זה לשונו: אמנם הקדחות אשר יתעוררו מעיפוש הליחות הם נקראות בזה השם כלומר שם הקדחות ואינם מקרים לחוליים אחרים אבל הם בעצמם חוליים. זה לשונו. והשתכל איך יסתור הנחותיו בשמות.

[34] במאמר השני מהמזונות אמר בקלפת האתרוגים דבר זה לשונו: אמנם אם נעשה על דרך הרפואה הוא יועיל בעיכול כמו שיועילו בזה דברים אחרים רבים ממה שלהם איכות מחודד וחריף. ואמר במאמר השביעי מספר הרפואות הנפרדות מאמר זה לשונו: אמנם קליפת האתרוגים אינו קר אבל הוא או ממוצע או פחות מהממוצע במעט דבר. ומקום הקושיא הוא היותו מספר שם כמו הדברים החריפים החדים והנה שמו במקום הזה עם הממוצעים.

[35] אמר כמו כן בסוף ספר המזונות בדברו על הדבש בזכרו המרה אשר מראה ציטרינו ואשר מראה אדום וזכר כי לקולורה מינים אחרים זולתי אילו אמר דבר זה לשונו אמר: ואילו המינים האחרים כולם אנו רואים אותם לעין שמריקים מן הגוף מלבד המרה הדומה למראה הפירסה והכרתי בהיות חולי קשה וחזק. אבל המרה האדומה או המרה הציטרינה והמרה הפרסינה ברוב הם יוצאות בקיא ובשלשול מזולתי חולי. זה הוא הלשון המוגבל מן הספרים הקדמונים. ומקום הקושיא הוא איך התנה בכרתית שהיא אינה יוצאה אלא בחולי קשה וחזק. ואחר כן זכר כי הכרתית תצא מבלתי חולי. ואם נעשה פירוש כי אמרו כי בחולי הקשה והחזק אינה נמצאת הכרתית ועל כן אינה נראית ואינה יוצאת יהיה זה כמו כן יותר קושיא בתת סבה לזה. ובכלל כי זה מקום שצריך להשתכל.

[36] אמר במאמר הי״ו מתועלת האברים דבר זה לשונו אמר: לא הושמה בעור עצב שיבוא נפרד לו לבד אבל יבואנו מן האברים הפנימיים שיהיו לו חלקים מחלקי העצבים אשר יבואום יהיה קשר לעור במה שיהיה פנימה מן האברים ויעמוד בו במקום האבר שירגיש בו. זה לשונו שם. ואמר בסוף המאמר מן ההכרה מאמר זה לשונו אמר: והרופאים לא ידעו כלל כי העצבים אשר יצמחו ויתפשטו בעור היד כולו ויגיע אליו ממנו החוש שיש לו שרשים מיוחדים בו והמושקולי אשר ינועע המושקולי שליד שיש לו שרשים אחרים בלתי אותם. זה לשונו כמו

2 והכת: והקרום בגדמי[1] 3 ג׳: פ .om 6 שהמורסא: .om a 7 למורסא: אחר המורסא מ
14 החריפים: החמים בגדמ .add 15 כמו כן: .om a 17 שמריקים: ג[1] שבאים בגדי[1]מי[1] פ .om
17–18 המרה הדומה למראה הפירסה והכרתי: المرّة الكرّاثية a 18–19 והמרה הפרסינה: والمرّة الكرّاثية a 20 בכרתית: בפֵּרְצִינָה בי[1]די[1] בפרסינא ג בפרצינא מי[1] 27 המאמר: الثالثة a .add 29 והמושקולי: والعصب a

כן. ומקום הספק מבואר מאד והוא היותו מתיר הגזרה בתועלת האברים בעצבי העור אמנם הוא מן המושקולי אשר יבוא למושקולי הפנימי. ובשלישי מההכרות יאמר כי עצב יבוא לעור מן היד זולתי העצבים אשר יבואו למושקולי המניע היד. וזה פלא אם יהיה מיוחד ליד מבין שאר האברים איך לא זכר זה.

[37] אמר משה: האמת אצלי הוא מה שזכרו בתועלת האברים והיות האבר הנסתר מן העור יבטל חושו ולא יבטל תנועתו אין סבת זה היות העצב המתפשט במושקולו שלאותו האבר זולתי אשר יועילנו התנועה אבל הוא העצב בעצמו אשר זכר בתועלת האברים. אבל החולי בא בקצוות אותו העצב הרקיק המתפשט בעור ועל כן יתבטל חוש היד ולא יגיע החולי בעבור העצב המשולח אלא במושקולי ועל כן התנועה לא תתבטל. וזה הולך אחר העיקרים אשר למדנו גליאינוס והוא כי בטול הענף לא יזיק לשורש ובטול השורש יתחייב ממנו בטול הענף.

[38] במאמר הראשון מן החוליים והמקרים אמר מאמר זה לשונו אמר: אילו הליחות יתערבו קצתם בקצתם ולא יוכל למצוא אחת מהם פשוטה שלא תתערב עמה זולתה אלא לעתים רחוקות. ואמר בחוליים והמקרים בפרק שני מאמר זה לשונו אמר: וכל אחת מאילו הליחות הרבה פעמים תהיינה נשפכות אל האברים פשוטות גמורות לא יתערב עמהם שום דבר ולפעמים תורקו מעורבות קצתם עם קצתם. זה לשונו שם. ומקום הספק מבואר והוא אמרו במאמר הראשון מציאות אחת מן הליחות פשוטות הוא לעתים רחוקות ואמר בשני כי הרקת הליחה הפשוטה היא ברוב ולפעמים תמצא מעורבת ואשר נמצאנו תמיד מה שאמרו בראשון. והשתכל בזה.

[39] במאמרו במרה השחורה אמר מאמר זה לשונו אמר: הרבה פעמים יצא בקיא ובשלשול כימוסים שחורים ויורה צאתם על טובה פעמים רבות. אבל המרה השחורה כשתצא בקיא או בשלשול יורה על המיתה כי תולדתה היא בגוף והוא סימן מות. זה לשונו שם. ובאר באותו המקום בתכלית הביאור כי היראות זאת הליחה הוא סימן המיתה. ושהסכלים שברופאים יחשבו כי יציאת זאת הליחה הרעה עניין מועיל ואין העניין כן. ואמר גליאינוס בפירושו ברביעי מהפרקים מאמר זה לשונו אמר: ועל כן תהיה המרה השחורה וכל ליחה שהיא ברעה על דמיון עניינה כשתהיה נראית בסוף החולי אחר הראות סימן הבשול יורה על שהרקתה משובחת. זה לשונו לשם כמו כן מקום הספק מבואר והוא שתנאיו בזה המאמר האחרון שהראות המרה השחורה אחר הבשול סימן טוב והתרתו הגזרה הכללית במרה השחורה במאמר הראשון כי המרה השחורה כשתצא תורה על המיתה. ואשר נראה לי הוא שדברו אשר זכר במאמרו במרה השחורה הוא האמת וזה המאמר אשר זכרו בפירוש הפרקים הוא אמת בשאר הליחות השחורות לא במרה השחורה. וראוי להשתכל בזה מאד.

2 המושקולי: العصب a 6 במושקולו: במושוקולו פ 7 זולתי: a 8 היד: الجلد a 8–9 בעבור העצב המשולח אלא במושקולי: إلى أصل العصبة المبثوث ذلك الأصل في العضل a 9 אחר: לפי גמ לפי אחר ד ‖ העיקרים: מ1י השרשים גמ העורקים (sic!) השרשיים ד 18 בזה: זה בד 19–20 אמר ... השחורה: ד1י

[40] אמר בשיני מן המזג מאמר זה לשונו אמר: אמנם הליחות היותר ניאותות לטבע והיותר טובות הן הדם. אבל המרה השחורה היא כמו השמרים והפסולת לדם ועל כן יהיה יותר קר ויותר עב מן הדם. אבל המרה הציטריני היא יותר חמה מאד ויותר קלה מן הדם. ואמנם הליחה הלבנה היא יותר לחה ויותר קרה מכל מה שבגוף בעלי החי. והראייה בידיעה זה הוא כמו כן חוש המשוש. זה לשונו. ואמר בשני מן החוליים והמקרים דבר זה לשונו אמר: הדבר במורק על כל פנים יהיה במראהו לח חם בלא ספק אלא שהוא אין ראוי להיות בלא ספק לח בכחו. וכח הלחויות אשר עניינם זה העניין כבר זכרוהו קדמוני הרופאים והפילוסופים ובארנו אנחנו כמו כן עניין זה הכח בספרים אשר ספרנו בהם עניין הרפואות ובספרים אחרים. ומה שצריך מזה בזה הספר אשר אנחנו בו אזכרנו במקום זה והוא שהמרה האדומה כוחה חמה ויבשה והמרה השחורה קרה ויבשה והדם חם ולח והליחה הלבנה קרה ולחה. זה לשונו כמו כן. ומקום הקושיא היותו מבאר במזג שהמרה האדומה חמה ויבשה לפי החוש ובמקום זה אמר בכח. וכן שאר הליחות הד׳ מבואר ממאמרו במזג שהן יסופרו באותן האיכויות בפועל ובמקום זה אמר בהן בכח. והשתכל בזה.

[41] אמר גליאינוס בפירושו לטבע האדם מאמר זה לשונו אמר: הנה בארתי בספר המזג כי האלרביע והוא יומי ניסן ממוצע ואבקרט יאמר בספר זה שהוא חם ולח. והעניין כמו שיאמר אותו בקרט. ואמר בפירושו בספר האויר והמים והמקומות במאמר הראשון כי האלרביע חם ולח בהבחנת עצמו ממוצע בהקישך אותו לגוף האדם.

[42] אמר משה: זה הוא האמת. ואמנם מה שהתקדם ממאמרו כולו החמימות כמו שפסק דינו בזה המאמר האחרון.

[43] המאמר השביעי מהשתדלות הרפואה בזכרו בה עניין האיש אשר יבשו הרופאים אסטומכתו עד שניתכה ויבשה אמר שם מאמר זה לשונו אמר: לשם שהם באחרונה בראותם כי אסטומכתו לא היתה מעכלת המזון כלל עשו לו השירופו ממיץ הסומק ושמו על אסטומכתו מבחוץ כל הרפואות אשר זכרום קודם והביאו לזה עד שסר הלחות מגופו ושב כמו מת. ובהיותי אני ממונה על רפואת זה שמתי לבי ללחלח גופו בכל מין מלחלות. זה לשונו.

ובקחתו לזכור הנהגת האיש הוא אמר כמו כן דבר זה לשונו אמר: על משל מה שרפינו אנחנו האיש שהיו הרופאים מיבשים אותו והוא היה מדרך הקור והחמימות נקי לא היה גובר עליו לא אחד מהם לא בכל גופו ולא באסטומכא אלא שהוא היה מן היובש וההתכה בתכלית.

---

4 והראייה: والسبار a   5 ואמר בשני מן החוליים והמקרים דבר זה לשונו אמר: **פ**[1]   6 חם: جاريا a || ספק: אלא **פ** add.   9 האדומה: בלעז קולרה **ב** add. בלעז קולרא **גד** add. בלעז קולורא **מ** add.   11 לפי: بسبار a   13 בהן בכח: إنّها توصّفت كذلك بالقوة a || בזה: זה **בגדמ**   15 האלרביע: האֶלרבֵיע **ב** الربيع a   18 זה (= هذا BELP): هذا الكلام الأخير a || החמימות: فلم يحرّره a   18–19 כמו שפסק דינו: كما حرّر a   21 לשם: ثمّ a   22 עשו לו: حملوه على a || השירופו: אישרוב **בגדמ**   23 זכרום: ذكرتها a   25 ובקחתו לזכור הנהגת האיש הוא אמר כמו כן דבר זה לשונו: **פ** om. || משל: **מ**[1] דמיון **גדמפ** add.   27 וההתכה: ونحافة البدن وقضفه a

זה כמו כן לשונו בזה האיש. ומקום הקושיא מבואר מאד ואיך יהיה שום אדם שגופו נתיבש בתכלית עד שישוב כמו מת כמו שזכר ואסטומכתו תהיה בין החמימות והקרירות? אבל גופו יהיה מתקרר בהכרח כי חומר החמימות הטבעי סר והלך לו.

ואמר בזה המאמר בדברו על עניין זה האיש בעצמו זה המאמר אמר: אין ראוי שיהיה היובש נשאר כמו שהוא לבדו ויהיה החמימות והקרירות משתוים לא יחסר דבר כי האברים כשאינם מתפרנסים יתקררו בזמן קצר. זה לשונו כמו כן שם וזהו האמת. ובזוכרו מה שקדם לו ממאמרו בזה האיש שהוא היה בין החמימות והקרירות בריא לקח להשיג זה בזה הלשון אמר: אבל אנחנו לפי מה שאמרנו רפאנו מאז יובש שגבר לבדו נפרד ועמד זמן מרובה מבלתי היות נמשך אחריו לחות בעל שיעור מורגל בו. סוף מאמרו הנה בלשונו.

והנה קושיא נוספת זה פלא בהיות היובש עד היותו נחשב למות לא היה נראה בו קרירות כי מה היובש אשר יהיה נמשך אחריו הקרירות בהכרח אחר שובו כמת. ויותר מופלא מזה אומרו בו כי האיש ההוא שב בתכלית ההתכה והרזון מפני העדר המזון והוא האומר במקום זה כי האברים כשאינם מתפרנסים יתקררו מיד. ובכלל כי זה המאמר האחר הוא האמת אין חולק עליו.

[44] בספרו בדפק הקטן אמר מאמר זה לשונו: בהיות החולי מועט יהיה הדפק משתנה ומסודר ובהיות החולי גדול יהיה הדפק משתנה ובלתי מסודר. זה לשונו לשם. ואמר בי״ד מהדפק הגדול מאמר זה לשונו: הדפק המשתנה שנוי בלתי מסודר יורה כי סבת השינוי נעתק בלתי מקויים. והחולי יהיה נעתק אל אבר מגונה והחולה ינצל או יהיה נעתק אל אבר מעולה והחולה ימות. ולא יורה כמו משנוי הסדר על דבר אמתי. זה לשונו. ומקום הקושיא מבואר נגלה כי במאמר הראשון פסק דינו כי הפך הסדר יהיה מורה על חולי גדול ובזה המאמר האחר אמר שהוא לא יורה על טובה ולא על רעה. וזאת הקושיא יתירוה באמרם כי הדפק שהוא הפך הסדר יורה על שהחולי הנמצא עתה הגדול לא יודע עניינו האמתי לאי זה דבר יהיה תכליתו. וזה צריך השתכלות.

[45] במאמרו בזמני החוליים אמר כי כל חולי שיתרפא האדם ממנו יש לו ארבעה זמנים: התחלה ותוספת ועמידה וירידה ושבקצת החולאים מפני קוצר ההתחלה יחשבו בהן שהן אין התחלה בהן ולא ספק שיש להן התחלה אבל הוא קצר מאד. ואמר מאמר זה לשונו אמר: תמצא החולי אשר הוא בתכלית החוזק והוא חולי השתוק התחלתו ועלייתו הוא בזמן קצר וכן הוציאו. זה לשונו והוא מאמר אמתי אין ספק בו.

---

2 ואסטומכתו תהיה (= ويكون معتدلته): ويكون معتدلا a 5 לא יחסר דבר: لا يذمّ من أمرهما شيء a 8 מאז: أوّل الأمر add. a 9 לחות: קרירות פ1 برودة a ‖ מורגל בו: يعتدّ به a هذا add. a 10 למות: ميت a 11 כמת: רימה בדמ רמה ג ميّتا رميما a 13 האחר: الأخير a 19 הסדר: הכאב פ 20 האחר: الأخير a 22 עניינו: مآلها a 24 זמנים: עתים מ 27 השתוק: ב1ד1מ1 הנפילה בדמפ 28 וכן הוציאו: om. פ

ואמר במאמר הראשון מספר הבחראן בקחתו לבאר כי טבע החוליים יורה על אורך זמני החוליים וקוצרם אמר מאמר זה לשונו: ולפי זה הדמיון יהיה אפשר שתקבל ראייה בשאר החוליים לפי זמנם כי הקדחת השורפת ובעל חולי הצד וחולי הריאה התחלתה קצר. אמנם הויציאו וכאב גיד הנשה וכאב הפרקים וכאב הכליות כי התחלתן ארוכה. זה לשונו לשם.

ומקום הקושיא היותו משים התחלת הויציאו ארוך איזה דבר ירצה בזה המאמר? אם יהיה רוצה בזה המאמר התחלת עונת הויציאו אי אפשר שיהיה זמן יותר קצר ממנו והוא בלתי מורגש כמו שבאר במאמרו בתחלת אותו המאמר. ואם יהיה רוצה התחלת הסבה המולידה לויציאו אין זה העניין מושגת בהגבלת זמני החליים. והיותר קרוב אצלי כי זה הויציאו הנאמר בקריסיש הוא טעות המעתיק בשורש הספר.

[46] ברביעי מספר הרפואה הנפרדה אמר מאמר זה לשונו אמר: והטוב [47] שאמרתי בהקזת הגיד אינו בקדחות הדבקות לבד אבל בכל הקדחות המתחדשות מעפוש הליחות.

[48] אמר משה: בני אדם מקשים לגליאינוס באומרו כי ההקזה היא טובה בכל הקדחות המעופשות והנה מנע ההקזה במאמרו שעשה בהקזות ובמקומות אחרים בקדחת הפליאומטיקה הפשוטה כיון שהליחות פגות. וכן ימנע ההקזה בקדחת הרביעית הפשוטה אלא אם היה נראה בו סימני הדם. ונראה לי בהתרת זה הספק שהוא רצה באמרו בכל הקדחות המתחדשות מעפוש הליחות שיהיה הדבר שנתעפש ליחות מרובות לא ליחה אחת פשוטה. ויהיה העניין רוצה לומר שכל קדחת מתחדשת מעפוש הדם ואע״פ שהיתה הליחה הלבנה הוא יותר באותו הדם המעופש או המרה השחורה תהיה ההקזה מועילה. אבל כשתתעפש הליחה הלבנה לבדה או המרה השחורה לבדה לא יהיה מקיז. אבל יהיה מתחייב הסתירה אילו היה אומר בזה הלשון: אבל בכל הקדחות המתחדשות מעפוש אי זו ליחה שנתעפשה מאחת מהליחות.

[49] אמר גליאינוס במאמר הששי מן הרפואות הפשוטות בדברו בעשב האורטיגא בזכרו תועלת זרעה ועלהו אמר דבר זה לשונו: ובהן עם זה כח מנפח בסבתו יהיו מעוררים תאות המשגל וכל שכן כשישתה זרע העשב עם יין הענבים. זה לשונו. וכאשר הואיל לספר פעולת

10 בשורש הספר: في الأصل a   11 זה לשונו אמר: ونظير الحديد والحجر المحمّى بالنار وشبهما الأدوية التي تقتل بما تحدثه من التأكّل عندما تخرجها إلى تلك الحرارة التي في البدن بمنزلة القلقطار والزاج الأخضر والأحمر والزيبق لأنّ كلّ ما هذا سبيله من الأدوية التي هي غليظة وقوتها قوة حارّة تحرق المعدة وما يليها من البطن. هذا نصّه هناك. وقال في التاسعة من هذا الكتاب عند كلامه على الزيبق: ليس عندي فيه محنة ولا تجربة هل يقتل إن شرب ولا ما الذي يفعل إن وضع من خارج البدن. هذا أيضا نصه في الزيبق. فيا ليت شعري ذلك الحكم الذي حكم على الزيبق في الرابعة أنه يقتل بالحرق كأنواع الزاج إلى من يستند فيه. ٤٧. قال في المقالة الحادية عشر من الحيلة كلاما هذا نصه قال: add. a   14 מנע: דימ[1] הרחיק דמ   16 סימני: كثرة add. a ‖ הספק: הקושיא בגדימ[1]   17 שנתעפש: המעופש בדימ[1]   23 האורטיגא: האורדיקא ב האורטיקא מ   25 הואיל: התחיל פ أمعن في a

העשב אמר: ואמנם הנפיחה אשר אמרנו שהיא יתילד מזמן התעכלה באסטומכא כי אינה נפיחה בפועל אבל היא נפיחה בכח. זה לשונו.

[50] אמר משה: איני יכול לדעת בשום פנים מה רצה לומר בעניין זה או אי זה דבר אמר ונשתבש הלשון על המעתיק. ומקום הקושיא הוא אומרו מנפח בכח לא מנפח בפועל וזה כי כל מנפח אמנם הוא מנפח בכח לא בפועל לא זה הצמח ולא זולתו מאותם שהם מנפחים. אם כן איך יצטייר שתהיה רפואה מועילה בפועל והוא באר לנו במה שקדם בזה הספר כי כל תואר שיתואר בו הרפואה כאמרך חם או קר אמנם זה הוא בכח לא שמשוש הרפואה חם או קר. אבל חמימות גופותינו יוציא מה שבו בכח אל הפועל. והשתכל בזה.

[51] באר גליאינוס במאמר השלישי מפירושו לספר טימאוס כי הכבד לבדו הוא אשר ישנה המזון דם ושהגידים הסובבים על הדם לא ישנוהו לדם. אמר בזה הלשון: נמצא כל אבר מאיברי הגוף שהוא יהיה ניזון מן הדם ישנה מזונו למען דמותו לעצמותו עד שהוא אם יהיה נעדר מהדם על דמיון העצמות והתנוכים והעצבים והקשורים והיתרים והקרומות ישנה הדם אל טבעו. אם כן איך יהיה אפשר גם כן שיוליד גוף הגיד דם והוא לבן מסוג הקרומות עם שהוא יהיה נזון בשנותו המזון וישנהו אל טבעו? וזה המאמר יהיה מספיק כי הכבד הוא אשר ישנהו אל הדם. עד הנה מאמרו והנה יבוקש הנה קצת זכרון שהוא לא יהיה נמצא השלמת המאמר בכתוב ובשורש.

[52] זכר גליאינוס בשלישי מההכרות בדברו על כאב המגרניאה אמר שהוא אם סבתה רוח שחרגיש בעליו בהמשכה ואם היה מריבוי ליחות ירגיש כובד. ואמר במאמרו בהקזה מאמר זה לשונו אמר: הראייה המיוחדת במין מהמילוי שהוא לפי הכח הוא הכובד אמנם המין מן המילוי ההווה לפי הגידים תהיה ראייתו ההמשכה.

מקום הספק והוא אומרו בחוש והכובד עם הכאב המיגרניאה שהוא מורה על רבוי הליחות ובזה הלשון האחר יאמר שההמשכה יורה על המילוי אשר לפי הגידים וזה המילוי הוא ההווה לפי הליחות המרובות בלא ספק. ואשר נראה לי בזה כי זאת הראייה הנזכרת במאמר ההקזה לפי שני מיני המילוי הוא כשירגיש האדם באותו הכבדות או ההמשכה בלתי כאב בין שיהיה באבר אחד או בגוף כולו. אמנם האבר אשר ירגיש בו בכאב חזק כמו המגרניאה אם ירגיש עם זה הכאב בכובד הוא הוראה על רבוי הליחות לא על ריעותן לבד כי המילוי אשר לפי הכח לבד אמנם סבתו ריעות הליחות והוא אשר הרע לכח האבר לבד עד שנעתק מה שאינו הרבה. ולאומר יש לומר כי זה מיוחד בראש לבד. וממה שיסתור זה מאמר גליאינוס בשני מן המיאמיר מאמר זה לשונו: אמנם רבוי הליחות בראש יחדשו כובד לא כאב אלא אם יתחדש

---

9 בזה: זה **בגדמ** 11 ושהגידים: جرم العروق a 16–17 והנה ... ובשורש: = وقال يبحث ههنا بعض ذكر أنه لا يوجد تمام الكلام في المصورة والأصل om. a B 19 ירגיש: معه add. a 21 הגידים: **מ1** הכיסים **מ** ‖ ראייתו: om. a 22 בחוש והכובד: حسّ الثقل a 28 עד שנעתק (= حتّى انتقل): حتّى استثقل a 29 שיסתור: **ד1מ1** שיקח **דמ** يؤكّد a ‖ מאמר: המאמר **פ**

ממנו סתימה. זה לשונו. ויהיה קשה מאד תת הסבה ויהיה רבוי הליחות לבד אשר הוא המילוי אשר לפי הגידים יחדש כובד בראש ויחדש בכל אבר זולתו או בגוף כולו המשכה לא כובד. וזה צריך להשתכל.

[53] במאמר החמישי מהתחבולה אמר בהתחילו לספר איך ירופא רקיקת הדם מן הריאה אמר מאמר זה לשונו: וצוה לחולה שלא יתנפש ניפוש חזק ושיעשה המנוחה והשלוה תמיד ויקיז מיד גיד הזרוע. זה לשונו לשם. ואמר בפירושו למאמר הראשון מספר הליחות מאמר זה לשונו: אין ראוי למי שיצא דם מגרונו או מריאתו או מחזהו או קנה הריאה שיהיה ממנו קול או ניפוש חזק. אבל תנועת הידים אינו רע לו ויותר ניאות בזה תנועת הרגלים תנועת מיצוע עד שלא יתחדש מהירות בדפק. זה לשונו כמו כן. ומקום הספק היותו אומר אל החולה במאמר הראשון במנוחה ובמאמר השני התיר לו התנועה הממוצעת.

[54] בזוכרו הסיליאו במאמר השני מן הרפואות אמר בו דבר זה לשונו: היותר מועיל שיהיה בזה העשב הזרע שלו והוא קר במדרגה השנייה וממוצע בין הלחות והיבשות. זה לשונו. ובמאמר השני מספר אגלוקן בדברו בנמלה המתאכלת אמר מאמר זה לשונו: והזהר מעשות בזה החולי החסא או הוירגא פשטורי או הסיליאו והירוקה שעל פני המים או הנינופר או הפורקקלא או חי לעולם או זולת זה ממה שטבעו הקירור והלחלות. זה לשונו במקום זה. ומקום הספק היותו מתיר בזה המאמר האחרון כי הסיליאו קר ולח וספרו עם החסות והפורקקלא והנינופר ואמר שאילו כולם מטבעם הקירור והליחלות והוא אמר במאמרו הראשון שהוא ממוצע בין היבשות והלחות. וצריך להשתכל.

[55] אמר בי״ג מהתחבולה בדברו ברפואות מורסות הכבד והטחול והיקשיו בין רפואותיהם אמר מאמר זה לשונו: וזה כי אילו האברים שניהם יצטרכו אל רפואה דומה קצתם אל קצתם בסוגם אלא שהם ישתנו על דרך התוספת והחסרון כי הטחול יצטרך אל רפואה יותר בשיעור מותר עובי מזונו על מזון הכבד. זה לשונו הנה. ואמר ברביעית תועלת האברים מאמר זה לשונו: והבן ממני כלל אני אומר לך במזון אילו השלשה אברים והוא שהכבד מתפרנס בדם אדום עב והטחול מתפרנס בדם שחור דק והריאה תתפרנס בדם שנתבשל בתכלית הבשול והוא דם זך וצלול קרוב מטבע הרוח. זה לשונו.

מקום הקושיא היותו מבאר בהשתדלות הרפואה כי מזון הטחול יותר עב ממזון הכבד. ואשר באר לנו בתועלת האברים הוא האמת ובמקום זה הקיש בין דקות מזון הכבד והטחול והריאה ואמר כי מזון הכבד עב לפי עצמותו ומזון הריאה דק ומזון הטחול הוא אמצע ביניהם הוא יותר דק ממזון הכבד ויותר עב ממזון הריאה. ואחרי כן הקיש בין מראה דם השלשה אברים

---

11 הסיליאו: השיליו **בגדמ** ‖ השני (= الثانية B): الثامنة a ‖ הרפואות: المفردة add. a 12 לשונו: هناك add. a 13 ובמאמר ... לשונו: **ב**[1] 14 או הסיליאו: **בגדמ** om. ‖ הנינופר: הנילופר **מ** 16 מתיר: صرّح a ‖ הסיליאו: השיליו **בגדמ** 17 והנינופר: והנילופר **גדמ** 22 הנה: הנאך **בד** ג om. 25 זך וצלול: مشرق الحمرة لطيف a 26 הכבד: وبيّن في منافع الأعضاء أنّ غذاء الطحال ألطف من غذاء الكبد add. a

אחר שהקיש בין דקות אותו הדם כמו שזכרנו. ואמר שהדם המתפרנס ממנו הריאה אדום זך וצלול והדם אשר יתפרנס ממנו הטחול הוא יותר שחור והדם אשר יתפרנס ממנו הכבד אמצעי ביניהם והוא פחות אודם מדם הריאה ופחות שחרות מדם הטחול.

ונראה לי שזה כולו לא שכחו גליאינוס ולא יצא מדעתו. אבל הקל מאד בדברו זה אשר אמר בהשתדלות הרפואה ולקח המזון על דרך הכולל כלומר לפי טבעו שישוב ממנו המזון כמו שנאמר בלחם ובולידי שהם מזון ואין ספק כי הדבר אשר ימשכנו הטחול קודם שישנהו ויתפרנס ממנו במה שיתפרנס הוא יותר עב ממה שימשכהו עצם הכבד להתפרנס בו. וזהו הענין אשר ראה בדברו בספר השתדלות הרפואה. והשתכל זה.

[56] אמר במאמר השני מן הדפק הגדול מאמר זה לשונו אמר: כי לשון היונים יותר ערב שבלשונות ויותר כוללת לבעלי ההגיון כולם ויותר טובה משאר הלשונות ויותר פתוחה כי אתה אם תעיין במלות לשונות האומות תדע באמת שקצתם דומה מאד לקולות החזירים וקצתם דומה לקולות הצפרדעים וקצתם דומה לקולות העגור. וגם תמצאם עם זה עמקי שפה וכבדי לשון בתנועת פיהם ושפתותיהם כי יש מהם שמוציאים קולם מבפנים מתוך גרונם וקצתם יעוותו פיהם וישרק וקצתם ינער ויצעק בקולו כולו ומהם שלא יהיה קולו נשמע כלל ולא יתבאר ממנו שום דבר. ויש מהם מי שיפתח פיהו מאד ויוציא לשונו ומהם מי שלא יפתח לשונו כלל ולשונו יתראה כמבוטל בטול מאיחור התנועה כאילו לשונו קשור וכבד.

[57] אמר משה: אלראזי וזולתו הקשו על גליאינוס זה המאמר ועניין הקושיא הוא ששם לשון היונים מיוחד באדם וגנותו לכל בני אדם זולתו מן הלשונות. וידוע כי הלשונות למודיות ושכל לשון למי שלא ידעהו ולא גדל עליו הוא כבד עליו ומגונה. זאת כונת כל מי שהקשה על זה המאמר. ואני מה שנראה לי שמה שאמר גליאינוס בזה המאמר הוא האמת. והוא כי שנוי תנועות המלות ושנוי תנועות כלי הדבור בדבור הוא נמשך אחר שינוי האקלים כלומר שינוי מזגי בעליה ושינוי צורות אבריהם ושיעוריהם הפנימיים והנראים.

[58] וזכר זה אבונצר האלפרבי בספר האותיות כי כמו שהאקלים הממוצע יותר שלם בדעה ובצורה ויותר טוב בכלל כלומר דמות יותר מסודר וצורה יותר נאה בכלל ויחס האברים יותר

---

2 והדם אשר יתפרנס ממנו הטחול הוא יותר שחור: om. ב 3 אודם: צלול פ 6 ובולידי: ובְוּולְדִי ב ובבלידי ג ובְוֹולֵדִי ד ובִוּלִידִי פ 10 ויותר פתוחה: وأشبهها بالأنس a 12 העגור: الشقّراق a 12–13 עמקי שפה וכבדי לשון בתנועת פיהם ושפתותיהם: سمجة المخارج في حركات اللسان والشفتين والفم كلّه a 13 גרונם: بمنزلة من يخرّ add. a 14 ינער: ينعر a 16 כמבוטל בטול מאיחור התנועה: عطلا عسر الحركة a 18 לכל בני אדם: لكلّ ما a 19 הוא כבד עליו ומגונה: سمجة مستثقلة معجمة a 20 ואני מה שנראה לי שמה שאמר גליאינוס בזה המאמר הוא האמת: om. פ ‖ האמת: בלתי אמתי ג 21 תנועות המלות: مخارج الحروف a 22 בעליה: יושביו בגד¹מי¹ 23 שהאקלים: أهل الأقاليم a 24 ובצורה ויותר טוב בכלל: وأحسن صورة على العموم a ‖ וצורה יותר נאה בכלל: وتخطيطا a 24–260.1 ויחס האברים יותר ממוצע במזג: وأحسن تناسب أعضاء وأعدل مزاجا a

ממוצע במזג מאותם האקלימים הרחוקים בקצוות הצפון והדרום כן חיתוך המילות אשר לבעלי האקלים הממוצעים ותנועת כלי הדבור מהם במאמר יותר ממוצע ויותר קרוב לדבור האדם מחתוך מלות זולתם ותנועת כלי הדבור מהם כלומר בעלי האקלים הרחוק העומד בקצוות ולשונותם כמו שזכר גליאינוס. ואינו רוצה לומר גליאינוס לשון יונים בלבד אלא דומיה כמו כן והם לשון היונים והערביים והעבריים והאשורי והפרסי אילו הם לשונות בעלי אילו האקלים הממוצע והטבעי להם לפי השתנות מקומם המתקרב.

אמנם הלשון העברי והערבי היא הסכמת כל יודע שני הלשונות ששניהן לשון אחד בלא ספק והלשון האשורי קרוב מהם מעט והיוני קרוב מהאשורי וחתוך מלות אילו הלשונות הארבעה אחד הוא מלבד מעט מלות אפשר שהן שלשה או ד׳. אבל הפרסי הוא יותר רחוק מאילו ובחתוך לשונם כמו כן שנוי יותר. ואל יטעך היות בעל האקלים האמצעי שידברו היום בלשון רע מאד כי הם נעתקים אל אותו המקום ממקום אחר רחוק כמו שנמצא איש ערביי או עברי בקצוות הדרום והוא ידבר שם בלשונו אשר גדל בו בעירו.

[59] אמר משה: מן הידוע שהפילוסופים אמרו כי לנפש חולי ובריאות כמו שיש לגוף בריאות וחולי. ואותם חוליי הנפש ובריאותם אשר זכרו אותם ורמזו עליהם הם במדות ובדעות בלא ספק וזה בלא ספק גנאי באדם. ועל כן אני קורא הדעות שאינם אמתיים והמדות הרעות לפי רבוי שינוי מינם החוליים האנושיים. ומכלל החוליים האנושיים חולי כולל אפשר שלא ינצל מהם אלא אנשים מיוחדים ובזמנים רחוקים וישתנה אותו החולי בבני אדם בתוספת ובחסרון כשאר החוליים הגופניים והנפשיים. וזה החולי אשר אני רומז עליו במקום זה הוא שכל אדם הוא חושב בעצמו שהוא שלם יותר ממה שהוא והוא רוצה שדעתו יהיו נוהגין בני אדם ומאמין שהוא שלימות לו וירצה שזה יהיה והוא לא יטרח בזה ולא יתעסק בו.

ומבעלי זה החולי הכולל נמצא מינים מבני אדם בעלי זריזות והבנה שידעו אחת מהחכמות הפילוסופיות או העיוניות או שידעו אחת מהחכמות המקומיות והיו מהירים באותה החכמה אשר קנה וידבר אותו האדם באותה החכמה אשר קנה ובחכמות אחרות לא ידע שום דבר כלל או שידע בהן מעט וישים דבריו באותן החכמות שהיה בהן מהיר וכל שכן אם היה אותו האיש נזדמן לו מזל מן המזלות הנחשבים ובני אדם עוינים אותו בעין הגדולה והמעלה וההקדם וידבר מאמרים בתוך מי שיקבלם ולא יסתור עליהם ולא יקשה לדבריו. כי כל אשר התגבר בו

---

1 מאותם האקלימים: من أهل تلك الأقاليم a 1–2 הרחוקים בקצוות הצפון והדרום כן חיתוך המילות אשר לבעלי האקלים: om. פ 3 זולתם: أولائك a 4 בקצוות: העולם add. בגדמ 5 והעבריים: והעבראניים בגדמ ‖ והאשורי: والسريانيين a 8 האשורי: السريانية a ‖ מהאשורי: من السريانية a 10 יותר (= أكثر BELP): كثير a 15 גנאי: خصيصة a 17 ובחסרון: ובגרעון דמ 19–20 והוא רוצה שדעתו יהיו נוהגין בני אדם ומאמין שהוא שלימות לו: يريد ويشتهي أن يجوز كلّ ما يعتقده كمالا a 19 שדעתו: שדעתן פ נ׳ שרובן פ1 ‖ ומאמין: נ׳ שמאמין פ1 21 מינים: אישים ב1ד1מ1 ‖ זריזות והבנה: הבנה בפמ1 זריזות גמ 22 או (= ELP): om. a ‖ העיוניות: أو العلمية add. a 24 החכמות: שלא היה בקי בהן כאותן החכמות פ1 add ككلامه في ذلك العلم add. a 25 הגדולה והמעלה וההקדם: الرئاسة والتقدّم a ‖ והמעלה: שררה ב1ד1מ1 ‖ وصار من أرباب الصدور add. a 26 וידבר מאמרים בתוך מי שיקבלם: ويتلقى قوله بالقبول a

זה המזל הנחשב ויתחזק בו יכנס בו החולי ויתחזק ושב אותו האדם ינוח עם הזמן ויאמר מה שיש לו לומר לפי מחשבותיו ודמיוניו או לפי ענייניו או לפי שאלותיו אשר ישאלו לו ויענה במה שיהיה נעור אחר שאינו רוצה לומר שיש דבר שאינו יודע אותו. והגיע מעיקר זה החולי בקצת בני אדם והוא שלא יסתפק בזה השיעור אבל יטעון ויבאר שאותן החכמות שלא יודה הוא בהן שהן טובות יאמר בהן שהן בלתי מועילות ואין צורך אליהם ושאין שם חכמה שראוי לבלות זמנו שלאדם בה אלא אותה החכמה אשר יודה הוא בה לא חכמה אחרה בין שהיתה פילוסופית או מקומית והרבה הם שחברו ספרים ותפשו בהם על חכמות לא יודו בהם. זה הכלל כי זה החולי יש לו גבול רחב מאד ובהסתכל האדם מאמר האיש הזה החולה בעין ההודאה יתבאר לו שיעור חוליו זה ואם זה האיש קרוב מן הבריאות או קרוב מן המכשול.

וגליאינוס הרופא זה השיגו מהחולי הזה מה שישיג למי שהוא כמותו ומן הכת שלו בחכמות. כי זה האיש היה מהיר ברפואות מאד מאד יותר מכל מה ששמענו או ראינו מאמרו וכן מצא בניתוח מציאה גדולה והתבאר לו בזמנו מה שלא התבאר לזולתו כמו כן מפעולות האברים ותועלתם ויצירתם ומענייני הדפק כמו כן עניינים שלא התבארו בימי אריסטו׳. והוא בלא ספק כלומר גליאינוס הרגיל בהרגלים וקרא הגיון וקרא ספרי אריסטו׳ בטבעים ובאלהיים אבל קצרה ידו בכל אילו. ובטוב שכלו וזכותו אשר שימש ברפואות והיותו מצא מה שידעו הוא בקצת מיני הדפק והניתוח והתועלות והפעולות יותר אמת מאשר שזכרו אריסטו׳ בספריו בלא ספק לפי דעת מי שיודה על האמת והביאו אותו המאמר לדבר בעניינים שהוא בהם קצר מאד וישמש זריזותו בהן.

ויתפוש על ארוסטו׳ כמו שידעת בהגיון וידבר באלוהיות ובטבעים בדברו בספרו מה שהאמין לעצמו ובדברו בספרו שעשה בדעות בקרט ואפלטון וספר הזרע שתפש על אריסטו׳. וכן חבר ספר בתנועה ובזמן ובאפשר ובמניע הראשון ויביא בכל אילו מה שהוא ידוע לבעלי זה העניין ובא עד כך עד שחבר ספרו המפורסם במופתים ואמר בו שהרופא לא יוכל להיות שלם ברפואות אלא עד שידעהו ושהוא מועיל מאד לרופא. וקצר בהקשים לפי הצריך לו במופתים לפי דברו ושאותם ההקשים הם המועילים ברפואות וזולתו ועזב מה שזולת זה. והיו הקשיו אשר זכר אינם היקשי המופת כלל ועזב ההקשים המועילים מאד במלאכת הרפואות ואמר שהם אינם צריכים כלל וכל עסק שעסק אריסטו׳ וזולתו בהם היה אבוד הזמן.

1 יכנס בו: تمكّن a ‖ ינוח: ד[1] ישלם ב[1]גדמ[1] يهذي a 2 מה שיש לו לומר: ما عنّ له أن يقول a 3 במה שיהיה נעור: بما عنّ له a ‖ מעיקר: استحكام a 5 יודה הוא בהן: יאמר הוא בהן **בדמ** יודה בהן **גד[1]מ[1]** 6 יודה הוא בה: يحسنه هو a 7 מקומית: وضعيا a ‖ ותפשו בהם על חכמות: ردودا على علوم a 8 יודו בהם: يحسنونها a ‖ גבול: عرض a 9 ההודאה: الإنصاف a 10 המכשול: العطب a 13 מה שלא התבאר (ما لا يتبيّن B): om. a 15 הרגיל בהרגלים: ارتاض في رياضيات a 17 מיני: أحوال a 18 המאמר: om. a 19 וישמש זריזותו בהן: وتضارب المهرة فيها a 21 שתפש על: المضمّنة ما تضمّنته من الردود على a 23 ובא עד כך עד: وانتهى به ذلك إلى أن a 27 בהם: הכל **בגדמ** add.

כל זה באר אבונצר האלפראבי כי הוא עזב ההקשים האפשריים וההקשים המעורבים וקצר על ההקשים המוחלטים והם הנמצאים ולא יאבה שההקשים המופתיים הן הכרחיים לא בעלי מציאות ושהדבר המועיל ברפואות וברוב המלאכות הם ההקשים האפשריים והמעורבים ושמע דברי אבונצר האלפראבי בזה. אמר בפירושו בהקש הגדול בלוקחו לפרש אותה ההקדמה אשר הקדים לאפשר ולהקשים האפשריים. אמר אבונצר: ואין העניין בזה כמו שחשבו גליאינוס הרופא כי הוא זכר בספרו אשר קראו ספר המופת כי העיון באפשר ובהקשים ההווים ממנו הוא מותר. ושהטוב שבאנשים בעיון בהקשים האפשריים הוא גליאינוס הרופא אבל היה ראוי לו שהיה משמש רוב השגחתו בספרו אשר קראו ספר המופת בהקשים האפשריים כי הוא אמר שהוא אמנם חבר ספרו במופת להיות תועלת ברפואות. למצוא חלקי מלאכת הרפואות וההקשים אשר יעשה אותם הרופא בידיעת החוליים הפנימיים וסבותם בכל אחד ואחד מאותם שהרופא ירצה לרפאותם וכולם הם הקשים אפשריים אין בהם הכרחי אלא המוכרח אשר אפשר שיצא חוץ למלאכת הרפואות. ועל כן היה ראוי לו שלא היה מדבר בספרו אשר קראו ספר המופת אלא בצורות ההקשים האפשריים לבד מבלתי הנמצאים ועם שהוא קצר בספרו על הצורות שהם בעלי מציאות להיותו מקצר מן ההקשים לפי מה שיועילו במופתים כי הצורות הנמצאות אינם נמנים לפי המופתים כי המופתים אינם נעשים מזה החומר אבל הן נעשין מהצורות ההכרחיות לבד. עד הנה דברי אבונצר.

[60] ובקחת אריסטוטו׳ בביאור ההקשים המעורבים מאפשריים ומוחלטין אמר אבונצר בביאור אותו המאמר מה שזה לשונו אמר: זה השער גדול התועלת מאד יותר תועלת מהאפשרית הפשוטה מפני שהמלאכות המלאכיות כלם נעשות בזה השער וכל שכן בהוציא הדברים החלקיים העתידים אם יהיו או לא יהיו ברפואות ובעבודת האדמה ובמלחות ובהנהגת המדינות ובמליצות ובהודעות ובכל אשר ישתמש בו ממה שיצטרך בו אל הקדמת ההכרות ומה שבספר בקראט הרופא בהקדמת ההכרות ודומהו מהספרים הכל יהיה ניתך אל אלו ההקשים. נשלם מה שאמר אבונצר.

[61] והשתכל והפלא מעניין גליאינוס והיותו מאריך לשבח ההגיון בכל ספריו ויאמר כי חולי בעלי זמנו מן הרופאים וסבת קצורם אמנם הוא מיעוט היותם נושאים ונותנים בהגיון ושסבת המהירים שברופאים הוא היותם מרגילים בהגיון ויחשוב תמיד להראות צורך הרופא אל ההגיון. ובחברו אותו הספר לא הספיק לו שהוא לא זכר ולא מין אחד ממיני ההקשים האפשריים והמעורבים אשר המה לבדם המועילים ברפואות עד שבזה העוסק בהם ואמר שהם אין צריך אליהם כלל. ואין שום אדם משים ספק כי גליאינוס קרא ספרי אריסטו׳ בהגיון והבינם יותר מזולתו. אבל מפני אותו החולי הכולל אשר אנו מדברים בו נדמה לו שהוא הבין

2 הנמצאים: בעלי המציאות **בד^{1}מ^{1}** ‖ יאבה: يأبه a 5 כמו: **ד^{1}מ^{1}** לפי **דמ** 7 מותר: דבר נוסף **בד^{1}מ^{1}** 9 ברפואות: والقياسات التي يستعملها الطبيب add. a 14 ועם שהוא: وعلى أنّه إن كان إنّما a 19 בהוציא: في استنباط a 21 ובהודעות: والمشهورات a 24 והשתכל והפלא: واعجب a ‖ מעניין: هذا add. a 25 וסבת קצורם אמנם הוא מיעוט היותם נושאים ונותנים בהגיון: om. **פ** ‖ היותם נושאים ונותנים: خبرتهم a 26 המהירים שברופאים: مهارته a 27 ובחברו: **בד^{1}מ^{1}** ומפני שחיבר **בגדמ** 30 מזולתו: ممّن هو دونه add. a

מלאכת ההגיון ושאר החכמות העיוניות כמו שהבין מלאכת הרפואות ושמהירותו באותן החכמות כולן כמהירותו במלאכת הרפואות והכניס עצמו בכל מה שהכניס.

ולא עמד על כל זה הגדר אלא מחוזק הנאתו במה שנראה לו מקצת תועלת האברים חשב להתנבאות ואמר כי מלאך בא אליו מאת השם ולמדהו כך וצווהו כך. והלא הוא אילו עמד על זה ושם עצמו בכלל הנביאים עליהם השלום ולא הורס בהם. אבל לא עשה כן רק סכלותו הביאהו להקיש בין עצמו ובין משה רבינו עליו השלום וייחס לעצמו השלימות ונתן הסכלות למשה רבינו עליו השלום. יתעלה הבורא מדברי הסכלים.

ועל כן טוב בעיני להשמיעך דבריו שלגליאינוס בלשונו כי המספר בכפירה אינו כופר ואשיב עליו לא כתשובת מי שמשים עצמו בעניין הגדול הזה כיון שאין משה רביני עליו השלום אצלו כמו שהוא אצלינו אנחנו קהל המאמינים בדתו. אבל אבאר בתשובתי זאת כי הסכלות אשר יחס לנביאנו משה עליו השלום לא יחייבהו שגליאינוס הוא הסכל באמת. ואשים מאמרי ביניהם כאילו אני מדבר בין שני אנשים חכמים האחד יותר שלם מן האחר לא שאכריע בין דברי הנביא הגדול ובין אדם רופא כיון שככה צריכה להיות ההוראה בהתחלת העיון.

[62] ואומר כי גליאינוס בבארו במאמר הי״א מתועלת האברים תועלת היות שער הגבות בלתי נארכים כשער הראש ותועלת היות שער העפעפים עומדים זקופים ואינן נארכין אמר מאמר זה לשונו: נאמר כי הבורא יתברך צוה לזה השער שיהיה נשאר על שיעור אחד ולא יהיה מאריך יותר משהוא ארוך בכל זמן והשיער קבל מאמרו והאמין בו ונשאר כן ולא מרה במה שצוה בו או מפני פחד ואימה מעבור מצות הבורא או שהתבייש מן הבורא אשר צוהו זה הדבר או שהשיער בעצמו היה יודע שזה יותר ראוי ושהושם לעשות זה? אבל משה זה הוא דעתו בדברים הטבעיים וזה הדעת אצלי יותר ניאות ויותר משובח שנחזיק בו מדעת אפיקורוס אלא שהיותר טוב הוא לבלתי האמין בהם כולם ושנשמור כי הבורא הוא התחלת כל נברא כמו שירצה אמר משה ותוספת ההתחלה אשר בעבור החומר אשר ממנו נברא.

כי בוראינו שם הגבות ושיער העפעפים צריכים להיותם נשארים על שיעור אחד מן האורך כי כל זה היה יותר ניאות ויותר מתוקן. ובדעתו כי זה השיער היה ראוי שיושם על זה שם תחת העפעפים גוף קשה דומה לדבר תנוכי בלע׳ קרטילייני ותמשך באורך העפעפים ופרש תחת שיער הגבות עור קשה דבק בתנוך הגבות כי לא היה מספיק לו שיהיה השיער על שיעור ידוע

2 והכניס עצמו בכל מה שהכניס: فتعرّض لكلّ ما تعرّض له a 3 עמד על: وقف عند a ‖ כל: om. a 4 והלא הוא אילו: فيا ليته a 5 הורס בהם: يتهافت إليهم a 13 שככה צריכה להיות ההוראה: إذ هكذا هو الإنصاف a ‖ בהתחלת: في معرض a 14–15 היות שער הגבות בלתי נארכים כשער הראש ותועלת: om. ב 15 נארכים: وينسبل a 16 נאמר (= نقول B): أتقول a 17 והאמין בו: وأطاع a 18 או שהתבייש: وإمّا للمجاملة والاستحياء a 19 ושהושם: وأجمل a 20 יותר ניאות ויותר משובח: יותר משובח ויותר ניאות פ ‖ שנחזיק בו: om. פ 22 שירצה: om. a ‖ אמר: האמין פ[1] 24 כל: om. a ‖ ובדעתו: וכאשר ידע ב[1]ג[1]ד[1]מ[1] 25 קרטילייני: קַרְטֵילַיְנִי ב 26 שיער: om. a ‖ שיהיה השיער: في بقاء هذا الشعر a ‖ ידוע: واحد a

מהאריכות כשהבורא ירצה שיהיה כן כמו שהוא אילו היה רוצה שישים האבן בן אדם בבת אחת בלתי שישתנה האבן בשינוי הניאות לזה לא היה זה אפשר.

וההפרש אשר בין אמונת משה ואמונתינו ואמונת אפלטון ושאר היונים הוא זה: משה יאמין שיספיק הבורא ברצותו ליפות החומר ולתקנו אין שם אלא שתתיפה ותתקן מיד כי הוא חושב שהדברים כולם אפשריים אצל הבורא ושהוא אילו רצה שיברא מהדשן סוס או שור היה נברא מיד. אבל אנו אין זה בדעתינו אבל נאמר כי מן העניינים עניינים בעצמם בלתי אפשריים וזה עניינים לא ירצה הבורא כלל שיהיו אבל ירצה שיהיו הדברים האפשריים ומן האפשריים לא יבחר אלא הטוב שבהן והיותר ניאותים והיותר נכבדים. ועל כן מפני היות היותר ניאות והיותר ראוי לעפעפים ושער הגבות שיהיו נשארים על שיעורם באורך ולפי מניינם אשר הם עליו תמיד לעולם אבל נאמר בזה השיער שהבורא רצה שיהיה לפי מה שהוא עליו והיה מיד כמו שרצה הבורא. כי אילו רצה אלף פעם שיהיה זה השיער לפי זה לא יהיה זה לעולם אחר ששם גידולו מעור לח אלא שהוא אילו לא נטע שרשי השיער בעצם קשה היה עם שהוא משתנה מאד מאשר הוא בו לא היה נשאר כמו כן עומד זקוף.

ואחר היות זה כן אנו נאמר שהבורא שם שני אילו העניינים האחד מהם לבחור הטוב שבעניינים והיותר מתוקן והיותר ניאות במה שיעשה והשני לבחור החומר הניאות. כי מפני שהיה היותר טוב והיותר ניאות שיהיה שיער העפעפים עומדים זקופים ושיהיו תמיד נשארים כך על עניין אחד בשיעור ארכם ומניינם שם שורש השיער נטוע בגוף קשה ושאילו נטעו בגוף רך היה יותר סכל ממשה ויותר סכל מאיש ממונה על חיל נקלה שישים שורשי חומת העיר שלו או המגדל על אדמה רכה ונשקעת במים ועל כן נשאר שער הגבות והתמדתו על עניין אחד אבל בא מפני שבחר בחומר. תמו דברי גליאינוס.

[63] אמר משה: כשיעיין בזה המאמר איש מתפלסף יודע בעיקרי הדתות המפורסמות בזמנינו התבאר לו בלבול זה האיש. ושזה המאמר אינו מסודר כולו לפי דעת המאמינים בדת ולא על דעת המתפלספים כי שורשי שתי הדעות לפי דעת גליאינוס הוא בלתי מקוימים ולא מוגבלים. אבל הוא מדבר בעניינים שהוא סכל בשורשיהם כמו שנבאר עתה. כי הוא ייחס למשה ע״ה בזה המאמר אשר זכר ארבעה דעות. הדעת הראשון והוא אחד מהארבעה הוא דעת משה ע״ה אבל השלשה הדעות הנשארים אינם מדעת משה אבל גליאינוס במיעוט דעתו והשגחתו במה שידבר בו זולתי מלאכת הרפואות חשב שהדעות אשר זכר הוא דעת אחת. ועוד אני אומר כי אותו הדעת האחד שהוא דעת משה ע״ה כמו שזכר גליאינוס הוא ענף יוצא משורש דתו ויסודו ויסוד דת אברהם אבינו ע״ה ודבריו אינם סותרים זה את זה ולא

3 יאמין: יאמר **ב**[1]**מ**[1] 10 אבל: لسنا a 11 אלף: ألف ألف a 12 בעצם: בגוף **ב**[1]**מ**[1] 15–16 במה שיעשה והשני לבחור החומר הניאות. כי מפני שהיה היותר טוב והיותר ניאות: **פ** om. 17 שורש השיער נטוע: مغرس الشعر ومركزه a 18 ממונה: אדון **ב**[1]**ד**[1]**מ**[1] ‖ שורשי: יסודות **ב**[1]**ד**[1]**מ**[1] 19 ועל כן: وكذلك a 22–23 המאמינים בדת ולא על דעת המתפלספים כי שורשי שתי הדעות לפי דעת: **ב** om. 26–27 דעתו והשגחתו: تحصيله وتحريره a

נתבלבלו אבל ענפיהם יצאו משרשיהם. ושזה המאמר כולו אשר זכרו גליאינוס במקום זה על עצמו ואמר שזה אנו מאמינים אין ראוי כלל להאמינו אבל שאמר ראוי להאמינו אבל זה שאמר ראוי להאמנת זולתו ומאמריו היו מבולבלים ומצטערים ולא היו נמשכים ענפיו אחר שרשיו.

[64] ועתה אתחיל לבאר אותם הדעות הארבעה אשר יחסם אל משה ע״ה בזה המאמר. האחד והוא הראשון אמר שהאלהים צוה לשערות הגבות שלא יהיו מאריכים וקבלו מאמרו ואמר כי זה דעת משה בדברים הטבעיים. וזה אינו דעת משה כי הבורא לא יצוה ולא יחדל אלא לבעלי הדעת לפי דעת משה. והדעת השני אומרו כי משה יאמין שהעניינים כולם אפשריים לבורא וזה גם כן אינו דעת משה אלא דעתו כי לא יתואר הבורא ביכולת על הנמנעות. אבל גליאינוס בחריפותו לא שם לב ולא הרגיש למקום השינוי כי יש שם דברים שיאמר משה שהם מכת האפשר וזולתו יאמר מכת הנמנע. וזה השינוי באותם הדברים ענף דבק לשינוי שנפל בשרשים. וגליאינוס לא יאבה בשום דבר מזה ולא ידענו אבל הוא מכה לבד. והדעת השלישי אומרו כי משה ע״ה יאמין שהבורא אילו רצה שיברא מן הדשן סוס או שור פתאום ברגע אחד היה נברא מיד. זה אמת שהוא דעת משה והוא ענף דבק לשורש שורשו כמו שנבאר.

והדעת הרביעי אומרו שמשה יאמין שהבורא לא יבחר אלא החומר הניאות לכל אשר ירצה מציאותו לפי תואר אחד כמו שזכר מהיותו בוחר גוף תנוכי תחת העפעפים. ומשה ע״ה לא ימנע זה ולא יחלוק בו וכיון שבאר משה שהבורא לא יעשה דבר לבטלה ולא כמו שיזדמן אבל כל מה שברא הוא טוב מאד ובקושט וביושר כמו שבארתי במה שדברתי בשורשי הדת.

ויהיה נודע מזה הכלל בהכרח כי העינים אמנם ניקבה מהם הקרום הענביי בעבור הראות ושהעצמות נתקשו ונתיבשו למען השען עליהם וכן כל מה שבגופות החי אבל כל מה שבמציאות כמו שאמרו הנביאים הנמשכים אחר משה כי כל מה שברא הבורא בחכמה בראו. וגליאינוס הבין זאת האחת מדעת משה והוא היות הדבר פתאום על זולתי הנהוג הטבעי כהתהפך המטה נחש והעפר כינים ועל כן היה אפשר אצלו שיצוייר מן הדשן סוס או שור פתאום והוא דעת משה. ואילו כולם ענפים דבקים לעיקר שיאמינהו משה ע״ה שהעולם מחודש. כי עניין חדוש העולם הוא שהבורא יתעלה הוא הקדמון הנצחי לבדו לא זולתו עמו ושהוא חדש העולם אחר העדר גמור והמציא אילו השמים וכל מה שבהם והמציא החומר הראשון תחת השמים והיות מהם ארץ ומים ואויר ואש וטבע אילו הגלגלים על אילו ההקפים המשתנים כמו שרצה וטבע אילו היסודות וכל מה שנתרכב מהם על אילו הטבעים אשר אנו רואים אחר שהוא נתן להם הצורות אשר בהם היה להם טבע. וזהו שורש אמונת משה ע״ה. ואחר שהיה החומר הראשון נמצא אחר העדר ונטבעה על מה שנטבעה עובר הוא שיעדרה

1 ענפיהם יצאו משרשיהם (= بل تبعت فروعها أصولها BELP): بل تبعت أصولها وفروعها a 2 אנו מאמינים (= إيماننا B): إيمانه a 3 היו מבולבלים ומצטערים: فاضطربت a 7 יחדל: نهى a
10 בחריפותו: بتحريفه a 11 מכת: من قبل a 12 יאבה: يأبه a ‖ מכה: يخبط a 14 מיד: om. a
18 וכיון (= ومنذ BELP): ومما a 24 שיצוייר: أن يصير a 28 והיות (= وكون): وكوّن a

הבורא שהמציאה וכן הוא עובר שישנה טבעה וטבע כל דבר מורכב וישים לה טבע זולתי אותו הנח כמו שמצאה פתאום.

וכן כל אשר בטבע ההוייה וההפסד וישנה אותו ממה שהוא עליו לפי שדעת משה ע״ה שהוא משער האפשר אשר יתואר הבורא ביכולת עליו ותתלה בו הרצון. כי אם רצה הבורא שהעולם יהיה נשמר כמו שהוא לעולם ועד ולנצח נצחים יעמידהו וישאירהו. ואם ירצה שיעדיר הכל ולא ישאר זולתו ית׳ יעשהו והוא היכול על זה. ואם ירצה ישאירהו על טבעו בכל חלקיו וישנה הויה אחת מחלקי ההוייה מדרך טבעה. והנפלאות כלם הם מזה הכת. וכן תהיה הנפלאה האחת למי שראה אותה מופת נחתך על חדוש העולם. רצוני לומר בנפלאה במקום זה מה שהיה בו היותו על זולתי טבע ההוייה הנהוגה תמיד והוא שני מינים או שיתהוה הדבר אשר טבעו שיהיה על מדרגות מיוחדות ובזמנים מיוחדים תמיד זולתי אותם הזמנים הנהוגים אבל יתהפך פתאום כהתהפך המטה נחש והעפר כינים והמים דם והאויר אש והיד הנכבדה הקדושה לבנה וכל זה היה פתאום. או שיתחדש מה שאין בטבע זה המציאות הנח שיתהוה בו כמו זה המתחדש לעולם כמו המן שהיה בקושי עד שהיה צריך לטחון ולעשות ממנו לחם וכשהשמש היה מתחמם עליו היה ניתך וניגר ושאר מה שספר התורה במן מן הנפלאות. כל אילו ודומיהם משער האפשר אחר שהעולם היה מציאותו לפי מה שנמצא באפשרות. אבל על דעת מי שיאמר בקדמות העולם כל אילו הם מן האפשריים אצלינו ואצלו מן הנמנעות כי מאמין הקדמות יאמר שזה העולם בכלל האלהים פועלו כולו והוא עלת מציאותו וזה העולם כאשר הוא נתחייב מציאותו ממציאות הבורא כהתחייב העלול לעלה אשר לא יבדילנה כלומר כהתחייב מציאות היום במציאות השמש או התחייב הצל עם הגוף העומד והדומים לאילו.

[65] כי בעל זה הדעת שהתנועה לא הווה ולא נפסדת ועל כן השמים לפי דעתו קדמונים והחומר הראשון לא הווה ולא נפסד ולא סר ולא יסור לעולם הוא כך על זה הטבע. וכל מה שיבוא נגד זה מההוייה וההפסד הוא נמנע אצלו ועל כן נתחייב שהאפשר אצלו שיתהוה פתאום מה שאין בטבעו שיתהווה פתאום ולא שיתהוה מה שאין בטבע זה החומר שיתהוה ולא ישתנה עניינו מענייני המציאות העליון והתחתון ממה שהוא עליו. ואצל מי שיבין הוא מבואר מה שיתחייב מהדעות כי האומר בקדמות העולם לפי זה לא יהיה לבורא רצון מתחדש ולא בחירה ואין במציאות אפשר תהיה יכלתו ורצונו תלויים בו עד שהוא על דרך משל לא יהיה יכול להביא גשם או להוריד מטר בשום זמן כשירצה או למונעו כיון שירידת המטר בזה הטבע הנח הוא נמשך אחר הכנת האידים והאויר הממציאים המטר או המונעים אותו. וכל זה נמשך אחר הכנת החומר אשר אין פעולת הבורא בה

1 עובר: אפשר פד1 2 הנח: المستقرّة a دفعة add. a 3 וכן (= وكذلك): ولذلك a 7 טבעה: فعل add. a || וכן (= وكذلك): ولذلك a 8 שראה אותה: שהיא אצלו בריא דמ add. 10 מדרגות מיוחדות: סדר מיוחד ב1ד1מ1פ 16 הם מן האפשריים אצלינו ואצלו: ד om. 17 והוא: בגדמ om. أيّ a 18 כאשר הוא: على ما هو عليه a 23 נתחייב שהאפשר: فليس ممكن a 24 שיתהווה פתאום: בפ om. 25 עניינו מענייני: حالة من حالات a 29 הנח: ב1ד1מ1 המיושב בדמ הנח המיושב גפ || הממציאים (= الموجدين): الموجبين a

כלומר כי כל מה יהיה מוכרח בחומר לא יוכל להקל אותו ומה שיהיה נמנע הוייתו לא יוכל להמציאו כיון שאין החומר אבל ככה מציאותה המחוייב לה לנצח נצחים. הנה התבאר לך מה שיתחייב מן הדעות למי שיאמין בקדמות העולם ומה שיתחייב למי שיאמין בחדוש העולם.

[66] וגליאינוס זה המהביל סכל בלתי שלם בכל מה שידבר חוץ ממלאכת הרפואות יאמר ויבאר פעמים רבות שהוא מסופק בזה העיקר כלומר חדוש העולם ולא ידע אם הוא קדמון או חדש. וזה תימה גדול למה הוא מסופק בזה העיקר והנהיג דבריו כולם בדברו בשערות הגבות והעפעפים על שורש קדמות העולם ועל כן יאמר כי כל מה שיבוא מוכרח בחומר הוא בלתי אפשר ולא יתואר הבורא שיוכל עליו ואפילו רצה אותו אלף פעם ואמר כי אין הרצון מספיק אלא במקום שהחומר ניאות לזה.

[67] ואמר שהבורא התחלת בריאת כל נברא כמו שאמר משה ותוספת ההתחלה אשר בעבור החומר אשר ממנו נברא. זה מה שאמר גליאינוס אם כן הוא כמו כן יאמין קדמות החומר כקדמות הבורא וששניהם התחלה לברואים שנבראו. וזהו המאמר בקדמות העולם אשר יאמין גליאינוס שהעניין בזה הוא מסופק בו ועל כן היה מחויב לו שיהיה מסופק לו כמו כן אם הסוס מתהוה מהדשן בבת אחת אפשר כמו שאמר משה ע״ה או נמנע כמו שיאמר מי שגזר גזירה בקדמות העולם. והיותו מסופק בעיקר וגזר הדין בענף הוא ראייה מבוארת על סכלותו בחייב זה הענף לאותו השורש.

וכן מאמרו כי מן הדברים דברים בעצמם בלתי אפשריים לבורא הוא אומר בקדמות החומר. ויותר נפלא משאר הדברים אומרו כשידע הבורא כי שערות הגבות הוא היותר טוב לו שלא יאריכו ואומרו אמנם ירצה הבורא שיהיו הדברים האפשריים ומהאפשריים לא יבחר אלא הטובים שבהם. וזה תמה גדול זה העולם וזה הרצון והבחירה אשר יתואר הבורא בהן לפי דעתו והיות במציאות דברים אפשריים לבורא על אי זה משתי העיקרים בנה מאמרו וגזר דינו בו על דעת הקדמות או על דעת החדוש.

[68] וכבר בארתי לך כי על דעת אמונת קדמות העולם לא יהיה נשאר לבורא רצון ולא בחירה ולא ישלם בנמצאות אפשר שיהיה בוחר בו או שיחדשהו. אבל יתאמת מה שאמרו באילו המאמרים לפי דעת חדוש העולם והיות החומר מחדשו. והשתכל איך יערב בדבריו דברים שמהם יהיה מחייב חדוש העולם עם דברים יתחייב מהם קדמות העולם ויחשוב על הכל אמונה אחת ודעת אחד ואם העולם קדמון או מחודש מסופק אצלו. וכל מה שאמר בזה המאמר המעורב הוא מבואר נגלה אצלו והוא האמונה המיוחדת וגזר הדין בה זה ראייה ברורה על

1 יהיה מוכרח: يعتاص a 2 החומר: كوّنت add. a 5 המהביל: המבהיל **בגדמ** المخرّف a 8 שיבוא מוכרח: هو معتاص a 9 אלף: ألف add. a 12 בעבור: من قبل a 16 גזירה: דינו **ד[1]מ[1]** 21 העולם (= العالم): العلم a 22 על אי זה: לפי **ב[1]מ[1]** לפי על אי זה **ד** 25 ישלם: تمّ a 26 מחדשו (= محدثه): محدثة a

סכלותו בעיקרים אשר דבר בהם וענפיו ומיעוט השתכלותו במה שהוא אומר. וזאת היתה כוונתינו באילו הפרקים לא זולת זה ולא הכנסתי עצמי לא לסתור על מי שאמר בקדמות העולם ולא להקשות עליו ולא להוציא דבה אחר שהקדימו לי באילו העניינים דברים הרבה ומאמרים בחיבורים התוריים.

[69] אמר משה: הנה הקדמתי המאמר בפרק אשר קודם זה בחוליים האנושיים וכוונתי בפרק זה ליעצך עיצה תהיה מועילה לך מאד באמונותיך ובדיעותיך. והוא שכל אדם שיספר לך עניינים שהוא אומר שהוא ראם והשיגם בחוש ואע״פ שאותו האדם יהיה בעיניך בתכלית האהבה והאמונה ומדותיו יהיו טובים ויהיה עם זה בעל מוסר מכל מקום השתכל מה שיספר לך. ואם רצונו לחזק דעתו או אמונתו באותו הענין שאמר לך שהוא ראהו לא תשתבש מחשבתך באותם הספורים אבל היה מבחין אותם הדיעות ואותם האמונות לפי מה שיגזור העיון בלא היותך משגיח למה שראה בעיניו בין שיהיה אותו המספר אדם אחד או אנשים הרבה מבעלי אותו הדעת כי הרצון והתאוה יוליך האדם על דברים מגונים וכל שכן בזמן המחלוקת.

[70] ואמנם הקדמתי לך זאת ההקדמה להעירך מעניין גליאינוס זה החכם המשובח שידעת דעתו באברים השריים שהם שלשה והם הלב והמוח והכבד ושאילו השלשה ההתחלות לא תקבל אחד מהם כחו המיוחד בו מאבר אחר. ודעת ארוסטו׳ והנמשכים אחריו כמו שידעת הוא שהאבר השרי לבדו הוא הלב ושהלב ישלח כח אל כל אבר מהאברים באותו הכח יפעל האבר פעולתו המיוחדת לו ועל כן הלב לפי דעת אריסטו׳ ישלח כח אל המוח באותו הכח יפעל המוח פעולתו והוא שיתן החוש והתנועה לשאר האברים. וכן כח הדמיון והמחשבה והזכרון הנמצאים במוח באותה ההתחלה אשר יקנה המוח מן הלב ימצאו בו אילו הכחות ויפעלו פעולתם. וזה הוא האמת לפי העיון כי המוח יפעל פעולותיו וכן כל אבר אמנם יפעל פעולותיו והוא חיי החיים השלימים המיוחדין בו והלב הוא אשר ישלח לו כח החיים המיוחד בו.

[71] והנה דבר בזה זולתו במה שבו מספיק וגליאינוס יאמר שזה כח החוש והתנועה וכן המחשבה והזכרון והדמיון התחלתם הראשון הוא במוח ואין ללב שתוף בזה כלל שהוא כלומר הלב לא יתן למוח כח מרגיש או מניע. והנה ידעת אשר גליאינוס יריב על זה הדעת תמיד בכל ספריו והשתדל לאמת דעתו זה שאמר במאמר השיני מספרו שעשה בדעות אבקרט ואפלטון מה שאמר ושמע מה שאמר לשם.

אמר: אפשר שתגלה על הלב ותעצרנו או תחתכנו או תתלשנו כמו שהוא מבלתי נקוב שום חללי החזה. והיה נהוג ברוב הזבחים שיעשו כן יתראה הבעל חיים ולבו תלוש והושם במקום

2 הכנסתי עצמי: تعرّضت a   8 האהבה והאמונה: الصدق والعدالة a ‖ מכל מקום השתכל: فتأمّل a
9 ואם רצונו לחזק דעתו או אמונתו באותו הענין שאמר לך: ם .om ‖ ראהו: فاتّهمه في ما ذكر أنّه شاهده
add. a   11 למה: ذكر add. a   24 יאמר: يرى a

הקורבנות והוא יתנפש ויצעק צעקות הרבה וינוס עד שיאחזנו המות מרבוי הגרת הדם. זה לשונו.

[72] והפלאו קהל בעלי העיון איך נוכל להאמין בזה הספור עם האמיננו לו במה שזכר בפרק חמישי מההכרות והוא האמת והוא אומרו שם כי על כל פנים יבוא ללב חולי בבוא המות והמות היא נמשכת אחר רבוי רוע מזג הלב כי מה שהוא מרוע מזג הלב הוא גדול השיעור ומיוחד באברים הדומים החלקים לא יהיה נמשך אחריו מות פתאום. ומה שהוא ממנו מיוחד באברים המורכבים המות יהיה נמשך אחריו פתאום. זה לשונו לשם. וירצה ממנו גליאינוס שנאמין אותו בשתי המאמרים כולם אחד מהם והוא שהלב כשמזגו יהיה רע מפני היותו אבר מורכב כי כשישתפך בו חומר ישתנה מזגו או ימרסמנו וימות הבעל חיים פתאום. והמאמר האחר הוא שהלב אם יהיה נעצר או יחתך או יהיה נתלש או ישליכנו במקום אחר והבעל חיים יהיה חי יצעק וירוץ ויתנפש עד שימיתנו רבוי יציאת הדם כמו שזכר בזה המאמר האחר. ואפשר שנאמר לו כמו כן כיון ומיתתו אמנם תהיה נמשכת אחר רבוי יציאת הדם שמא אם היינו מחזיקים בידינו קצוות אותם הגידים אשר יצא מהם הדם בידינו זמן ארוך היה הבעל חיים חי והוא בלי לב וזה פלא.

והתבונן מה שיחיבנו האדם לשמוע דעתו וממה שראוי שנתעורר עליו כי אילו היה אמת מה שזכרהו גליאינוס לא היה לו טענה נחתכת יבטל בו דעת אריסטו׳ בשהתחלת החוש והתנועה מן הלב כי יוכל האדם לבטל לשורש הנותן אחד מהכחות ותהיה אותו הכח נשאר זמן אחד ויעבור אחר כן להפסק ההמשכה לו כמו עין המים שתסתמנו וישארו המים אשר רצו ממנו ברוצם וירוו וילחלחו מה שסביבות העין עד שיעבור אותו המים.

הנה אתה רואה קצת מהמתים יהיה נשאר גופם חם כחמימות החיים ואע״פ שלבם נתקרר ונח כי אותו החמימות היה בא מן הלב קודם נוחו והחמימות יעבור ויתך כיון שלא ימצא מה שיהיה נמשך אחריו. וכן יניעו קצת בעלי חיים איבריהם אחר חתוך ראשם באותו הכח המגיע בעצבים עד עברו. על כן נאמר לו כי ההתחלה אשר שלחה הלב למוח נשארה בו רגע קטן אחר היות מות הלב עד עבור אותו הכח. ולא הגיע לנו מזה הספור אלא על הרבה הרחקה מלקבל לא זולת זה.

אמנם איך יוציא הלב ולא יקוב אחת מחללי החזה הוא שיחתך ממקום החניקה בסוף הצואר ויוציאנו משם בדקדוק מקרומיו ויעזוב קרום הלב כמו שהוא דבק בחזה ובגב. וזה בתכלית קושי כשתעשהו אחר מיתת הבעל חיים אבל בזמן היותו חי כמו שזכר הוא עניין רחוק מאד בתכלית אבל הוא עניין שהבדילו להביא ראיה לדבריו לא דבר אחר.

11 וירוץ: **דימי וילך בדמו** 12 רבוי: إجحاف a 13 בידינו: om. a 15 לשמוע: نصرة a 17 זמן אחד: مدّة ما a 18 ויעבור (= وتنفذ): وتنفد a 19 שיעבור (= ينفذ): ينفد a 21 יעבור (= تنفذ): تنفد a 23 עברו (= تنفذ): تنفد a 24 עבור: (= نفذت): نفدت a 26 ממקום החניקה: من المنحر a

נשלם המאמר הכ״ה ובהשלמתו נשלם ספר הפרקים לרב הגדול הפילוסוף מאור הגולה רבינו משה בן החכם רבי מיימון הקרטבי נר מערבי זצ״ל.

2–1 נשלם ... זצ״ל: נשלם מאמר העשרים שבח לאשר אמר ועשה. זאת העתקת זרחיה בן יצחק בן שאלתיאל מברזלונה אשר בקצה ספרד מפרקי הרב רבינו משה בן עביד אלה מן הערבי אל לשון הקדש ברומי העיר הגדולה שנת ל״ז לאלף הששי ואני המעתיק כתבתיו וסיימתיו היום יום ג׳ שני ימים לחדש אייר שנת חמשת אלפים ומאתים ושמונים ואחד לפ״ג וסימנו לשום לאבלי ציון לתת להם פאר תחת אפר שמן ששון תחת אבל מעטה תהלה תחת רוח כהה וקורא להם אילי הצדק מטע ה׳ להתפאר. סליק סליק פרקי רבינו משה סליק סליק סליק **ב** נשלם המאמר הכ״ה ובהשלמתו נשלם ספר הפרקים לרב הגדול הפילוסוף אור הגולה מורנו רבינו משה זצ״ל בן החכם הגדול מימון הקרטבי נר מערבי. וכתבתי אני שבתי בר יצחק נ״ע זה ספר הפרקים להר״ם במז״ל והוא לר׳ נסים בר׳ מימון הרחמן יזכהו לקרות בו הוא ובנו ובן בנו עד סוף כל הדורות. אנ״ס **ג** נשלם המאמר הכ״ה תהלה לאל יתנשא ויתעלה ובהשלמתו נשלם ספר הפרקים לרב הגדול הפילוסוף אור הגולה מורנו ורבינו משה ז״ל בן החכם הגדול מימון הקרטבי נר מערבי זצ״ל **ד** נשלם המאמר הכ״ה תהלה לאל יתברך ויתעלה ובהשלמתו נשלם ספר הפרקים לרב הגדול הפילוסוף אור הגולה מאור עינינו מורנו רבינו משה ז״ל בן החכם הגדול ה״ר מימון הקרטבי נר מערבי זצ״ל. זאת העתקת זרחיה בן יצחק בן שאלתיאל מברזלונה אשר בקצה ספרד מפרקי הרב רבינו משה בן עביד אלה מן הערבי אל לשון הקדש ברומי העיר הגדולה שנת ל״ז לאלף הששי **מ**

Bibliography

Aristotle, *De anima: Translated into Hebrew by Zeraḥyah ben Isaac ben She'altiel Hen*, ed. by G. Bos, Leiden 1993.

Aristotle, *La traduzione arabo-ebraica del "De generatione et corruptione,"* ed. by A. Tessier, Rome 1984.

Pseudo-Aristotle, *Liber de causis*, ed. by I. Schreiber, Budapest 1916.

Bos, G., *A Concise Dictionary of Novel Medical and General Hebrew Terminology from the Middle Ages*, Leiden 2019.

Bos, G., "Maimonides on Medicinal Measures and Weights", *Aleph* 9, no. 2 (2009): 255–276.

Bos, G., *Novel Medical and General Hebrew Terminology from the 13th Century*, vol. 1: *Translations by Hillel Ben Samuel of Verona, Moses Ben Samuel Ibn Tibbon, Shem Tov Ben Isaac of Tortosa, Zeraḥyah Ben Isaac Ben She'altiel Ḥen*, Oxford 2011 (*Journal of Semitic Studies*, suppl. 27).

Bos, G., *Novel Medical and General Hebrew Terminology from the 13th Century*, vol. 2, Oxford 2013 (*Journal of Semitic Studies*, suppl. 30).

Encyclopaedia Judaica, 2nd ed., 22 vols., Detroit 2007.

Pseudo-al-Fārābī, *Treatise on the Essence of the Soul*, ed. by Z.H. Edelmann: *Ma'amar be-mahut ha-nefesh*, in *Ḥemdah Genuzah*, Königsberg 1856, and by S. Rosenthal: *Sefer Mahut ha-nefesh*, Warsaw 1857; rev. ed. by G. Freudenthal: "*La Quiddité de l'Âme*: Traité populaire néoplatonisant faussement attribué à al-Fārābī. Traduction annotée et commentée," *Arabic Sciences and Philosophy* 13, no. 2 (2003): 173–237.

Freudenthal, G., "Les sciences dans les communautés juives médiévales de Provence: Leur appropriation, leur role," *Revue des études juives* 152, nos. 1–2 (1993): 29–136.

Friedman, J., "R. Zerahiah ben Shealtiel Hen's Commentary on the *Guide of the Perplexed*," in *Jacob Friedman Memorial Volume*, ed. by Sh. Pines, 3–14, Jerusalem 1973.

Harvey, St., "Averroes on the Principles of Nature: The *Middle Commentary* on Aristotle's *Physics* I–II," PhD diss., Harvard 1977.

Ibn al-Jazzār, *On Sexual Diseases and Their Treatment: A Critical Edition of "Zād al-musāfir wa-qūt al-ḥādir" (Provisions for the Traveller and Nourishment for the Sedentary), Book 6*, ed. and trans. by G. Bos, London 1997 (*The Sir Henry Wellcome Asian Series*).

Kirchheim, R., *Oẓar Neḥmad*, vol. 2, Vienna 1857.

Maimonides, *On Coitus*, ed. and trans. by G. Bos, W.F. Ryan, and M. Taube, and ed. by Ch. Burnett, Leiden 2019.

Maimonides, *Commentary on Hippocrates'* Aphorisms, 2 vols., ed. and trans. by G. Bos, Leiden 2020.

Maimonides, *On Hemmorhoids*, ed. and trans. by G. Bos, and ed. by M.R. McVaugh, Provo/UT 2012.

Maimonides, *Medical Aphorisms: Treatises 1–25*, 5 vols., ed. and trans. by G. Bos, Provo/UT, 2004–2017.

Maimonides, *Medical Aphorisms: Hebrew Translation by Nathan ha-Me'ati*, ed. by G. Bos, Leiden 2020.

Maimonides, *Pirqei Mosheh* [*barefu'ah*], ed. by S. Muntner, Jerusalem 1959 (*Rabbeinu Mosheh Ben Maimon: Ketavim Refu'iyyim*, vol. 2).

Maimonides, *On Poisons and the Protection against Lethal Drugs*, ed. and trans. by G. Bos, and ed. by M.R. McVaugh, Provo/UT 2009.

Maimonides, *On the Regimen of Health*, ed. and trans. by G. Bos, and ed. by M.R. McVaugh, Leiden 2019.

Maimonides, "Shene ma'amare ha-Mishgal: Eḥad 'al 'inyane ha-Mishgal ṿe 'eḥad 'al ribbuy ha-Mishgal," ed. and trans. by H. Kroner, in *Ein Beitrag zur Geschichte der Medizin des XII. Jahrhunderts, an der Hand zweier medizinischer Abhandlungen des Maimonides auf Grund von 6 unedierten Handschriften, dargestellt und kritisch beleuchtet*, Berlin 1906.

Rabin, H., "Toledot Targum Sefer ha-Qanun le-'Ivrit," *Melilah* 3–4 (1950): 132–147.

Ravitsky, A., "Mishnato shel R. Zeraḥyah ben Yiẓḥak ben She'altiel Ḥen we-ha-Hagut ha-Maimunit-Tibbonit ba-Me'ah ha-Shelosh Esreh," unpubl. PhD diss., Jerusalem 1977.

Richler, B., *Hebrew Manuscripts in the Bibliotheca Palatina in Parma: Catalogue*, Palaeographical and Codicological Descriptions by M. Beit-Arié, Jerusalem 2001.

Richler, B., *Hebrew Manuscripts in the Vatican Library: Catalogue*, comp. by the Institute of Microfilmed Hebrew Manuscripts (IMHM), Palaeographical and Codicological Descriptions by M. Beit-Arié in collab. with N. Pasternak, Vatican City 2008.

Richler, B., "Manuscripts of Moses Ben Maimon's *Pirke Moshe* in Hebrew Translation," *Korot* 9, nos. 3–4 (1986): 345–356.

Rothschild, J.P., "Les traductions hebraïques du *Liber de causis* latin," PhD diss., Paris 1985

Rothschild, J.P., "Les traductions du *Livre des causes* et leurs copies," *Revue d'Histoire des Textes* 24 (1994): 393–484.

Steinschneider, M., *Al-Farabi (Alpharabius): Des arabischen Philosophen Leben und Schriften, mit besonderer Rücksicht auf die Geschichte der griechischen Wissenschaft unter den Arabern*, St. Petersburg 1869.

Steinschneider, M., *Catalog der hebräischen Handschriften in der Stadtbibliothek zu Hamburg und der sich anschliessenden in anderen Sprachen*, Hamburg 1878.

Steinschneider, M., *Die hebräischen Handschriften der K. Hof- und Staatsbibliothek in München*, 2nd rev. enl. ed., Munich 1895.

Steinschneider, M., *Die hebräischen Übersetzungen des Mittelalters und die Juden als Dolmetscher*, 1893; repr. Graz 1956.

Steinschneider, M., *Verzeichniss der hebräischen Handschriften in Berlin*, 2 vols., 1878–1897; repr. in 1 vol., Hildesheim 1980.

Steinschneider, M., "Ẓiyyunim le-Toledot R. Zeraḥyah ben Yiẓḥak ben She'altiel Ḥen," *Oẓar Neḥmad* 2 (1857): 229–245.

Tamani, G., "Codici ebraici Pico Grimani nella Biblioteca arcivescovile di Udine," *Annali di Ca' Foscari* 10 (1971): 1–25.

Themistius, *In libros Aristotelis De caelo: Paraphrasis hebraice et latine*, ed. by S. Landauer, Berlin 1902 (*Commentaria in Aristotelem Graeca*, vol. 5, pt. 4).

Ullmann, M., *Die Medizin im Islam*, Leiden 1970 (*Handbuch der Orientalistik*, vol. 1, suppl. 6.1).

Zonta, M., "Hebraica Veritas: Temistio, Parafrasi del *De caelo*. Tradizione e critica del testo," *Athenaeum* 82 (1994): 403–428.

Zonta, M., "A Hebrew Translation of Hippocrates' *De superfoetatione*: Historical Introduction and Critical Introduction," *Aleph* 3 (2003): 97–143.

Zonta, M., "La Tradizione Ebraica del *Commento Medio* di Averroè alla *Metafisica* di Aristotele: Le versioni ebraiche di Zeraḥyah ben Isḥāq Ḥen e di Qalonimos ben Qalonimos. Edizione e introduzione storico-filologica," unpubl. PhD diss., Turin 1995.

Zonta, M., "Zerahyah Ben Isaac Hen, Philosopher and Translator and his Role in 13th century Rome," unpubl. paper, read in Jerusalem, January 1, 2007.

Printed in the United States
by Baker & Taylor

Printed in the United States
By Bookmasters